国家卫生健康委员会"十四五"规划教材配套教材

全国高等学校配套教材

供医学影像技术专业用

U0304146

医学影像检查技术学实验教程

第2版

主　编　余建明　黄小华
副主编　李大鹏　张修石　徐　惠　杨　明

人民卫生出版社

·北京·

图书在版编目（CIP）数据

医学影像检查技术学实验教程 / 余建明，黄小华
主编. -- 2 版. -- 北京 ：人民卫生出版社，2024. 10.
（全国高等学校医学影像技术专业第二轮规划教材配套教材）.
ISBN 978-7-117-37003-5

Ⅰ. R445

中国国家版本馆 CIP 数据核字第 2024SW6156 号

人卫智网	www.ipmph.com	医学教育、学术、考试、健康， 购书智慧智能综合服务平台
人卫官网	www.pmph.com	人卫官方资讯发布平台

医学影像检查技术学实验教程

Yixue Yingxiang Jiancha Jishuxue Shiyan Jiaocheng
第 2 版

主　　编：余建明　黄小华
出版发行：人民卫生出版社（中继线 010-59780011）
地　　址：北京市朝阳区潘家园南里 19 号
邮　　编：100021
E - mail：pmph @ pmph.com
购书热线：010-59787592　010-59787584　010-65264830
印　　刷：三河市尚艺印装有限公司
经　　销：新华书店
开　　本：787×1092　1/16　　印张：26　　插页：2
字　　数：666 千字
版　　次：2017 年 5 月第 1 版　　2024 年 10 月第 2 版
印　　次：2024 年 11 月第 1 次印刷
标准书号：ISBN 978-7-117-37003-5
定　　价：79.00 元
打击盗版举报电话：010-59787491　E-mail：WQ @ pmph.com
质量问题联系电话：010-59787234　E-mail：zhiliang @ pmph.com
数字融合服务电话：4001118166　　E-mail：zengzhi @ pmph.com

编　委

3

前　言

　　《医学影像检查技术学实验教程》是国家卫生健康委员会"十四五"规划教材的配套教材,是医学影像技术专业《医学影像检查技术学》核心教材的实验教材。为适应全国医学教育发展的新形势与新要求,遵循专业的培养目标,适合特定的学生对象,适应特定的学制和学时要求,本教材进行了第二版修订。教材强调基础与临床并重,实践与理论结合,体现教材的思想性、科学性、先进性、启发性和适应性的"五性"原则。其中以临床实用性和可操作性为重点,旨在完善统一医学影像检查技术实验教学的内容,规范医学影像检查技术操作,提高学生的临床实践能力。

　　为紧跟医学影像技术日新月异的发展步伐,适应医学影像检查技术周期不断变短的特点,本书在第一版的基础上进行了完善修订。增加了各类影像技术的新理论、新技术和新方法,如救援医学中的X线检查技术、多部位"一站式"CT检查技术等,删减了一些不合时宜的检查技术。全书共十六章,按绪论,数字X线检查技术,头颈部CT检查技术,胸部CT检查技术,腹部与盆腔CT检查技术,脊柱及四肢骨关节与血管CT检查技术,CT图像质量控制与融合CT成像技术,DSA检查技术,DSA图像质量控制,磁共振成像检查安全性及其检查前准备,颅脑、颈部与五官磁共振成像检查技术,胸部磁共振检查技术,腹部与盆腔磁共振检查技术,肌肉骨骼系统、脊柱脊髓与外周神经血管MRI检查技术,MR图像质量控制及融合磁共振成像技术,核医学影像检查技术顺序编写,每一实验包括临床概述、实验目的、实验要求、实验器材、实验注意事项、实验方法及步骤、实验总结和实验思考。本教材内容与第二版《医学影像检查技术学》紧密结合,形成实践与理论并重的特点,详细阐述了各影像检查技术的操作方法及步骤,添加了许多影像学新技术的操作方法,强调实用性,避免与临床脱节。

　　本教材由来自全国不同地区医学院校教学经验和临床经验丰富的教师编写,他们以严谨治学的科学态度和无私奉献的精神,积极参与本教材的编写工作,以满足专业人才培养的需要。

　　由于本教材编写时间仓促和编者水平所限,书中难免有不足之处,恳请广大师生不吝赐教,提出宝贵的改进意见。

余建明　黄小华

2024 年 7 月

目　　录

第一章　绪　　论

实验一　数字 X 线技术的发展及应用

【临床概述】

自 1895 年德国物理学家伦琴发现 X 线以来,普通 X 线检查技术经历了传统模拟式 X 线、计算机 X 线摄影(CR)、数字 X 线摄影(DR)的发展历程。传统模拟式 X 线技术在医学诊疗中曾经起到了重要的作用,但这种使用增感屏-胶片系统的技术因量子检测效率(DQE)低、密度分辨率低、照片宽容度小、不能进行图像后处理、照片冲洗耗时耗力等不足,已退出了历史舞台。CR 是计算机和 X 线成像的结合产物,将模拟信号数字化,是常规 X 线成像的一次革命。CR 有以下优点:具备可重复使用的成像板(IP);可与原有的 X 线成像设备匹配使用,设备成本较低;数字化成像曝光宽容度大;可进行图像后处理等。然而 CR 属于过渡性的数字化技术,由于 IP 为消耗性器材,以及存在成像操作繁杂、工作效率低、DQE 低等不足,逐步被 DR 所取代。DR 成像成功地实现了 X 线影像的数字化采集、处理、传输、显示和存储的一体化。DR 能将 X 线光子直接转换为数字化信息,简化了工作流程,并且具有更高的 DQE、动态范围、空间分辨率和更快的时间响应,降低了曝光剂量,显示组织的层次结构和微小病灶的能力更强;但由于其主要基于二维解剖平面成像,在诸多部位的成像上由于受到重叠影像的影响,难以对病灶进行精准的定位与评估。随着技术的发展,各种基于 DR 的成像技术陆续应用于临床,DR 的功能得到进一步扩展,如最近几年投入临床的动态 DR 技术,相较于传统 DR 摄影,能极大地提升 X 线影像质量控制效果,同时对于诸多部位的摄片诊断能提供运动功能的视角和评估参考,能进一步提升筛查与诊断的精准性。目前普通 X 线检查技术已广泛应用于人体系统各个部位的 X 线成像和造影检查。

【实验目的】

1. 了解 CR、DR 的发展史。

2. 了解数字 X 线检查技术在临床的应用。

【实验要求】

1. 熟悉 CR 的优点与不足。

2. 熟悉 DR 较之于 CR 的优势。

3. 了解 CR、DR 两种设备在外形、结构组成、工作流程、成像载体、图像质量等方面的差异。

4. 了解各种功能在 DR 上的应用。

【实验器材】

1. CR 扫描成像系统及成像板。

2. DR 系统。

【实验注意事项】

1. 遵循带教老师的指导和指引,不得擅自触碰或操控任何 X 线成像装置。

2. 在带教老师的指导和指引下操作机器时应小心谨慎,防止损坏机器,防止误修改或删除系统参数和设置。

【实验方法及步骤】

1. 参观 CR 扫描成像系统及成像板

(1)外形和结构组成:与常规 X 线设备配合使用。

(2)工作流程:曝光后将成像板经 CR 机激光扫描及转换,在显示器上得到数字图像。

(3)成像载体:成像板。

(4)图像质量:数字化成像曝光宽容度大;可进行图像后处理。

2. 参观 DR 系统

(1)外形和结构组成:与传统 X 线设备相似,但由暗盒变成平板探测器,加上计算机系统控制,系统精密度、集成化更高。

(2)工作流程:曝光后直接在显示器上得到数字图像,实现了 X 线影像的数字化采集、处理、传输、显示和存储的一体化。

(3)成像载体:平板探测器。

(4)图像质量:具有更高的 DQE、动态范围、空间分辨率和更快的时间响应,降低了曝光剂量,显示组织的层次结构和微小病灶的能力更强。

3. 参观各种功能在 DR 上的应用　双能量减影,组织均衡,下肢全长、全脊柱拼接成像等多种功能的操作与使用。

4. 参观 DR 在临床的应用　人体系统各个部位的 X 线成像、静脉肾盂造影、子宫输卵管造影、尿道造影、硫酸钡胃肠道造影等。

【实验总结】

1. CR 将模拟信号数字化,但由于成像板为消耗性器材,以及存在成像操作繁杂、工作效率低、DQE 低等不足,属于过渡性的数字化技术。

2. DR 能将 X 线光子直接转换为数字化信息,成功地实现了 X 线影像的数字化采集、处理、传输、显示和存储的一体化。

【实验思考】

1. DR 系统的基本构成。

2. DR 基本的工作流程。

实验二　乳腺 X 线检查技术的发展及应用

【临床概述】

乳腺疾病是女性常见疾病,其中乳腺癌发病率在女性恶性肿瘤发病率中位居第一。乳腺癌发病趋向年轻化,因此尽早地发现、治疗对延长生命和提高生存质量具有重要意义。乳腺 X 线成像主要用于乳腺癌的筛查和诊断,是乳腺疾病最基本和首选的影像检查方法,可以检出临床触诊阴性的早期乳腺癌,尤其在检出以钙化为主要表现的乳腺癌方面,具有其他影像学方法无法替代的优势。对于有临床症状的受检者可通过乳腺 X 线成像了解病变特征,并进行良、恶性鉴别。

【实验目的】

1. 熟悉乳腺的相关解剖及生理功能。

2. 熟悉乳腺 X 线检查的适应证及禁忌证。

3. 熟悉钼靶 X 线机设备的结构、性能特点和操作方法。

4. 熟悉乳腺 X 线成像的体位设计原理。

5. 掌握乳腺 X 线检查的注意事项。

【实验要求】

1. 掌握乳腺 X 线检查前准备。

2. 熟悉乳腺 X 线设备性能、控制面板及操作流程。

【实验器材】

乳腺检查 X 线机(数字钼靶 X 线机)、干式胶片、激光打印机。

【实验注意事项】

1. 乳腺检查前准备　认真阅读检查申请单,明确检查目的;与受检者沟通交流,获得信任和配合;受检者去除影响 X 线穿透产生伪影的衣物、饰品,充分暴露乳房。

2. 体位选择　常规内外斜位、头尾位为乳腺 X 线检查常规体位。为更好地展示病变位置,根据需要还可以选择乳腺外内侧位和内外侧位等。

【实验方法及步骤】

1. 做好乳腺检查前准备　认真阅读检查申请单,明确检查目的;与受检者沟通交流,获得信任和配合;受检者去除影响 X 线穿透产生伪影的衣物、饰品,充分暴露乳房。

2. 乳腺成像检查方法

(1)熟悉乳腺压迫器的使用。

(2)了解乳腺检查常用的内外斜位、头尾位的体位设计。

(3)了解乳腺检查的常用曝光条件。

3. 图像的显示　数字化成像获取图像后,进行图像后处理,显示器显示或激光打印成像。

【实验总结】

乳腺检查用 X 线机多为钼靶 X 线机,在 40kV 的低管电压条件下,可以产生单色性强的特征 X 线;2000 年后全数字化乳腺摄影系统(full field digital mammography,FFDM)技术的出现,使钼靶 X 线摄影进入普及化阶段。这种 X 线在人体内以光电吸收为主,其特点是与物质原子序数的 4 次方成正比,各软组织结构之间只要平均原子序数略有不同,即可产生明显的 X 线对比度,这是乳腺成像的基本原理。除常规 X 线检查外,根据诊断和治疗需要,还可以进行乳腺导管造影、三维定位等检查,以明确病变形态或提取软组织进行病理诊断。数字乳腺体层合成(digital breast tomosynthesis,DBT)是近年来发展起来的一门新技术,通过扫描中旋转球管,获取不同角度的乳腺影像,并重建为三维断层影像,有效避免组织重叠,提高良、恶性鉴别能力。但乳腺 X 线检查也有其不足,密度分辨率较低,成像质量受乳腺的组织结构、发育情况、受检者的年龄、生理期、发病情况等诸多因素的影响。对疑诊的受检者需要进行进一步的 MR 成像检查。

【实验思考】

1. 数字乳腺 X 线机的基本结构。

2. 乳腺 X 线检查有哪些注意事项?

实验三　CT 检查技术的发展及应用

【临床概述】

CT 利用 X 线的穿透特性以及物质对 X 线的吸收成像,成像过程包括数据采集、数据处理、图像重建和图像显示。自20世纪80年代初期投入临床应用以来,CT硬件及软件技术飞速发展,应用领域不断拓宽,现已成为多种临床疾病的重要检查手段,检查范围几乎包括人体的每一个器官和部位。

CT较其他影像技术具有很多优势:CT横断面成像密度分辨率高,能够显示X线检查无法显示的器官和病变;同核素扫描及超声图像相比,CT图像清楚,解剖关系明确,病变显示好,病变的检出率和诊断准确率高;具有强大的图像后处理功能,除常规二维、三维图像重组技术,还有专用的冠脉成像、灌注成像软件等,它将形态和功能结合,大大提高了CT检查结果的直观性。

【实验目的】

1. 掌握CT各部分的构成及成像原理。

2. 掌握CT图像后处理的基本方法。

3. 熟悉CT的主要临床应用。

4. 熟悉CT成像的新技术。

5. 了解CT检查技术的发展史。

6. 了解影响CT图像质量的因素。

【实验要求】

1. 掌握各部位CT图像的基本特点及应用。

2. 了解CT检查的基本流程。

3. 了解CT检查新技术。

4. 通过观察,认识CT的组成部分。

5. 根据检查目的及图像特征,选择合理的CT图像后处理方式。

【实验器材】

1. 多层螺旋CT及后处理工作站。

2. CT激光胶片。

3. 干式激光胶片打印机。

4. 高压注射器。

5. 抢救器械(如氧气瓶、血压计、呼吸气囊、心电监护仪、除颤仪)和急救药品。

6. 防护衣物。

【实验注意事项】

1. 进入CT机房后应在老师指导下进行实验,禁止自行操作,注意自身及设备的安全。

2. 危重、老年体弱及婴幼儿受检者应有家属陪同,并注意非检查部位或性腺的辐射防护。

3. 增强扫描后,受检者应留观20~30min左右,以观察有无迟发过敏反应,以便及时对症处理。

【实验方法及步骤】

1. CT的基本结构　CT由扫描系统、计算机系统、应用软件等部件组成。从功能上可分为X线发生系统、探测器、扫描机架、扫描床、计算机、人机对话和影像显示等。

（1）扫描部分

1）扫描机架（gantry）:分为固定部分和旋转部分。固定部分含旋转驱动和控制部件;旋转部分是扫描孔两侧相对安置的X线管和探测器。X线管和探测器一起围绕扫描孔旋转,并发出X线对人体某一断面进行成像。

2）准直器:前准直器位于X线管前方,通过调节其开口宽度,可变换扇形X线束的宽度。

后准直器位于探测器前,作用是减少散射线的干扰。

3)探测器:作用是接收经人体衰减后的X线并将其转化成为电信号。探测器的功能主要是对X线能量的吸收和转换,转换效率的高低决定影像质量。

4)扫描床:承载人体进行扫描,可做垂直和平行两个方向的运动。扫描床定位精确才能使扫描计划得以准确实现。

(2)X线发生部分

1)高压发生器:为X线管产生X线提供稳定的直流电压,CT的X线球管大约需要80~140kV的直流电压,输出功率多在60~100kW。

2)X线管:作用是发生X线。CT对专用X线管的要求是输出功率大,阳极热容量高、散热率高。

(3)计算机部分:CT具有主控计算机和阵列处理机(array processor,AP)两大系统,主控计算机控制着机器的数据管理和数据信号的输入输出,阵列处理机在主控计算机的监控下完成数据的计算和处理。

(4)影像显示及存储部分:影像的显示及存储部分主要包括显示器和存储器。

(5)操作控制部分

1)控制台:可进行扫描控制和成像参数的选择。

2)影像后处理工作站:可进行影像的调阅和后处理。

2. CT检查的基本流程

(1)了解CT检查的适应证、禁忌证

1)适应证:根据检查部位及病变的临床特征确定。

2)禁忌证:①有严重的心、肝、肾功能衰竭的受检者、严重甲状腺疾病及哮喘患者不宜做增强扫描;②对碘对比剂过敏的受检者不宜做增强扫描;③妊娠妇女禁忌。

(2)扫描前的准备

1)认真核对CT检查申请单,了解病情,明确检查目的和要求,对检查目的、要求不清的申请单,应与临床医师核准确认。

2)做好解释工作,消除受检者的紧张心理,取得受检者的合作。

3)检查前嘱受检者去除检查部位的金属物品,避免伪影产生。

4)婴幼儿、外伤、意识不清及躁动不安等躁动受检者,可依据情况给予药物镇静。

5)需增强扫描者,应建立外周静脉通道,并与高压注射器连接。

(3)普通平扫

1)认真阅读受检者申请单,在操作界面填写受检者信息(包括姓名、性别、检查号、检查部位等)。

2)扫描体位、定位像及扫描基线、扫描范围、扫描参数:根据具体扫描部位确定。

(4)增强扫描:常采用螺旋扫描方式扫描。经手背浅静脉或肘正中静脉用双筒高压或单筒高压注射器,静脉团注给药。注射方案及扫描方案根据具体扫描部位和检查目的而制订。

(5)图像后处理与图像显示:根据CT成像部位选择适当的窗宽、窗位,并结合临床需求选择合理的图像后处理方式[容积再现(VR)、最大密度投影(MIP)、多平面重组(MPR)、曲面重组(CPR)、CT仿真内镜(CTVE)及表面阴影显示(SSD)等]。

(6)打印与图像传输

1)调节窗宽、窗位,适当放大或缩小图像,使图像位于窗格中间位置。

2）利用影像存储与传输系统（picture archiving and communication system，PACS）进行数字化存储和管理，来实现影像信息的本地及远程查询、浏览、打印等功能。

3．CT成像进展及新技术

（1）高分辨率CT扫描（HRCT）：高分辨率CT扫描是通过薄层、大矩阵、高的输出量、骨算法和小视野图像重建，获得良好的组织细微结构及高空间分辨率的CT扫描方法。HRCT图像特点：空间分辨率高、图像的细微结构清晰、边缘锐利度高、对比度噪声比大。

（2）CT血管成像：指静脉内团注对比剂后，靶血管内的对比剂浓度快速达到峰值时，进行CT扫描，用于观察血管性病变及肿瘤性病变血供等。

（3）CT灌注成像技术：指静脉内团注对比剂后，对兴趣层面进行连续快速的同层动态扫描，将获得的数据用专用CT灌注软件处理，得出获检器官及病变的各种灌注参数，能够反映毛细血管水平的血流灌注情况，属于功能成像。

（4）能量成像：利用不同物质（组织）之间在不同能量X线条件下产生的衰减差异的原理，进行不同目的CT成像，称为能量成像。双能CT的两个X线球管分别设定不同的曝光条件（管电压和管电流）来获得双能量数据，实现双能成像。单X线管CT也可在扫描过程中利用高低电压快速交替曝光获得不同能量的图像，再进一步进行双能量处理。

（5）CT导航：是影像医学、空间定位和计算机技术相结合而形成的医疗技术，它的临床应用使微创介入手术操作可视化、精确化。

【实验总结】

1．熟悉CT组成及发展有利于CT扫描的学习。

2．根据临床需要选择合理的扫描及重建方案，解决实际问题。

3．图像后处理技术的应用，能很好地显示组织病变及血管。

4．注意扫描过程中对受检者的辐射防护。

【实验思考】

1．CT的硬件、软件技术经历了几次大的革命性进步，可分为哪几个阶段？

2．CT扫描部分由哪些部件构成？

3．比较X线与CT成像的优缺点。

实验四　MR检查技术的发展及应用

【临床概述】

磁共振现象于1946年由布洛克（Block）领导的美国斯坦福研究小组和普塞尔（Purcell）领导的哈佛大学研究小组分别独立发现。1970年，美国纽约州立大学的物理学家及内科医生达马迪安（Raymond Damadian）发现小鼠正常组织和病变组织的MR信号差别，奠定了磁共振成像（magnetic resonance imaging，MRI）在医学领域应用的基础。1977年达马迪安与其同事建成了第一台全身磁共振成像装置，并获得了第一幅全身轴位质子密度加权像。1980年，诺丁汉大学的摩尔等人获得了第一幅具有诊断价值的人体头部磁共振图像，世界上第一台0.04T的商用MR机问世。1984年，美国FDA正式批准MR应用于临床。1985年，超导MR机面世。1993年功能MRI（fMRI）得到发展，将人脑各部位的功能信息图像化显示。

MRI应用于临床后其硬件和软件技术发展迅猛，从永磁型MR发展到超导型MR，从低场MR发展到高场MR。1998年前后，3T MR走向市场，1.5T、3T MR成为当前MR的主流设备。目前4T系统已得到美国FDA无明显危险的许可。7T、9.4T、11.7T等超高场强磁共振成像设备有利于显示细小解剖结构,在科研及临床应用中取得了可喜的成果。2004年,加州大学旧金山分校(UCSF)安装了一台7T磁共振进行受检者图像采集。

目前1.5T的磁共振系统最短磁体长度仅为1.2m,超导开放式磁体的场强已达到1.0T。用于关节、心脏、乳腺、血管等部位的专用MR设备陆续上市。显微线圈(microscopy coil)可以获得小FOV、高空间分辨率、高信噪比的图像,应用于小器官的MR成像。在2010年北美放射学会上,可进行全身显像的PET/MRI面世。

梯度系统、射频系统、信号采集技术、重建系统技术不断提升,各种新的扫描序列的开发,多通道多采集单元的相控阵线圈、全景成像矩阵(total imaging matrix,TIM)、并行采集技术(parallel acquisition techniques,PAT)的应用、高分辨率扫描、螺旋桨技术、三段移床步进式扫描的实现不断提高成像速度,改善了图像质量,扩宽了MR的临床应用。磁共振波谱(magnetic resonance spectroscopy,MRS)进行化合物定量分析;灌注加权成像、弥散加权成像、弥散张量成像、动脉血质子标记技术、脑功能成像、分子影像学技术的发展,使得组织器官功能和代谢的分析成为可能,而且可以从细胞学、分子水平,乃至基因水平反映靶器官的功能和代谢。随着磁共振成像系统硬件的发展,各种新的临床应用软件层出不穷。另外,MRI设备向多元化发展,如多模式一体化PET/MRI、SPECT/MRI、超声聚焦治疗和靶向治疗与MRI结合等设备的出现,静音MRI也是各厂家追求的目标。

磁共振成像特点有多参数成像,多方位成像,软组织分辨率高,无电离辐射,具有多种成像技术,可进行功能性成像、MR介入和分子影像学方面研究。除上述特点外,磁共振成像也有其局限性,包括成像速度慢、对钙化灶和骨皮质病灶不够敏感、图像易受多种伪影影响和有禁忌证等。

【实验目的】

1. 了解从磁共振现象的发现到成熟应用于临床的过程。

2. 熟悉磁共振设备硬件、软件及检查技术的发展和最新进展。

3. 熟悉磁共振成像的最新临床应用。

4. 掌握磁共振成像的特点和局限性。

【实验要求】

1. 了解对磁共振成像发展有着重要贡献的人物。

2. 熟悉磁共振设备硬件、软件及检查技术的发展。

3. 熟悉磁共振成像的临床应用进展。

4. 掌握磁共振成像的特点及其局限性。

【实验器材】

1. 永磁型MR机、超导型MR机或超高场强MR机。

2. MR线圈。

3. 模拟体模或志愿者。

【实验注意事项】

1. 确认进入磁体间人员无检查禁忌证。

2. 进入磁体间人员去除身上所有铁磁性物品。

【实验方法及步骤】

1. 进入磁共振工作室逐一认识磁共振设备组成硬件。

2. 应用MR线圈对体模或志愿者成像,对磁共振各种技术进行演示,包括常规成像、磁共振波谱成像、灌注加权成像、弥散加权成像、弥散张量成像、动脉血质子标记技术、脑功能成像等。

3. 通过对体模或志愿者成像,展示磁共振成像的特点及局限性。

【实验总结】

1. 磁共振的主要优势在于成像的无辐射、多方位、多参数。

2. 通过实验掌握了磁共振成像的特点及局限性。

【实验思考】

1. 简述磁共振成像及检查技术的发展史。

2. 磁共振成像的临床应用的特点及局限性。

实验五　DSA 检查技术的发展及应用

【临床概述】

数字减影血管造影(digital subtraction angiography,DSA)是 20 世纪 80 年代出现并应用于临床的一项医学影像新技术。DSA 通过电子计算机进行辅助成像,在造影期间进行两次曝光,一次在注入对比剂之前(mask 像),一次在注入对比剂之后(造影像),成像后利用计算机将图像转换成数字信号,将两次数字信号相减,消除相同的信号,得到只有对比剂的血管图像。

DSA 利用计算机技术消除了骨骼、软组织对于注入血管系统对比剂影像的影响,图像较常规血管造影的图像更清晰,是血管性疾病诊断的"金标准",也是血管系统介入放射学首选的监视方法。

DSA 与传统的心血管造影相比,主要具有以下特点。①消除了骨骼、软组织等结构,仅留下血管影像;②对比剂用量少,所需浓度低;③数字化图像便于储存,有利于远程会诊;④动态性:便于评价心脏功能、器官局部流量和灌注;⑤多种后处理功能;⑥路径图功能有利于引导插管。

DSA 技术的出现,极大地促进了介入放射学的发展。由于硬件及软件的发展,DSA 图像质量显著提高,已广泛应用于心脏、血管系统及全身各部位、脏器相关疾病的诊治。

近年来出现的 3D DSA 技术、下肢 DSA 跟踪技术、路径图技术、类 CT 技术等,方便了介入放射的诊治操作。如 3D DSA 技术更利于显示病灶及其与周围结构的关系,引导介入治疗的进行。下肢 DSA 跟踪技术采用步进式成像对下肢血管造影,可解决多次曝光、多次注药问题,可在一次曝光过程中,观测全程血管结构。类 CT 技术也称类 CT 功能,是平板探测器 DSA 与 CT 技术相结合的产物。它在 DSA 系统中利用 C 形臂的旋转采集数据,再经计算机对采集来的数据进行重建,获得 CT 图像。类 CT 技术有利于介入术中 CT 引导和治疗后 CT 复查。

【实验目的】

1. 掌握 DSA 的构成及成像原理。

2. 掌握 DSA 图像后处理的基本方法。

3. 熟悉 DSA 的主要临床应用。

4. 了解 DSA 检查技术的发展史。

5. 了解 DSA 的新技术。

6. 了解影响 DSA 图像质量的因素。

【实验要求】

1. 通过观察认识 DSA 的结构。

2. 了解 DSA 检查的基本流程。

3. 掌握 DSA 图像的基本特点。

4. 了解 DSA 检查新技术

5. 根据检查目的及其影像特征,选择合理的 DSA 图像后处理方式。

【实验器材】

1. DSA 机。

2. 工作站。

3. 高压注射器。

4. 抢救器械(如氧气瓶、血压计、呼吸气囊、心电监护仪、除颤仪)和急救药品。

5. 放射防护用品。

【实验注意事项】

1. 进入导管室后,应在老师指导下进行实验,禁止自行操作,注意自身及设备的安全。

2. 注意非检查部位或性腺的辐射防护。

3. 注射对比剂后,观察有无过敏反应,以便及时对症处理。

4. DSA 检查操作前,应该与受检者及家属充分沟通,交代检查的必要性与风险性,介绍检查流程。

5. DSA 检查前完善常规检查,排除检查禁忌证。

6. 神志不清、极度不合作者应在全麻下进行。

【实验方法及步骤】

1. DSA 设备的基本结构　DSA 设备主要由探测器、C 形臂、导管床、操作台和计算机系统等组成。

(1)探测器:探测器是 DSA 设备最重要的部件之一。目前,常用的探测器包括:影像增强器探测器、数字平板探测器和 CCD 探测器。

(2)C 形臂:C 形臂两端分别安装射线发生装置(X 线管组件和准直器)和信号检测装置(影像增强器探测器或数字平板探测器等)。C 形臂可以向头足方向和左右方向旋转,并显示旋转角度信息,调节不同成像角度,适应不同体位和不同位置的检查需要。

(3)导管床:导管床为 DSA 检查或介入治疗所需的手术床。目前的导管床一般均可以升降运动、纵向运动、横向运动、头端及脚端倾斜或调换。

(4)操作台:包括影像采集参数设置和信息输入、显示及处理装置。前者可进行影像采集参数的设置,如管电流、管电压、曝光方法、采集帧率等。后者可以进行影像的调阅和后处理。

(5)计算机系统:计算机系统包括系统控制部分和图像处理部分。硬件主要包括:数据获取系统中央处理机和储存器。

2. DSA 检查的基本流程

(1)了解 DSA 检查的适应证和禁忌证

1)适应证:根据受检者临床特征确定。

2)禁忌证:①有严重的心、肝、肾功能障碍的受检者;②对碘对比剂过敏的受检者;③有严重出血倾向的受检者。

(2)检查前准备

1)认真核对 DSA 检查申请单,了解病情,明确检查目的和要求,对检查目的、要求不清的申请单,应与临床医师核准确认。

2)做好解释工作,消除受检者的紧张心理,取得受检者的合作。

3）检查前嘱受检者去除检查部位的金属物品,避免伪影产生。

4）婴幼儿、外伤、意识不清及躁动不安等躁动受检者,可依据情况给予药物镇静。

5）建立外周静脉通道,并与高压注射器连接。

（3）DSA检查

1）确定受检者体位、检查部位与范围。

2）设置影像采集参数。

3）连接导管与高压注射器。对比剂注射剂量、流率和压力根据具体检查部位血管和检查目的而定。

（4）图像后处理与图像显示:根据DSA成像部位和临床需求,选择合理的图像后处理方式。

（5）打印与图像传输

1）选择处理图像、并打印。

2）利用PACS进行数字化存储和管理,实现影像信息本地及远程查询、浏览、打印等功能。

【实验总结】

1. 熟悉DSA组成及发展,有利于DSA成像的学习。

2. 根据临床需要选择合理的成像及重建方案,解决实际问题。

3. 图像后处理技术的应用,能很好地显示血管及其与周围组织的关系。

4. 注意检查过程中对受检者的辐射防护。

【实验思考】

1. DSA设备由哪些部件构成?

2. DSA成像原理是什么?

3. DSA与传统血管造影比较有哪些特点?

4. 近年出现的DSA新技术有哪些?

实验六　核医学影像检查技术的发展及应用

【临床概述】

核医学技术（nuclear medicine technology）是利用放射性同位素和稳定性同位素以及核射线进行疾病诊疗和生物医学研究的一项技术。经历了半个多世纪的发展,到20世纪60年代已得到广泛应用。核医学影像检查技术主要包括示踪技术、体外分析技术（包括放射免疫分析、免疫放射分析以及非放射免疫分析等）、放射性核素显像等。

【实验目的】

1. 熟悉核医学影像检查技术的分类。

2. 掌握放射免疫分析法（RIA）的方法与步骤。

3. 了解放射免疫分析法的检查注意事项。

【实验要求】

1. 掌握放射免疫分析法的工作状态及操作过程。

2. 熟悉辐射防护工作,避免不必要的辐射。

3. 了解放射免疫分析法检查时的注意事项。

【实验器材】

抗原（标准品和受检标本）、标记抗原和抗血清。

【实验注意事项】

1. 选择抗体的时候,要求抗体具有高亲和力、高特异性以及高滴度。

2. 核素的放射性对人体有一定的危害性,必须加以防护。

3. 试剂盒的货存期一般来说都比较短,因而使用时要注意存放时间。

4. 小儿、孕妇、哺乳妇女以及近期准备妊娠的妇女在应用时要从严考虑。

【实验方法及步骤】

1. 加样 按一定顺序、一定剂量将抗原(标准品和受检标本)、标记抗原和抗血清加入小试管中。

2. 温育 将温度设定在合适数值,在反应一段时间后,其竞争抑制反应可以达到平衡。不同含量的抗原和不同质量的抗体分别对温育的时间和温度有不一样的要求。例如受检标本的抗原含量相对较高,或者抗血清的亲和常数相对较大,那么可以选择相对较高的温度(15~37℃)对其进行较短时间的温育,反之就要在低温(4℃)做相对较长时间的温育,这样形成的抗原抗体复合物相对更牢固。

3. 分离结合与游离部分(应用第二抗体沉淀法) 在 RIA 反应时,由于特异性抗体和标记抗原的含量极少,所形成的标记抗原抗体复合物无法自行沉淀,为了完成游离标记抗原的过程,就需加用一种适宜的能够使其彻底沉淀的沉淀剂。

用能够产生特异性抗体(即第一抗体)的动物(例如兔)的 IgG 来免疫另一种动物(例如羊),产生的是第二抗体(羊抗兔 IgG 血清)。在抗原与特异性抗体发生反应以后,将第二抗体加入其中,形成双抗体复合物,即由第一抗体、第二抗体、抗原共同组成的。但由于第一抗体浓度特别低,而复合物亦极少,因此无法对其进行离心分离,为此在对其进行分离的时候,需要加入适量的血清或 IgG,使其和第二抗体能够形成可见的沉淀物,并与上述抗原的双抗体复合物反应形成共沉淀。再通过离心就可使含有结合态抗原的沉淀物产生沉淀,从而和上清液中的游离标记抗原分离开。

将第二抗体与颗粒状的固相载体结合即生成固相第二抗体。利用固相第二抗体对抗原抗体复合物、游离标记抗原进行分离标记,这样操作快捷方便。

4. 测量放射性强度并处理数据 常用的测量仪器包含两类:液体闪烁计数仪(即 β 射线,如 ^{32}P、^{3}H、^{14}C 等)和晶体闪烁计数仪(β 射线,如 ^{125}I、^{131}I、^{57}Cr 等)。

计数单位是探测器输出的电脉冲数,单位为 cpm(计数/分),也可用 cps(计数/秒)表示。如果知道这个测量系统的效率,还可算出放射源的强度,即 dpm(衰变/分)或 dps(衰变/秒)。

在每次测定的时候都要做出标准曲线图,以标准抗原的不同浓度作为横坐标,以在测定中获得的相应放射性强度为纵坐标作图。放射性强度可以任选游离标记抗原或标记抗原抗体复合物,也能用计算值标记抗原抗体复合物/游离标记抗原、标记抗原抗体复合物/标记抗原抗体复合物 + 游离标记抗原。双份测定标本,每次做记录,然后取其平均值,从标准曲线图上查出相对应的受检抗原浓度即可。

【实验总结】

随着核医学技术的迅猛发展,目前核医学技术早已达到分子水平,应用前景十分广阔。由于放射免疫分析具有高敏感度、高精密度、极强的特异性,并且能够测定大分子量以及小分子量物质,因而也极广地应用于分子核医学中,常用来测定各种激素(如性激素、甲状腺激素、胰岛素等)、肿瘤标志物(如 AFP、CA-199、CA-125、CEA 等)和一些微量蛋白质等。

【实验思考】

1. 实验时所选抗体为什么要求具有高亲和力、高特异性以及高滴度?

2. 放射免疫分析与免疫放射分析的异同点是什么?

实验七　对比剂的临床应用

【临床概述】

20 世纪 50 年代,三碘苯——著名的泛影酸(amidotrezoic acid)被发现,由此开启各类 X 线对比剂的发展和广泛应用。1988 年钆喷酸葡胺(Gd-DTPA)经美国 FDA 批准,开始应用于临床,20 世纪 90 年代中后期各种 MR 对比剂相继问世。X 线及 MR 对比剂在影像检查中的应用可大大提高图像质量和诊断效果。

【实验目的】

1. 熟悉 X 线对比剂、MR 对比剂的种类及临床应用。

2. 了解 X 线对比剂、MR 对比剂的发展史。

3. 了解对比剂不良反应及处理方法。

【实验要求】

1. 了解常用的 X 线对比剂及 MR 对比剂。

2. 熟悉常规 CT、MR 增强图像的特点。

【实验器材】

1. X 线对比剂及 MR 对比剂。

2. 多层螺旋 CT 及后处理工作站。

3. MR 及后处理工作站。

4. 高压注射器。

5. 抢救器械(如氧气瓶、血压计、呼吸气囊、心电监护仪、除颤仪)和急救药品。

6. 防护衣物。

【实验注意事项】

1. 了解 CT 及 MR 对比增强检查的适应证和禁忌证,检查前应对受检者进行询问、解释工作,并签署对比增强检查知情同意书。

2. 增强检查过程中根据受检者具体情况制订合理的对比剂注射方案。

3. 增强扫描后,受检者应留观 20~30min 左右,以观察有无迟发性过敏反应,便于及时对症处理。

【实验方法及步骤】

1. X 线及 MR 对比剂的种类

(1) X 线对比剂(contrast media):可分为高密度对比剂和低密度对比剂两大类。常用的高密度对比剂有硫酸钡和碘制剂。低密度对比剂主要是气体,如 CO_2、空气。

1) 硫酸钡:一般用于消化道造影检查,由纯净的医用硫酸钡粉末加水调制成混悬液。硫酸钡的浓度通常以重量/体积(*W/V*)表示,根据检查的部位和目的不同,所用硫酸钡的浓度也不同。

2) 碘制剂:碘制剂的种类很多,可分为三大类,即无机碘化物、有机碘化物以及碘化油或脂肪酸碘化物。无机碘化物一般用 12.5% 的碘化钠水溶液。可用于瘘管、尿道、膀胱或逆行肾盂造影。用于膀胱造影时,可稀释 1 倍的浓度。有机碘化物亦为水溶性碘制剂,种类繁多,又分为离子型、非离子型、非离子型二聚体。碘化油或脂肪酸碘化物主要用于支气管、瘘管及子宫输卵管造影(不能用于心血管造影)。碘苯酯为脂肪酸碘化物,是一种油状液体,因其对组织的刺激性小,故适用于椎管及脑室造影,近年来已渐被非离子型二聚体的碘曲伦代替。

对比剂还可按药物的渗透压分类,分为高渗、低渗和等渗三种。等渗的药物机体耐受性好,过高或过低均有不同程度的刺激反应。

(2)MR 对比剂的种类:MR 对比剂按在体内分布分为细胞外和细胞内对比剂;按组织特异性分为肝细胞特异性对比剂和非特异性细胞外对比剂;按磁化强度分为顺磁性、超顺磁性及铁磁性对比剂。

1)非特异性细胞外对比剂:主要为含顺磁性物质钆的对比剂。1988 年美国 FDA 批准的第一种离子型 MR 对比剂,钆喷酸葡胺(Gd-DTPA)正式应用于临床。其主要在细胞外液分布,适用于全身所有器官和组织的检查。之后出现了非离子型对比剂钆双胺(Gd-DTPA-BMA)、钆布醇。非离子型对比剂渗透压低,安全性得以进一步提高,更适用于肾功能不全的受检者。

2)肝细胞特异性对比剂:缩短组织的 T_1 弛豫时间,临床应用较多的钆塞酸二钠(Gd-EOB-DTPA),50% 经肝细胞分泌,常规三期动态增强结合肝细胞功能延迟期能显著提高肝脏病灶的诊断效率和小病灶的检出率。

3)超顺磁性对比剂:以超顺磁性氧化铁(superparamagnetic iron oxide,SPIO)为代表的磁性纳米颗粒(magnetic nanoparticles,MNs),直径为 10~5 000nm,在血液中主要由肝、脾的网状内皮系统清除,可以提高肝癌特别是小肝癌的检出率。近年来 SPIO 主要用作 MR 分子成像分子探针的信号组件。

2. CT 及 MR 增强检查 CT、MR 增强在临床中已被广泛应用,是在平扫基础上进行的进一步检查,需要经静脉注入对比剂进行检查。具体对比剂注射方案需根据检查项目、检查目的,以及受检者自身情况来制订。增强检查可以提高病灶尤其是小病灶的检出率,提高对病灶定性的准确度,可提供恶性肿瘤的分期信息,以及显示和诊断血管性病变等。合理地应用对比剂进行增强检查能够进一步解决普通平扫无法解决的影像学问题,提高图像质量和诊断的准确度。

【实验总结】
1. 合理使用对比剂进行增强检查有利于临床检查和诊断。
2. 应根据不同的检查项目及检查目的合理制订对比剂注射方案。
3. 尽量避免对比剂不良反应的发生。

【实验思考】
1. 与离子型相比,非离子型对比剂有何优点?
2. 常见的对比剂不良反应及处理措施有哪些?
3. 肝脏 MR 特异性对比剂的检查方法。

(杨 明 余建明 富 青)

第二章 数字 X 线检查技术

第一节 乳腺数字 X 线检查技术

实验一 乳腺常规数字 X 线检查技术

【临床概述】

乳腺位于前胸及胸骨两侧的胸大肌表面,位于第 2~7 肋高度,内缘达胸骨旁,外缘达腋中线。乳腺的形态及发育随年龄及生理的变化而异。乳腺导管开口于乳头,导管在近乳头处扩大成输乳管窦,乳房悬韧带连接皮肤及深筋膜。

乳房自然形态呈半球形,成像效果不佳。通过加压固定后,可有效减小乳房组织厚度,提高影像清晰度;缺点是改变了乳腺形态、位置和大小,对乳后间隙显示较差,病灶位于胸壁或深部时常发生漏检。

【实验目的】

1. 掌握乳腺数字 X 线检查技术的原理、体位和检查步骤。

2. 掌握乳腺摄影 X 线机的结构、性能。

3. 掌握乳腺数字 X 线检查的准备工作和注意事项。

【实验要求】

1. 乳腺内外斜位 乳腺整体显示在照片内;胸大肌显示充分,其下缘能显示到乳头后线或以下(乳头后线是由乳头向后垂直于胸大肌的角度画线,直至胸大肌或胶片边缘);清晰显示腺体组织和病灶、乳房皮肤、乳房皮下脂肪组织和腺体后部的脂肪组织;乳腺无下垂,乳头呈切线位显示,无皮肤皱褶和伪影。

2. 乳腺头尾位 乳腺整体显示在照片内,能显示胸大肌边缘;清晰显示腺体组织和病灶、乳房皮肤、乳房皮下和腺体后部的脂肪组织;乳头呈切线位显示,不与乳腺组织重叠,无皮肤皱褶,无伪影。

3. 乳腺侧位 乳头的轮廓可见,乳头无下垂,并处于切线位;实质后的组织清晰显示;实质侧面组织清晰显示;包含胸壁组织,乳腺下部无折叠;无皮肤皱褶;影像层次分明,病灶显示清晰,能显示直径 0.1mm 细小钙化。

【实验器材】

乳腺数字 X 线机,干式胶片,激光打印机,教学用体模或过程展示志愿者,PACS 或医院信息系统(hospital information system,HIS)工作站一台。

【实验注意事项】

1. 体位选择,内外斜位、头尾位为乳腺 X 线检查常规体位。男性受检者或乳腺特别小的女性需要摄取侧位。

2. 适当的压迫对保证高质量的乳腺成像是很重要的。压迫减小了射线穿透的组织厚度,这样在减少曝光量的同时,也减少了散射线,提高了对比度。同时也将受检者移动引起的组织模糊降到最低。

3. 做好左右侧标记。

4. 必要时可对可疑病变部位进行放大成像。

5. 恶性肿瘤受检者肿块较大时不宜过度加压,以避免机械压力造成肿瘤扩散。

【实验方法及步骤】

1. 检查前准备　阅读检查申请单,了解检查目的。与受检者沟通交流,取得信任、配合。除去上衣和饰物,充分暴露乳房。

2. 检查方法

（1）内外斜位（MLO）

1）体位:受检者取站立位,面向乳腺 X 线机,两足自然分开,将被检侧整个乳腺、胸大肌及腋窝前缘组织置于探测器平板上;被检侧手放在手柄上,移动受检者肩部,使其尽可能靠近探测器的中心,探测器高度与腋窝一致;机架旋转 45°,调节压迫器高度和压力,以受检者稍感疼痛为止。

2）中心线:随机架呈 45°垂直射入探测器中心;平静呼吸,屏气曝光。

3）源-像距:65cm。

（2）头尾位（轴位,CC）

1）体位:受检者取站立位,收腹挺胸,头后仰或偏向对侧,将被检侧整个乳腺组织及胸壁组织置于探测器上,调节压迫器角度直到外侧乳房有紧绷感为止。

2）中心线:自上而下垂直射入探测器中心;平静呼吸,屏气曝光。

3）源-像距:65cm。

（3）内外侧位（ML）

1）体位:受检者取站立位,机架旋转 90°,将被检侧乳腺组织置于探测器上,调节压迫器高度至乳房有紧绷感为止。

2）中心线:水平方向垂直射入探测器中心;平静呼吸,屏气曝光。

3）源-像距:65cm。

（4）外内侧位（LM）

1）体位:受检者取站立位,机架旋转 90°,胸骨紧贴托盘边缘,颈部前伸,下颌放在托盘顶部,肘部屈曲;将被检侧乳腺组织置于探测器上,调节压迫器高度至乳房有紧绷感为止;抬高受检侧手臂,使超过托盘。

2）中心线:水平方向垂直射入探测器中心;平静呼吸,屏气曝光。

3）源-像距:65cm。

【实验总结】

乳腺 X 线机在 40kV 以下管电压条件下,可产生单色性强的特征 X 线。这种 X 线在人体内以光电吸收为主。光电吸收与物质原子序数的 4 次方成正比,各软组织结构之间只要平均原子序数稍有不同,即可产生明显的 X 线对比度。这是乳腺 X 线检查的成像原理。

轴位成像时须将乳后间隙及部分胸壁组织包括在内;斜位成像时应尽量包括腋窝前缘组织,便于淋巴结和副乳的显示。

为更清晰地显示病灶,可更换小的加压板,进行局部加压点片;或者放置特殊成像支架,进行局部放大点片。

【实验思考】

1. 乳腺普通 X 线检查有哪些注意事项?
2. 乳腺普通 X 线检查为什么要对乳腺组织进行加压固定?
3. 简述乳腺内外斜位和头尾位的体位设计要点。

实验二　乳腺特殊数字 X 线检查技术

【临床概述】

数字乳腺体层合成(digital breast tomosynthesis,DBT),是一项基于平板探测器技术的高级应用。在成像过程中,X 线球管在一个弧形范围内匀速移动,从不同角度进行摄影,将获得的一系列低剂量的二维图像重组为一系列类似三维的容积断层影像,使乳腺中不同位置、高度、形态的病变得以在不同层面进行成像,DBT 可以有效地减少组织重叠的影响,尤其对致密型乳腺或多腺体能更清晰地区分病变与正常组织,增加乳腺癌的检出率。

对比增强能谱乳腺摄影(contrast enhancement spectral mammography,CESM)通过静脉注射碘对比剂后进行高低能量曝光,经后处理获得双能减影图像,可在一定程度上反映乳腺病灶的摄取碘对比剂的能力,间接反映血供情况,获得不同能量状态下反映乳腺肿瘤组织代谢的图像。正常腺体血管通透性低,对比剂摄取速度慢,流量低,对比增强曲线呈现低平台特征;恶性肿瘤新生血管丰富,血管通透性强,对比剂摄取速度快,流量高,清除也快。

乳腺导管造影(galactography)是指将对比剂注入乳腺导管内,再行 X 线摄影的检查方法,用来评估乳头溢液的病因。乳腺导管造影可了解溢液导管管径、腔内占位及管壁破损侵蚀情况,帮助确定导管有无病变及其位置、范围等。

乳腺三维穿刺定位,是通过乳腺 X 线成像机引导进行乳腺术前穿刺定位或乳腺穿刺活检。目前主要有两种方式,二维手动定位穿刺和三维立体自动定位穿刺,前者对医师的操作技术要求较高,后者对机器设备及穿刺器械要求较高,价格昂贵。

【实验目的】

1. 掌握乳腺形态、结构、邻近结构。
2. 掌握数字乳腺体层合成的检查方法。
3. 熟悉乳腺导管造影检查的方法和注意事项。
4. 熟悉乳腺三维穿刺定位的操作方法和注意事项。
5. 了解数字乳腺体层合成技术的应用和发展。

【实验要求】

1. 数字乳腺体层合成　乳腺整体显示在照片内,影像密度高,结构细腻、致密;清晰显示腺体组织,病灶边缘清晰;经过数据重建后,可根据需要对感兴趣区域进行三维立体观察;也可以与二维影像对比观察。

2. 对比增强能谱乳腺摄影　询问病人过敏史,并准备好碘过敏相关药品及相关器械。在病人耐受的情况下压迫需更紧,因检查时间延长,应防止病人移动影响图像质量。检查方便;能够清楚显示病变的形态、边缘;引入造影剂,获取了病变血流供应情况,对病变性质的判断更客观、准确;减影后去除乳腺正常腺体组织,消除了正常腺体对病灶的遮蔽,对致密型腺体优势明显。

3. 乳腺导管造影 正常乳腺导管管壁光滑,充盈较好,分布曲度柔和,逐渐变细,无压迫僵直现象。从乳头开口处深入,初为较狭窄的主导管,走行约 2~3cm 后膨大呈窦状,后呈逐渐变细的树枝状分支;每支主导管有 3~4 支分支导管,以及若干小分支导管和末支导管,各支管径由 2~3mm 逐渐变细。乳腺导管发育程度与年龄和个体差异有关,青年女性乳腺导管多而细,老年女性乳腺导管稀疏,范围缩小,可只显示分支导管或主导管。

4. 乳腺三维穿刺定位 为穿刺定位操作者提供清晰准确的定位片。乳腺检查体位准确,加压适度;图像显示整个乳腺组织,清晰显示腺体组织和病灶、乳房皮肤、乳房皮下脂肪组织和腺体后部的脂肪组织。

【实验器材】

乳腺 X 线机、数字乳腺体层合成机(DBT)、穿刺针、钢丝定位针、干式胶片、激光打印机、教学用体模或过程展示志愿者,PACS 或 HIS 工作站一台。

【实验注意事项】

1. 数字乳腺体层合成技术中,检查体位和方法与普通 X 线检查相同,为获得符合诊断要求的高质量影像,应熟练掌握乳腺摆放和加压固定方法。扫描过程中可以对压迫的乳房进行连续的、不同角度的低剂量成像,扫描时间根据设备不同而不等,乳房压迫要考虑受检者耐受情况。获得影像后可使用图像处理技术快速融合形成高分辨率的体层图像,必要时可用图像处理技术制作三维动态影像。

2. 乳腺导管造影适用于任何一侧血性或浆液血性乳头溢液受检者。对双侧多导管溢液受检者,严重乳头内陷或乳头、乳晕区曾有手术史受检者,以及过度虚弱、焦虑、不能配合的受检者不宜采用乳腺导管造影检查。检查前应充分与受检者沟通交流,取得信任、争取配合。

3. 乳腺三维穿刺定位的目的是确定病灶具体位置,以便使用穿刺针或者外科手术切除病变组织进行病理诊断。对有出血倾向的受检者,或穿刺局部区域皮肤感染时,不能进行此项检查。活检后若确定为乳腺恶性肿瘤,应尽快手术,并进行必要的化疗和放疗,预防因损伤局部血管、淋巴管造成的肿瘤转移。

【实验方法及步骤】

1. 数字乳腺体层合成检查流程 与受检者交流沟通,消除心理压力;受检者取站立位,根据需要选择检查体位,检查体位与乳腺普通 X 线检查相同;X 线球管按照预设的角度范围旋转,每隔一定角度对乳房低剂量曝光;拍摄完成后,使用数字图像处理技术,将不同角度图像融合成三维图像,与二维图像对比诊断。

2. 乳腺导管造影检查流程

(1)造影前准备:与受检者进行交流、沟通,消除其心理负担。

(2)对比剂:50% 水溶性碘制剂。

(3)造影操作技术:先成像常规的斜位及轴位,如未发现可导致乳头异常溢液的明确原因,即可实施乳腺导管造影。造影时,受检者可取仰卧位或坐位,消毒乳头区,辨认出溢液的乳腺导管口;以轻柔的捻转动作将已磨钝的造影针或细塑料管插入溢液的乳腺导管内,深约 1cm;将对比剂注入乳腺导管,至受检者出现胀感时停止(0.5~1ml);用胶膜将乳腺导管口封闭,防止对比剂流出。

(4)成像技术:迅速摄取放大头尾位(CC)及 90°侧位(ML 或 LM)片。成像时,只需对乳房轻度加压,避免过度压迫使对比剂溢出而影响造影效果。

(5)造影完毕,去除封闭膜,敷上消毒纱布,并告知 1~2 天内溢液量可能会有所增加,不必惊慌,如出现乳腺炎症状,应立刻就诊。

3. 乳腺三维穿刺定位检查流程 根据诊断和治疗需要,分为乳腺术前穿刺定位、乳腺穿刺活检术和核心钻取组织活检。

受检者取坐位或仰卧位;根据普通 X 线检查结果找到病灶,加压固定乳房;拍摄定位片;将定位片数据输入计算机、立体定位仪以确定病灶位置;消毒乳房后局部麻醉,用钢丝定位针定位,穿刺针取出病变,用冲洗液涂片检查或者直接取乳腺组织进行病理切片检查;进行术后处理,将活检组织涂片或切片进行病理诊断,或者用消毒纱布覆盖定位针尾部送外科行局部手术取病变组织活检。

【实验总结】

1. 数字乳腺体层合成技术,通过数字乳腺三维断层影像,可更好地发现一些隐匿的微小病变。通过断层影像非常容易在正常乳腺组织中区分出之前在二维影像中不易发现的病变,减少假阴性。同时正常组织重叠造成的假阳性通过三维影像亦可减少。此外,对于肿块边界的显示也更为理想,典型的毛刺征可以更好地显示。更多的细节信息将帮助对疾病性质进行判断,减少不必要的活检。

2. 根据乳腺腺体组织和脂肪组织之间的比例不同,乳腺导管造影所见可分为致密型、分叶型、团块型、束带型、串珠型和萎缩型。乳腺每支末梢导管可与 10~100 个腺泡相通。末梢导管、腺泡及小叶内间质组成乳腺小叶,是乳腺的基本单位。正常乳腺导管的管径因人而异,无统一标准。弥漫的导管扩张可见于乳腺分泌性疾病,偶在导管系统可见小囊肿。

乳头状瘤是造成乳头血性溢液的最常见的原因,在 X 线片上可阴性,造影时表现为导管内一个或多个局限性圆、卵圆或分叶状充盈缺损,边缘光滑、锐利。亦可见导管扩张、扭曲及管壁不规则。偶见较大肿瘤完全堵塞导管,造成堵塞端杯口状充盈缺损及肿瘤与乳头之间导管扩张。导管癌在乳腺导管造影片上表现为导管不规则充盈缺损,导管壁不规则,管腔不规则狭窄,导管突然截断等。

3. 乳腺三维穿刺定位的最终目的是明确病灶位置并取病变组织进行病理检查,最终明确病变性质。操作由有经验的影像诊断医师进行,技师配合医师的工作。

【实验思考】

1. 数字乳腺体层合成技术与普通 X 线检查相比有何优缺点?

2. 乳腺导管造影的适应证有哪些?

3. 乳腺三维穿刺定位步骤有哪些?

(暴云锋　马新武　张志伟　刘泉源　徐　惠　彭文献)

第二节　数字 X 线造影检查技术

实验一　子宫输卵管造影

【临床概述】

子宫输卵管造影(hysteron salpingography,HSG)是了解输卵管是否通畅的常用检查方法,某些病例还可以通过注射压力使阻塞输卵管导通,起到治疗作用。造影前了解其适应证、禁忌证,做好造影前的相关准备,同时按照常规操作步骤进行检查是造影成功的关键。

【实验目的】

1. 熟悉子宫输卵管造影的适应证及禁忌证。

2. 熟悉子宫输卵管造影前准备。

3. 掌握子宫输卵管造影的步骤及检查技术。

【实验要求】

1. 熟悉 X 线造影机的工作状态及操作界面。

2. 掌握子宫输卵管造影前准备。

3. 掌握造影的步骤及为减少影像重叠而采取的体位或球管的变换方法。

4. 了解使用的对比剂类型、推注方法、用量等。

【实验器材】

1. X 线造影机(遥控带透视型)。

2. 对比剂、注射器、消毒物品。

3. 窥阴器、橡胶双腔管或金属导管。

【实验注意事项】

1. 有妇科炎症须消炎后再做造影。

2. 造影时间以月经干净 5~7 日为宜。

3. 造影前排空膀胱。

4. 造影前评估受检者对碘对比剂的过敏性。

5. 注入对比剂时压力不宜太大。

【实验方法及步骤】

1. 适应证和禁忌证的确定

(1)适应证

1)不孕症:用以了解原发或继发不孕的原因,即由输卵管先天畸形或后天疾病引起的输卵管不通畅,并显示不通的具体位置。有些病例经子宫输卵管造影后,可促使不通畅的输卵管得以复通而受孕。

2)下腹部手术史如阑尾切除术、剖宫手术;盆腔炎史;慢性阑尾炎或腹膜炎史,现患子宫内膜异位症等;观察邻近病变对泌尿系统有无侵犯。

3)了解子宫腔形态,确定有无子宫畸形及其类型,有无子宫腔粘连、子宫黏膜下肌瘤、子宫内膜息肉及异物等。

4)腹腔镜检查有输卵管腔外粘连,行 HSG 进一步提供输卵管腔内情况。

5)多次孕中期自然流产史,怀疑有子宫颈内口闭锁不全者,于非孕时观察子宫颈内口有无松弛。

(2)禁忌证

1)内、外生殖器急性或亚急性炎症。

2)严重的全身性疾病,不能耐受手术。

3)妊娠期、月经期。

4)产后、流产、刮宫术后 6 周内。

5)碘对比剂过敏者。

2. 造影前准备

1)造影时间以月经干净后 5~7 日为宜。时间过早子宫内膜尚未完全修复,且增生内膜较薄,较易损伤。造影时间太迟子宫及输卵管内膜肥厚,对比剂不易进入输卵管腔,并可影响宫腔形态。另外,内膜肥厚、血管扩张,导管易刺破内膜产生对比剂逆流。

2)术前半小时肌内注射阿托品 0.5mg 解痉,避免或减少子宫、输卵管痉挛而造成插管困难或造成假象。

3)术前排空膀胱,便秘者术前行清洁灌肠,以使子宫保持正常位置,避免出现外压假象。

3. 对比剂的选择

1)碘油(40% 碘化油)密度大,显影效果好,过敏少。但检查时间长,吸收慢,易引起异物反应,形成肉芽肿或形成油栓。

2)碘水(76% 泛影葡胺或相应碘含量的非离子型对比剂)吸收快,检查时间短,刺激性小,不产生异物反应,且易于通过输卵管狭窄段,便于显示输卵管全貌,逆流入淋巴系统和血管的机会少,逆入后副作用小,不必做特殊处理。显示子宫、输卵管细微结构明显优于碘油,有利于发现较小病变。

4. 造影步骤及成像技术

1)检查前排空膀胱。

2)受检者仰卧于检查床上,取膀胱截石位,正中矢状面垂直台面并与 X 线探测器长轴中线重合,两臂置于体侧。

3)常规消毒铺巾,窥阴器暴露阴道及宫颈并消毒。

4)经宫颈口插入橡胶双腔管或金属导管,固定后注入 76% 泛影葡胺对比剂或非离子型对比剂 6~10ml,注入对比剂时压力不宜太大。

5)注入对比剂的同时,在透视下动态观察对比剂进入子宫腔和输卵管的过程,影像重叠时可转动体位或改变球管及床面方位,在透视下对合适图像进行摄片。

6)20min 后(如用碘油则 24h 后)再摄盆腔平片,以观察对比剂在盆腔的弥散情况,从而判断盆腔是否因慢性炎症造成输卵管粘连,而出现对比剂弥散不均匀或聚集。

【实验总结】

1. 子宫输卵管造影可了解输卵管是否通畅,部分还有使阻塞的输卵管导通的作用。

2. 造影前的准备及造影中动态观察以减少影像重叠的成像技术是造影成功的关键。

3. 20min 后(如用碘油则 24h 后)摄取盆腔对比剂弥散情况,是判断输卵管是否通畅或病变的依据。

【实验思考】

1. 子宫输卵管造影有哪些适应证和禁忌证?

2. 子宫输卵管造影前准备有哪些?

3. 子宫输卵管造影的步骤及成像技术。

实验二 静脉尿路造影

【临床概述】

静脉尿路造影(intravenous urography,IVU)或称为排泄性尿路造影,是利用碘对比剂从静脉注射后,经肾脏排泄以显影整个尿路系统的检查技术。该方法不但可以观察整个泌尿系统的解剖结构,而且可以了解肾脏分泌功能,是临床上最常用的一种泌尿系 X 线检查方法。造影前了解其适应证、禁忌证,做好造影前的相关准备,同时按照常规操作步骤进行检查是造影成功的关键。

【实验目的】

1. 熟悉静脉尿路造影的适应证及禁忌证。

2. 熟悉静脉尿路造影前准备。

3. 掌握静脉尿路造影的步骤及成像技术。

【实验要求】

1. 熟悉 X 线造影机的工作状态及操作界面。

2. 掌握静脉尿路造影前准备(包括受检者准备和成像准备)。

3. 掌握肾盂造影压迫器、充气气囊或加压腹带的使用。

4. 掌握肾盂显影及摄片的时机,根据受检者造影中的不同情况灵活采用不同的造影方法。

5. 了解使用的对比剂类型、用量。

【实验器材】

1. X 线造影机(遥控带透视型)。

2. 对比剂、注射器、消毒物品。

3. 肾盂造影压迫器、充气气囊或加压腹带。

【实验注意事项】

1. 造影前做好肠道清洁准备,避免肠道气体及内容物的干扰。

2. 造影前评估受检者对碘对比剂的过敏性,注射后应随时观察受检者有无过敏反应。

3. 加压期间,若受检者出现迷走神经反应和下肢循环障碍,应立即减压或解压。

4. 有腹部肿块时不宜加压,可采取对比剂静脉滴注及头低位检查的方式。

【实验方法及步骤】

1. 适应证和禁忌证的确定

(1)适应证

1)泌尿系统结石、结核、肿瘤,肾盂和输尿管积液。

2)泌尿系统先天性畸形、肾下垂。

3)泌尿系统外伤。

4)明确腹部肿块与泌尿系统的关系。

5)血尿、脓尿原因待查。

6)无法进行逆行尿路造影者。

(2)禁忌证

1)碘对比剂过敏及甲状腺功能亢进。

2)严重的心、肝、肾功能不良及其他严重的全身性疾病。

3)急性尿路感染。

4)妊娠或疑有早期妊娠。

2. 造影前准备

(1)受检者准备

1)造影前 2~3 天禁口服不透射 X 线药物。

2)造影前 1 天进少渣饮食。

3)造影前 6h 禁食、禁水。

4)造影前清洁肠道,排空尿液。

（2）成像准备

1）认真核对 X 线造影检查申请单,了解病情,明确检查目的,对检查目的不清的申请单,应与临床医师核准确认。

2）请受检者签署使用碘对比剂知情同意书。

3）开机预热,使用自动曝光条件或手动调整成像条件。

4）清除受检者检查部位可能造成伪影的物品。

5）使用非离子型碘对比剂,用量为 20~40ml,可将对比剂加热到 37℃后注入。

3. 造影步骤及成像技术

（1）受检者仰卧于成像台上,双下肢伸直,正中矢状面垂直台面并与 X 线探测器长轴中线重合,两臂置于体侧。造影前先摄取腹部平片。如发现肾区钙化,加摄腹部侧位平片。

（2）在相当于骶髂关节水平,利用肾盂造影压迫器、充气气囊或加压腹带,对下段输尿管进行压迫。输尿管加压压力视受检者的耐受能力调整。加压期间,若受检者出现迷走神经反应和下肢循环障碍,应立即减压或解压。

（3）对比剂注射后 7min、15min、30min 分别摄取双肾区造影片。双肾区造影片（影像）上缘包括第 11 肋,下缘包括第 3 腰椎。中心线垂直对准胸骨剑突与脐连线中点射入胶片（探测器）中心。

（4）解除腹部压迫,立即摄取全泌尿系统造影片。全泌尿系统造影片上缘包括膈肌,下缘包括耻骨联合。全泌尿系统造影片中心线经剑突与耻骨联合的中点垂直射入胶片中心。

（5）对比剂注射 30min 后,肾盂、肾盏仍显影不佳时,应延长成像时间。疑肾下垂者,腹部压迫解除后,即刻同时摄取立位腹部前后位造影片。疑膀胱占位性病变者,解压后,待排尿前摄取膀胱造影片。

（6）成像距离为 100cm。使用滤线器。平静呼吸状态下屏气曝光。

【实验总结】

1. 静脉尿路造影是静脉注射碘对比剂后,利用对比剂经肾脏滤过排出体外的生理过程进行全尿路的显影,同时可以了解肾脏的分泌功能。

2. 碘对比剂过敏,严重的心、肝、肾功能不全及其他严重的全身性疾病是造影禁忌证。

3. 肠道的清洁准备可提高图像质量。

4. 压迫器的正确使用及摄片时机的掌握是造影成功的关键。

5. 对造影中出现的特殊情况如平片钙化影、显影不佳、肾下垂等应采取其他灵活的检查方法。

【实验思考】

1. 静脉尿路造影有哪些适应证和禁忌证?

2. 静脉尿路造影前准备有哪些?

3. 简述静脉尿路造影的步骤及成像技术。

实验三　术后胆道造影

【临床概述】

术后胆道造影检查也称为术后 T 形管造影（postoperative T-tube cholangiography）,是对经胆道手术并安放了 T 形管的受检者进行的经引流管胆管 X 线造影的检查方法。可以了解手术后胆道内有无残留结石、蛔虫,胆道有无狭窄及奥迪括约肌的通畅情况,从而决定是否终止引流或再次手术。

【实验目的】

1. 熟悉术后胆道造影的适应证及禁忌证。

2. 熟悉术后胆道造影前准备。

3. 掌握术后胆道造影的步骤及成像技术。

【实验要求】

1. 熟悉 X 线造影机的工作状态及操作界面。

2. 熟悉术后胆道造影前准备。

3. 掌握术后胆道造影常用体位,根据受检者造影中的不同情况灵活采用不同的造影方法。

4. 了解使用的对比剂类型、推注方法、用量等。

【实验器材】

1. X 线造影机(遥控带透视型)

2. 碘对比剂、注射器、消毒物品

【实验注意事项】

1. 造影前做好肠道清洁准备,避免肠道气体及内容物的干扰。

2. 造影前评估受检者对碘对比剂的过敏性,注射后应随时观察受检者有无过敏反应。

3. 碘对比剂和生理盐水注射前可加温至 37℃,减小对奥迪括约肌的刺激。

4. 造影过程对比剂推注速度适度,压力得当,药量正好。

5. 造影之后要立刻吸出胆管内的对比剂,密切观察患者的生理反应,有效减少不良反应的发生。

【实验方法及步骤】

1. 适应证和禁忌证的确定

(1)适应证

1)胆道手术后了解 T 形管引流受检者胆管内是否残留结石、蛔虫等。

2)胆道手术后了解胆管是否有狭窄以及胆总管与十二指肠是否通畅。

3)依据情况决定是否终止引流或再次手术。

(2)禁忌证

1)碘对比剂过敏及甲状腺功能亢进者。

2)严重的心、肝、肾功能不良者。

3)引流出血者。

2. 造影前准备

(1)相关准备

1)受检者准备:受检者前一天做好肠道准备(清除肠道粪便和气体),前一天做好碘对比剂过敏评估。

2)器械准备:治疗盘,包括酒精、碘酒、棉签棉球、无菌纱布、镊子、止血钳,以及 20ml 和 50ml 无菌注射器各一个。

3)药品准备:浓度为 350mg/ml 的非离子型碘对比剂 20~50ml,0.9% 生理盐水 500ml 2 瓶。

(2)成像准备

1)认真核对 X 线造影检查申请单,了解病情,明确检查目的,对检查目的不清的申请单,应与临床医师核准确认。

2)请受检者签署使用碘对比剂知情同意书。

3）开机预热,使用自动曝光条件或手动调整成像条件。

4）清除受检者检查部位可能造成伪影的物品。

5）使用非离子型碘对比剂,用量为 20~50ml,可将对比剂加热到 37℃后注入。

3. 造影步骤及成像技术

（1）受检者仰卧在摄影检查台上,左侧身体抬高 20°~30°。引流管口部消毒,抽吸管内胆汁,降低管内压,用生理盐水冲洗胆管。

（2）将加温后的对比剂 10ml 缓慢注入 T 形管内,透视下看肝管和胆管充盈情况。依据情况加对比剂剂量,依据肝管和胆管充盈情况调节体位。

（3）当全部肝管及胆总管充盈满意后,进行摄片,曝光时嘱受检者深吸气后呼出屏住。

【实验总结】

1. 胆道手术的病人,在胆总管切开处放置一根 T 形管,一端通向肝管,一端通向十二指肠,从腹壁穿出体外。

2. 胆管造影术,主要用于手术后了解胆道有无解剖学上的改变、残留结石或其他病变。这种造影在伤口尚未愈合前经 T 形管直接注入对比剂,一般在手术 2 周后施行。

3. 掌握好对比剂注入的方法,速度不宜过快,压力不能过大,当病人感到肝区饱胀时,应停止注射,否则对比剂大量流入肠道,会使胆管显示不佳。

4. 一般摄正位片即可满足要求,若左、右肝管及其分支互相重叠或胆囊影覆盖于胆总管上,须摄侧位片。

【实验思考】

1. 胆道造影有哪些适应证和禁忌证?

2. 胆道造影前准备有哪些?

3. 胆道造影操作中的注意事项有哪些?

（马新武　暴云锋　张志伟　刘泉源　徐　惠　彭文献）

第三节　人体各部位的 DR 检查技术

实验一　头颅 X 线成像

【临床概述】

头颅软组织和颅骨骨性结构有良好的天然对比度,X 线可以清晰显示颅骨形态。头颅 X 线检查常用于观察头颅外伤、头颅发育情况、某些疾病的骨改变、蝶鞍病变等。软组织内的钙化和金属异物也可在平片上清晰显示。但是颅骨形态结构复杂,相互重叠,为了避开其他骨性结构的遮挡,清晰显示被检部位,根据检查目的选择不同成像体位尤为重要。特殊情况可以做头颅切线位及斜位的成像。

【实验目的】

1. 掌握头颅数字 X 线成像的适应证。

2. 掌握头颅数字 X 线成像前的准备工作。

3. 掌握头颅数字 X 线成像检查方法。

4. 掌握头颅各项基准线、面和体表标志的应用。

5. 掌握影像显示的内容,评价影像质量。

【实验要求】

1. 头颅后前位成像 呈头颅正位像,显示全部颅骨及下颌骨升支;矢状缝与鼻中隔位于图像中心,眼眶、上颌窦、筛窦位于影像中心,左右对称;颞骨岩部在眼眶中显示,内耳道位于眼眶中心;颅骨骨板及骨质结构显示清晰。

2. 头颅侧位成像 呈头颅侧位像,影像上至顶骨,前至额骨和鼻骨,后至枕外隆凸;蝶鞍位于图像中心略前,垂体窝显示清晰,无双边影;两侧乳突、外耳孔、下颌骨小头基本重叠,位于影像中心略下方。

3. 头颅前后半轴位成像 呈头颅半轴位像,显示枕骨鳞部、颞骨岩部、眼眶和枕骨大孔;矢状缝位于影像中心,冠状缝、人字缝对称显示;双侧内耳道左右对称,显示于颞骨岩部中部;枕骨大孔内 1/2 处可见鞍背清晰影像。

【实验器材】

DR,干式胶片,激光打印机,教学用体模或过程展示志愿者,PACS 或 HIS 工作站一台。

【实验注意事项】

1. 除去头上发夹、耳环及活动义齿等金属饰物,检查前嘱其保持体位不动。

2. 对于儿童和不合作受检者,可根据情况给予镇静剂,以减少运动伪影。

3. 做好受检者甲状腺、性腺等对 X 线敏感部位的防护。

4. 对严重外伤或昏迷等受检者,必要时可以采取仰卧位,摄取头颅前后正位和水平侧位片。

【实验方法及步骤】

1. 检查前准备

(1)阅读申请单,了解病史,明确检查目的。录入或调取并核对受检者的姓名、年龄、性别等基本信息和检查信息,昏迷受检者须核对受检者识别信息(如医用腕带等)。

(2)与受检者沟通,消除其顾虑和紧张情绪。

(3)嘱受检者除去头上发夹、耳环及活动义齿等金属饰物,检查前嘱其保持体位不动。

(4)对于儿童和不合作受检者,可根据情况给予镇静剂,以减少运动伪影。

2. 检查方法

(1)头颅后前位(头颅正位)

1)体位:受检者俯卧于检查床上,两臂置于身体两侧,头颅正中矢状面垂直于探测器,并与中心线重合;下颌内收,额部及鼻尖紧贴成像架,听眦线与探测器垂直,两侧外耳孔与架面等距;照射野和探测器包括含下颌骨的整个头部;放置左右标记。

2)中心线:垂直对准枕外隆凸,经眉间垂直射入探测器中心。

3)源-像距:100cm(图 2-1)。

(2)头颅侧位

1)体位:受检者面向成像架站立,头部侧转,被检侧贴近成像架;头颅矢状面与探测器平行,瞳间线垂直于探测器,下颌稍内收,听眦线与地面平行;照射野和探测器包括含下颌骨的整个头部。

2)中心线:对准外耳孔前、上各 2.5cm 处,垂直射入探测器中心。

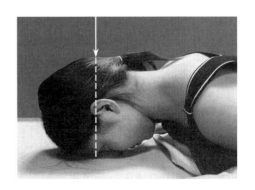

图 2-1 头颅后前位成像示意图

3）源-像距:100cm。

（3）头颅前后半轴位（Townes 位,汤氏位）

1）体位:受检者取仰卧位,头部正中矢状面垂直于床面,与探测器中心线重合,两侧外耳孔与床面等距;下颌内收,听眦线垂直于床面;照射野和探测器包括全部枕骨;放置左右标记。

2）中心线:足侧倾斜 30°,对准眉间上方约 10cm 处射入,从枕外隆凸下方射入探测器中心。

3）源-像距:100cm。

3. 图像显示　利用图像处理软件对影像进行必要处理,确认影像达到诊断要求后,将其发送至诊断工作站或 PACS 及打印设备上。

【实验总结】

1. 头颅后前位、头颅侧位是头颅 X 线检查的常规体位,常用于头颅外伤及其他颅骨病变的检查。

2. 头颅正位常用于观察颅骨的骨质、对称性、骨板厚度及颅内情况。

3. 头颅侧位常用于观察颅骨的骨质、骨缝及蝶鞍的形态和大小情况。

4. 头颅前后半轴位常用于观察枕骨鳞部、颞骨岩部、眼眶及枕骨大孔的形态和病变情况。

5. 外伤受检者应尽量减少搬动,正位成像选择头颅前后正位,侧位成像选择头颅水平侧位。若受检者意识不清,应采取适当措施固定头颅。

6. 根据检查目的设计检查体位,找准中心线,选择合适的曝光条件。

7. 对受检者检查部位以外的 X 线敏感组织和器官适当防护。

【实验思考】

1. 头颅检查常用的基准线、面和体表标志有哪些?

2. 头颅 X 线检查的适应证有哪些?

3. 不同成像体位的标准影像显示哪些内容?

实验二　鼻旁窦及口咽部 X 线成像

【临床概述】

鼻旁窦华氏位、柯氏位常用于检查鼻旁窦腔病变,是临床常用检查体位,也可以用于观察上颌骨及颧骨病变。鼻骨侧位最常用于观察鼻骨骨折情况。口咽部侧位常用于观察腺样体发育及鼻咽腔宽窄情况。

【实验目的】

1. 掌握鼻旁窦华氏位、鼻旁窦柯氏位、鼻骨侧位和口咽部侧位 X 线检查的目的。

2. 掌握鼻旁窦华氏位、鼻旁窦柯氏位、鼻骨侧位和口咽部侧位 X 线检查前的相关准备。

3. 掌握鼻旁窦华氏位、鼻旁窦柯氏位、鼻骨侧位和口咽部侧位 X 线检查方法,注意中心线和角度。

4. 掌握鼻旁窦及口咽部解剖结构和影像显示内容,评价影像质量。

【实验要求】

1. 华氏位成像　显示额窦、上颌窦及中后组筛窦正位影像;两侧上颌窦呈倒三角形,显示于眼眶下方;颞骨岩部投影于上颌窦影像下方,后组筛窦及额窦显示良好。

2. 柯氏位成像　额窦投影于眼眶的内上方,眼眶投影于照片的中部,两侧对称,其内可见眶上裂,前组筛窦显示于两眼眶影之间。

3. 鼻骨侧位成像　呈鼻骨侧位像,显示鼻骨全部,鼻部软组织层次分明。

4. 口咽部侧位成像　显示腺样体轮廓、厚度、边缘等形态特征及相应部位气道,包括鼻骨及下颌骨升支、枕骨后下部位,口咽腔气道清晰可见,下颌支、颈椎及头颅无双边影。

【实验器材】

DR,干式胶片,激光打印机,教学用体模或过程展示志愿者,PACS或HIS工作站一台。

【实验注意事项】

1. 除去头上发夹、耳环及活动义齿等金属饰物,检查前嘱其保持体位不动。

2. 对于儿童和不合作受检者,可根据情况给予镇静剂,以减少运动伪影。

3. 做好受检者甲状腺、性腺等对X线敏感部位的防护。

4. 注意华氏位和柯氏位的中心线和角度,照射野要适中。

5. 如上颌窦腔有积液,需采用立位或坐位成像。

【实验方法及步骤】

1. 检查前准备

(1)阅读申请单,了解病史,明确检查目的。录入或调取并核对受检者的姓名、年龄、性别等基本信息和检查信息。

(2)与受检者沟通,消除其顾虑和紧张情绪。

(3)嘱受检者除去头上发夹、耳环及活动义齿等金属饰物,检查前嘱其保持体位不动。

(4)对于儿童和不合作受检者,可根据情况给予镇静剂,以减少运动伪影。

2. 检查方法

(1)鼻旁窦华氏位

1)体位:受检者取俯卧位,头颅正中矢状面垂直床面,并与探测器中心线重合;头稍后仰,听眦线与床面呈37°,使鼻根位于探测器中心。

2)中心线:经鼻根部,垂直射入探测器中心。

3)源-像距:100cm。

(2)鼻旁窦柯氏位

1)体位:受检者取俯卧位,头颅正中矢状面垂直床面,并与探测器中心线重合;鼻尖和额部贴近台面,下颌内收,听眦线垂直于床面;鼻根对准探测器中心。

2)中心线:向足侧倾斜23°,经鼻根部射入探测器中心。

3)源-像距:100cm。

(3)鼻骨侧位

1)体位:受检者取俯卧位,头颅呈标准侧位;鼻根部下方2cm处位于探测器中心;照射野和探测器包括整个鼻骨。

2)中心线:对准鼻根下方2cm处垂直射入探测器中心。

3)源-像距:100cm(图2-2)。

(4)口咽部侧位

1)体位:受检者端坐或站立摄影台侧,下颌略抬高,以减少下颌支与鼻咽腔重叠,听鼻线平行于地面,头颅矢状面与摄片架平行。

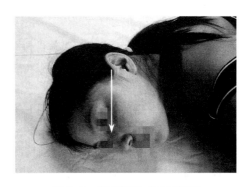

图2-2　鼻骨侧位成像示意图

2）中心线:通过外耳孔前下方 2cm 处垂直射入探测器中心,嘱受检者闭口用鼻吸气并曝光。

3）源-像距:100cm。

3. 图像显示　利用图像处理软件对影像进行必要处理,确认影像达到诊断要求后,将其发送至诊断工作站或 PACS 及打印设备上。

【实验总结】

1. 鼻旁窦华氏位常用于观察上颌窦、额窦、前及后组筛窦、上颌骨等骨质。

2. 鼻旁窦柯氏位常用于观察额窦、筛窦、眼眶、眶上裂等骨质。

3. 鼻骨侧位常用于观察鼻骨的形态和骨折情况。

4. 口咽部侧位常用于观察腺样体发育及鼻咽腔宽窄情况。

5. 如果需要观察鼻窦内的积液,应采用站立华氏位,根据受检者情况也可以采用坐位。

6. 根据受检者情况设计出最佳的体位,找准中心线,选择合适的曝光参数。

7. 对受检者检查部位以外的 X 线敏感组织和器官适当防护。

【实验思考】

1. 鼻旁窦华氏位、鼻旁窦柯氏位、鼻骨侧位和口咽部侧位的检查目的是什么?

2. 鼻旁窦华氏位、鼻旁窦柯氏位、鼻骨侧位和口咽部侧位的检查步骤分别是什么? 中心线和角度有何不同?

3. 鼻旁窦华氏位和柯氏位的标准影像显示内容有哪些? 对比不同。

实验三　颌面部 X 线成像

【临床概述】

临床上常用下颌骨后前位和侧位观察下颌骨升支、体部及颞颌关节的骨质、形态,对外伤及下颌骨病变有重要诊断意义。眼眶后前位多用于观察眼眶形态及眼球异物的定位。面骨后前 45°位多用于观察眼眶、鼻骨、上颌骨、颧骨、颧弓等上颌面骨情况。颞颌关节侧位多用于观察髁突骨折、脱位及颞下颌关节紊乱情况。

【实验目的】

1. 掌握下颌骨后前位、下颌骨侧位、眼眶后前位、面骨后前 45°位和颞颌关节侧位 X 线检查的目的。

2. 掌握下颌骨后前位、下颌骨侧位、眼眶后前位、面骨后前 45°位和颞颌关节侧位 X 线检查前的相关准备。

3. 掌握下颌骨后前位、下颌骨侧位、眼眶后前位、面骨后前 45°位和颞颌关节侧位 X 线检查方法,注意角度。

4. 掌握下颌骨后前位、下颌骨侧位、眼眶后前位、面骨后前 45°位和颞颌关节侧位影像显示内容,评价影像质量。

【实验要求】

1. 下颌骨后前位成像　双侧下颌骨对称显示,下颌骨升支及颞下颌关节影像清晰,下颌骨体部与颈椎有重叠,但影像仍然清晰。

2. 下颌骨侧位成像　显示被检侧下颌骨支部侧位、体部及体颏部的侧位影像,下颌管显示在下颌骨的外 1/3 处,下颌骨的骨小梁清晰,软组织层次分明。

3. 眼眶后前位成像　两侧眼眶呈圆形对称显示,岩骨上缘投影于上颌窦内上 1/3 处;眶上裂、眶下裂、鼻中隔、筛窦显示清晰。

4. 面骨后前 45°位成像　两侧颧弓及颅底孔道清晰可见,蝶窦、卵圆孔、棘突、枕骨大孔投影于照片的中部,两侧内耳道对称显示。

5. 颞颌关节侧位成像　被检侧关节间隙及髁突、关节结节、关节窝清晰显示;闭口位髁突位于关节窝内,张口位髁突移至关节窝前缘,两侧下颌关节侧缘相互重叠,上下错开。

【实验器材】

DR,干式胶片,激光打印机,教学用体模或过程展示志愿者,PACS 或 HIS 工作站一台。

【实验注意事项】

1. 除去头上发夹、耳环及活动义齿等金属饰物,检查前嘱其保持体位不动。

2. 对于儿童和不合作受检者,可根据情况给予镇静剂,以减少运动伪影。

3. 做好受检者甲状腺、性腺等对 X 线敏感部位的防护。

【实验方法及步骤】

1. 检查前准备

（1）阅读申请单,了解病史,明确检查目的。录入或调取并核对受检者的姓名、年龄、性别等基本信息和检查信息。

（2）与受检者沟通,消除其顾虑和紧张情绪。

（3）嘱受检者除去头上发夹、耳环及活动义齿等金属饰物。

（4）对于儿童和不合作受检者,可根据情况给予镇静剂,以减少运动伪影。

2. 检查方法

（1）下颌骨后前位

1）体位:受检者取俯卧位,屈肘,双手放于头的两侧,头颅正中矢状面垂直于探测器,并与探测器中心线重合;前额和鼻尖紧贴床面。

2）中心线:通过两嘴角连线中点,垂直射入探测器中心。

3）源-像距:100cm。

（2）下颌骨侧位

1）体位:受检者取仰卧位,头转向被检侧,稍后仰;被检侧下颌骨紧贴探测器;双上肢自然下垂放置身体两侧。

2）中心线:向头侧倾斜 15°,通过两下颌角连线中点射入探测器。

3）源-像距:100cm。

（3）眼眶后前位

1）体位:受检者俯卧,头部正中矢状面垂直台面,并与台面中线重合,鼻根部位于探测器中心。前额和鼻尖紧贴台面,使听眦线垂直台面。

2）中心线:向足侧倾斜 20°,通过鼻根部射入探测器。

3）源-像距:100cm。

（4）面骨后前 45°位

1）体位:受检者俯卧于摄影台上,双上肢上举,肘部弯曲置于头部两旁。头部正中矢状面垂直台面并与台面中线重合。头稍仰起,听眦线与台面呈 45°,鼻尖对准探测器下 1/3 横线上。

2）中心线:自颅骨顶部射入,通过鼻根部垂直射入探测器。

3）源-像距:100cm。

（5）颞颌关节侧位

1）体位：受检者俯卧，头部呈标准头颅侧位，被检侧紧贴台面。被检侧外耳孔前下各2cm处位于探测器中心。左右两侧各照一张开口（尽量张大）及闭口像，注意闭口位应自然闭合唇齿，不应过分咬紧或牙齿错咬合，避免髁突滑出关节凹，出现假脱位影像。

2）中心线：向足侧倾斜25°，对准对侧颞颌关节上方约5cm处射入探测器中心。

3）源-像距：100cm。

3. 图像显示 利用图像处理软件对影像进行必要处理，确认影像达到诊断要求后，将其发送至诊断工作站或PACS及打印设备上。

【实验总结】

1. 下颌骨后前位常用于观察下颌骨升支及颞颌关节的正位情况。

2. 下颌骨侧位常用来观察某一侧下颌骨升支、体部的骨质的情况。

3. 眼眶后前位常用于观察眼眶的形态、大小及异物定位的情况。

4. 面骨后前45°位多用于观察眼眶、鼻骨、上颌骨、颧骨、颧弓等上颌面骨情况。

5. 颞颌关节侧位多用于观察髁突骨折、脱位及颞下颌关节紊乱情况。

【实验思考】

1. 下颌骨后前位、下颌骨侧位、眼眶后前位、面骨后前45°位和颞颌关节侧位适应证有哪些？

2. 下颌骨后前位、下颌骨侧位、眼眶后前位、面骨后前45°位和颞颌关节侧位检查目的是什么？

3. 下颌骨后前位、下颌骨侧位、眼眶后前位、面骨后前45°位和颞颌关节侧位标准影像显示哪些内容？

实验四 脊柱X线成像

【临床概述】

X线检查是临床上脊柱病变的常用检查方法，具有简便、易行的优点，对了解正常椎骨结构、解剖变异及其生理、病理改变有极大的诊断价值。脊柱X线检查影像可以清晰显示椎体序列、生理曲度，并从不同角度充分显示椎体、棘突、横突、椎间孔和椎小关节等部位的骨质和形态。

脊柱常用的检查体位有正位、侧位和斜位，对应不同的观察目的可以选择相应检查体位。颈椎正侧位常用于外伤和椎体病变，考虑寰、枢椎骨折时应采用颈椎张口位，颈椎病受检者则多采用颈椎侧位和双侧斜位。观察上部胸椎应采用颈胸椎正侧位，胸椎正侧位主要用于观察胸椎排列序列、曲度、椎体病变（如压缩性骨折）等。X线检查是腰椎病变初步诊断和疾病筛查的首选检查方法，椎间隙、椎体、椎间孔和小关节的骨质和形态均可清晰显示于影像中。颈椎和腰椎的过伸、过屈位对于临床观察椎体的活动度及稳定性有重要作用。脊柱全长正位、侧位对于临床观察脊柱侧弯程度、生理曲度，测量Cobb角及制订合理矫形和手术治疗方案有积极作用。为进一步明确脊柱病变情况，可行CT或MRI检查。

【实验目的】

1. 掌握脊柱X线检查的适应证。

2. 掌握脊柱X线检查前的相关准备。

3. 掌握脊柱X线检查方法，注意中心线和角度。

4. 掌握脊柱解剖结构和影像显示内容,评价影像质量。

【实验要求】

1. 第一、二颈椎前后张口位成像　寰椎和枢椎显示于上、下齿之间;上中切牙牙冠与枕骨底部相重叠,枢椎齿突不与枕骨重叠,单独清晰地显示;齿突与寰椎两侧间隙对称,寰枕关节呈切线状显示;寰椎及枢椎骨小梁显示清晰。

2. 颈椎前后位成像　显示第3~7颈椎与第1胸椎;颈椎棘突位于椎体正中,横突左右对称;椎间隙与钩突关节显示清晰;第1肋骨及颈旁软组织显示在图像内,气管投影于椎体正中;第3~7颈椎骨小梁显示清晰。

3. 颈椎侧位成像　第1~7颈椎序列以正常生理曲度显示于照片正中;各椎体前后缘均无双缘现象;下颌骨不与椎体重叠;各椎间隙及椎间关节显示清晰、边缘锐利;气管、颈部软组织与椎体层次分明;椎体骨小梁清晰显示。

4. 颈椎后前斜位成像　显示颈椎斜位影像,第1~7颈椎显示于图像正中;近检测器侧椎间孔、椎弓根显示清晰;椎间孔显示于椎体与棘突之间,椎弓根位于椎体正中,呈卵圆形,边缘锐利;椎体骨质、各椎间隙及椎间关节显示清晰,下颌骨不与椎体重叠。

5. 颈椎过伸与过屈侧位成像　显示全部颈椎侧位影像,第1~7颈椎显示于照片正中;第4颈椎椎体无双边影,两侧下颌骨重叠;第1~7颈椎棘突充分分离(过屈位)或靠近(过伸位);下颌骨不与椎体重叠。

6. 颈胸椎前后位成像　显示第4颈椎至第3胸椎前后位影像,胸锁关节、横突、上部肋骨对称投影于椎体两侧,棘突显示于椎体正中,椎弓根显示于棘突两侧;各椎体椎间隙和椎体骨纹理显示清晰。

7. 颈胸椎侧位成像　显示第1~3胸椎侧位影像,包括下部颈椎。

8. 胸椎前后位成像　显示第1~12胸椎前后位影像,胸锁关节、横突、肋骨对称显示于椎体两侧,棘突显示于椎体正中,椎弓根显示于棘突两侧;各椎体椎间隙和椎体骨纹理显示清晰。

9. 胸椎侧位成像　显示第3~12胸椎侧位影像,略有后突弯曲,不与肱骨重叠;椎体边缘呈切线状显示,无双边现象,椎间隙清晰明确;肺野部分密度均匀,与椎体对比调和,各椎体及附件结构易于分辨,骨纹理清晰显示。

10. 腰椎前后位成像　显示第1~5腰椎正位影像,椎体显示于影像长轴中部;棘突重叠于椎体中下部;横突对称显示于椎体两侧,椎弓根呈轴位投影横突下端,腰大肌呈"八"字形斜线;第3腰椎椎体各缘呈切线状显示,无双边现象,椎间隙清晰可见。

11. 腰椎侧位成像　显示腰椎侧位影像,椎体为扁方形,椎管位于椎体后缘,可见椎间孔上下关节突重叠,横突与椎弓重叠,棘突伸向后方,各部骨质清晰显示。

12. 腰椎斜位成像　显示腰椎及腰骶关节斜位影像,被检侧椎间隙呈切线状投影于椎体后1/3处;与椎体相重叠的椎弓部结构清晰显示;远侧横突(似狗尾)、近侧横突(似狗嘴)、远侧椎弓(似狗颈)、近侧椎弓(似狗眼)、上关节突(似狗耳)、远下关节突(似狗后足)、近下关节突(似狗前足)组成"狗"的形态显示在椎体中。

13. 腰椎过伸、过屈侧位成像　显示第11胸椎至第二骶椎椎骨,第3胸椎椎体无双边影;椎体骨皮质和骨小梁结构清晰可见。椎间孔和椎间隙分别在过屈位和过伸位充分展示。

14. 骶椎前后位成像　显示全部骶椎及腰骶关节正位影像,骶正中嵴位于图像正中;骶椎孔及骶髂关节左右对称;耻骨联合不与骶椎重叠;无肠内容物与骶椎重叠,骶椎骨纹理清晰可见。

15. 尾椎前后位成像 显示全部尾椎正位影像,尾椎位于图像正中;耻骨联合部不与尾椎重叠;无肠内容物与尾椎重叠,骨纹理清晰可见。

16. 骶、尾椎侧位成像 显示骶、尾椎及腰骶关节侧位影像,边界明确,其椎体各节易于分辨;双侧骶孔对称,骶孔线连续,骶、尾椎前缘椎体无双边影;腰骶关节及骶尾关节间隙清晰可见。

17. 脊柱全长正位成像 显示影像上缘包括寰枕关节,下缘包括双侧髋关节,第一颈椎至骶、尾椎位于影像正中显示,棘突位于椎体正中显示;双侧肩关节、髋关节对称显示;图像拼接处椎体完整,骨质连续。脊柱各椎体骨小梁清晰显示。

18. 脊柱全长侧位成像 影像上缘包括寰枕关节,下缘包括骶、尾骨,第一颈椎至骶、尾椎在影像正中清晰显示;下颌骨未与颈椎重合,双侧肩关节、髋关节完全重合显示;图像拼接处椎体完整,骨质连续。脊柱各椎体骨小梁清晰显示。

【实验器材】

DR,干式胶片,激光打印机,教学用体模或过程展示志愿者,PACS 或 HIS 工作站一台。

【实验注意事项】

1. 嘱受检者除去衣物或身体部位上可能产生伪影而影响图像质量的物品,如活动义齿、项链、耳环、胸针、发卡、纽扣、带金属的女性内衣、饰物、膏药等;颈胸椎成像需去除毛衣、外套;腰骶椎成像时,上衣向上卷起,去除腰带、钥匙扣等物品,将外裤褪至检查范围以外;必要时可更换检查服。对病情危重受检者或外伤受检者,如果不能去除可能产生伪影的物品,要对诊断医师说明,并做好照片标记。

2. 对于儿童和不合作受检者,可根据情况给予镇静剂,以减少运动伪影。

3. 做好受检者对 X 线敏感部位的防护。

4. 孕妇禁做此项检查,确有需要者,可采取较安全的 MRI 检查方式。

【实验方法及步骤】

1. 检查前准备

(1)阅读申请单,了解病史,明确检查目的。录入或调取并核对受检者的姓名、年龄、性别等基本信息和检查信息。

(2)与受检者沟通,消除其顾虑和紧张情绪。

(3)嘱受检者除去衣物或身体部位上可能产生伪影而影响图像质量的物品,必要时可更换检查服。检查前嘱受检者保持体位不动。

(4)对于儿童和不合作受检者,可根据情况给予镇静剂,以减少运动伪影。

2. 检查方法

(1)第一、二颈椎前后张口位(寰、枢椎张口位)

1)体位:受检者取仰卧位,双上肢自然放置于身侧,头颅正中矢状面垂直床面,重合于探测器中心线;头向后仰,上颌门齿咬合面至乳突尖的连线垂直于床面;曝光时嘱受检者口张大或发"啊……"声;照射野和探测器包括第 1、2 颈椎上下缘。

2)中心线:通过两嘴角连线中点,垂直射入探测器中心。

3)源-像距:100cm。

(2)颈椎前后位

1)体位:受检者取站立位,身体贴近成像架,身体正中矢状面垂直于探测器;头略后仰,上颌门齿咬合面至乳突尖的连线垂直于探测器;照射野和探测器包括整个颈椎的上下缘。

2）中心线：向头侧倾斜 10°~15°，对准甲状软骨下方射入探测器。

3）源-像距：100cm（图 2-3a）。

（3）颈椎侧位

1）体位：受检者侧立于成像架前，外耳孔与肩峰连线与探测器中心线重合，头颈部正中矢状面平行于探测器；头略后仰，下颌前伸，上颌门齿咬合面与乳突尖端连线与地面平行；两脚分立，两肩下垂，必要时可手提沙袋向下牵引，照射野和探测器上缘包括外耳孔，下缘包括肩峰。

2）中心线：经甲状软骨平面颈部的中点，水平方向垂直射入探测器中心。

3）源-像距：100cm（图 2-3b）。

（4）颈椎后前斜位

1）体位：受检者取站立位，左后侧或右后侧肢体靠近成像架，对侧身体远离成像架，使头颅及身体冠状面与探测器呈 45°；下颌稍前伸，听鼻线水平于地面，上肢尽量下垂；颈椎长轴置于探测器长轴中线；后前斜位显示被检侧椎间孔，即左后前斜位显示左侧椎间孔，右后前斜位显示右侧椎间孔，应做好左右标记。

2）中心线：经甲状软骨平面颈部中点，水平方向垂直射入探测器中心。

3）源-像距：100cm（图 2-3c）。

（5）颈椎过伸与过屈侧位

1）体位：受检者侧立于探测器前，两足分开使身体站稳，肩部紧贴探测器，外耳孔与肩峰连线位于探测器中心。头颈部极度后仰或前屈，下颌前伸或内收，头颈部正中矢状面平行于探测器。双肩尽量下垂，必要时辅以外力向下牵引。探测器上缘包括外耳孔，下缘包括肩峰。

2）中心线：经甲状软骨平面颈部中点，水平方向垂直射入探测器中心。

3）源-像距：100cm。

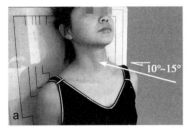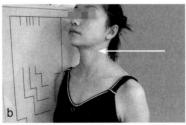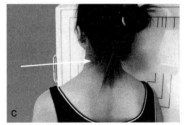

图 2-3　颈椎 X 线成像示意图

a. 颈椎前后位；b. 颈椎侧位；c. 颈椎后前斜位。

（6）颈胸椎前后位

1）体位：受检者取仰卧位，身体正中矢状面与探测器中心线重合；头部放平，下肢伸直或膝部屈曲 90°，背部紧贴床面，以减少脊柱生理曲度；双侧上肢自然下垂，放置身旁；探测器上缘包括甲状软骨，下缘包括胸骨角。

2）中心线：对准环状软骨与胸骨颈静脉切迹中点，水平方向垂直射入探测器中心。

3）源-像距：100cm。

（7）颈胸椎侧位

1）体位：受检者取侧卧位，头部垫高，使颈胸椎与检查床平行；近床面侧上肢屈曲上举，手环抱于头上；远床面侧上肢尽量伸向后下方，使肩部下移；背稍后倾，身体冠状面与床面呈 70°；

探测器上缘包括甲状软骨,下缘包括胸骨角。

2)中心线:对准远床侧锁骨上窝,垂直射入探测器中心。

3)源-像距:100cm。

(8)胸椎前后位

1)体位:受检者取仰卧位,身体正中矢状面与探测器中心线重合;头部放平,膝部屈曲90°,双足踏于床面,背部紧贴床面,以减少脊柱生理曲度;双侧上肢自然下垂,放置身旁;照射野和探测器上缘包括第7颈椎,下缘包括第1腰椎。

2)中心线:对准胸骨角与剑突连线中点,垂直射入探测器中心。

3)源-像距:100cm。

(9)胸椎侧位

1)体位:受检者取侧卧位,两臂上举屈曲,近床面侧上臂垫于头下方,使胸椎长轴与床面平行;下肢屈曲以支撑身体,身体冠状面垂直于床面,将胸椎置于探测器中心;照射野和探测器上缘包括第7颈椎,下缘包括第1腰椎。

2)中心线:对准第6或第7胸椎,垂直射入探测器中心。

3)源-像距:100cm。

(10)腰椎前后位

1)体位:受检者取仰卧位,双上肢放于身体两侧或上举抱头,人体正中矢状面与探测器中心线重合;膝部屈曲90°,双足踏于床面,使腰部贴近床面,减少生理曲度;照射野和探测器上缘包括第12胸椎,下缘包括第1骶椎。

2)中心线:对准脐上3cm处,垂直第3腰椎,垂直射入探测器中心。

3)源-像距:100cm。

(11)腰椎侧位

1)体位:受检者取侧卧位,双臂弯曲抱头,头枕于近床面侧上肢;下肢屈曲以支撑身体,背侧垂直床面,呈完全侧位;腰部用棉垫垫平,使腰椎长轴与床面平行,将腰椎置于探测器中心;照射野和探测器上缘包括第11胸椎,下缘包括上部骶椎。

2)中心线:对准第3腰椎,垂直射入探测器中心。

3)源-像距:100cm。

(12)腰椎斜位(前后斜位)

1)体位:受检者取侧卧位,身体后倾,使冠状面与床面约呈45°;近床面侧下肢弯曲,对侧下肢伸直以支撑身体;腰椎长轴对准探测器中心线;照射野和探测器上缘包括第11胸椎,下缘包括上部骶椎。

2)中心线:对准第3腰椎,垂直射入探测器中心。

3)源-像距:100cm。

(13)腰椎过伸、过屈侧位

1)体位:受检者侧卧于摄影床上,双下肢屈曲,双手抱住膝关节,身体向前弯曲或向后弯曲,腰部尽量保持屈曲或过伸状态。腰部用棉垫垫平,使腰椎序列平行于探测器,并置于探测器中心。探测器上缘包括第11胸椎,下缘包括上部骶椎。

2)中心线:对准第3腰椎垂直射入探测器。

3)源-像距:100cm。

（14）骶椎前后位

1）体位:受检者取仰卧位,正中矢状面与探测器中心线重合;双腿伸直,两足略内旋、并拢;照射野和探测器上缘包括第 4 腰椎,下缘包括尾椎。

2）中心线:向头侧倾斜 15°~20°,对准耻骨联合上缘 3cm 处射入探测器中心。

3）源-像距:100cm。

（15）尾椎前后位

1）体位:受检者取仰卧位,正中矢状面与探测器中心线重合;双腿伸直,两足略内旋、并拢;照射野和探测器缘包括髂骨嵴,下缘超出耻骨联合。

2）中心线:向足侧倾斜 10°,对准两侧髂前上棘连线中点射入探测器中心。

3）源-像距:100cm。

（16）骶、尾椎侧位

1）体位:受检者取仰卧位,膝部屈曲,支撑身体;腰部垫棉垫,骶、尾部矢状面与床面平行;骶、尾部冠状面垂直于探测器;照射野和探测器上缘包括第 5 腰椎,下缘包括全部尾椎。

2）中心线:对准髂后下棘前方 8cm 处,垂直射入探测器中心。

3）源-像距:100cm。

（17）脊柱全长正位

1）体位:受检者站立于摄影架前,双脚赤足,背部贴近探测器,双上肢自然下垂,手心朝前,双足稍分开与髋同宽,足尖稍内旋 10°~15°朝前。

2）中心线:照射范围上缘包括双眼眶下缘,下缘包括耻骨联合。探测器置于胸骨剑突中点,根据不同设备拼接软件程序嘱受检者吸气后屏气,按下曝光键,连续曝光 3 次。

3）源-像距:200~240cm。

（18）脊柱全长侧位

1）体位:受检者站立于摄影架前,身体侧面贴近探测器,身体冠状面垂直于探测器。下颌上抬至枕骨水平,双上肢上举,肱骨与躯干呈 30°,肘关节屈曲,双手握紧摄影架扶手,双足稍分开,足尖朝前。

2）中心线:照射范围上缘包括外耳孔上 3cm,下缘包括股骨近端外侧正中与耻骨联合水平。探测器置于剑突的中点,根据不同设备拼接软件程序嘱受检者吸气后屏气,按下曝光键,连续曝光 3 次。

3）源-像距:200~240cm。

3. 图像显示　利用图像处理软件对影像进行必要处理,确认影像达到诊断要求后,将其发送至诊断工作站或 PACS 及打印设备上。

【实验总结】

1. 第 1、2 颈椎前后张口位常用于观察寰、枢椎的骨质情况以及齿突的形态。

2. 颈胸椎前后位常用于观察第 1~3 胸椎正位及椎旁软组织影像,了解各椎体形态、关节间隙、骨质和软组织情况。颈胸椎侧位用于观察第 1~3 胸椎侧位形态。

3. 脊柱正位常用于观察脊柱正位影像,包括脊柱正位序列、椎体、横突、钩突的骨质和形态等。

4. 脊柱侧位常用于观察脊柱侧位影像,包括椎体、棘突骨质和形态,脊柱曲度,椎间盘变化,棘突、椎间孔关节突以及周围软组织情况。

5. 颈椎斜位常用于观察椎间孔、小关节及椎弓根的骨质和形态,后前斜位显示被检侧椎间孔,前后斜位显示对侧椎间孔。腰椎斜位常用于观察腰椎椎弓峡部、上下关节突及其关节间隙、椎体的斜位影像。一般摄取左右斜位片以作对比。

6. 颈椎和腰椎的过伸过屈位对于临床观察椎体的活动度及稳定性有重要作用,注意结合临床实际。

7. 脊柱全长正位、侧位对于临床观察脊柱侧弯程度、生理曲度,测量 Cobb 角及制订合理矫形和手术治疗方案有积极作用。

【实验思考】

1. 脊柱不同体位 X 线检查的中心线、面和体表标志有哪些?

2. 脊柱不同体位 X 线检查适应证有哪些?

3. 脊柱不同体位 X 线检查前准备有哪些? 检查步骤有哪些?

4. 脊柱不同体位 X 线检查标准影像显示哪些内容?

实验五　骨盆 X 线成像

【临床概述】

X 线检查是骨盆病变首选检查方法。骨盆 X 线检查对骶髂关节、骶尾关节、耻骨联合、髂骨和髋关节等部位的病变有重要诊断价值。

【实验目的】

1. 掌握骶髂关节、髂骨、骨盆 X 线检查的目的及成像方法。

2. 掌握骶髂关节、髂骨、骨盆 X 线检查前的相关准备。

3. 掌握骶髂关节、髂骨、骨盆 X 线检查方法,注意中心线和角度。

4. 掌握骶髂关节、髂骨、骨盆解剖结构和影像显示内容,评价影像质量。

【实验要求】

1. 骶髂关节前后位成像　显示两侧骶髂关节的正位影像,骶髂关节间隙清晰可见。

2. 骶髂关节前后斜位成像　显示骶髂关节切线位影像,关节间隙清晰可见;图像包含髂骨上缘、被检测整个骶髂关节,骨纹理可见。

3. 髂骨斜位成像　髂骨呈正位显示,髋臼前缘、坐骨切迹、坐骨结节清晰显示,髂骨翼及髋关节各骨骨小梁清晰显示,包括髋关节,同侧耻骨、坐骨及髂骨。

4. 闭孔斜位成像　显示髂骨近似为侧位影像,髂嵴、耻骨支、髋臼后缘及闭孔清晰显示;髋关节关节间隙及各组成骨骨小梁清晰显示。

5. 骨盆前后位成像　显示骨盆正位影像,包括全部骨盆骨及股骨近端 1/4,影像左右对称显示;骶、尾椎下端与耻骨联合重叠;髋关节股骨头位于骨盆两侧下 1/4 处;耻骨、髂骨显示清晰。

6. 骨盆出口位成像　骶骨及骶髂关节呈正位显示,耻骨联合与骶骨部分重叠,耻骨上下支清晰显示,两侧闭孔呈长椭圆形且左右对称,盆腔内无肠内容物影像;骨盆诸骨左右对称,髂骨翼及骨盆其他组成骨骨小梁清晰显示。

7. 骨盆入口位成像　显示两侧耻骨上下支重叠,骨盆环呈心形。骨盆诸骨左右对称,髂骨翼及骨盆其他组成骨骨小梁清晰显示。

【实验器材】

DR,干式胶片,激光打印机,教学用体模或过程展示志愿者,PACS 或 HIS 工作站一台。

【实验注意事项】

1. 为避免粪气伪影干扰骨盆诸骨结构的清晰显示,可嘱受检者检查前排便或使用开塞露,甚至灌肠等。

2. 检查前,嘱受检者将外裤褪至检查范围以下或更换检查服,去除膏药等易产生伪影的物品,嘱其保持体位不动。

3. 对骨盆畸形者,可用棉垫垫于髋部,使骨盆两侧与检查床面等距。

4. 对于儿童和不合作受检者,可根据情况给予镇静剂。

5. 做好受检者对X线敏感部位的防护。

【实验方法及步骤】

1. 检查前准备

(1)阅读申请单,了解病史,明确检查目的。录入或调取并核对受检者的姓名、年龄、性别等基本信息和检查信息。

(2)与受检者沟通,消除其顾虑和紧张情绪。

(3)更换检查服,去除膏药等易产生伪影的物品,检查前嘱其保持体位不动。

2. 检查方法

(1)骶髂关节前后位

1)体位:受检者取仰卧位,正中矢状面与探测器中心线重合;双腿伸直,或稍弯曲并用棉垫稍垫高,使腰椎摆平;照射野和探测器上缘超出髂骨嵴,下缘包括耻骨联合。

2)中心线:中心线向头侧倾斜10°~25°,对准两髂前上棘连线中点,射入探测器中心。

3)源-像距:100cm。

(2)骶髂关节前后斜位

1)体位:受检者取仰卧位,双手抱头,被检侧腰部及臀部抬高,膝部用沙袋垫高,使躯干与床面呈20°~25°;被检侧髂前上棘内侧2.5cm处的纵切面对准探测器纵向中心线,两髂前上棘连线对准探测器横向中心线;照射野和探测器上缘包括髂骨嵴,下缘包括耻骨。

2)中心线:中心线对准被检侧髂前上棘内侧2.5cm处,垂直射入探测器中心。

3)源-像距:100cm。

(3)髂骨斜位

1)体位:受检者仰卧于摄影床上,下肢伸直,患侧髋关节靠近台面,使髂骨尽量平行于平板探测器。健侧髋关节抬高,人体冠状面与台面呈35°~45°。

2)中心线:对准患侧髂前上棘内5cm处垂直射入探测器。

3)源-像距:100cm。

(4)闭孔斜位

1)体位:受检者仰卧于摄影床上,健侧膝关节稍屈,患侧髋关节抬高,下肢伸直。人体冠状面与床面呈35°~45°。

2)中心线:对准患侧髂前上棘内5cm处垂直射入探测器。

3)源-像距:100cm。

(5)骨盆前后位

1)体位:受检者取仰卧位,正中矢状面与探测器中心线重合,两侧髂前上棘与床面等距;两腿伸直,双足内旋10°~15°,足尖并拢;照射野和探测器上缘包括髂骨嵴,下缘达耻骨联合下方3cm。

2）中心线：对准两髂前上棘连线中点下方 3cm 处，垂直射入探测器中心。

3）源-像距：100cm。

（6）骨盆出口位

1）体位：受检者仰卧于摄影床上，人体正中矢状面垂直于台面，并与探测器中心重合，两下肢伸直。下肢及双足内旋 10°~15°。

2）中心线：向足侧倾斜 35°~45°，经脐下 3cm 处射入探测器。

3）源-像距：100cm。

（7）骨盆入口位

1）体位：受检者仰卧于摄影床上，人体正中矢状面垂直于床面，并与探测器中心重合，两下肢伸直。下肢及双足内旋 10°~15°。

2）中心线：向头侧倾斜 35°~45°，经耻骨联合上 3cm 处射入探测器。

3）源-像距：100cm。

3. 图像显示 利用图像处理软件对影像进行必要处理，确认影像达到诊断要求后，将其发送至诊断工作站或 PACS 及打印设备上。

【实验总结】

1. 骶髂关节前后位常用于观察双侧骶髂关节的情况。

2. 骶髂关节前后斜位常用于观察一侧骶髂关节切线位的情况。

3. 髂骨斜位常用于观察髋臼病变，显示坐骨切迹到坐骨结节的整个后柱，以及前壁骨折情况。

4. 闭孔斜位常用于观察髋臼病变，显示髋臼前柱、臼顶、后缘、闭孔等骨折情况。

5. 骨盆前后位常用于观察骨盆的骨质、形态及双髋关节的情况。

6. 骨盆出口位可显示骶骨正位以及骶髂关节与后半骨盆的体位关系，并可显示前半骨盆上下移位以及耻骨、坐骨形成的骨盆出口等。

7. 骨盆入口位常用于观察骨盆环的连续性，真实显示骨盆入口结构，更好地显示骨盆前后方的移位，以及外力所致的内旋和外旋移位、髋臼骨折等。

【实验思考】

1. 骶髂关节、髂骨、骨盆 X 线检查中心线和体表标志有哪些？

2. 骶髂关节、髂骨、骨盆 X 线检查适应证有哪些？

3. 骶髂关节、髂骨、骨盆 X 线检查标准影像显示哪些内容？

实验六　上肢 X 线成像

【临床概述】

X 线检查是四肢检查的首选方法。四肢由骨、关节、肌肉、肌腱、血管和皮肤等组成，骨性结构和软组织之间具有良好的天然对比度。X 线检查常用于骨外伤、发育、某些疾病的骨改变、多种骨和关节病的检查。软组织的钙化和金属异物也可以清楚显示。

上肢骨包括肩胛骨、锁骨、肱骨、尺骨、桡骨、腕骨、掌骨、指骨等；骨关节包括胸锁关节、肩肱关节、肩锁关节、肩胛胸壁关节、肩关节、肘关节、肱尺关节、肱桡关节、桡尺近侧关节、腕关节、掌指关节、指间关节等。正侧位是上肢长骨的常规检查体位，应至少包括一侧关节以资鉴别。对肩关节、肘关节、腕关节等结构比较复杂的关节部位，需根据检查需要选择恰当的检查体位，以获得符合诊断要求的影像。腕关节由不规则的腕骨组成，常需要组合使用腕关节正、侧位和外展位,以显示豌豆骨、舟骨等腕骨的位置、形态;肘关节前后位呈现关节切线位,可清晰显示肘关节间隙和鹰嘴窝情况;为减少肢体重叠,肩关节侧位采用穿胸位,而肩锁关节后前位对肩关节脱位、半脱位有重要诊断价值。

【实验目的】

1. 掌握上肢 X 线检查的目的。

2. 掌握上肢 X 线检查前的相关准备。

3. 掌握上肢 X 线检查方法,注意中心线和角度。

4. 掌握上肢尤其是肩、肘、腕关节解剖结构和影像显示内容,评价影像质量。

【实验要求】

1. 手掌后前位成像　显示掌指骨及腕关节正位像,第 2~5 掌指骨呈正位,拇指呈斜位;第三掌指关节位于成像探测器中心;掌骨、指骨骨纹理清晰,软组织层次可见。

2. 拇指侧位成像　显示拇指侧位像,拇指骨及第 1 掌骨位于成像探测器中心;拇指骨骨小梁清晰;周围软组织层次可见。

3. 腕关节后前位成像　显示腕关节正位像,图像包括尺、桡骨远端及掌骨近端;腕掌关节、桡腕关节间隙清晰,诸骨纹理及周围软组织显示良好。

4. 腕关节侧位成像　显示腕关节侧位像,尺、桡骨远端重叠,诸骨骨小梁及周围软组织显示清晰。

5. 尺桡骨前后位成像　显示尺、桡骨正位像,包含腕关节和肘关节,诸骨骨小梁及周围软组织显示清晰。

6. 尺桡骨侧位成像　显示尺、桡骨侧位像,包含腕关节和肘关节,诸骨骨小梁及周围软组织显示清晰。

7. 肘关节前后位成像　显示肘关节正位像,肘关节面呈切线位显示,关节间隙显示在成像探测器正中;鹰嘴窝位于肱骨内、外上髁正中稍偏尺侧;肘关节诸骨骨小梁及周围软组织显示清晰。

8. 肘关节侧位成像　显示肘关节侧位像,肱骨远端与尺、桡骨近端呈 90°~120°;关节间隙显示清晰、锐利,位于图像中心前上方;肱骨内、外上髁重叠,呈圆形投影;肘关节诸骨骨小梁及周围软组织显示清晰。

9. 肱骨前后位成像　显示肱骨正位像,肱骨长轴与图像中线重合,图像包括肩关节或者肘关节,软组织层次清晰。

10. 肱骨侧位成像　显示肱骨侧位像,肱骨长轴与图像中线重合,图像包括肩关节或者肘关节,软组织层次清晰。

11. 肩关节前后位成像　显示肩关节正位像,肩关节盂前后重合,呈切线位显示,不与肱骨头重叠,关节间隙显示清晰;肱骨小结节位于肱骨头外 1/3 处;肱骨头、肩峰及锁骨骨小梁及周围软组织显示清晰。

【实验器材】

DR,干式胶片,激光打印机,教学用体模或过程展示志愿者,PACS 或 HIS 工作站一台。

【实验注意事项】

1. 了解受检者检查目的,以选择相应检查体位。当受检者外伤严重或上肢活动受限,可根据受检者肢体形态选择适当角度进行成像,最大限度清晰显示检查部位。

2. 了解受检者身上是否有石膏、夹板、绷带、金属固定器等影响图像质量的物品。检查前嘱其保持体位不动。

3. 对于儿童和不合作受检者,可根据情况给予镇静剂,以减少运动伪影。

4. 做好受检者甲状腺、性腺等对 X 线敏感部位的防护。

【实验方法及步骤】

1. 检查前准备

（1）阅读申请单,了解病史,明确检查目的。录入或调取并核对受检者的姓名、年龄、性别等基本信息和检查信息。

（2）与受检者沟通,消除其顾虑和紧张情绪。

（3）了解受检者身上是否有石膏、夹板、绷带、金属固定器等影响图像质量的物品。检查前嘱其保持体位不动。

（4）对于儿童和不合作受检者,可根据情况给予镇静剂,以减少运动伪影。

2. 检查方法

（1）手掌后前位

1）体位:受检者侧坐于检查床一侧,肘关节屈曲90°,前臂长轴与床面长轴平行;五指自然分开,掌心向下紧贴床面,第3掌骨头置于探测器中心;照射野和探测器包括整个手掌。

2）中心线:对准第3掌骨头,垂直射入探测器中心。

3）源-像距:100cm。

（2）拇指侧位

1）体位:受检者侧坐于检查床一侧,肘关节屈曲约90°;手握拳,掌心向下置于床面;拇指外展,远离食指,长轴与探测器中心线重合;拇指外侧缘紧贴床面,背面垂直于探测器;照射野和探测器包括拇指。

2）中心线:对准拇指的掌指关节,垂直射入探测器中心。

3）源-像距:100cm。

（3）腕关节后前位

1）体位:受检者侧坐于检查床一侧,肘关节屈曲约90°;手半握拳,掌心向下,使腕部紧贴床面;腕关节置于探测器中心,前臂长轴与探测器中心线重合;照射野和探测器包括尺、桡骨远端及掌骨近端。

2）中心线:对准尺骨和桡骨茎突连线的中点,垂直射入探测器中心。

3）源-像距:100cm。

（4）腕关节侧位

1）体位:受检者侧坐于检查床一侧,肘关节屈曲约90°;手掌和前臂呈标准侧位,第5掌骨和前臂尺侧面紧贴床面,尺骨茎突置于探测器中心;照射野和探测器包括尺、桡骨远端及掌骨近端。

2）中心线:对准桡骨茎突,垂直射入探测器中心。

3）源-像距:100cm。

（5）尺桡骨前后位

1）体位:受检者面向检查床坐于床侧,被检侧肩关节尽量降低,接近床面水平;前臂伸直,背面紧贴床面,长轴与探测器长轴平行,手掌心向上;照射野和探测器上缘包括肘关节,下缘包括腕关节。

2）中心线:对准前臂中点,垂直射入探测器。

3）源-像距:100cm(图 2-4a、b)。

(6)尺桡骨侧位

1)体位:受检者面向检查床坐于床侧,被检侧肩关节尽量降低,接近肘部高度;肘关节屈曲约 90°;手和前臂呈标准侧位,尺侧紧贴床面,长轴与探测器长轴平行;照射野和探测器上缘包括肘关节,下缘包括腕关节。

2)中心线:对准前臂中点,垂直射入探测器。

3)源-像距:100cm(图 2-4c、d)。

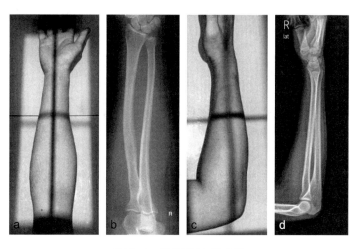

图 2-4 尺桡骨 X 线成像

a. 尺桡骨前后位成像示意图;b. 尺桡骨前后位 X 线影像;c. 尺桡骨侧位成像示意图;d. 尺桡骨侧位 X 线影像。

(7)肘关节前后位

1)体位:受检者面向检查床坐于床侧,被检侧肩关节尽量降低,接近床面高度;将尺骨鹰嘴突置于探测器中心;前臂伸直,掌心向上,照射野和探测器上缘包括肱骨下段,下缘包括尺、桡骨上段。

2)中心线:对准肘关节(肘横纹中点)垂直射入探测器中心。

3)源-像距:100cm。

(8)肘关节侧位

1)体位:受检者侧坐于检查床一侧,被检侧肩关节尽量降低,接近肘部高度;肘关节置于探测器中线,屈曲约 90°~120°,内侧紧贴床面;手呈侧位,尺侧贴近床面,掌心面向受检者;照射野和探测器上缘包括肱骨下段,下缘包括尺、桡骨上段。

2)中心线:对准肘关节间隙,垂直射入探测器中心。

3)源-像距:100cm。

(9)肱骨前后位

1)体位:受检者取仰卧位,手臂伸直、稍外展,掌心朝上;肱骨长轴与探测器长轴平行一致;垫高对侧肩部,使被检侧上臂尽量贴近床面;照射野和探测器上缘包括肩关节,下缘包括肘关节。

2)中心线:对准肱骨中点,垂直射入探测器中心。

3)源-像距:100cm。

（10）肱骨侧位

1）体位:受检者取仰卧位,被检侧手臂与躯干稍分开;垫高对侧肩部,使被检侧上臂尽量贴近床面;肱骨长轴与探测器长轴平行一致;肘关节屈曲90°,呈侧位置于胸前;照射野和探测器上缘包括肩关节,下缘包括肘关节。

2）中心线:对准肱骨中点,垂直射入探测器中心。

3）源-像距:100cm。

（11）肩关节前后位

1）体位:受检者取仰卧位,被检侧肩胛骨喙突置于探测器中心线上;手臂向下伸直,掌心向上;垫高对侧躯干,使被检侧肩部紧贴床面;照射野和探测器上缘超出肩部,外缘包括肩部软组织。

2）中心线:对准喙突垂直射入探测器中心。

3）源-像距:100cm。

3. 图像显示　利用图像处理软件对影像进行必要处理,确认影像达到诊断要求后,将其发送至诊断工作站或PACS及打印设备上。

【实验总结】

1. 手掌后前位常用于观察手骨的形态、关节、异物、骨龄。

2. 拇指侧位常用于观察拇指外伤和骨质的病变。

3. 腕关节后前位常用于观察腕骨,掌骨近端,尺、桡骨远端的骨质,关节及周围软组织的情况。观察小儿发育,了解骨龄时,应摄取双侧腕关节后前位。

4. 腕关节侧位常用于观察腕骨,尺、桡骨下端,桡腕关节的外伤,月骨的脱位的情况。

5. 尺桡骨前后位、侧位常用于观察尺骨和桡骨的骨质、软组织及异物的情况。

6. 肘关节前后位、侧位常用于观察肘关节的骨质、软组织及脱位的情况。

7. 肱骨前后位、侧位常用于观察肱骨的骨质、软组织和异物情况。

8. 肩关节前后位常用于观察肩关节、肩锁关节的骨折和脱位的情况。

【实验思考】

1. 上肢X线检查的中心线和体表标志有哪些?

2. 上肢X线检查的适应证有哪些?

3. 腕关节、肩关节X线检查中心线和角度有何不同?

4. 上肢X线检查标准影像显示哪些内容?

实验七　下肢 X 线成像

【临床概述】

X线检查是四肢检查的首选方法。四肢由骨、关节、肌肉、肌腱、血管和皮肤等组成,骨性结构和软组织之间具有良好的天然对比度。X线检查常用于骨外伤、发育、某些疾病的骨改变、多种骨和关节病的检查。软组织的钙化和金属异物也可以清楚显示。

下肢骨自上而下由髋骨、股骨、髌骨、胫骨、腓骨、跗骨、距骨、跖骨和趾骨组成;骨关节包括髋关节、膝关节、踝关节和趾关节等。下肢骨骼较上肢骨骼粗大,骨皮质较厚,往往需要加大曝光剂量。正侧位仍然是下肢长骨的常用检查体位,应至少包括一侧关节以资鉴别。对结构较复杂的关节部位,为达到不同观察目的应采取不同检查体位。髋关节结构形态较为复杂,除正位外,为了解股骨头向后脱位情况,可以选择后前斜位;膝关节正侧位常用来观察关节间隙、关节面骨质情况;怀疑发生髌骨骨折时,除髌骨侧位外还需拍摄髌骨轴位。

【实验目的】

1. 掌握下肢 X 线检查的目的。

2. 掌握下肢 X 线检查前的相关准备。

3. 掌握下肢 X 线检查方法,注意中心线和角度。

4. 掌握下肢尤其是髋、膝关节的解剖结构和影像显示内容,评价影像质量。

【实验要求】

1. 足前后位成像　显示跗、趾及跖骨正位像,第 3 跖骨基底部位于图像中心;跗骨到趾骨远端骨纹理清晰;距跟舟关节与跟骰间隙清晰可见。

2. 踝关节前后位成像　踝关节位于图像中心下 1/3 处,关节面呈切线位,关节间隙清晰;胫腓骨联合间隙小于 0.5cm;诸骨骨纹理清晰,周围软组织层次可见。

3. 踝关节外侧位成像　显示踝关节侧位像,踝关节位于图像中心下 1/3 正中;距骨滑车内外缘重合良好;腓骨头重叠于胫骨正中偏后;诸骨骨纹理清晰,周围软组织层次可见。

4. 胫腓骨前后位成像　显示胫、腓骨正位像,胫骨、腓骨平行排列,周围软组织和骨小梁清晰可见。

5. 胫腓骨侧位成像　显示胫、腓骨侧位像,胫骨在前,腓骨在后,平行排列,上胫腓关节关节面可见,重叠较少;膝关节、踝关节呈侧面影像,骨小梁清晰,软组织层次可见。

6. 膝关节前后位成像　显示股骨两髁、胫骨两髁及腓骨头,膝关节面位于影像正中;腓骨头与胫骨仅有少量重叠,膝关节诸骨骨纹理清晰可见,周围软组织层次可见。

7. 膝关节外侧位成像　显示膝关节侧位像,关节间隙清晰显示于图像中心,股骨内外髁重叠;髌骨呈侧位影像,关节面边界锐利,与股骨间隙分离明确;诸骨纹理清晰可见,周围软组织层次可见。

8. 股骨前后位成像　显示股骨正位像,股骨完整显示,并包括邻近一个关节;股骨头、颈、体及髁部骨质显示清晰;软组织层次显示可见。

9. 股骨侧位成像　显示股骨侧位像,股骨完整显示,并包括邻近一个关节;股骨头、颈、体、髁部、髌骨和膝关节均呈侧位像,髋关节为侧位稍斜;软组织阴影层次分明,诸骨骨小梁清晰。

10. 髋关节前后位成像　显示髋关节、股骨近端影像,股骨头位于图像中心或偏上,包含同侧耻、坐骨及部分髂骨翼;股骨颈显示充分,沈通氏线曲度正常、光滑锐利;诸骨骨纹理清晰,周围软组织层次可见。

11. 双下肢全长拼接正位成像　显示双下肢诸骨正位影像,骨盆及双下肢诸骨均显示在照片中,骨边缘锐利,骨小梁及周围软组织清晰,标尺不倾斜,可清晰读数。

【实验器材】

DR,干式胶片,激光打印机,教学用体模或过程展示志愿者,PACS 或 HIS 工作站一台。

【实验注意事项】

1. 了解受检者检查目的,以选择相应检查体位。当受检者外伤严重或上肢活动受限,可根据受检者肢体形态选择适当角度进行成像,最大限度清晰显示检查部位。

2. 了解受检者是否有石膏、夹板、绷带、金属固定器等影响图像质量的情况。检查前应去除并嘱其保持体位不动。

3. 对于儿童和不合作受检者,可根据情况给予镇静剂,以减少运动伪影。

4. 做好受检者甲状腺、性腺等对 X 线敏感部位的防护。

【实验方法及步骤】

1. 检查前准备

（1）阅读申请单，了解病史，明确检查目的。录入或调取并核对受检者的姓名、年龄、性别等基本信息和检查信息。

（2）与受检者沟通，消除其顾虑和紧张情绪。

（3）了解受检者是否有石膏、夹板、绷带、金属固定器等影响图像质量的情况。检查前应去除并嘱其保持体位不动。

（4）对于儿童和不合作受检者，可根据情况给予镇静剂，以减少运动伪影。

2. 检查方法

（1）足前后位

1）体位：受检者仰卧或坐于成像台上，被检侧膝关节屈曲，足底紧贴床面；置第3跖骨基底部于探测器中心，足部长轴与探测器中心线重合；照射野和探测器上缘包括足趾，下缘包括足跟。

2）中心线：通过第3跖骨基底部，垂直（或向足跟侧倾斜15°）射入探测器中心。

3）源-像距：100cm。

（2）踝关节前后位

1）体位：受检者仰卧或坐于检查床上，被检侧下肢伸直，小腿长轴与床面长轴一致；踝关节置于探测器中心；足稍内旋，脚趾向下勾；照射野和探测器上缘包括整个踝关节。

2）中心线：通过内、外踝连线中点上方1cm处，垂直射入探测器中心。

3）源-像距：100cm。

（3）踝关节外侧位

1）体位：受检者取侧卧位，被检侧肢体贴近台面，小腿长轴与床面长轴一致，膝关节稍屈；将内踝上方1cm处置于探测器中心，外踝紧贴床面，足跟后缘稍抬起，使踝关节呈侧位；照射野和探测器上缘包括整个踝关节。

2）中心线：对准内踝上方1cm处，垂直射入探测器中心。

3）源-像距：100cm。

（4）胫腓骨前后位

1）体位：受检者仰卧或坐于检查床上，被检侧下肢伸直，小腿长轴与探测器中心线重合，足稍内旋；照射野和探测器上缘包括膝关节，下缘包括踝关节。

2）中心线：对准小腿中点，垂直射入探测器中心。

3）源-像距：100cm。

（5）胫腓骨侧位

1）体位：受检者取侧卧位，被检侧肢体贴近床面；膝关节稍屈，小腿外缘紧贴床面，长轴与探测器中心线重合；照射野和探测器上缘包括膝关节，下缘包括踝关节。

2）中心线：对准小腿中点，垂直射入探测器中心。

3）源-像距：100cm。

（6）膝关节前后位

1）体位：受检者仰卧或坐于检查床上，下肢伸直，小腿长轴与探测器中心线重合；髌骨下缘对探测器中心；照射野和探测器上缘包括股骨下端，下缘包括胫、腓骨上端。

2）中心线：对准髌骨下缘，垂直射入探测器中心。

3）源-像距:100cm。

（7）膝关节外侧位

1）体位:受检者取侧卧位,被检侧肢体贴近床面;膝关节屈曲 120°~135°,外侧面紧贴床面;髌骨下缘置于探测器中心,髌骨面与床面垂直;照射野和探测器上缘包括股骨下端,下缘包括胫、腓骨上端。

2）中心线:对准胫骨上端,垂直射入探测器中心。

3）源-像距:100cm。

（8）股骨前后位

1）体位:受检者取仰卧位,下肢伸直,双足跟分开,足稍内旋,双踇趾相接触;被检侧股骨长轴与探测器中心线重合;照射野和探测器上缘包括髋关节,下缘包括膝关节。

2）中心线:对准股骨中点,垂直射入探测器中心。

3）源-像距:100cm。

（9）股骨侧位

1）体位:受检者取侧卧位,被检侧贴近床面;下肢伸直,膝关节稍屈,股骨长轴与探测器中心线重合;照射野和探测器上缘包括髋关节,下缘包括膝关节。

2）中心线:对准股骨中点,垂直射入探测器中心。

3）源-像距:100cm。

（10）髋关节前后位

1）体位:受检者取仰卧位,下肢伸直,双足跟分开,足稍内旋,双踇趾相接触;被检侧股骨头（髂前上棘与耻骨联合上缘连线的中点垂线下方 2.5cm 处）置于探测器中心,股骨长轴与探测器长轴平行;照射野和探测器上缘包括髂骨,下缘包括股骨上端。

2）中心线:对准股骨头垂直射入探测器中心。

3）源-像距:100cm。

（11）双下肢全长拼接正位

1）体位:受检者站立,双足并立,足尖稍内旋相对（10°~15°）,双手放置在移动架的扶手上,正中矢状面与探测器长轴重合,足与双肩同宽,分段或连续曝光,无缝拼接,标尺摆放位置尽量位于两腿正中,不影响双下肢显示。

2）中心线:对准双下肢中心。

3）源-像距:100cm。

3. 图像显示　利用图像处理软件对影像进行必要处理,确认影像达到诊断要求后,将其发送至诊断工作站或 PACS 及打印设备上。

【实验总结】

1. 足前后位常用于观察除距骨及跟骨以外的足部各骨的骨质及异物情况。

2. 踝关节前后位常用于观察踝关节外伤时骨折及脱位的情况。

3. 踝关节外侧位常用于观察踝关节外伤时骨折及脱位的情况。

4. 胫腓骨前后位常用于观察胫、腓骨的骨质及软组织的情况。

5. 胫腓骨侧位常用于观察胫、腓骨的骨质及软组织的情况。

6. 膝关节前后位常用于观察膝关节的关节间隙,股骨远端,胫、腓骨近端骨质及周围软组织的情况。

7. 膝关节外侧位常用于观察膝关节,股骨远端,胫、腓骨近端,髌骨的骨质及软组织的情况。

8. 股骨前后位常用于观察股骨骨质、异物及周围软组织的情况。

9. 股骨侧位常用于观察股骨骨质、异物及周围软组织的情况。

10. 髋关节前后位常用于观察股骨近端的骨质、髋关节炎、关节结核、关节脱位等情况。

11. 双下肢全长拼接正位常用于髋关节置换和下肢矫正等术前诊断和术后评估。

【实验思考】

1. 下肢 X 线检查中心线和体表标志有哪些?

2. 下肢 X 线检查适应证有哪些?

3. 下肢 X 线检查步骤有哪些?

4. 下肢 X 线检查标准影像显示哪些内容?

实验八 胸部 X 线成像

【临床概述】

数字 X 线检查是胸部检查的常规手段,对于胸部病变的早期发现、治疗、临床疗效的判断及临床预后都有极其重要的作用。数字 X 线检查对胸廓、呼吸系统和心脏病变检查均有重要意义,根据检查目的不同需采用不同的检查体位,一般需要多个体位组合完成。

胸部正侧位是最常见的胸部病变检查体位,根据不同的病变可分别摄取左侧位或右侧位;肺尖病变可采用前弓位;胸部外伤常规采用正斜位,通常以患侧靠近探测器作为选择标准。心脏 X 线检查应根据房室形态改变的诊断要求设计体位,一种是胸部后前位加左、右斜位,另一种是胸部后前位、左侧位加右前斜位。对于床旁胸片的检查,尽量采用半卧位或者坐卧位,如果受检者身体情况不允许,也可以采用仰卧位。成像条件的选择应充分考虑婴幼儿肺组织结构含气不良的特殊性,选用恰当的条件进行检查。特殊疾病或外伤不能移动受检者,可以参照床旁成像模式采用仰卧成像方式进行检查。

【实验目的】

1. 掌握胸部数字 X 线检查的目的。

2. 掌握胸部数字 X 线检查前的相关准备。

3. 掌握胸部数字 X 线检查方法,注意中心线和角度。

4. 掌握胸部解剖结构和影像显示内容,评价影像质量。

【实验要求】

1. 胸部后前位成像 影像中膈肌、心脏、纵隔边缘清晰锐利,肺门阴影结构可辨;肩胛骨投影于肺野之外,两侧胸锁关节对称;双侧肺纹理清晰。

2. 胸部侧位成像 心脏、主动脉弓移行部、降主动脉影像清晰;无组织遮盖部分呈漆黑;自第 4 胸椎起清晰显示,椎体呈侧位影像;气管自颈部到分叉部显示清晰;胸骨侧缘重叠良好。

3. 胸部前弓位成像 对称显示两侧肺尖肺野,两侧锁骨投影于肺尖之上,前后肋平直几乎接近重叠。

4. 胸部右前斜位成像 显示胸部斜位投影,心脏大血管不与胸椎重叠,显示于胸部左侧,心脏、升主动脉弓影像清晰;胸椎显示于胸部右后 1/3 处,肺尖显示清楚,胸部周边肺纹理可辨,食管的胸段钡剂充盈良好。

5. 胸部左前斜位成像 显示胸部斜位投影,心脏大血管显示于胸椎右侧,胸椎显示于胸部左后方 1/3 偏前处;下腔静脉影像位于心影底部中央位置;胸主动脉边缘清晰;肺尖显示清楚,胸部周边肺纹理可辨,食管的胸段钡剂充盈良好。

6. 胸骨后前斜位成像　显示胸骨正位像,胸骨柄、胸骨体及剑突边缘锐利、骨质和关节间隙清晰,肋骨及肺组织模糊。

7. 胸骨侧位成像　显示胸骨侧位影像,胸骨柄、胸骨体和剑突骨质及前后缘皮质显示清晰,胸锁关节重叠,胸前壁软组织厚度及表皮轮廓可见。

8. 膈上肋骨前后位成像　显示第1~6前肋与第1~9后肋影像,图像包括双侧肋膈角,纵隔后肋骨边缘清晰,肋骨骨纹理显示良好。

9. 膈下肋骨前后位成像　显示第8~12肋骨影像,显示于膈下腹腔内,肋骨骨纹理清晰。

【实验器材】

DR,干式胶片,激光打印机,教学用体模或过程展示志愿者,PACS或HIS工作站一台。

【实验注意事项】

1. 根据对胸廓、呼吸系统和心脏不同部位的影像诊断需要,胸廓骨性结构成像时常用源-像距为100cm,呼吸系统成像时常用源-像距为180cm,心脏成像时常用源-像距为200cm。

2. 为减少呼吸产生的运动伪影,胸部数字X线检查多采取屏气曝光,根据需要可采取深吸气后屏气或平静呼吸屏气。为减少肋骨和肺野对胸骨影像显示的影响,胸骨后前斜位成像时可采用均匀连续浅呼吸下成像的方式。检查前应训练受检者呼吸,曝光前嘱受检者根据检查需要屏气曝光。

3. 心脏数字X线检查时,为明确左心房增大时对食管的压迹,在胸部右前斜位成像时需口服钡餐辅助检查。检查前嘱受检者先将钡剂含在口中,在曝光时吞下。

4. 嘱受检者去除毛衣、外套、项链、胸针、膏药及带金属的女性内衣等易产生伪影的物品,必要时更换检查服。

5. 对于儿童和不合作受检者,可根据情况给予镇静剂,以减少运动伪影。

6. 做好受检者对X线敏感部位的防护。

7. 对外伤或危重受检者,可采取胸部仰卧正位和水平侧位;为观察胸腔少量积液情况,可采取胸部侧卧水平正位。

【实验方法及步骤】

1. 检查前准备

（1）阅读申请单,了解病史,明确检查目的。录入或调取并核对受检者的姓名、年龄、性别等基本信息和检查信息。

（2）与受检者沟通,消除其顾虑和紧张情绪。

（3）嘱受检者除去会产生伪影的衣物、饰品和膏药等。

（4）训练受检者呼吸,需要时嘱受检者口含钡餐。

（5）对于儿童和不合作受检者,可根据情况给予镇静剂,以减少运动伪影。

2. 检查方法

（1）胸部后前位

1）体位:受检者面向摄影架站立,两足分立、站稳;头稍后仰,使前胸紧贴探测器;人体正中矢状面与探测器中心线重合;两肩内转并放平;两手背放于髋部,双肘弯曲,尽量前伸;受检者站立不稳时,可嘱其双侧上肢前伸,抱住摄影架;照射野和探测器包括整个胸部。

2）中心线:水平方向通过第6胸椎射入探测器中心。

3）源-像距:180cm(观察心脏时为200cm)(图2-5)。

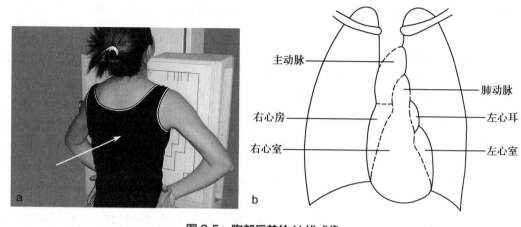

图 2-5　胸部后前位 X 线成像
a.胸部后前位成像示意图;b.胸部后前位结构示意图。

（2）胸部侧位（左侧位）

1）体位:受检者侧立于摄影架前,两足分立、站稳;双上肢上举抱头,收腹,挺胸抬头;被检侧胸部外侧面紧贴探测器,胸部腋中线与探测器中心线重合;照射野和探测器包括整个胸部。

2）中心线:水平方向,经腋中线第 6 胸椎平面射入探测器中心;深吸气后屏气曝光。

3）源-像距:180cm（观察心脏时为 200cm）。

（3）胸部前弓位

1）体位:受检者双足分开站立于摄影架前 30cm 处,身体后仰,头稍向前弯曲,背部紧贴摄影架,身体冠状面与探测器呈 45°,双手内旋置于两侧髂骨上,双肘弯曲,双肩、双臂向前伸。

2）中心线:对准胸骨柄下缘,向头侧倾斜 5°~10°射入探测器中心;深吸气后屏气曝光。

3）源-像距:180cm。

（4）胸部右前斜位

1）体位:受检者取站立位,两足分立、站稳,左手上举抱头,右手背放于髋部,右肘弯曲内旋;胸壁右前方贴近探测器,人体冠状面与探测器呈 45°~55°;照射野和探测器包括整个胸部。

2）中心线:水平方向,对准左侧腋后线经第 7 胸椎平面射入探测器中心;服钡剂后,深吸气后屏气曝光。

3）源-像距:180cm（观察心脏时为 200cm）。

（5）胸部左前斜位

1）体位:受检者取站立位,两足分立、站稳,右手上举抱头,左手背放于髋部,左肘弯曲内旋;胸壁左前方贴近探测器,人体冠状面与探测器呈 65°~75°;照射野和探测器包括整个胸部。

2）中心线:水平方向,经右侧腋后线第 7 胸椎平面射入探测器中心;服钡剂后,深吸气后屏气曝光。

3）源-像距:180cm（观察心脏时为 200cm）。

（6）胸骨后前斜位

1）体位:受检者面向摄影架站立,身体正中矢状面与探测器中心线重合,双上肢内旋放置于身旁;两肩尽量内收,使胸骨紧贴摄影架;头转向右侧,面部触及摄影架;探测器和照射野上缘达胸锁关节上 1cm,下缘包括剑突（也可以采取俯卧位成像）。

2）中心线：向左侧倾斜 20°~30°（视胸廓厚度而定），经胸骨射入探测器中心，右位心时中心线向右侧倾斜；均匀连续浅呼吸下曝光。

3）源-像距：100cm。

（7）胸骨侧位

1）体位：受检者侧立于摄影架前，两足分开站稳，下颌抬高；两臂背后交叉，两肩后倾，使胸骨前挺，胸骨长轴对探测器中心线；探测器和照射野上缘超出胸骨上切迹，下缘包括剑突。

2）中心线：经胸骨角距离胸前壁后约 4cm 处射入探测器中心；深吸气屏气曝光。

3）源-像距：100cm。

（8）膈上肋骨前后位

1）体位：受检者取站立位，背部紧贴摄影架，两足分立、站稳，下颌稍仰，手背放于臀部，双肘屈曲，尽量向前；身体正中矢状面与探测器中心线重合；照射野和探测器包括整个胸部。

2）中心线：水平方向，通过第 7 胸椎平面射入探测器中心；深吸气后屏气曝光。

3）源-像距：100cm。

（9）膈下肋骨前后位

1）体位：受检者取仰卧位，身体正中矢状面与探测器中心线重合；双上肢稍外展，放于身体两侧；照射野和探测器上缘包括第 5 胸椎，下缘包括第 3 腰椎，两侧包括腹侧壁外缘。

2）中心线：通过脐上，向头侧倾斜 10°~15°垂直射入探测器中心；深呼气后屏气曝光。

3）源-像距：100cm。

3. 图像显示　利用图像处理软件对影像进行必要处理，确认影像达到诊断要求后，将其发送至诊断工作站或 PACS 及打印设备上。

【实验总结】

1. 胸部后前位、侧位常用于观察胸部的病变情况及常规体检，二者相结合可以确定胸部病变的位置。

2. 胸部前弓位常用于观察肺尖的病变、叶间积液及肺中叶不张的病变情况。

3. 胸部右前斜位常用于观察左心房、肺动脉干、右心室漏斗部和右心房的增大情况。

4. 胸部左前斜位常用于观察左心室、右心室、右心房、左心房、肺动脉的关系。

5. 胸骨后前斜位常用于观察胸骨正位的骨质情况。

6. 胸骨侧位常用于观察胸骨前后面的骨质情况。

7. 膈上肋骨前后位常用于观察膈上肋骨，即第 1~6 前肋，第 1~9 后肋的情况。

8. 膈下肋骨前后位常用于观察下部肋骨即第 8~12 肋骨的情况。

【实验思考】

1. 胸部数字 X 线检查中心线和体表标志有哪些？

2. 胸部数字 X 线检查不同体位的适应证有哪些？

3. 胸部数字 X 线检查步骤是什么？

4. 胸部数字 X 线检查不同体位的标准影像显示哪些内容？

5. 观察肺尖部、胸骨、心脏等部位时如何设计体位？源-像距是多少？

6. 肋骨骨折选择哪几种检查体位？

7. 外伤时观察血气胸应采用哪几种检查体位？

8. 床旁胸部成像时注意事项有哪些？

实验九　腹部 X 线成像

【临床概述】

腹部数字 X 线成像检查是临床了解腹部疾病的重要检查手段,特别是对于阳性结石、异物和阴性对比剂(气体)有极大的诊断价值,可以直接或者间接获取受检者该检查区域组织、器官的影像学表现。

腹部数字 X 线成像图像多缺乏对比且容易混淆,仰卧位为最基本的检查体位;立位主要用于检查腹腔内游离气体和气液平面。鉴于腹部数字 X 线成像显示腹腔脏器缺乏对比,人工引入阳性、阴性对比剂后可获得良好的显像。新生儿腹部倒立侧位要注意中心线入射一定要做切线成像,同时倒立时间一定要在 1min 以上,以使测量数据准确。

急腹症受检者腹部的异常积气、积液,双膈下游离气体对于急腹症的诊断有非常重要的意义。特殊受检者在检查过程中不能移动时,可取仰卧水平侧位,使游离气体移位至肝周间隙,从而显示气液平面。

【实验目的】

1. 掌握腹部数字 X 线检查的目的。

2. 掌握腹部数字 X 线检查前的相关准备。

3. 掌握腹部数字 X 线检查方法,了解新生儿腹部倒立侧位的特点和意义。

4. 掌握腹部 X 线解剖结构和影像显示内容,评价影像质量。

【实验要求】

1. 腹部仰卧前后位成像　显示整个腹部,腰椎位于图像正中,两侧膈肌、肾脏、腰大肌、腹膜外脂肪线及骨盆腔左右对称显示。

2. 腹部立位前后位成像　显示整个腹部,腰椎位于图像正中,两侧肾脏、腰大肌、腹膜外脂肪线及骨盆腔左右对称显示,膈肌边缘锐利;可明确辨认胃内液平面及可能出现的肠内液平面。

3. 腹部倒立侧位成像　用于新生儿先天性肛门闭锁检查,显示新生儿全部腹部、臀部,胀气的直肠界限清晰,可准确测量金属标记物到直肠盲端的距离。

【实验器材】

DR,干式胶片,激光打印机,教学用体模或过程展示志愿者,PACS 或 HIS 工作站一台。

【实验注意事项】

1. 腹部组织对比度差,检查前应清理肠道,除急诊外,受检者检查前 2~3 天内禁用不透 X 线的药物,如钡剂、肠道 CT 增强对比剂;禁止服用高密度食物,如含高铁物质的食物等。采用深吸气后呼气末屏气曝光。受检者疑有肠梗阻、穿孔、出血时应尽量采用站立位成像。

2. 腹部倒立侧位用于新生儿先天性肛门闭锁检查。空气自口到达肛门大约需要 12~24h,因此出生后 20h 是最佳成像时间。此时气体已进入直肠盲端,可准确测量直肠盲端与金属标记物的距离。鉴于倒立位时直肠末端一般会向头侧牵引 1~2.5cm,所以影像中测的距离可能较实际的长。

3. 除去外衣以及腰带,清空裤袋,有扣子的外裤应褪至检查范围以外,必要时更换检查服。除去膏药等易产生伪影的物品,检查前嘱其保持体位不动。

4. 对于儿童和不合作受检者,可根据情况给予镇静剂,以减少运动伪影。

5. 控制照射野,做好受检者性腺等对 X 线敏感部位的防护。

6. 孕妇应避免腹部 X 线检查。

【实验方法及步骤】

1. 检查前准备

（1）阅读申请单，了解病史，明确检查目的。录入或调取并核对受检者的姓名、年龄、性别等基本信息和检查信息。

（2）与受检者沟通，消除其顾虑和紧张情绪。

（3）嘱受检者除去体表会产生伪影的外衣、饰品等。

（4）对于儿童和不合作受检者，可根据情况给予镇静剂，以减少运动伪影。

2. 检查方法

（1）腹部仰卧前后位

1）体位：受检者仰卧于检查台上，下肢伸直，人体正中矢状面垂直台面并与台面中线重合，两臂置于身旁或上举；照射野和探测器上缘包括横膈，下缘包括耻骨联合上缘。

2）中心线：对准剑突与耻骨联合上缘连线中点垂直射入探测器中心；深吸气后呼气末屏气曝光。

3）源-像距：100cm。

（2）腹部立位前后位

1）体位：受检者站立于摄影架前，背部紧贴探测器，双上肢自然下垂稍外展；人体正中矢状面与探测器垂直，并与探测器中线重合；照射野和探测器上缘包括横膈，下缘包括耻骨联合上缘。

2）中心线：水平方向，经剑突与耻骨联合连线中点射入探测器中心；深吸气后呼气末屏气曝光。

3）源-像距：100cm。

（3）腹部倒立侧位

1）体位：右手持患儿踝部，将其下肢抬高，同时用左手托住头、肩部，使患儿呈倒立位；为使气体尽量上升至肠管盲端，应略等数分钟；将患儿左侧肢体贴近摄影架，肢体正中冠状面与探测器长轴重合，呈倒立侧位；在患儿肛门窝处放置金属标记，用胶布固定，不能用力下压；探测器和照射野上缘超出肛门 6cm；注意做好放射防护。

2）中心线：水平方向，经肚脐水平中点垂直射入探测器中心。

3）源-像距：100cm。

3. 图像显示 利用图像处理软件对影像进行必要处理，确认影像达到诊断要求后，将其发送至诊断工作站或 PACS 及打印设备上。

【实验总结】

1. 腹部仰卧前后位常用于观察腹腔脏器，如肝脏体积大小、胆囊结石、肠腔内充气表现、胰腺钙化、肠系膜钙化、腹部包块和异物存留、泌尿系结石等。

2. 腹部立位前后位常用于各种急腹症检查，如消化道穿孔或梗阻等，显示膈肌下游离气体或肠腔内气液平面。亦可用于确定肾下垂者肾脏位置（与卧位比较）。

3. 腹部倒立侧位用于新生儿先天性肛门闭锁直肠盲端位置的测量。

【实验思考】

1. 腹部数字 X 线检查适应证有哪些？

2. 腹部数字 X 线检查步骤和检查前准备有哪些？

3. 腰椎正位与腹部仰卧前后位检查方法和图像显示有何不同？

4. 腹部倒立侧位的特点和意义是什么？

（暴云锋　马新武　张志伟　刘泉源　徐　惠　彭文献　傅　菲）

第四节　DR 特殊检查技术

实验一　组织均衡技术与双能量减影检查技术

【临床概述】

DR 组织均衡技术是将 DR 图像分解成不同密度区域的图像进行数字化处理,然后再将分别处理的图像进行加权整合,得到一幅新的图像,使整个视野内不同密度的组织均能得到良好显示,而无须调整窗宽/窗位。

DR 为数字化的 X 线摄影,具有较大的曝光条件取值范围和较高的量子检测力（DQE）,获得的图像层次丰富。但是,人眼所能分辨的影像灰阶有限,在同一曝光区域,若要观察低密度组织,则势必丢失高密度组织间的灰度差异;反之,若要观察高密度组织,则必然损失低密度组织间的灰度差异。对于密度差和/或厚度差较大的成像区域,常规的 DR 摄影会出现曝光不足或曝光过度现象。DR 组织均衡技术可以针对上述现象,利用后处理软件将厚度大、密度高的区域与薄组织、低密度的区域分割开,分别赋予各自的灰阶值,使得不同厚薄和高低密度的组织均形成对比良好的图像,然后叠加在一起,经计算机特殊重建处理,得到新的数据,产生一幅组织均衡图像,使高密度组织与低密度组织在一幅图像上同时显示出来,最后得到的图像层次丰富,在增加图像信息量的同时,不损失图像的对比度。当然,运用组织均衡技术处理图像除了选择恰当的技术参数外,还需足够的曝光剂量,以便得到丰富的图像层次。

双能量减影（dual-energy subtraction,DES）技术主要用于胸部摄影,是指应用不同的 X 线光子能量对密度不同的骨与软组织的吸收衰减特性,将胸片中骨或软组织的影像成分选择性减去后,生成仅有软组织或骨组织图像的技术。

物质的线性衰减系数在影像诊断的能量范围内可分为光电效应和康普顿效应,前者主要与物质的原子序数相关,后者主要与物质的电子密度相关。DR 双能减影利用这种原理,在间隔很短的时间内,用低千伏和高千伏分别作为低能量和高能量进行两次曝光,使人体不同密度的组织结构在不同能量曝光时形成不同的影像,利用影像间的差别,通过 DR 的能量软件包将人体内的物质分为软组织和骨组织,然后进行减影处理,最后可以一次检查获得 3 种对比的图像,即常规标准图像、骨组织图像、软组织图像。

【实验目的】

1. 熟悉组织均衡技术成像原理。

2. 熟悉双能量减影技术的成像原理。

3. 掌握组织均衡技术的临床应用范围。

4. 掌握双能量减影技术的临床应用范围。

【实验要求】

1. 熟悉 DR 设备的工作状态和操作界面。

2. 熟悉各项 X 线检查前准备,包括检查设备、受检者、周围环境、操作者等。

3. 根据 DR 检查部位,选择合理的组织均衡技术调节参数,实现最佳的图像质量效果。

4. 掌握双能量减影技术的操作流程和注意事项。

【实验器材】

1. 配置有组织均衡技术和双能量减影技术的 DR 设备。

2. 图像后处理工作站。

3. 教学用仿真人体模或过程展示志愿者。

4. 辐射防护用品,如铅防护衣、铅围脖、铅防护巾、多种规格的性腺防护器等。

5. PACS 或 HIS 工作站一台。

【实验注意事项】

1. 除去检查部位可能造成伪影的衣物和饰物。

2. 在 DR 上选择摄影参数时,须与受检者检查部位和投照体位一致。

3. 胸部双能量减影检查时,提前做好呼吸训练,曝光时需要严格屏气。

4. 为受检者做好非检查部位敏感器官的辐射防护。

【实验方法及步骤】

1. 检查前准备

(1)阅读申请单,了解病史,明确检查目的。录入或调取并核对受检者的姓名、年龄、性别等基本信息和检查信息。

(2)与受检者沟通,消除其顾虑和紧张情绪。

(3)嘱受检者除去衣物或身体部位上可能产生伪影进而影响图像质量的物品,必要时可更换检查服。检查前嘱受检者保持体位不动。

(4)训练受检者呼吸,需要时嘱受检者口含钡餐。

(5)对于儿童和不合作受检者,可根据情况给予镇静剂,以减少运动伪影。

2. 检查方法

(1)胸腰椎侧位

1)体位:受检者侧卧于摄影台上,双上肢自然上举抱头,双下肢屈曲,膝部上移。腰部用棉垫垫平,使腰椎序列平行于台面,并置于台面中线。照射野和探测器上缘包括第8胸椎,下缘包括第5腰椎。源-像距(SID)为100cm。

2)中心线:对准第1腰椎与探测器垂直。

3)在主机系统调出组织均衡技术,关闭和开启各生成一幅胸腰椎侧位图像。

(2)胸部后前位

1)体位:受检者面向摄影架站立,两足分开,使身体站稳,头稍后仰,前胸紧靠探测器。两手背放于髋部,双肘弯曲,尽量向前。两肩内转并放平,人体正中矢状面对准探测器中线。照射野和探测器包括整个胸部。源-像距(SID)为180cm(观察心脏时,SID 为 200cm)。深吸气后屏气曝光。

2)中心线:水平方向通过第6胸椎射入探测器中心。

3)选择胸部后前位双能量减影参数摄影。

3. 图像显示　利用图像处理软件对影像进行必要处理,确认影像达到诊断要求后,将其发送至诊断工作站或 PACS 及打印设备上。

【实验总结】

1. 在使用组织均衡技术时,应根据检查部位和临床检查目的对参数进行合理的调整以得到优质图像。在成像区域密度差较大的部位具有显著优势,如颈胸段椎体、胸腰段椎体、股骨颈侧位和跟骨轴位摄影等,从而改善图像黑白不均、无法观察阅读的现象,得到满意的图像效果。

2. 组织均衡技术参数 ①密度(density):范围在 0.5~2.5,数值大小的变化导致图像从黑到亮的变化;②非线性灰度系数(gamma):范围在 0.5~8.0,数值大小的变化导致图像从层次少到层次丰富;③细节对比增强(detail contrast enhancement):范围在 0~6,数值大小的变化导致图像从细节少到细节多;④噪声补偿(noise compensation):范围在 0~1,数值大小的变化影响图像噪声多少;⑤非锐利蒙片(unsharp masking):范围在 0~6,数值大小的变化导致图像从层次少到层次丰富变化;⑥非锐利蒙片核心(unsharp masking kernel):范围在 3~151,数值大小的变化导致图像从对比度大、噪声大到对比度小、层次多。

3. 胸部结构复杂,肋骨和胸部组织器官前后重叠,常规 DR 胸片上软组织影和骨影相互干扰,影响图像的诊断和鉴别诊断。双能量减影技术一次曝光可以生成标准胸片、骨组织图像、软组织图像,从而可以提高肺内结节、胸部钙化、气胸、肋骨骨折、支气管病变的检出率。

【实验思考】

1. 简述组织均衡技术工作的基本原理。

2. 组织均衡技术各项参数代表的含义及对图像质量的影响有哪些?

3. 简述双能量减影技术的基本原理。

4. 双能量减影技术的临床应用价值是什么?

实验二　数字体层融合检查技术

【临床概述】

体层成像技术经历了普通胶片断层技术、数字线形断层技术和融合断层(tomosynthesis)技术三个发展时期。数字融合断层(digital tomosynthesis,DTS)技术也称为三维断层容积成像技术,是 DR 新的成像技术,该功能通过一次扫描可以获得检查区域内任意深度层面的多层面高清晰度的断层图像。

DTS 是以传统体层摄影几何原理为基础,结合数字影像处理技术开发的新型体层成像技术。DTS 通过 X 线球管和平板探测器的直线相对运动来实现,当 X 线球管在一定角度范围内(25°~75°)连续脉冲曝光,就可以获得不同投影角度下感兴趣区的大量低剂量二维投影图像,然后通过这些原始图像重建出兴趣区内任意层面的断层影像。因融合断层摄影采集的是感兴趣区域不完整的空间及密度信息,它只能进行与探测器平面平行的断面图像重建,所以对于某些特殊部位或特殊病变,应该在检查前根据实际需求选择最能够清晰显示该部位解剖结构或该病变特征的体位进行摄影。

DTS 可通过图像处理的诸多技术显示出无层面外组织结构干扰的兴趣区及其前后相关的、多个连续层面的图像,对兴趣区及其周围达到容积显示,大大简化了工作流程,缩短了检查时间,降低了废片率,提高了检查效率,且图像空间分辨率高,受检者 X 线辐射剂量低。DTS 不受植入物或骨骼内外固定物伪影的影响,便于对手术效果做出准确判断。

【实验目的】

1. 掌握 DTS 的成像原理。

2. 熟悉 DTS 设备的结构和性能。

3. 熟悉 DTS 技术的临床应用价值。

4. 掌握 DTS 的操作流程和注意事项。

【实验要求】

1. 熟悉 DTS 设备的工作状态和操作界面。

2. 熟悉 DTS 各种检查前准备,包括检查设备、受检者、周围环境、操作者等。

3. 根据检查部位,正确选择 DTS 成像参数,实现最佳的图像质量效果。

【实验器材】

1. 配置有 DTS 技术的 DR 设备或多功能胃肠机。

2. 图像后处理工作站。

3. 教学用仿真人体模或过程展示志愿者。

4. 辐射防护用品,如铅防护衣、铅围脖、铅防护巾、多种规格的性腺防护器等。

5. PACS 或 HIS 工作站一台。

【实验注意事项】

1. 除去检查部位可能造成伪影的衣物和饰物。

2. 在 DTS 上选择摄影参数时,须与受检者检查部位和投照体位一致。

3. 为受检者做好非检查部位敏感器官的辐射防护。

4. 清晰显示齿状突、寰椎侧块及寰、枢椎间隙。

【实验方法及步骤】

1. 检查前准备

(1)阅读申请单,了解病史,明确检查目的。录入或调取并核对受检者的姓名、年龄、性别等基本信息和检查信息。

(2)与受检者沟通,消除其顾虑和紧张情绪。

(3)嘱受检者除去衣物或身体部位上可能产生伪影进而影响图像质量的物品,必要时可更换检查服。检查前嘱受检者保持体位不动。

(4)对于儿童和不合作受检者,可根据情况给予镇静剂,以减少运动伪影。

2. 检查方法

寰枢关节冠状位

(1)体位:受检者仰卧于摄影台上,正中矢状面垂直于检查床并与床面中线重合,上颌切牙咬合面与乳突连线垂直于床面。照射野上至双侧眼眶中心,下至下颌骨,左右保全颅面骨。SID 为 110cm。

(2)中心线:经上、下切牙中点垂直入射探测器。透视下定位,寰、枢椎位于透视野中央。

(3)重建参数:选择 "Head F" 重建模式,冠状位中心层面高度 80~110mm,层间隔 1.5mm,重建范围 60~100mm。

3. 图像显示　利用图像处理软件对影像进行必要处理,确认影像达到诊断要求后,将其发送至诊断工作站或 PACS 及打印设备上。照片格式为 2×2 分格。

【实验总结】

1. DTS 可以像常规 DR 一样摆位,甚至可以不受传统检查体位限制,做多种体位、不同姿态的摄影;一次检查就可以获得感兴趣区内任意层面的图像,避免骨骼结构间的重叠遮挡;数字融合断层图像相对于 CT 图像具有空间分辨率较高的优点,对于骨骼细微结构的显示更加清晰;同时它也不受植入物或骨骼内外固定物伪影的影响,便于对手术效果做出准确判断。

2. DTS 图像的空间分辨率高,空间分辨率一般可达到 16lp/cm。但 DTS 图像的密度分辨率低,对组织结构间最小密度差异的显示能力弱,仅适合于自然对比度较强的部位或行造影下的体层检查。

3. DTS 检查辐射剂量低,其辐射剂量稍高于 DR,但比 CT 低很多。一般一次胸部 DTS 成像的辐射剂量相当于胸部正侧位 DR 辐射剂量水平;约为低剂量 CT 扫描剂量的 1/10。

【实验思考】

1. 简述 DTS 成像的基本原理。

2. 简述 DTS 重建参数的选择原则。

3. DTS 检查时,选择中心层面的注意事项是什么?

实验三　三维立体 DR 检查技术

【临床概述】

三维立体 DR 检查技术,弥补了 CT 和 MRI 目前的技术局限,扩展了数字化 X 线的技术应用场景和空间,提升了数字化 X 线技术的临床应用价值,实现数字化 X 线摄影从 2D 到 3D 的跨越。

三维立体 DR 成像首先借助动态 DR 快速采集数据的能力,同时基于锥形束 CT(cone beam CT,CBCT)的扫描和图像重建原理,通过多角度旋转获取三维原始投影数据,然后经计算机图像重建,实现二维断层和三维重组图像。由于三维立体 DR 成像视野大,成像需要更先进的图像重建优化算法,如实时几何校准(real-time geometry calibration,RGC)技术、自适应迭代校正(adaptive iterative calibration,AIC)技术、非等中心大范围扫描,以及更强的 GPU 加速重建算力支持。目前支持负重位下的三维立体 DR 成像的技术主要有两种:第一种是通过双悬吊机械臂的方式实现人在站立位下的三维扫描,该装置通过两个机械臂(探测器与球管)的配合,完成锥形束扫描与图像重建;第二种是通过独立的航舱式扫描装置,支持 360°自由旋转,实现多角度三维扫描,并完成图像重建。

【实验目的】

1. 熟悉三维立体 DR 检查技术的基本原理。

2. 了解三维立体 DR 检查技术的临床应用价值。

【实验要求】

1. 了解三维立体 DR 设备的结构和功能。

2. 熟悉三维立体 DR 设备的工作状态和操作界面。

3. 熟悉三维立体 DR 各种检查前准备,包括检查设备、受检者、周围环境、操作者等。

4. 熟悉三维立体 DR 检查技术的操作流程和注意事项。

【实验器材】

1. 配置有三维立体成像功能的 DR 设备。

2. 图像后处理工作站。

3. 教学用仿真人体模或过程展示志愿者。

4. 辐射防护用品,如铅防护衣、铅围脖、铅防护巾、多种规格的性腺防护器等。

5. PACS 或 HIS 工作站一台。

【实验注意事项】

1. 除去检查部位可能造成伪影的衣物和饰物。

2. 数据采集时,固定检查部位,注意受检者安全。

3. 为受检者做好非检查部位敏感器官的辐射防护。

【实验方法及步骤】

1. 检查前准备

（1）阅读申请单,了解病史,明确检查目的。录入或调取并核对受检者的姓名、年龄、性别等基本信息和检查信息。

（2）与受检者沟通,消除其顾虑和紧张情绪。

（3）嘱受检者除去衣物或身体部位上可能产生伪影进而影响图像质量的物品,必要时可更换检查服。检查前嘱受检者保持体位不动。

（4）对于儿童和不合作受检者,可根据情况给予镇静剂,以减少运动伪影。

2. 检查方法 膝关节负重位三维成像,采用十轴双悬吊机器人手臂的技术,可实现"受检者零移动",平板和球管围绕受检者进行等中心旋转完成检查。①受检者体位:受检者站立于摄影台上,将膝关节置于探测器中心;②中心线:对准髌骨下缘的中心垂直于探测器入射;③曝光:连续曝光时平板和球管围绕受检者匀速旋转,旋转的同时探测器根据预先设定好的扫描协议进行数据采集;④图像处理:采集数据传输到重建工作站,三维重建模块将采集到的扫描数据重建成为三维图像并在计算机上显示。

3. 图像显示 利用图像处理软件对影像进行必要处理,使用 MPR、MIP、VR 等三维图像重组技术,确认影像达到诊断要求后,将其发送至诊断工作站或 PACS 及打印设备上。

【实验总结】

1. 三维立体 DR 检查技术能够实现全身多部位扫描与应用,包括颈椎、腰椎、足踝、膝关节、髋关节以及气道三维检查。

2. 三维立体 DR 可以克服传统 DR 二维重叠影像以及 CT、MRI 不能负重位成像的限制,为临床诊断提供了更丰富、准确的影像资料,大幅度降低了病灶的漏诊率,提高了诊断的精准性。临床上很多疾病需要站立负重位的 3D 成像才能做出精确诊断,如颈椎病、腰椎间盘突出,受检者站立或躺下有不同的症状表现。此外,还可以评估复杂性骨折、解剖结构错位或全关节置换等,辅助术前手术方案规划和评估术后康复效果。

【实验思考】

1. 简述三维立体 DR 成像的基本原理。

2. 简述三维立体 DR 的临床应用价值。

实验四 动态 DR 功能检查技术

【临床概述】

基于动态 DR 检查技术的动态功能成像技术有望成为未来新一代的数字化 X 线检查技术。该技术基于动态成像技术的原理,结合 AI 与算法处理,可以实现包括胸、肺部和全身骨、肌运动系统的运动功能评估。

动态数字 X 线成像（dynamic digital radiography,DDR）,简称动态 DR,其系统构造与常规静态 DR 相似,但各部件功能均有所加强。动态 DR 在原静态 DR 系统设备的基础上增加了连续性的动态 X 线成像功能,将具备连续脉冲曝光的 X 线源、动态平板探测器和数字动态图像采集处理技术相结合,以"高速度"和"低剂量"连续摄影的方式采集数字 X 线图像,生成动态图像序列,实现所见即所得,使临床医生可以观察到人体解剖结构随时间的运动变化,同时经动态图像处理软件进行功能化的解析和量化处理。

动态 DR 通过将射线检测单元合并成平板线性阵列,直接连接到大规模集成电路,同时完成射线接收、光电转换和数字化的整个过程。由于是直接转换,减少了传输和信号转换产生的诸多噪声信号,并使用适当的滤波电路来获得低噪声和高灵敏度的影像。动态成像的实现过程是脉冲工作模式,由软件设置好探测器的工作模式和高压发生器参数,当按下曝光手闸或踩下曝光脚踏开关后,高压发生器主机控制球管发出 X 线,并输出曝光脉冲信号给探测器,控制探测器曝光出图,图像信号经传输线路传输到电脑,经软件实时处理后进行实时显示,从而实现动态成像。每秒输给探测器的曝光脉冲个数由探测器的工作模式决定,如探测器模式是 10 帧/s,则高压发生器就每秒给探测器 10 个曝光脉冲,最高可以实现 30 帧/s。

【实验目的】

1. 熟悉动态 DR 功能检查技术的基本原理。

2. 了解三维立体 DR 检查技术的临床应用价值。

【实验要求】

1. 了解动态 DR 设备的结构和功能。

2. 熟悉动态 DR 设备的工作状态和操作界面。

3. 熟悉动态 DR 各种检查前准备,包括检查设备、受检者、周围环境、操作者等。

4. 熟悉动态 DR 检查技术的操作流程和注意事项。

【实验器材】

1. 配置有动态成像功能的 DR 设备。

2. 图像后处理工作站。

3. 教学用仿真人体模或过程展示志愿者。

4. 辐射防护用品,如铅防护衣、铅围脖、铅防护巾、多种规格的性腺防护器等。

5. PACS 或 HIS 工作站一台。

【实验注意事项】

1. 除去检查部位可能造成伪影的衣物和饰物。

2. 根据不同的临床检查目的和检查部位的功能成像项目要求,做好检查前准备,与受检者进行充分沟通,取得受检者的配合,直到受检者完全掌握相关功能检查的关键步骤和运动方法。

3. 为受检者做好非检查部位敏感器官的辐射防护。

【实验方法及步骤】

1. 检查前准备

(1)阅读申请单,了解病史,明确检查目的。录入或调取并核对受检者的姓名、年龄、性别等基本信息和检查信息。

(2)与受检者沟通,消除其顾虑和紧张情绪。

(3)嘱受检者除去衣物或身体部位上可能产生伪影进而影响图像质量的物品,必要时可更换检查服。

(4)检查前对受检者进行培训,掌握胸部动态 DR 功能检查的关键步骤和呼吸方式。

2. 检查方法 胸部动态 DR 功能检查技术:①体位:受检者立于摄影架前,面向摄影架,双足分开,使身体稳定,头稍后仰,前胸贴近探测器,身体正中矢状面对准探测器中心且与探测器垂直,手握住探测器上的胸部后前位把手,肩部自然下垂,使锁骨呈水平位,肩部离探测器上缘 5cm。②中心线:对准第 6 胸椎水平垂直射入探测器。③呼吸与曝光同步要求:肺通气功能检查,受检者吸气后屏气,开始深呼气时同步曝光,过程大概持续 5s,然后屏气再深吸气,过程大概持续 5s,曝光结束后嘱受检者自由呼吸;肺血流灌注成像,受检者深吸气后屏住呼吸开始曝光,过程大概持续 7s。④SID:180~200cm。⑤曝光参数:110kV、100mA、5ms、15 帧/s。

3. 图像显示 利用图像处理软件对影像进行功能成像处理,解析出一系列新信息化技术和新功能,包括肋骨减弱、频率增强、膈肌运动追踪、肺野面积、肺通气功能、肺血流灌注、气道直径、肺顺应性、胸廓同步性等。确认影像达到诊断要求后,将其发送至诊断工作站或 PACS 及打印设备上。

【实验总结】

1. 动态 DR(数字 X 线成像)技术结合悬吊式的 X 线机结构可执行所有解剖体位的 X 线摄影检查。

2. 胸部立位呼吸状态下呈现双侧肺野全体动态图像,通过 X 线影像分析工作站解析出一系列新信息化技术和新功能,包括肋骨减弱、频率增强、膈肌运动追踪、肺野面积、肺通气功能、肺血流灌注、气道直径、肺顺应性、胸廓同步性等,提供新的诊断指标,实现简便且高精度的检查。

3. 在骨关节系统中,动态 DR 技术对肌肉、骨骼、关节和脊椎疾病进行动态可视化功能性检查,采用各种体位模式动态拍摄人体所有关节、脊椎运动变化以及人工关节手术后的弯曲延伸过程的图像,测量关节运动角度、关节腔距离、小关节位移量、大关节承重压强等可存储、可比较的运动信息等,从而进行关节运动功能评估。

【实验思考】

1. 简述动态 DR 功能检查的基本原理。

2. 简述动态 DR 功能检查过程中的注意事项。

3. 简述动态 DR 功能检查的临床应用价值。

(余建明 马新武 暴云锋 张志伟 刘泉源 徐 惠 彭文献 傅 菲)

第五节 救援医学中的 X 线检查技术

实验一 急重症 X 线检查原则

【临床概述】

救援医学通常需要为各类急重症受检者开展紧急救治,如急性疾病的发病阶段中可能发生的急性器官功能衰竭、慢性疾病急性发作、急性中毒、各类急性创伤和意外伤害等,以抢救危重病人生命为目的。基于上述特点,急诊 X 线检查应注意遵循以下基本要求:检查及时快速;检查技术适当;注意保护受检者安全,搬动、体位设计时要小心谨慎,防止意外伤害或院内二次受伤;采用"就势成像"体位;适当控制检查次数;快速的影像存储与传输等。

床旁 X 线检查是一种针对不方便移动的受检者进行的 X 线检查。适用于搬动不便,如骨折牵引、年老体弱、病情突变,或手术中需要及时了解手术效果等临床情况。需要使用移动 X 线机或移动 DR 设备。床旁 X 线成像时,成像体位应灵活采用一些措施,使用"就势成像"体位;要注意 X 线防护;另外还需要及时进行图像传输和照片打印,尽快完成影像学检查流程。

婴幼儿 X 线成像要遵循以下原则:体位设计时,正位以前后位为主,必要时可辅以后前位。

检查部位的固定是检查成功的关键。成像参数选择的基本原则是在辐射剂量最低原则（as low as reasonable achievable，ALARA）的条件下，适当提高管电压、管电流，缩短曝光时间，以减少婴幼儿的运动模糊。尽量手动选择曝光参数。应观察婴幼儿的身体运动情况，预见性地选择最佳曝光时机。为婴幼儿 X 线成像摆位时，动作应熟练轻柔，顺势而做，避免惊吓患儿。还应特别重视婴幼儿 X 线成像时的防护。

【实验目的】

1. 掌握急诊 X 线检查的基本要求。

2. 熟悉急诊 X 线检查的应对措施。

3. 掌握床旁 X 线成像的基本原则。

4. 了解床旁 X 线成像的特点。

5. 熟悉婴幼儿 X 线成像的特点。

6. 熟悉婴幼儿 X 线成像的特殊体位。

【实验要求】

1. 急重症 X 线检查，掌握受检者的搬运原则和方法。

2. 床旁 X 线检查，熟悉床旁 X 线检查的流程和辐射防护方法。

3. 婴幼儿 X 线检查，操作轻柔、快速，善于掌握成像时机。

4. 练习"就势成像"方式。

【实验器材】

1. DR 设备。

2. 图像后处理工作站。

3. 教学用仿真人体模或过程展示志愿者。

4. 辐射防护用品，如铅防护衣、铅围脖、铅防护巾、多种规格的性腺防护器等。

5. PACS 或 HIS 工作站一台。

【实验注意事项】

1. 成像时，注意搬动受检者时动作轻柔、迅速，注意保护患处，不得加重受检者损伤。

2. 成像技术得当，快速成像确保图像满足诊断要求。

3. 注意受检者和陪护人员的 X 线防护。

4. 必要时，需要专科医生现场协助和指导。

【实验方法及步骤】

1. 急重症 X 线检查原则 假设模拟人分别处于昏迷、脊柱损伤、下肢外伤等临床状态下。对模拟人分别进行颅脑、脊柱、下肢的 X 线成像。成像时，注意搬动受检者时动作轻柔、迅速，注意保护患处，采用"就势成像"体位，成像技术得当，快速成像确保图像满足诊断要求。

2. 床旁 X 线检查原则 假设受检者分别处于股骨骨折术后、心电监护昏迷中、脊柱术后等临床状态下，结合病情，选取设计合适的成像体位，对模拟人分别进行股骨、胸部、脊柱的 X 线成像。注意对病房其他人员采取有针对性的、合理的防护。DR 成像完毕后，立即通过操作界面上的预览显示器观察图像，确认成像达到诊断要求。

3. 婴幼儿 X 线检查原则 假设婴幼儿模拟人分别处于拟诊肺炎、气胸、髋关节脱位等临床情况下，需要分别进行胸部、髋关节 X 线成像。根据婴幼儿的配合程度采取适宜的固定方法，操作时要注意轻柔、快速，注意观察婴幼儿活动，善于把握成像最佳时机。同时要注意对婴幼儿及其家属的 X 线防护。

【实验总结】

1. 急诊 X 线成像的关键是要做到快速、有效和不加重损伤,要避免因追求 X 线检查质量"精益求精"而加重受检者病情或贻误治疗时机。

2. 床旁 X 线成像是临床 X 线检查的补充手段,为重症受检者,术中、术后受检者的检查提供了方便。移动 DR 设备的普及使得床旁 X 线成像的工作效率和成像质量得到了显著提高。

3. 针对婴幼儿的特点,婴幼儿成像应采取相应的措施。检查部位的固定是检查成功的关键,选取合适的曝光参数和必要时的特殊体位是检查成功的保证。

【实验思考】

1. 急诊 X 线成像有哪些特点?

2. 急诊 X 线成像要注意遵循哪些基本要求?

3. 婴幼儿成像的特点有什么?

4. 针对特殊人群、特殊场景 X 线检查辐射防护原则和方法是什么?

实验二　急性损伤 X 线检查技术

【临床概述】

创伤性骨折有明显的外伤史,骨折为直接暴力和间接暴力所致。直接暴力如摔倒、撞击、砸伤、火器伤等,间接暴力系外力传导、肌肉强力收缩牵拉所致。骨折发生率较高的依次为指骨、尺、桡骨干,桡骨远端,肱骨髁上,肱骨干,胫、腓骨干,锁骨,股骨颈,股骨干,股骨粗隆间,趾、跖骨,脊柱椎体等。创伤性骨折是临床上最常见的骨折,X 线检查不但可显示骨折的存在,而且能明确骨折的部位、形态、类型以及骨折的愈合过程等。X 线检查仍是目前骨与关节损伤急症的主要检查手段。

X 线检查时应根据伤情,了解外伤的过程,明确暴力的原因、方向、性质、程度和暴力作用的部位,观察患处局部肿胀、出血及组织水肿情况,看损伤的肢体有无弯曲、缩短等变化,注意肢体活动度。在搬动骨折病人时,要依照人体解剖的正常姿势及受检者当时的症状而放置肢体。

【实验目的】

1. 熟悉四肢关节、脊柱、骨盆、胸部常见急性损伤机制。

2. 掌握常见急性损伤的 DR 检查的摄影体位和技巧。

【实验要求】

1. 熟悉常见急性损伤发生的原因及表现。

2. 清晰显示常见急性损伤的骨折部位、形态、类型以及骨折的愈合过程等影像特点。

3. 急性损伤的体位设计尽量遵循"就势成像"的原则,减少移动或搬动受检者,快速成像。

【实验器材】

1. DR 设备。

2. 图像后处理工作站。

3. 教学用仿真人体模或过程展示志愿者。

4. 辐射防护用品,如铅防护衣、铅围脖、铅防护巾、多种规格的性腺防护器等。

5. PACS 或 HIS 工作站一台。

【实验注意事项】

1. 成像时,注意移动受检者时动作轻柔、迅速,注意保护患处,不得加重损伤。

2. 体位设计得当,使用"就势成像"体位,充分呈现出急性损伤的影像特点。

3. 快速成像确保图像满足诊断要求。

4. 注意受检者、陪护人员及同病房受检者的 X 线防护。

5. 必要时，需要专科医生现场协助和指导。

【实验方法及步骤】

检查前准备：

（1）阅读申请单，了解病史，明确检查目的。录入或调取并核对受检者的姓名、年龄、性别等基本信息和检查信息。

（2）与受检者沟通，消除其顾虑和紧张情绪。

（3）评估受检者生命状态和配合程度，受检者尽量除去衣物或身体部位上可能产生伪影进而影响图像质量的物品，必要时可更换检查服。检查前嘱受检者保持体位不动。

（4）如遇急重症受检者，可采用"就势成像"体位，在已评估临床受检者病情的情况下，快速完成检查。

（5）使用仿真人体模或过程展示志愿者模拟腕掌关节损伤，尺、桡骨损伤，肘关节损伤，上臂、肩关节损伤，足踝关节损伤，膝关节、胫腓骨损伤，股骨、髋关节损伤，脊柱、骨盆损伤，胸部损伤等临床状态下，结合急性损伤机制，进行最佳摄影体位设计。

【实验总结】

1. 手指的近节、中节和末节指骨多因直接暴力（砸伤或挤压伤）或传达暴力造成骨折，为单发或多发。近节指骨的骨折端因受肌腱的牵拉，常向掌侧成角；中节指骨骨折断端可向背侧成角，或向掌侧成角；末节指骨骨折多伴有软组织破损。掌骨损伤，直接暴力（碰撞、挤压）或间接外力均可造成掌骨骨折，开放性骨折较多。第 2~5 掌骨骨折见于掌骨颈和掌骨干，单发或多发，骨折线可为横形、斜形或粉碎性。腕部损伤较常见，如科利斯骨折、腕舟骨骨折和腕关节脱位（月骨及豌豆骨）等。

2. 尺、桡骨骨折发生率占全身长骨骨折的首位。尺、桡骨损伤除骨干骨折外，靠近远近端的骨折会分别累及上下尺、桡关节，造成复合损伤。外力作用致尺、桡骨骨折，骨折线的位置和形态不同，摄影方式也不同。肘部损伤多涉及骨和软骨的损伤，发生率极高且损伤类型复杂。肘部骨骺多出现于年龄不一的儿童，特别是小儿，关节解剖形态及生理演变、骨骺出现及闭合的年龄遵循一定的规律。

3. 肩部常见创伤有锁骨骨折、肩胛骨骨折、肱骨外科颈骨折及肩关节脱位。锁骨骨折，多发生于青少年及幼儿，多由间接外力引起（任何作用于手、肘及肩部的外力向胸部传导时均可发生）。好发于锁骨中 1/3 或中外 1/3 交界处，即前后曲交界处。肩胛骨骨折，多因直接暴力打击所致，火器伤造成的骨折多呈粉碎性，可累及肩胛体、肩胛颈、喙突及肩峰，常合并有肋骨骨折及血气胸。肱骨外科颈骨折（肱骨上端最常见），是指肱骨解剖颈下方 2~3cm 处，大小结节下部、胸大肌止点上部的骨折，多因间接外力所致。如跌倒时肘部着地，或肘伸直位手部撑地，外力传导至肱骨外科颈部而发生骨折，不同年龄显示不同的骨折特点。肩关节脱位，由于肩关节为球窝关节，肩胛盂较浅，关节囊韧带松弛薄弱，易因外伤而发生脱位，常见于青壮年和老人。

4. 足部损伤的具体部位与损伤原因密切相关，可由高处跌下足背屈曲触地所致，直接暴力如打击、车轧伤或前足扭伤所致。踝关节损伤多由间接外力引起，根据外力大小、方向及受伤时足所处的位置可产生 5 种不同类型的骨折，即旋前外展型、旋后内收型、旋后外旋型、旋前外旋型、垂直压缩型。伤后表现为踝关节肿胀、畸形、压痛及活动受限。

5. 由于膝关节有较大范围的活动功能,并有承受强力的支持作用,因而易遭受外伤。膝关节韧带损伤是直接暴力或膝关节过伸、扭转,造成膝关节侧副韧带和交叉韧带损伤,以内侧副韧带和前交叉韧带损伤多见,交叉韧带断裂常合并侧副韧带断裂和半月板破裂。胫、腓骨骨折可由直接暴力或间接暴力所引起,重物直接撞击或车轮碾轧,可引起横形骨折、短斜形骨折或粉碎性骨折。双骨骨折时骨折线在同一平面,由于胫骨处于皮下,易致开放性骨折。由高处跌下强烈扭转,或滑跌等间接暴力,可引起长斜形或螺旋形骨折。表现为局部胀、疼痛,可有畸形及异常活动。胫骨平台骨折多发生于青壮年,垂直压迫的间接外力如高处跌下足底着地,易造成胫骨髁骨折,由于经受压力不平衡,多合并内外翻应力,骨折可为双髁、单髁或粉碎骨折。

6. 股骨颈骨折,股骨颈的上下径较前后直径大 1/3,老年人因骨质疏松,股骨颈中部密度减低区域在体积及结构上均为股骨颈最软弱区,如平地滑倒大转子着地,或患肢突然扭转都可引起股骨颈骨折。髋关节损伤类型可分为三个年龄段,儿童及青少年易发生股骨头骨骺滑脱;青壮年多见髋关节脱位;老年人多发生股骨颈及粗隆间骨折。

7. 多数脊柱骨折及脱位都因传导暴力所致。由直接或间接暴力作用脊柱而发生骨折,常合并脊髓损伤。表现为脊柱某部位自发性疼痛,活动时疼痛加剧,脊柱局部畸形、血肿、压痛。骨盆骨折,多因直接暴力造成,如被行驶车辆或倒塌重物挤压致骨盆环骨折,也可见局部挫伤引起边缘骨折,或肌肉强烈收缩引起撕脱骨折。

8. 急性胸部外伤常见为肋骨骨折、胸部异物,气胸、液(血)胸及胸挫伤等。可分为开放性和闭合性损伤两大类。穿透胸膜腔或纵隔称为穿透伤;只伤及胸壁,而胸膜腔或纵隔未开放者称非穿透伤;既有入口又有出口者称贯通伤;只有入口而没有出口者称为非贯通伤或盲管伤。包括胸部压伤、挤伤、摔伤、撞伤和爆震伤,闭合性损伤常合并其他部位损伤。胸部创伤分为胸壁与胸膜损伤、肺部损伤、纵隔损伤、横膈损伤。

【实验思考】
1. 简述急性损伤机制与 X 线摄影体位设计的关系。
2. 简述"就势成像"与标准摄影体位的关系。

实验三　重大疫情 DR 检查技术

【临床概述】
在重大传染病新型冠状病毒感染的疫情防控和诊治中,DR 作为胸部成像的经济快捷手段,发挥了一定作用。特别是移动 DR,在收治重症和危重症的新型冠状病毒感染者的 ICU 病房中,对判断受检者的病情发展程度和病变转归过程起着举足轻重的作用。然而,在新型冠状病毒感染的疫情防控中,各种感染控制措施显得尤为重要。

【实验目的】
1. 掌握在重大传染病疫情中,影像科工作人员的感染控制防护要求。
2. 熟悉影像诊断设备和检查室的消毒要求和方法。
3. 掌握在重大传染病疫情中,DR 检查的基本流程。

【实验要求】
1. 熟练掌握新型冠状病毒感染的防控知识、方法与技能。
2. 熟悉感染控制分区和对应防护级别。
3. 掌握防护服的穿脱方法和手卫生七步洗手法。

4. 熟悉各种物表如影像设备、辅助设施、地表、空气等的消毒方法。

5. 熟悉感染控制区固定 DR、床旁 DR 的检查流程和感染控制要求。

【实验器材】

1. 移动 DR、固定 DR 设备。

2. 感染控制分区结构示意图。

3. 防护服、一次性隔离衣、N95 口罩、外科口罩、医用橡胶手套。

4. 教学用仿真人体模或过程展示志愿者。

5. 辐射防护用品,如铅防护衣、铅围脖、铅防护巾、多种规格的性腺防护器等。

6. PACS 或 HIS 工作站一台。

【实验注意事项】

1. 在教学老师的指导下进行实验,注意保护用于教学的防护用品、消毒装置设施等。

2. 在教学老师的指导下进行物表消毒,注意个人、工作区人员、DR 等电气设备的安全。

【实验方法及步骤】

1. 参观影像科疫情专用 DR 检查室的布局,熟悉三区两通道的分区意义和价值。

2. 分组练习手卫生七步洗手法,按三级防护、二级防护、一级防护要求使用防护用品。

3. 模拟确诊感染受检者的固定 DR 或床旁 DR 的检查流程。①检查区域内技师、登记人员和卫生员等按照二级防护要求使用防护用品。②预约登记:将受检者安排至专用固定 DR 进行检查,登记室到专用固定 DR 室的通道易于识别且标示清晰。申请检查无纸化管理或将申请单统一按污染物处理。③摄影:受检者进入固定 DR 检查室,技师摆位尽量迅速且减少口头交流。检查完毕立即对检查室进行环境消毒。④报告取阅:采用线上获取报告或自助机自行取阅。

【实验总结】

1. 影像技师会在工作中与受检者发生直接的近距离身体接触,属于风险度高的一线人员,需要强化自我防护意识,接受医疗机构的重点培训,熟练掌握新型冠状病毒感染的防控知识、方法与技能。

2. 感染科/发热门诊等应设立专用的固定 DR 机房,按照"三区两通道"即污染区、半污染区、清洁区,受检者通道、工作人员通道进行分区和布局。设置疑似和确诊受检者到专用放射诊断检查室的专用行走路线和专用检查区域,由专人陪同,禁止此类受检者自行前往放射科进行检查和办理其他业务,疑似受检者须与确诊受检者分开检查。

3. 影像诊断设备的消毒方法和允许使用的消毒剂,应参考生产厂家的建议。生产厂家明确要求不能使用过氧化物等进行终末消毒的,可使用紫外线灯照射 30min,关闭紫外线灯后再进行设备和环境表面擦拭消毒,擦拭结束后再用紫外线灯照射 30min 后可接诊。

【实验思考】

1. 发热门诊专用 DR 检查室设置三区两通道的意义和使用方法是什么?

2. 放射诊断设备的消毒要求和方法是什么?

3. 如何保证疑似或确诊发热受检者影像检查的图像质量?

(余建明　马新武　暴云锋　张志伟　刘泉源　徐　惠　彭文献)

第六节 口腔数字 X 线检查技术

实验一 口腔局部数字 X 线检查技术

【临床概述】

口腔局部 X 线检查技术是获得牙齿根尖影像的重要手段,可以展示牙根的数目、形态及长度,有无根折、根管充填等情形,能确定牙根及牙周组织的健康状况,对进行根管治疗有重要指导意义。目前微焦点牙科 X 线机已成为口腔局部 X 线检查的常用检查设备,具有体积小、照射野小、辐射少、操作简单方便的特点。

牙的位置的表示方法:可用 "+" 将全口牙分为上、下、左、右四区,横线上方为上颌牙,下方为下颌牙,竖线左右表示相应的两侧牙。由中线向外,可依次用数字表示牙齿,乳牙用罗马数字表示,恒牙用阿拉伯数字表示。

【实验目的】

1. 掌握口腔局部 X 线检查的适应证和检查方法。

2. 掌握检查设备的结构、性能和操作方法。

3. 掌握牙片拍摄角度平分线检查技术。

【实验要求】

牙片影像应清晰显示牙冠、牙颈部、牙根和根管以及周围软组织影像,标记清晰准确。

【实验器材】

微焦点牙科 X 线机,口腔内探测器,教学用体模或过程展示志愿者,读片机,干式胶片,激光打印机,PACS 或 HIS 工作站一台。

【实验注意事项】

1. 口腔检查前准备 认真阅读检查申请单,明确检查部位;与受检者沟通交流,获得信任和配合;向受检者解释牙片固定方式及拍摄时注意事项。

2. 牙片成像时,应将 X 线探测器贴近牙齿的舌侧,将有标记端靠近正中矢状面。X 线探测器由受检者自行固定。因探测器重复使用,应及时丢弃探测器外的一次性保护套,并定期对探测器进行消毒清理,避免疾病传播。

3. 成像中心线 由于牙齿长轴与 X 线探测器间不能保持平行,为了减少牙齿影像过度变形失真,采用中心线垂直于牙齿与 X 线探测器间分角面的方法,并要求中心线经过被检牙齿牙根的中部。以中心线与水平面平行为标准(记作 "0°"),中心线向足侧倾斜记作正角度,中心线向头侧倾斜记作负角度。

【实验方法及步骤】

1. 检查前准备 认真阅读检查申请单,明确检查部位;与受检者沟通交流,获得信任和配合;向受检者解释牙片固定方式及拍摄时注意事项。

2. 检查方法

体位:

(1)受检者坐于检查椅上,呈直立坐姿,矢状面与地面垂直,口尽量张大。

(2)头部矢状面与地面垂直,瞳间线与地面平行。上颌后牙成像时,听鼻线呈水平位;上颌前牙成像时,头稍低,使前牙的唇侧面与地面垂直;下颌后牙成像时,听口线呈水平位;下颌前牙成像时,头稍后仰,使前牙的唇侧与地面垂直。

（3）X线探测器贴近牙齿的舌侧,有标记端靠近正中矢状面。X线探测器由受检者自行固定。上颌牙齿成像时,受检者用对侧拇指轻压X线探测器背面中心,余4指伸直或屈曲呈半握拳;下颌牙齿成像时,受检者用对侧示指轻压X线探测器背面中心,余4指屈曲;压力要适中,避免X线探测器受压变形。

（4）中心线的体表定位:上颌牙成像时,以外耳道口上缘至鼻尖连线为假想连线,上中切牙通过鼻尖射入;上单侧中切牙及侧切牙通过鼻尖与被检侧鼻翼连线中点;上单侧尖牙通过被检侧鼻翼;上前磨牙及第一磨牙,通过被检侧自瞳孔向下的垂直线与外耳道口上缘和鼻尖连线的交点,即颧骨前窝;第二磨牙和第三磨牙,通过被检侧自外眦向下的垂线与外耳道口上缘鼻尖连线的交点,即颧骨下缘。下颌牙成像时,均在沿下颌骨下缘上1cm的假想连线上,然后对准被检查牙的部位射入。

（5）中心线角度:上颌牙成像均为足侧倾斜,上颌切牙42°,上颌单尖牙45°,上颌双尖牙及第一磨牙30°,上颌第二、三磨牙28°;下颌牙成像均为头侧倾斜,下颌切牙–20°,下颌单尖牙–20°,下颌双尖牙及第一磨牙–10°;下颌第二、三磨牙–5°。

（6）X线球管上的射野圆筒紧贴被检侧面部,可根据检查需要更换不同形状和大小的圆筒。

3. 图像显示　利用图像处理软件对影像进行必要处理,确认影像达到诊断要求后,将其发送至诊断工作站或PACS及打印设备上。

【实验总结】

口腔局部X线检查可以清晰显示被检牙的牙冠、牙颈部、牙根和根管,周围软组织形态明显,对临床治疗有重要指导意义。因探测器须放入口腔内且紧贴牙舌侧面,探测器平面与牙齿长轴并不平行,牙片拍摄采用角度平分线检查技术。对上下颌不同位置牙齿成像时,要选择不同的投照角度和入射点。

【实验思考】

1. 口腔局部X线检查的适应证有哪些?

2. 口腔局部X线检查的注意事项有哪些?

3. 中心线投照角度正负标记的定义是什么?

实验二　口腔全景曲面体层数字X线检查技术

【临床概述】

X线检查是口腔和颌骨的常用检查手段。成人共有32颗恒牙,儿童有20颗乳牙。每颗牙齿分为三部分,分别是牙冠、牙颈和牙根。X线检查能确定牙根及牙周组织的健康状况,显示牙根的数目、形态及长度,有无根折、根管充填等情况。对检出牙颈部、牙根部和颌骨等临床上较为隐匿部位的病变具有重要意义。

【实验目的】

掌握口腔曲面体层成像的体位、检查方法和曝光条件。

【实验要求】

口腔全景曲面体层片可以在一幅影像上显示双侧上、下颌骨,上颌窦,颞下颌关节及全口牙齿等。常用于观察上、下颌骨肿瘤,外伤,炎症,畸形等病变及其与周围组织的关系。

【实验器材】

口腔曲面体层X线机,X线探测器或胶片,读片器,干式胶片,激光打印机。

【实验注意事项】

与受检者沟通交流,获得信任和配合;向受检者解释头部固定方式及拍摄时注意事项。去除口腔内移动式金属义齿,嘱受检者检查时保持体位不动。

【实验方法及步骤】

1. 检查前准备　认真阅读检查申请单,明确检查部位;与受检者沟通交流,获得信任和配合;向受检者解释头部固定方式及拍摄时注意事项。

2. 检查方法

（1）体位:成像时受检者取立位或坐位,颈椎呈垂直状态或稍向前倾斜,下颌放置于托盘正中,听眶线与听鼻线的分角线与地面平行。前牙切缘咬在牙板槽内,头矢状面与地面垂直,用额托和头夹将头固定。将X线探测器固定在支架上。照射野包括整个探测器(图2-6)。

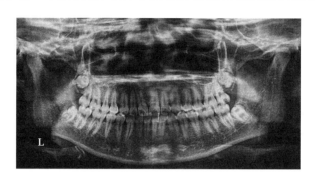

图2-6　全景曲面体层成像

（2）中心线:X线管向头侧倾斜5°~7°,层面选择在额托标尺零位。

3. 图像显示　利用图像处理软件对影像进行必要处理,确认影像达到诊断要求后,将其发送至诊断工作站或PACS及打印设备上。

【实验总结】

口腔全景曲面体层成像在临床上应用广泛,主要用于检查上、下颌骨外伤,畸形,肿瘤,炎症及血管性等病变;牙及牙周组织疾病,如阻生牙及牙周炎等;观察牙发育及萌出状况;殆畸形;颞下颌关节紊乱综合征;其他颌面部病变的检查等。

【实验思考】

1. 口腔曲面体层数字X线成像的原理是什么?

2. 与局部X线检查相比较,口腔曲面体层数字X线成像有何优缺点?

（彭文献　马新武　暴云锋　张志伟　刘泉源　徐　惠）

第七节　图像质量控制

实验一　DR图像质量控制

【临床概述】

X线图像质量是密度、对比度、模糊度、噪声、伪影等多种因素的综合体现,它取决于设备性能、成像参数、体位摆放以及受检者配合等因素。在临床工作实践中,DR的图像质量控制主要着重于影像技术人员的技术操作、成像参数的设置优化、设备的日常维护和保养等方面,由于设备的高度集成化与精密性,其检测与校准等大多由厂家专业工程师执行。

【实验目的】

1. 掌握 DR 图像质量控制的方法。

2. 熟悉影响 DR 图像质量的因素。

【实验要求】

1. 掌握 DR 图像质量控制的方法。

2. 熟悉 DR 的工作流程及各环节的注意事项。

3. 通过对 DR 图像后处理技术的了解认识参数设置及优化的重要性。

4. 了解 DR 的日常维护内容。

【实验器材】

1. DR 成像系统及后处理工作站。

2. 专用清洁剂。

【实验注意事项】

1. 避免对设备在清洁维护过程中的损害。

2. 避免对设备原有参数的修改与删除。

【实验方法及步骤】

1. DR 检查流程

(1)登记与录入:登记系统的使用,受检者信息、检查部位的准确性。

(2)设备的操作:了解各项规章和制度,严格按照各机型的标准检查流程进行操作。

(3)检查前受检者体外异物的去除,正确摆位与曝光。

(4)图像处理参数的正确运用、标注的合理与准确性。

(5)确保图像成功传送或打印。

2. 日常维护

(1)机房的温度和湿度:观察和记录机器的运行状况,保持机房内温度 22~24℃,相对湿度 40%~65%。

(2)清洁

1)机房内灰尘的清洁。

2)DR 平板探测器表面、计算机系统等的清洁。

(3)设备故障的应对:对简单故障分析原因,从是否误操作及软件方面尝试自行解决,记录故障的现象及代码,联系工程师并拨打设备维修服务电话。

3. 图像后处理 学习调取图像后处理参数,通过对边缘增强、亮度、对比度、组织均衡等参数的调整和组合,观察图像处理效果,直至图像质量满意为止。

4. 其他 平板探测器的校准,显示器的一致性校准,激光打印机输出的校准,均按照厂家提供的程序和指引进行。

【实验总结】

1. 检查流程中任何环节的出错都可影响图像质量。

2. 设备的日常维护是保证机器正常运转、做好图像质量控制的基础。

3. 图像参数的组合和优化是图像质量控制的关键。

4. 认识影响图像质量的因素,才能更好地加以应对并采取措施。

【实验思考】

1. DR 定期质量控制检测与维护的内容有哪些？

2. 影响 DR 图像质量的因素及质量控制措施有哪些？

实验二 乳腺 X 线检查图像质量控制

【临床概述】

乳腺 X 线检查图像质量控制,目的是提供一种有效的、一致性的检测和识别影像质量的方法,使得在影像医师、医学物理师及专门的设备维修人员的协助下,影像技师能够通过一系列技术步骤确保产出高质量的乳腺 X 线影像。本实验通过对多种质量控制方法中的乳腺检查流程、设备日常清洁维护、体模影像检测、压迫检测、影像质量评价及伪影分析等方面的学习以达到对乳腺图像质量控制的目的。

【实验目的】

1. 掌握乳腺 X 线检查图像质量控制的方法。

2. 熟悉乳腺 X 线检查图像质量控制的内涵。

【实验要求】

1. 熟悉乳腺 X 线检查的工作流程及各环节的注意事项。

2. 了解乳腺 X 线成像设备的日常维护内容。

3. 通过体模影像检测和压迫检测的操作认识质量控制的重要性。

4. 通过对乳腺影像的质量分析掌握乳腺影像质量控制的综合评价。

5. 对乳腺图像伪影产生的原因进行分析总结。

【实验器材】

1. 乳腺 X 线成像设备、专用清洁剂。

2. 乳腺质量检测体模,以 RMI-156 型乳腺体模、丙烯酸圆盘、磅秤为例。

3. 各类伪影数字图像。

【实验注意事项】

注意实验时按照标准操作乳腺 X 线成像设备,避免操作不当对设备造成损害。

【实验方法及步骤】

1. 乳腺 X 线成像检查流程 注意检查信息录入的准确性和完整性,了解成像相关规章与制度,严格执行成像操作流程,做好图像质控工作。

2. 乳腺 X 线成像设备的日常维护 做好机房内的除尘工作,保持机房内温度 22~24℃左右,相对湿度 40%~65%,按照厂家提供的程序和指引进行平板探测器的校准操作。

3. 体模影像检测

（1）体模影像检测的目的

1）确定乳腺 X 线机是否正常。

2）确定平板探测器（FPD）的解像力。

3）确定影像密度是否均匀。

（2）检测步骤

1）将体模放在探测器上,体模与探测器胸壁边缘对齐,并左右居中,将一块厚 4mm,直径为 1cm 的丙烯酸圆盘置于体模上方,用来检测背景光密度。

2）压迫器与体模正好接触。

3）选择成像参数,使得背景光密度的操作标准至少为 1.40,且变化在 0.20 之内,记录管电流量值。

4）获取图像后,在图像中央区位置和 4 个象限中央区分别选取约 4cm² 大小的兴趣区,测量其平均像素值。分别计算图像中央兴趣区与图像四角兴趣区像素值的偏差 De,将最大偏差值与标准规定值相比较。De 为图像中心兴趣区的像素值与图像四角兴趣区的像素值相减的差再与图像中心兴趣区的像素值的百分比。

5）把背景光密度和密度差值记录在控制表上。

6）把每次测试不可见的纤维、斑点及团块数记录在控制表上。

（3）结果评价与分析

1）至少可见 4 条最大的纤维,3 个最大的斑点群,3 个最大的块状物,而且数目的减少不能超过一半。

2）体模影像背景密度标准为 1.40,且变化在 0.20 之内。

3）对直径 1cm、厚度 4mm 的丙烯酸圆盘而言,其圆盘内外密度差(DD 值)标准至少是0.40,变化范围在 0.2 之间。

4）图像中央兴趣区与图像四角兴趣区像素值的最大偏差正常值应在 ±10% 以内。

（4）检测频率:每周一次。

4. 压迫检测

（1）压迫检测的目的:确保乳腺成像系统在手动和电动的模式下,都能够提供足够的压力,且不会压力过大。

（2）检测步骤

1）放一块毛巾在探测器上(保护探测器),然后把磅秤放在上面,并把刻度盘或者读数盘放在容易观察的地方,锁定磅秤中心,使之位于压迫器的正下方。

2）放一块毛巾在磅秤上,以防损害压迫器。

3）用初始的电力驱动,使压迫器活动,直到它自动停止为止。

4）读取压力读数,并进行记录。

5）松开压迫器。

（3）结果评价与分析:压迫器所提供的压力至少为 25 磅(1 磅 =0.454kg）。初始电动驱动压力必须在 25~45 磅之间。压迫器的显示精度为 20N。压迫厚度的显示精度为 5mm。

（4）检测频率:在机器最初安装时即需要检测,以后每 6 个月一次,并当出现问题时立即减少压力。

5. 乳腺影像质量评价

（1）摄取左、右侧乳腺内外斜位、头尾位影像各一张。

（2）内外斜位影像显示标准:左、右乳腺影像对称放置呈菱形;腺体后部的脂肪组织充分显示;胸大肌显示充分,其下缘能延续到乳头后线或以下(乳头后线是由乳头向后垂直于胸大肌的角度画线,直至胸大肌或胶片边缘);乳腺无下垂,乳头呈切线位显示;乳腺下皱褶展开,且能分辨;无皮肤皱褶。

（3）头尾位影像显示标准:双侧乳腺影像相对放置呈球形;包含乳腺的后内侧缘,能显示胸大肌边缘;充分显示腺体后的脂肪组织;头尾位(CC)与内外斜位(MLO)摄影的乳头后线长度差应在 1cm 范围之内;乳头位于切线位,不与腺体组织重叠;无皮肤皱褶。

（4）乳腺影像质量标准:背景最大密度(D_{max})>4.0;影像密度(D)在 1.0~3.0 范围内;影像

质量能显示 0.2mm 的细小钙化;影像对比度及锐利度良好,噪声适度,无伪影,无模糊;平均腺体剂量(AGD)3mGy 左右。

(5)对照以上标准,分析所摄取的乳腺影像质量情况。

6. 伪影分析与处理措施

(1)产生的原因

1)硬件方面的伪影图像展示:如影像畸变、影像衰减伪影、图像残影、一致性差、坏像素点等。

2)软件方面的伪影图像展示:处理菜单的不当选择会导致不正确的直方图标准化、动态范围定标和输出影像像素值。

3)被照体方面的伪影图像展示:被照体摆位错误,偶然信息丢失,或高通频率处理引起。

(2)伪影检测:调节上述曝光图像的窗宽、窗位,使图像显示至观察者认为最清晰的状态,观察图像上有无非均匀区、模糊区或者其他影响临床诊断的异常影像。若存在可疑伪影,旋转或平移图像,可疑伪影随之移动,则为伪影;若不随之移动,则可能是显示器系统伪影,而非影像接收器伪影。

(3)处理措施

1)硬件方面:平板探测器的校准,如果伪影不可修复应更换平板探测器。

2)软件和被照体方面:根据其产生的原因进行针对性的处理。

【实验总结】

1. 做好乳腺检查流程中的各个环节,避免出错。

2. 做好设备的日常维护,保证机器正常运转。

3. 通过多种综合检测方法可保证乳腺图像质量最优化。

4. 伪影分析可找出产生的原因并有针对性地采取处理措施。

【实验思考】

1. 乳腺 X 线检查的图像质量控制方法主要有哪些?

2. 乳腺图像伪影产生的原因有哪些? 相应的处理措施有哪些?

3. 乳腺影像质量评价的标准是什么?

实验三 口腔数字 X 线检查图像质量控制

【临床概述】

口腔数字 X 线检查主要包括根尖片和全景曲面体层摄影。根尖片主要用于龋病、牙髓钙化、牙内吸收、根尖周病变、牙发育异常、牙周炎、牙外伤、牙根折裂、修复体、种植体及某些系统性疾病累及牙槽骨等的检查。全景曲面体层摄影可以将上颌骨、下颌骨、颞下颌关节、上颌窦、鼻腔及全口牙齿的影像同时显示在一张体层照片上,能为牙科病、牙齿矫形以及颌骨骨折、颞下颌关节病变等多种疾病提供重要的信息。口腔数字 X 线检查图像质量控制对于口腔科的各种疾病的诊断和治疗具有重要意义。

【实验目的】

1. 掌握口腔数字 X 线图像质量控制的方法。

2. 熟悉影响口腔数字 X 线图像质量控制的因素。

【实验要求】

1. 掌握口腔数字 X 线图像质量控制的方法。

2. 了解口腔数字 X 线机的日常维护内容。

3. 通过对口腔数字 X 线图像质量的评价,学习图像质量控制。

4. 通过对后处理技术的了解认识参数设置及优化的重要性。

【实验器材】

1. 口腔数字 X 线机、口腔全景曲面体层成像系统及后处理工作站。

2. 线对卡或内嵌有线对测试卡的高对比分辨率检测模体、低对比分辨率检测模体。

3. 专用清洁剂。

【实验注意事项】

1. 避免对设备在清洁维护过程中的损害。

2. 避免对设备原有参数的修改与删除。

【实验方法及步骤】

1. 日常维护

(1)机房的温度和湿度:观察和记录机器的运行状况,保持机房内温度 22~24℃,相对湿度 40%~65%。

(2)清洁

1)机房内灰尘的清洁。

2)探测器表面、计算机系统等的清洁。

(3)设备故障的应对:对简单故障分析原因,从是否误操作及软件方面尝试自行解决,记录故障的现象及代码,联系工程师并拨打设备维修服务电话。

2. 根尖片、头影测量片、全景曲面体层片的成像

(1)登记与录入:准确录入受检者信息、检查部位。

(2)设备的操作:了解各项规章和制度,严格按照各机型的标准检查流程进行操作。

(3)检查前去除被检范围体外异物,正确摆位、防护与曝光。

(4)进行适当的图像处理、调节各相关参数、合理准确进行标注。

(5)图像储存、传送或打印。

3. 图像后处理　对于曝光后的口腔影像,学习调取图像后处理参数,通过对边缘增强、亮度、对比度、组织均衡处理、动态范围处理、特性曲线等参数的调整和组合,观察图像处理效果,直至图像质量满意为止。

4. 分辨率检测

(1)高对比分辨率检测:采用线对卡或内嵌有线对测试卡的模体进行检测。对于口内机,将线对卡或测试模体置于靠近限束筒出口位置,并使其平面与中心线垂直。对于全景曲面体层成像系统,将线对卡或测试模体置于头托中心,中心线与测试模体平面垂直。X 线球管出线口放置 0.8mm 铜板作为附加衰减层。选择合适的曝光条件进行曝光。

(2)低对比分辨率检测:采用低对比分辨率模体进行检测。摆放要求同上。选择合适的曝光条件进行曝光。

(3)合格的高对比分辨率标准应为≥2 lp/mm,低对比分辨率标准为可分辨 0.5mm 厚铝板上直径 1mm 的小孔。

(4)在高分辨显示器上读取分辨率检测模体影像,观察可分辨的最小线对数和最小低对比细节。并与标准相比较。

5. 口腔影像质量综合评价

(1)根尖片影像质量评价标准:牙冠边缘留 2~4mm 空距,目标牙位于图像中心,能显示牙根全长及根尖周 2mm 范围骨质;曝光条件合适,影像对比度好,清晰锐利,能够清晰显示牙、牙周膜、骨硬板及骨小梁等结构;垂直角、水平角准确,被照牙不过长、不过短,与邻牙不重叠;无划痕、伪影和污点。

（2）头影测量片影像质量评价标准:双侧耳杆影像重叠,耳塞点与外耳道影像重叠,双侧颅底影像重叠;下颌位置为正中咬合位,听眶线与地面平行,下颌升支与颈椎无重叠;曝光条件适当,能清晰显示各测量标记点、面部软组织轮廓、软腭、皮质骨、松质骨等结构;标尺显示清楚,无异物影。

（3）全景曲面体层片影像质量评价标准:须显示包括双侧髁突、下颌骨下缘在内的下颌骨整体全貌,以及双侧上颌骨及上颌窦影像;上下牙列显示清晰;曝光条件适当,能够清晰显示皮质骨、松质骨、牙釉质、牙髓腔等结构;影像无明显变形,左右对称,下颌升支后缘与颈椎无重叠。

（4）对照以上标准,分析评价所拍摄的根尖片、头影测量片及曲面全景体层片。

6. 其他 平板探测器的校准,显示器的一致性校准,激光打印机输出的校准,均按照厂家提供的程序和指引进行。

【实验总结】

1. 检查流程中任何环节的出错都可影响图像质量。
2. 设备的日常维护是保证机器正常运转、做好图像质量控制的基础。
3. 正确的摆位、曝光条件和图像参数的组合和优化是图像质量控制的关键。
4. 认识影响图像质量的因素,才能更好地加以应对并采取措施。

【实验思考】

1. 口腔数字影像质量控制检测与维护的内容有哪些?
2. 根尖片、头影测量片、全景曲面体层影像的综合评价质量标准有哪些?

（暴云锋 马新武 余建明 张志伟 刘泉源 徐 惠 彭文献）

第三章　头颈部 CT 检查技术

第一节　颅脑 CT 检查技术

实验一　颅脑 CT 检查技术

【临床概述】

颅脑的结构复杂,主要分为颅盖软组织、颅骨、颅底各窝、脑膜、蛛网膜下腔和脑池、大脑半球、脑干、小脑、脑室系统及脑动、静脉等结构。CT 检查是颅脑疾病最常用的影像检查方法之一,在临床诊断中应用非常普遍。颅脑 CT 检查根据不同疾病和临床要求,常用平扫、增强及CTA 检查技术。脑出血、脑梗死、脑萎缩及颅脑外伤等疾病,常选用非螺旋平扫检查;肿瘤、炎症、积水及脑实质病变等疾病,选用非螺旋平扫加增强检查。

【实验目的】

1. 掌握颅脑 CT 扫描方法及步骤。

2. 掌握颅脑 CT 增强各期相的时间、强化特征及图像后处理技术。

3. 掌握颅脑 CT 辐射防护措施。

4. 掌握影像存储与传输系统(PACS)/放射信息系统(RIS)相应技师工作模块,病人信息采集、图像传输及查询。

5. 熟悉颅脑 CT 检查的适应证及禁忌证。

6. 熟悉颅脑 CT 检查前准备。

7. 了解颅脑的解剖结构。

8. 了解颅脑 CT 检查的静脉团注方法。

【实验要求】

1. 熟悉 CT 工作状态、操作界面及图像后处理系统。

2. 通过成像设备工作列表(WORKLIST)或手动输入病人一般信息。

3. 掌握颅脑 CT 扫描前准备(包括临床病史采集、对比剂准备、注射方式、去除头部的金属异物、嘱受检者不做吞咽动作等)。

4. 掌握颅脑 CT 检查的辐射防护措施。

5. 根据受检者申请单信息和要求,选择合理的扫描方案。

6. 保证图像质量达到影像诊断标准。

【实验器材】

1. 多层螺旋 CT、图像后处理工作站及 PACS/RIS 终端。

2. 干式激光胶片。

3. 干式激光胶片打印机。

4. 高压注射器及其耗材。

5. 抢救器械(如氧气瓶、血压计、呼吸气囊、心电监护仪、除颤仪)和急救药品。

6. 辐射防护用品。

【实验注意事项】

1. 需要做增强检查者,检查前禁食禁饮 4~6h。

2. 危重、老年体弱及婴幼儿受检者应有家属陪同,并注意非检查部位或敏感器官的辐射防护。

3. 颅脑 CT 应根据检查疾病和检查目的选择适当的扫描方式,使用非螺旋扫描或螺旋扫描。

4. 增强检查后,受检者应留观 20~30min 左右,以观察有无迟发过敏反应,以便及时对症处理。

5. 核对病人信息,检查部位反复核对并确认。

【实验方法及步骤】

1. 适应证和禁忌证的确定

(1)适应证

1)颅脑外伤

2)颅脑肿瘤

3)脑血管疾病

4)脑部退行性疾病

5)炎症性疾病

6)脱髓鞘疾病

7)脑先天发育异常

8)颅骨骨源性疾病

9)术后和放化疗复查者

(2)禁忌证

1)有严重的心、肝、肾功能衰竭的受检者不宜做增强检查。

2)对碘对比剂过敏的受检者不宜做增强检查。

3)重症甲状腺疾病及哮喘受检者不宜做增强检查。

4)妊娠妇女。

2. 检查前准备

(1)认真核对 CT 检查申请单,了解病情,明确检查部位和成像要求,对检查部位描述不清的申请单,应与临床医师核准确认。

(2)做好解释工作,消除受检者的紧张心理,取得受检者的合作。

(3)检查前去除被检区域金属异物,如眼镜、发卡、义齿、项链、耳环等,避免伪影产生。

(4)对于婴幼儿、外伤、意识不清及躁动不安等躁动受检者,可依据情况给予药物镇静。

(5)需增强检查者,应建立外周静脉通道,并与高压注射器连接。

3. 普通平扫

(1)认真阅读受检者申请单,在操作界面填写受检者信息(包括姓名、性别、检查号、检查部位等)。

(2)扫描体位:常规取仰卧位,头部置于头架内,听眦线垂直于检查床,双侧外耳孔与台面等距。注意屏蔽防护甲状腺及其他非检查部位。

（3）定位像及扫描基线：打开定位灯，将受检者头部正中矢状面与定位灯纵向定位线重合，使头部位于扫描野中心，侧面定位线对准外耳孔水平，关闭定位灯并移床。根据扫描基线和扫描范围摄取侧位定位像，在侧位定位像上设定扫描范围。

（4）扫描范围：非螺旋扫描以听眦线为基线，向上扫至颅顶层面；螺旋扫描作轴位扫描，零角度，范围包括枕骨大孔至颅顶；可根据病变大小适当扩大扫描范围，涵盖整个病变范围。

（5）扫描参数：颅脑扫描采用标准或软组织算法，非螺旋扫描参数（表3-1）、螺旋扫描参数（表3-2）。

表 3-1　颅脑 CT 非螺旋扫描平扫参数

项目	参数	项目	参数
管电压	100~120kV	重建间距	2.5~5mm
有效管电流量	200~300mAs	采集矩阵	512×512
采集层厚	2.5~5mm	扫描野（SFOV）	20~25cm

表 3-2　颅脑 CT 螺旋扫描平扫参数

项目	参数	项目	参数
管电压	100~120kV	重建间距	2.5~5mm
有效管电流量	200~300mAs	螺距因子	0.562：1~0.938：1
采集层厚	1.0~5.0mm	采集矩阵	512×512
重建层厚	2.5~5mm	扫描野（SFOV）	20~25cm

（6）增强扫描：在平扫基础上加做增强扫描序列，扫描参数与常规平扫相同。对比剂浓度300mgI/ml，总量1.0~1.2ml/kg，注射速率2.5~4.0ml/s；小儿总量1.5~2.0ml/kg，注射速率1.0~2.0ml/s。观察血管病变（如动脉瘤、动静脉畸形等），注射速率可达3.5~4.0ml/s。

由于血脑屏障的存在，碘对比剂到达颅脑血管和脑组织的时间相差较大，可根据病变的性质设置头部增强的延迟扫描时间：如脑血管畸形、动脉瘤等可在注射对比剂后20s左右开始扫描；颅内感染、囊肿等可在注射对比剂后60s开始扫描；颅内转移瘤、脑膜瘤等可在注射对比剂后3~5min开始扫描。

4. 图像处理　颅脑CT图像的脑组织窗主要用于观察脑组织细节及病变的观察，窗宽取70~80HU，窗位取30~35HU；骨窗主要用于颅骨细节及病变的观察，窗宽取1 500~2 500HU，窗位取600~800HU（图3-1）。

5. 图像打印与传输

（1）调节窗宽、窗位，适当放大或缩小图像，使图像位于窗格中间位置，根据图像总数计算窗格（行×列），先将定位像输入打印窗格，然后依次输入平扫图像、增强图像和/或后处理图像。病变组织侵犯颅骨时需加照骨窗图像。测量病灶层面CT值及大小，必要时测量病灶层面增强前后的CT值变化。平扫和增强测量CT值时，原则上应在同一平面上测量，以便分析对照。

（2）利用PACS进行数字化存储和管理，来实现影像信息的本地及远程查询、浏览、打印等功能。

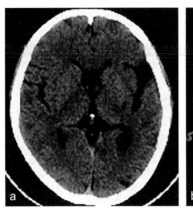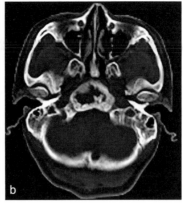

图 3-1 头颅 CT 图像
a. 脑组织窗图像；b. 骨窗图像。

【实验总结】

1. 颅脑 CT 检查前的准备工作至关重要。

2. 选择合适的颅脑扫描方式及扫描时相，有利于病变的检出及诊断。

3. 急症及不配合的受检者 CT 检查时除了需要家属制动外，也可选择快速螺旋扫描。

4. 急症受检者进行 CT 扫描时，密切观察受检者和图像。发现图像不能满足诊断时，及时补扫；受检者突然躁动时，立即停止扫描，做好必要的安全措施，预防受检者跌伤。

5. 根据临床需要和诊断的需要进行图像后处理。

【实验思考】

1. 颅脑 CT 扫描前准备工作有哪些？目的和意义是什么？

2. 颅脑 CT 显示窗口技术有何特点？

3. 哪些颅脑病变要做增强扫描，其延迟扫描时间有什么不同？

实验二 颅脑 CTA 检查技术

【临床概述】

诊断效果类似 DSA，可用于显示颅内动脉系统、静脉系统，观察脑血管腔、管壁及病变与血管关系，可作为筛查动脉瘤、血管畸形等血管性病变的首选检查方法。

【实验目的】

1. 掌握颅脑 CTA 扫描方法及步骤。

2. 掌握颅脑 CTA 期相的时间及图像后处理。

3. 掌握颅脑 CTA 辐射防护措施。

4. 掌握颅脑 CTA 检查的静脉团注方法。

5. 掌握 PACS/RIS 系统相应技师工作模块，病人信息采集、图像传输及查询。

6. 熟悉颅脑 CTA 检查的适应证及禁忌证。

7. 熟悉颅脑 CTA 检查前准备。

【实验要求】

同实验一。

【实验器材】

同实验一。

【实验注意事项】

颅脑 CTA 应使用螺旋扫描。余同实验一。

【实验方法及步骤】

1. 适应证和禁忌证的确定

（1）适应证

1）颅脑肿瘤

2）脑血管疾病

3）脑部退行性疾病

4）脑先天发育异常

（2）禁忌证：同实验一。

2. 检查前准备 同实验一。

3. 实验步骤

（1）认真阅读受检者申请单，在操作界面填写受检者信息（包括姓名、性别、检查号、检查部位等）。

（2）扫描体位：同实验一。

（3）定位像及扫描基线：打开定位灯，将受检者头部正中矢状面与定位灯纵向定位线重合，使头部位于扫描野中心，侧面定位线对准外耳孔水平，关闭定位灯并移床。根据扫描基线和扫描范围（含主动脉弓至颅顶）摄取侧位定位像，在侧位定位像上设定扫描范围。

（4）扫描范围：螺旋扫描作轴位扫描，零角度，范围包括枕骨大孔至颅顶；可根据病变大小适当扩大扫描范围，涵盖整个病变范围。

（5）扫描参数：颅脑扫描采用标准或软组织算法，螺旋扫描参数（表 3-3）。

表 3-3　颅脑 CTA 螺旋扫描平扫参数

项目	参数	项目	参数
管电压	100~120kV	重建间距	1.0~1.25mm
有效管电流量	200~300mAs	螺距因子	0.562：1~0.938：1
采集层厚	1.0~5.0mm	采集矩阵	512×512
重建层厚	1.0~1.25mm	扫描野（SFOV）	20~25cm

采用非离子型对比剂，经肘正中静脉用高压注射器静脉团注给药。一般可选用浓度为 320~370mgI/ml 碘对比剂，总量 50~80ml，注射速率 4.0~5.0ml/s。使用双筒高压注射器时，在注射碘对比剂之后，紧接着以相同速率注射 30~40ml 生理盐水冲管。

CTA 扫描成功的关键是确定对比剂注射后开始扫描的时间，一般有以下几种方法。①经验法：注射对比剂后 16~22s 开始扫描。②小剂量预试验法：使用小剂量（10ml 左右）碘对比剂，生理盐水 20ml，注射速率同 CTA 扫描注射速率，监测点为第 4 颈椎水平的颈总动脉或鞍上池层面的大脑中动脉，注射对比剂 12s 后行同层动态扫描，注意观察扫描图像的血管密度变化特点，当观察到血管密度开始降低时停止扫描。计算兴趣血管密度的达峰值时间，在此时间基础上加 4~6s 即为延迟扫描时间。③对比剂团注跟踪法：监测层面为主动脉弓水平，触发阈值

180HU,延迟时间为 4~6s 开始扫描。

4. 图像处理 颅脑 CTA 主要运用容积再现(VR)和最大密度投影(MIP)后处理显示技术,进行多方位、多角度观察(图 3-2)。具有减影功能或去骨软件的设备,应尽可能地消除颅骨,以显示颅底层面的颈内动脉,亦可辅以手工编辑去骨方法。动脉瘤以 VR 后处理为主,重点显示动脉瘤位置、形态、瘤颈与载瘤动脉的关系等。在多平面重组(MPR)图像上测量动脉瘤的大小、瘤颈/瘤体比等径线。血管畸形以 MIP 后处理为主,重点显示畸形血管、供血动脉、引流静脉等。

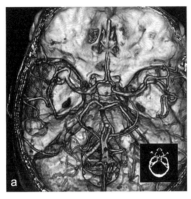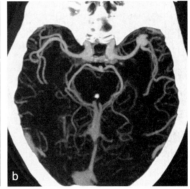

图 3-2 大脑中动脉动脉瘤的 VR 和 MIP 图像
a. VR 图像;b. MIP 图像。

5. 图像打印与传输

(1)调节窗宽、窗位,适当放大或缩小图像,使图像位于窗格中间位置,根据图像总数计算窗格(行 × 列)。输入平扫图像、增强图像和/或后处理图像,以便分析对照。

(2)利用 PACS 进行数字化存储和管理,来实现影像信息的本地及远程查询、浏览、打印等功能。

【实验总结】

1. 颅脑 CTA 检查前的准备工作至关重要。

2. 选择合适的颅脑 CTA 定位像范围。

3. 掌握对比剂注射后开始扫描的时间。

4. 根据临床需要和诊断的需要进行图像后处理。

【实验思考】

1. 颅脑 CTA 开始扫描的时间有哪些方法? 目的和意义是什么?

2. 颅脑 CTA 图像后处理有何特点?

3. 哪些颅脑病变需做 CTA 扫描,其延迟扫描时间有什么不同?

实验三 颅脑灌注(CTP)成像技术

【临床概述】

可以反映脑实质微循环和血流灌注情况,在急性脑卒中、脑血管痉挛、动静脉畸形等血管性病变、脑外伤、脑肿瘤的评估与诊断中,颅脑灌注(CT perfusion,CTP)成像发挥着重要作用。

【实验目的】

1. 掌握颅脑 CTP 扫描方法及步骤。

2. 掌握颅脑 CTP 期相的时间及图像后处理技术。

3. 掌握颅脑 CTP 检查的静脉团注方法。

4. 熟悉颅脑 CTP 检查的适应证及禁忌证。

5. 熟悉颅脑 CTP 检查前准备。

余同实验二。

【实验要求】

同实验二。

【实验器材】

同实验二。

【实验注意事项】

颅脑 CTP 应使用非螺旋动态扫描。余同实验一。

【实验方法及步骤】

1. 适应证和禁忌证的确定

（1）适应证

1）颅脑肿瘤

2）脑血管疾病

3）脑部退行性疾病

4）脑先天发育异常

（2）禁忌证：同实验二。

2. 检查前准备 同实验二。

3. 实验步骤

（1）认真阅读受检者申请单,在操作界面填写受检者信息(包括姓名、性别、检查号、检查部位等)。

（2）扫描体位：同实验二。

（3）定位像及扫描基线：打开定位灯,将受检者头部正中矢状面与定位灯纵向定位线重合,使头部位于扫描野中心,侧面定位线对准外耳孔水平,关闭定位灯并移床。根据扫描基线和扫描范围摄取侧位定位像,在侧位定位像上设定扫描范围。

（4）扫描范围：技术参数选择与扫描定位管电压为 80~120kV,管电流为 70~250mAs。采集层厚为 5~8mm,根据设备探测器宽度及病变大小选择扫描范围,采用动态扫描方式,团注对比剂后 4~8s 开始扫描,一般按扫描时间 1s、间隔时间 1s,持续 40~60s。

（5）对比剂注射参数选用：使用双筒高压注射器经右侧肘静脉团注。选择右侧肘静脉注入,可以尽量减少对比剂的聚集。碘对比剂浓度 300~370mgI/ml,总量 40~60ml,注射速率 4.0~6.0ml/s。在注射碘对比剂之后,紧接着以相同速率注射 30~40ml 生理盐水冲管。

4. 图像处理 CT 灌注成像后处理所获得的灌注参数有脑血流量（CBF）、脑血容量（CBV）、达峰时间（TTP）和平均通过时间（MTT）等（见文末彩图 3-3）。CT 脑灌注成像后处理基本步骤是：①将灌注图像导入到工作站灌注后处理软件包；②进行位置校正；③调节阈值,去除空气及骨的影响；④选择输入动脉和输出静脉,选择图像范围；⑤确定感兴趣区,获得灌注参数。

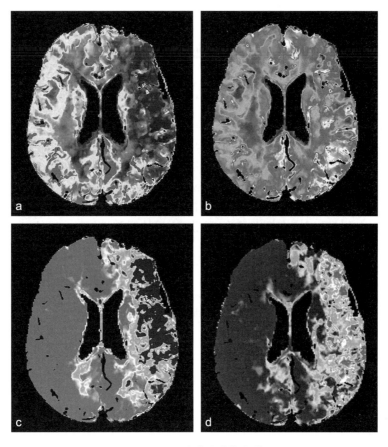

图 3-3　CT 脑灌注成像参数图
a. CBF 图；b. CBV 图；c. TTP 图；d. MTT 图。

5. 图像打印与传输

（1）选取灌注期相中脑实质完全强化的一期用于打印；打印灌注图像显示病灶的灌注功能图（CBF 图、CBV 图、TTP 图、MTT 图）。

（2）利用 PACS 进行数字化存储和管理，来实现影像信息的本地及远程查询、浏览、打印等功能。

【实验总结】

1. 颅脑 CTP 检查前的准备工作至关重要。

2. 选择合适的颅脑 CTP 定位像范围。

3. 掌握对比剂注射后开始扫描的时间。

4. 根据临床需要和诊断的需要进行图像后处理。

【实验思考】

1. 颅脑 CTP 开始扫描的时间方法？

2. 颅脑 CTP 图像后处理有哪些？

3. 哪些颅脑病变需做 CTP 扫描？

（刘义军）

第二节　鞍区 CT 检查技术

实验一　鞍区 CT 检查技术

【临床概述】

鞍区是指颅中窝中央部的蝶鞍及其周围的区域,鞍区范围小,约 3cm,结构多且复杂,主要包括垂体、蝶鞍、海绵窦和鞍上池、鞍周的血管和神经等重要结构。垂体位于鞍区垂体窝内,正常大小为:前后径约 1.0cm,横径 1.0~1.5cm,高度约 0.5cm。由于鞍区解剖结构小,CT 检查常采用薄层扫描或增强扫描;由于轴扫时颅底层面的伪影较多,常采用冠状位扫描,或者轴扫后行冠状位重建。鞍区常见的疾病有颅咽管瘤、脑膜瘤、垂体微腺瘤、催乳素瘤、空蝶鞍等,薄层 CT 扫描能直接显示垂体及鞍区骨质破坏。

【实验目的】

1. 掌握鞍区 CT 扫描方法及步骤。

2. 掌握鞍区 CT 增强各期相的时间、强化特征及图像后处理技术。

3. 掌握鞍区 CT 辐射防护措施。

4. 熟悉鞍区 CT 检查的适应证及禁忌证。

5. 熟悉鞍区 CT 检查前准备。

6. 了解鞍区的解剖结构。

7. 了解鞍区 CT 检查的静脉团注方法。

【实验要求】

1. 熟悉 CT 的工作状态及操作界面。

2. 掌握鞍区 CT 扫描前准备(包括临床病史采集,对比剂准备,注射方式,去除头部的金属异物,嘱受检者不做吞咽动作等)。

3. 掌握鞍区 CT 辐射防护措施。

4. 根据受检者申请单信息和要求,选择合理的扫描方案。

5. 保证图像质量达到影像诊断标准。

【实验器材】

1. 多层螺旋 CT。

2. CT 激光胶片。

3. 干式激光胶片打印机。

4. 高压注射器。

5. 抢救器械(如氧气瓶、血压计、呼吸气囊、心电监护仪、除颤仪)和急救药品。

6. 防护衣物。

【实验注意事项】

1. 需要做增强检查者,检查前禁食禁饮 4~6h。

2. 危重、老年体弱及婴幼儿受检者应有家属陪同,并注意非检查部位或性腺的辐射防护。

3. 鞍区 CT 宜使用小螺距因子(0.5)薄层容积采集,重建层厚≤3mm,软组织函数重建。

4. 增强检查后,受检者应留观 20~30min 左右,以观察有无迟发过敏反应,以便及时对症处理。

【实验方法及步骤】

1. 适应证和禁忌证的确定

（1）适应证

1）普通 X 线检查发现鞍区形态改变,如鞍区骨质破坏、钙化,垂体窝增大等,需进一步检查者。

2）临床怀疑垂体肿瘤或与垂体内分泌失调相关的疾病等。

3）临床怀疑鞍区其他肿瘤,如脑膜瘤、颅咽管瘤、血管瘤等。

4）鞍区肿瘤术后复查者。

（2）禁忌证

1）有严重的心、肝、肾功能衰竭的受检者不宜做增强检查。

2）碘对比剂过敏的受检者不宜做增强检查。

3）重症甲状腺疾病及哮喘受检者不宜做增强检查。

4）妊娠妇女。

2. 扫描前的准备

（1）认真核对 CT 检查申请单,了解病情,明确检查目的和要求,对检查目的、要求不清的申请单,应与临床医师核准确认。

（2）做好解释工作,消除受检者的紧张心理,取得受检者的合作。

（3）检查前去除被检区域金属异物,如眼镜、发卡、义齿、项链、耳环等,避免伪影产生。

（4）对于婴幼儿、外伤、意识不清及躁动不安等躁动受检者,可依据情况给予药物镇静。

（5）需增强检查者,应建立外周静脉通道,并与高压注射器连接。

3. 普通平扫

（1）认真阅读受检者申请单,在操作界面填写受检者信息(包括姓名、性别、检查号、检查部位等)。

（2）扫描体位:常规取仰卧位,头部置于头架内,听眦线(或听眶线)垂直于检查床,双侧外耳孔与台面等距。注意屏蔽防护甲状腺及其他非检查部位。

（3）定位像及扫描基线:打开定位灯,将受检者头部正中矢状面与定位灯中线重合,使头部位于扫描野中心,侧面定位线对准外耳孔水平,关闭定位灯并移床。根据扫描基线和扫描范围摄取侧位定位像,在侧位定位像上设定扫描范围。

（4）扫描范围:从颅底扫描至鞍区上,可根据病变大小适当扩大扫描范围,涵盖整个病变范围。

（5）扫描参数:鞍区扫描采用标准或软组织算法,螺旋扫描(表3-4)。

表 3-4　鞍区 CT 平扫参数

项目	参数	项目	参数
管电压	100~120kV	重建间距	1.0~2.5mm
有效管电流量	200~300mAs	螺距因子	0.562∶1~0.938∶1
采集层厚	1.0~2.5mm	采集矩阵	512×512
重建层厚	1.0~2.5mm	扫描野(SFOV)	20~25cm

4. 增强扫描　用于提高鞍区病灶检出率,根据病灶不同强化特点,有利于明确病变性质、鉴别诊断。

常采用螺旋扫描方式扫描。经手背浅静脉或肘正中静脉用双筒高压或单筒高压注射器,静脉团注给药。采用非离子型对比剂,次等渗(300~370mgI/ml),成人用量50~70ml(1.5~2.0ml/kg),儿童用量30~40ml(1.0~1.5ml/kg)。注射速率为2.5~3ml/s。动脉期扫描延迟时间为20~25s,静脉期扫描延迟时间为60~90s。

5. 图像后处理与图像显示 图像显示一般采取软组织窗和骨窗图像。软组织窗窗宽90~100HU,窗位35~50HU;骨窗窗宽2 500~3 500HU,窗位500~700HU。增强扫描后由于脑实质密度增高,常规软组织窗显示不良,可根据病变性质调整窗宽和窗位,参考值为:窗宽200~300HU,窗位50~100HU(图3-4)。

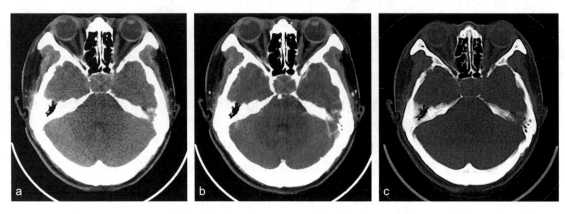

图3-4 垂体瘤CT图像

a. 鞍区平扫图像,可见垂体窝扩大,鞍区见类圆形稍高密度影;b. 鞍区增强图像,垂体窝内组织均匀强化;c. 鞍区骨窗图像,可见垂体窝邻近骨质略吸收。

图像后处理采用最小采集层厚的薄层数据,行MPR及VR等重建。利用容积数据进行MPR重组技术可以代替传统的冠状位扫描,对鞍区进行冠状面、矢状面或任意角度斜位层面的重组。其最大优点是快速简洁,适用于身体各个部位。常规采用标准窗算法,怀疑鞍区骨质破坏时可进行骨窗重建,以便观察骨质有无改变。VR可以直观地显示血管与肿瘤的关系(图3-5)。

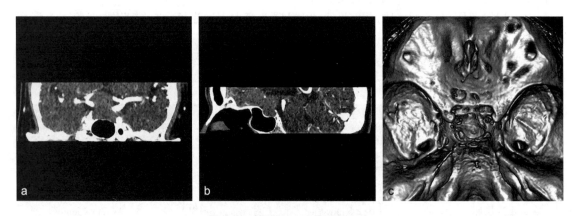

图3-5 垂体瘤CT后处理图像

a. 鞍区增强图像的冠状位重组;b. 鞍区增强图像的矢状位重组;c. VR图像,可见垂体窝明显扩大,部分骨质被吸收。

6. 图像打印与传输

（1）调节窗宽、窗位，适当放大或缩小图像，使图像位于窗格中间位置，根据图像总数计算窗格（行×列），先将定位像输入打印窗格，然后依次输入平扫图像、增强图像和/或后处理图像。病变组织侵犯颅骨时需加照骨窗图像。测量病灶层面 CT 值及大小，必要时测量病灶层面增强前后的 CT 值变化。平扫和增强检查测量 CT 值时，原则上应在同一平面上测量，以便分析对照。

（2）利用 PACS 进行数字化存储和管理，来实现影像信息的本地及远程查询、浏览、打印等功能。

【实验总结】

1. 鞍区 CT 检查适用于颅咽管瘤、脑膜瘤、垂体微腺瘤、催乳素瘤、空蝶鞍等，薄层 CT 扫描能直接显示垂体及鞍区骨质破坏。

2. CT 检查常采用薄层扫描或增强扫描；由于轴扫时颅底层面的伪影较多，常采用冠状位扫描，或者轴扫后冠状位重建。

3. 图像后处理技术的应用，能很好地显示组织病变及血管。

4. 注意扫描过程中对受检者的辐射防护。

【实验思考】

1. 鞍区 CT 检查的适应证有哪些？

2. 如何利用图像后处理技术获取鞍区病变的最佳显示方位？

3. 鞍区 CT 显示窗口技术有何特点？

（刘义军）

第三节　眼部 CT 检查技术

实验一　眼部 CT 检查技术

【临床概述】

眼部的结构主要包括眼球、眼眶壁、眶上裂、眶下裂、视神经管及眼的附属结构，眼的附属结构主要包括视神经、眼外肌、泪器、眶内脂肪、血管、神经和淋巴等细小结构。眼部 CT 扫描包括平扫和增强扫描，多采用横断层面扫描，必要时进行冠状位重组。眼部 CT 主要用于眼球突出的病因诊断，对球内和眶内肿瘤、炎性假瘤和血管性疾病的诊断有特殊价值，对眼外伤、眶内异物、炎症及先天性疾病的诊断有较高的临床价值。

【实验目的】

1. 掌握眼部 CT 扫描方法及步骤。

2. 掌握眼部 CT 增强各期相的时间、强化特征及图像后处理技术。

3. 掌握眼部 CT 辐射防护措施。

4. 熟悉眼部 CT 检查的适应证及禁忌证。

5. 熟悉眼部 CT 检查前准备。

6. 了解眼部的解剖结构。

7. 了解静脉团注方法。

【实验要求】

1. 熟悉 CT 的工作状态及操作界面。

2. 掌握眼部 CT 扫描前准备(包括临床病史采集,去除头部的金属异物,嘱受检者在扫描过程中保持不动等)。

3. 掌握眼部 CT 辐射防护措施。

4. 根据受检者申请单信息和要求,选择合理的扫描方案。

5. 保证图像质量达到影像诊断标准。

【实验器材】

1. 多层螺旋 CT。

2. CT 激光胶片。

3. 干式激光胶片打印机。

4. 高压注射器。

5. 抢救器械(如氧气瓶、血压计、呼吸气囊、心电监护仪、除颤仪)和急救药品。

6. 防护铅衣。

【实验注意事项】

1. 需要做增强检查者,检查前禁食禁饮 4~6h。

2. 危重、老年体弱及婴幼儿受检者应有家属陪同,并注意非检查部位或性腺的辐射防护。

3. 宜使用小螺距因子(0.5~1)薄层容积采集,重建层厚≤3mm,采用软组织函数或标准算法重建。

4. 增强扫描后,受检者应留观 20~30min 左右,以观察有无迟发过敏反应,以便及时对症处理。

【实验方法及步骤】

1. 适应证和禁忌证的确定

(1)适应证

1)肿瘤:包括眼内及泪腺,眶内各组织来源的肿瘤,其他部位转移到眼眶及眶部的肿瘤。

2)外伤:眶骨骨折及眶内软组织损伤的诊断;眼球内和眶内异物的诊断和定位。

3)血管病变:如血管瘤、颈内动脉海绵窦瘘、静脉曲张等。

4)眶内各组织炎症:如渗出性视网膜炎、视神经炎、眼外肌炎、泪囊炎、眼眶蜂窝织炎、视网膜脱离等。

(2)禁忌证

1)有严重的心、肝、肾功能衰竭的受检者不宜做增强检查。

2)对碘对比剂过敏的受检者不宜做增强检查。

3)重症甲状腺疾病及哮喘受检者不宜做增强检查。

4)妊娠妇女。

2. 扫描前的准备

(1)认真核对 CT 检查申请单,了解病情,明确检查目的和要求,对检查目的、要求不清的申请单,应与临床医师核准确认。

(2)做好解释工作,消除受检者的紧张心理,取得受检者的合作。

(3)检查前去除被检区域金属异物,如眼镜、发卡、义齿、项链、耳环等,避免伪影产生。

(4)嘱受检者在扫描过程中保持不动,要求受检者闭眼,或尽量保持眼球不动,不能闭眼者,可让其盯住正前方一个目标。

（5）对于婴幼儿、外伤、意识不清及躁动不安等躁动受检者，可依据情况给予药物镇静。

（6）需做增强扫描者，应建立外周静脉通道，并与高压注射器连接。

3. 普通平扫

（1）认真阅读受检者申请单，在操作界面填写受检者信息（包括姓名、性别、检查号、检查部位等）。

（2）扫描体位：常规取仰卧位，头部置于头架内，听眦线垂直于检查床，双侧外耳孔与台面等距。注意屏蔽防护甲状腺及其他非检查部位。

（3）定位像及扫描基线：打开定位灯，将受检者头部正中矢状面与定位灯中线重合，使头部位于扫描野中心，侧面定位线对准外耳孔，关闭定位灯并移床。根据扫描基线和扫描范围摄取侧位定位像，在侧位定位像上设定扫描范围。

（4）扫描范围：从眶下缘扫描至眶上缘，可根据病变大小适当扩大扫描范围，涵盖整个病变范围。

（5）扫描参数：眼部扫描采用标准或软组织算法，螺旋扫描（表3-5）。

表 3-5　眼部 CT 平扫参数

项目	参数	项目	参数
管电压	100~120kV	重建间距	1.0~2.5mm
有效管电流量	200~250mAs	螺距因子	0.562∶1~0.938∶1
采集层厚	1.0~2.5mm	采集矩阵	512×512
重建层厚	1.0~2.5mm	扫描野（SFOV）	20~25cm

4. 增强扫描　经手背浅静脉或肘正中静脉用双筒高压或单筒高压注射器，静脉团注给药。采用非离子型对比剂，次等渗（300~370mgI/ml），成人用量 50~70ml（1.0~1.5ml/kg），儿童用量 30~40ml（1.0~1.5ml/kg）。注射速率为 2.5~3ml/s。动脉期扫描延迟时间为 25~30s，静脉期扫描延迟时间为 60~70s。

5. 图像后处理与显示　眼眶 CT 图像显示常用软组织窗，窗位 35~40HU，窗宽 350~400HU。眼部有金属异物、钙化或病变侵犯眶壁有颅骨骨质破坏时，则加照骨窗，窗位 250~300HU，窗宽 1 200~1 300HU（图 3-6）。

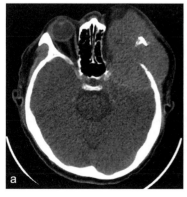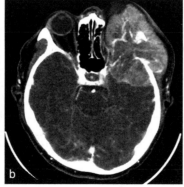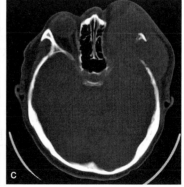

图 3-6　眼部 CT 图像

a. 眼部 CT 平扫图像，可见左侧眼眶占位性病变，病变形态不规则，突出眼眶外；b. 眼部 CT 增强图像，左侧眼部组织呈不均匀强化；c. 眼部 CT 骨窗图像，左侧眼眶骨质被破坏。

图像后处理采用最小采集层厚的薄层数据,行 MPR 及 VR 等重组。MPR 技术重组冠状位图像不仅可以代替传统的冠状位扫描,还可以对眼部进行矢状位以及其他方位的图像重组;VR 可以更好地显示眶壁骨折、肿瘤对眼部骨质的破坏情况等(图 3-7)。

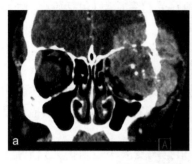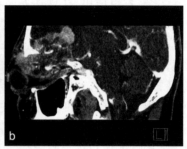

图 3-7　眼部 CT 后处理图像

a.眼部 CT 增强图像的冠状位重组图像;b.眼部 CT 增强图像的矢状位重组图像。

6. 图像打印与传输

(1)调节窗宽、窗位,适当放大或缩小图像,使图像位于窗格中间位置,根据图像总数计算窗格(行 × 列),先将定位像输入打印窗格,然后依次输入平扫图像、增强图像和/或后处理图像。病变组织侵犯颅骨骨质时需加照骨窗图像。测量病灶层面 CT 值及大小,必要时测量病灶层面增强前后的 CT 值变化。平扫和增强测量 CT 值时,原则上应在同一平面上测量,以便分析对照。

(2)利用 PACS 进行数字化存储和管理,来实现影像信息的本地及远程查询、浏览、打印等功能。

【实验总结】

1. 眼部 CT 主要用于眼球突出的病因诊断,对球内和眶内肿瘤、炎性假瘤和血管性疾病的诊断有特殊价值,对眼外伤、眶内异物、炎症及先天性疾病的诊断有较高的临床价值。

2. 由于听眶线与视神经的走向大体一致,使用该基线扫描显示视神经和眼外肌较好,故常用听眶线作为扫描基线。

3. 图像后处理技术的应用,能很好地显示组织病变。

4. 注意扫描过程中对受检者的辐射防护。

【实验思考】

1. 简述眼部 CT 检查前准备有哪些?

2. 简述眼部 CT 选择听眶线作为扫描基线的优势?

3. 简述用于眼部 CT 的后处理技术主要有哪些?

(刘义军)

第四节　耳部 CT 检查技术

实验一　耳部 CT 检查技术

【临床概述】

耳又称为前庭蜗器,包括听器与前庭器;按部位不同,可分为外耳、中耳和内耳。外耳可分为耳郭、外耳道和鼓膜三部分。中耳大部分位于颞骨岩部内;可分为鼓室、咽鼓管、乳突窦与乳突小房。听小骨链即位于中耳鼓室内。外耳与中耳的主要作用是收集和传导声波。内耳位于颞骨岩部的骨质内,可分为骨迷路和膜迷路两部分。听觉感受器与位觉感受器即位于内耳。听觉感受器感受声波,而位觉感受器感受头部静态空间位置及直线、直角加速和减速运动刺激。CT 检查耳部疾病在某些方面优于 MRI,CT 能清楚显示耳部骨性组织的细微结构,通过一次采集获得容积数据,能够多次进行图像后处理,获得不同视角与方位的图像。耳部常见疾病有外伤,急、慢性炎症,肿瘤及肿瘤样病变,先天发育变异及畸形。不同疾病的检查目的和临床需求不同,应根据具体临床需求选择合适的扫描方案和参数,并选取适宜的图像后处理技术,以达到最优的诊断效果。

【实验目的】

1. 掌握耳部 CT 扫描方法及步骤。

2. 掌握耳部 CT 增强特点及图像后处理技术。

3. 掌握耳部 CT 辐射防护措施。

4. 熟悉耳部 CT 适应证和禁忌证。

5. 熟悉耳部解剖及体表定位范围。

6. 熟悉耳部 CT 扫描前受检者准备事项(如嘱咐受检者去除耳环、义齿、发卡等金属佩戴物等)。

7. 了解耳部静脉团注方法。

【实验要求】

1. 熟悉 CT 的工作状态及操作界面。

2. 掌握耳部 CT 辐射防护措施。

3. 根据受检者申请单的信息和要求,选择合理的扫描方案。

4. 保证图像质量达到影像诊断标准。

【实验器材】

1. 多层螺旋 CT 及图像后处理工作站。

2. 高压注射器及相应注射用品。

3. 干式激光胶片打印机。

4. CT 激光胶片。

5. 抢救器械及急救物品。

6. 辐射防护用品。

【实验注意事项】

1. 注意扫描范围以外部位,尤其是敏感部位(甲状腺、性腺)的射线防护。

2. 急危重症、年老体弱及婴幼儿受检者应有家属陪同,并注意陪同人员的辐射防护。

3. 对于申请增强的受检者,按含碘对比剂使用要求准备,要求受检者检查前 4h 禁食,了解并签署增强检查知情同意书。增强检查完成后受检者应留观 30min,观察有无迟发过敏反应,以便及时对症处理。

4. 耳部 CT 需采用小螺距、薄层采集,图像分别采用高分辨率骨函数与软组织函数重建。

【实验方法及步骤】

1. 适应证和禁忌证的确定

(1)适应证

1）耳部外伤,耳部异物。

2）急、慢性耳部炎症。

3）耳部先天发育变异、先天畸形,以及人工耳蜗植入术前评估。

4）耳部肿瘤及肿瘤样病变。

5）面神经相关疾病、眩晕症。

（2）禁忌证

1）碘对比剂过敏、重症甲状腺疾病以及严重心、肝、肾功能衰竭者等,不宜做增强扫描。

2）妊娠妇女。

2. 扫描前准备

（1）提前告知受检者检查程序及相关注意事项,消除其紧张情绪,取得受检者的合作。

（2）不能配合的受检者(婴幼儿、意识不清及躁动者、外伤受检者等)应视情况给予药物镇静。

（3）了解受检者有无对比剂禁忌证,有无其他药物过敏史,肾毒性药物用药情况,哮喘等。

（4）检查前嘱咐受检者去除检查部位的金属物品,如耳环、义齿、发卡等,避免产生伪影。

（5）增强扫描者,检查前4h禁食,告知并确认受检者知晓碘对比剂应用可能存在过敏反应,签署增强检查知情同意书。建立外周静脉通道,并与高压注射器连接。

3. 普通平扫

（1）认真阅读检查申请单,在操作界面准确填写受检者信息(包括姓名、性别、年龄、检查号、检查部位等)。

（2）扫描体位:常规取仰卧位,头先进,身体置于床面正中间,双手贴于身体两侧或交叉置于上腹部;双侧外耳孔与检查床等距,以保证图像对称、居中。注意对甲状腺、性腺及其他非检查部位做好辐射防护。

（3）定位像及扫描基线:耳部CT扫描采用正侧位定位像。

（4）扫描范围:中心点位于外耳孔水平,扫描范围上至颞骨岩部上缘,下至乳突尖;从颅顶向颅底方向扫描。

（5）扫描参数:耳部扫描采用骨算法或软组织算法,螺旋扫描(表3-6)。

表 3-6 耳部 CT 平扫参数

项目	参数	项目	参数
管电压	120~140kV	重建间距	0.3~0.625mm
有效管电流量	200~250mAs	螺距因子	0.562∶1~0.928∶1
采集层厚	0.625~1.25mm	采集矩阵	512×512
重建层厚	0.625~1.25mm	扫描野(SFOV)	20~25cm

4. 增强扫描 采用非离子型对比剂;利用高压注射器静脉团注给药,经肘正中静脉注射对比剂;对比剂浓度300~370mgI/ml,对比剂用量0.8~1.0ml/kg,注射速率2.5~3.0ml/s,扫描延迟时间设40~50s。

5. 图像后处理与图像显示 一般采取双窗技术显示。颞骨窗CT值设定为:窗宽3 000~4 000HU,窗位350~400HU;软组织窗CT值设定为:窗宽350~400HU,窗位35~50HU。

耳部CT通常获得横断面图像,为利于耳部结构及病灶显示,可利用采集到的容积数据通过多平面重组获得斜冠状面及斜矢状面图像。

为清晰显示听小骨链、骨迷路等细微结构,可采用靶重建的方式分别进行左右两侧重建。具体方法为:分别以左、右侧听小骨为中心进行重建,显示视野采用 90~120mm,进行冠状位和横断位后处理;靶重建图像可清晰显示外耳道、听小骨链、鼓室、鼓膜、骨迷路、咽鼓管、颈动脉管、蜂窝状乳突气房、乙状窦等(图 3-8)。

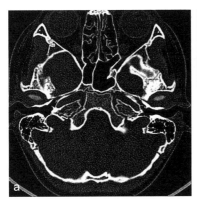
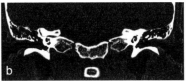

图 3-8 耳部 CT 后处理图像
a. 横断位;b. 冠状位。

6. 图像打印与传输

(1)调节窗宽、窗位,适当放大或缩小图像,使图像位于窗格中间位置,根据图像总数计算窗格(行 × 列),先将定位像输入打印窗格,然后依次输入平扫图像、增强图像和/或后处理图像。

(2)利用影像存储与传输系统(PACS)进行数字化存储和管理,来实现影像信息的本地及远程查询、浏览、打印等功能。

【实验总结】

1. 耳部 CT 检查适用于耳部外伤及异物,耳部急、慢性炎症,耳部先天发育变异与畸形等。

2. 了解耳部 CT 扫描前准备、注意事项以及扫描范围。

3. 了解耳部 CT 图像后处理及窗口技术。

4. 注意扫描过程中受检者的辐射防护。

【实验思考】

1. 耳部的主要解剖结构有哪些?

2. 耳部 CT 扫描前的准备工作内容是什么? 有哪些注意事项?

3. 耳部 CT 显示窗口技术有何特点?

4. 耳部 CT 重建技术有何特点?

(吴颋)

第五节 鼻与鼻窦 CT 检查技术

实验一 鼻与鼻窦 CT 检查技术

【临床概述】

鼻窦包括左右两侧上颌窦,额窦、筛窦、蝶窦。左右上颌窦分别开口于左右中鼻道半月裂孔;额窦开口于中鼻道筛漏斗;筛窦又分为前、中、后三组,前、中筛窦开口于中鼻道,而后筛窦开口于上鼻道;蝶窦开口于蝶筛隐窝。鼻与鼻窦是含气结构,具有良好的天然组织对比度与图像对比度,通常情况下 CT 能清晰显示鼻与鼻窦骨质的细微结构;鼻与鼻窦存在肿瘤及肿瘤样病变时(如恶性肿瘤和转移瘤、良性肿瘤、鼻窦黏膜下囊肿、鼻腔息肉等),应当进一步进行增强扫描获取更多信息。通过一次采集获得容积数据,能够进行图像后处理,获得不同视角与方位的图像。

【实验目的】

1. 掌握鼻窦 CT 扫描方法及步骤。

2. 掌握鼻窦 CT 增强特点及图像后处理技术。

3. 熟悉鼻与鼻窦 CT 检查的适应证和禁忌证。

4. 熟悉鼻窦解剖及体表定位范围。

5. 熟悉鼻窦 CT 扫描前受检者准备事项(如嘱咐受检者去除耳环、义齿、发卡等金属佩戴物等)。

6. 了解鼻窦静脉团注方法。

【实验要求】

1. 熟悉 CT 的工作状态及操作界面。

2. 掌握鼻窦 CT 辐射防护措施。

3. 掌握鼻窦 CT 扫描前准备。

4. 根据受检者申请单的信息和要求,选择合理的扫描方案。

5. 保证图像质量达到影像诊断标准。

【实验器材】

1. 多层螺旋 CT 及图像后处理工作站。

2. 高压注射器及相应注射用品。

3. 干式激光胶片打印机。

4. CT 激光胶片。

5. 抢救药品及氧气袋。

6. 辐射防护用品。

【实验注意事项】

1. 注意扫描范围以外部位,尤其是敏感部位(甲状腺、性腺)的放射防护。

2. 急危重症、年老体弱及婴幼儿受检者应有家属陪同,并注意陪同人员的辐射防护。

3. 对于申请做增强检查的受检者,要求检查前 4h 禁食,了解并签署增强检查知情同意书。增强检查完成后受检者应留观 20~30min,观察有无迟发过敏反应,以便及时对症处理。

4. 鼻窦 CT 需采用小螺距、薄层采集,图像分别采用骨函数与软组织函数重建。

【实验方法及步骤】

1. 适应证和禁忌证的确定

(1)适应证

1)鼻部异物。

2)急、慢性鼻窦炎症。

3)鼻窦先天发育变异、先天畸形。

4)鼻、鼻腔、鼻窦肿瘤及肿瘤样病变。

（2）禁忌证

1）含碘对比剂过敏、重症甲状腺疾病、哮喘,以及严重心、肝、肾功能衰竭者等,不宜做增强扫描。

2）妊娠妇女。

2. 扫描前准备

（1）提前告知受检者检查程序及相关注意事项,消除其紧张情绪,取得受检者的合作;叮嘱受检者在检查过程中保持平静呼吸,并且不说话,不做吞咽动作。

（2）不能配合的受检者(婴幼儿、意识不清及躁动者、外伤受检者等)应视情况给予药物镇静。

（3）了解受检者有无对比剂禁忌证,有无其他药物过敏史,肾毒性药物用药情况,哮喘等。

（4）检查前嘱受检者去除检查部位的金属物品,耳环、义齿、发卡等,避免产生伪影。

（5）增强扫描者,检查前 4h 禁食,告知并确认受检者知晓碘对比剂应用可能存在过敏反应,签署增强检查知情同意书。建立外周静脉通道,并与高压注射器连接。

3. 普通平扫

（1）认真阅读检查申请单,在操作界面准确填写受检者信息(包括姓名、性别、年龄、检查号、检查部位等)。

（2）横断面扫描

1）扫描体位:常规取仰卧位,头先进,身体置于床面正中,双手贴于身体两侧或交叉置于上腹部;嘱受检者下颌稍抬高,使听眶线垂直检查床面,双侧外耳孔与床面等距,正中矢状面垂直于床面,以保证受检区域图像居中、对称。注意对甲状腺、性腺及其他非检查部位做好辐射防护。

2）定位像及扫描基线:鼻与鼻窦 CT 横断面扫描采用正侧位定位像。扫描基线与硬腭平行。

3）扫描范围:扫描范围从眉弓上缘至牙齿咬合面,上至额窦上缘,下至上颌窦下壁。

4）扫描参数:鼻与鼻窦扫描采用标准或软组织算法,螺旋扫描或逐层扫描。

（3）冠状面扫描(目前多已被图像后处理-冠状面重建所取代)

1）扫描体位:受检者取俯卧位,头部尽量后仰成顶颏位,两外耳孔与床面等距,听眦线与床面平行。

2）定位像与扫描基线:鼻与鼻窦 CT 冠状面扫描采用侧位定位像。扫描基线与上颌窦后缘平行,可适当倾斜机架角度。

3）扫描范围:扫描范围包括额窦、上颌窦、筛窦、蝶窦和鼻腔。

4）扫描参数:与横断面扫描参数相同(表 3-7)。

表 3-7　鼻与鼻窦 CT 平扫参数

项目	参数	项目	参数
管电压	100~120kV	重建间距	0.625~1.25mm
有效管电流量	200~250mAs	螺距因子	0.562 : 1~0.928 : 1
采集层厚	5mm	采集矩阵	512×512
重建层厚	0.625~1.25mm	扫描野(SFOV)	20~25cm

4. 增强扫描　采用非离子型对比剂;利用高压注射器静脉团注给药,经肘正中静脉注射;对比剂浓度 300~370mgI/ml,对比剂用量 60~80ml,注射速率 2.5~3.0ml/s。可采用双期,扫描延

迟时间设定为动脉期 25~35s,静脉期 60~70s。扫描体位和其他扫描参数同常规平扫。嘱咐受检者在检查过程中保持体位一致。

5. 图像后处理与图像显示 常规应用软组织窗观察,软组织窗 CT 值设定为:窗宽 350~400HU,窗位 40~45HU。外伤发生骨折或肿瘤侵犯骨质时需设定骨窗,骨窗 CT 值设定为:窗宽 1 800~2 000HU,窗位 500~700HU。

鼻或鼻窦 CT 获得横断面图像,为利于鼻窦结构及病灶显示,可利用采集的容积数据通过多平面重组获得斜冠状面及斜矢状面图像(图 3-9)。

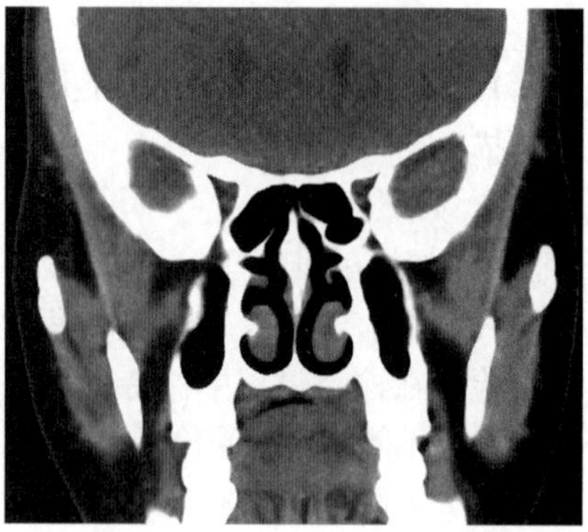

图 3-9　鼻窦 CT 冠状位图像

6. 图像打印与传输

(1)采用横断面或冠状面图像进行胶片打印。调节窗宽、窗位,适当放大或缩小图像,使图像位于窗格中间位置,根据图像总数计算窗格(行 × 列),先将定位像输入打印窗格,然后依次输入平扫图像、增强图像和/或后处理图像。

(2)利用影像存储与传输系统(PACS)进行数字化存储和管理,来实现影像信息的本地及远程查询、浏览、打印等功能。

【实验总结】

1. 鼻与鼻窦 CT 检查适用于鼻与鼻窦外伤及异物,鼻窦急、慢性炎症,鼻与鼻窦先天发育变异与畸形等,以及鼻、鼻腔、鼻窦肿瘤与肿瘤样病变。

2. 了解鼻与鼻窦 CT 扫描前准备、注意事项,以及扫描范围。

3. 熟悉鼻与鼻窦 CT 平扫与增强检查,以及图像后处理技术。

4. 注意扫描过程中受检者的辐射防护。

【实验思考】

1. 鼻与鼻窦的主要解剖结构有哪些,描述各鼻窦开口部位?

2. 鼻与鼻窦 CT 扫描前准备工作的内容是什么?

3. 鼻与鼻窦 CT 图像后处理有何特点?

(吴颋)

第六节　口腔颌面部 CT 检查技术

实验一　口腔颌面部 CT 检查技术

【临床概述】

颌面部依据解剖特点与临床实际应用的需要可划分为眶部、颧部、耳部、鼻部、眶下部、唇部、颊部、咬肌部、腮腺部、颏部、颏下部以及颌下部。其包含组织较多,解剖结构相对较复杂,由于邻近颅脑,当颌面部发生病变时(如感染、肿瘤)易导致颅内受累。因颌面部 CT 成像速度快,密度分辨率高,可通过图像后处理技术多方位、多角度清晰显示解剖结构,故其为颌面部常用的影像学检查方法。颌面部 CT 检查可用于颌面部骨先天性发育畸形术前及术后检查,颌面部外伤及术后复查,炎症、肿瘤及治疗后复查等。颌面部动静脉畸形则可行颌面部 CTA 检查。

【实验目的】

1. 掌握颌面部 CT 扫描方法及步骤。

2. 掌握颌面部 CT 增强扫描所需延迟时间、强化特征及图像后处理技术。

3. 掌握颌面部 CT 扫描辐射防护措施。

4. 熟悉颌面部相关解剖。

5. 熟悉颌面部 CT 检查的适应证。

6. 熟悉颌面部 CT 扫描前准备。

7. 了解颌面部静脉团注方法。

【实验要求】

1. 熟悉 CT 的工作状态及操作界面。

2. 掌握颌面部 CT 扫描前准备（包括检查者病史采集、嘱咐检查者检查时注意事项、对比剂准备、注射方式等）。

3. 掌握颌面部 CT 辐射防护措施。

4. 掌握颌面部 CT 图像后处理方法。

5. 根据受检者申请单信息和要求，选择合理的扫描方案。

6. 保证图像质量达到影像诊断标准。

【实验器材】

1. 多层螺旋 CT。

2. 图像后处理工作站。

3. CT 激光胶片。

4. 干式激光胶片打印机。

5. 高压注射器以及注射用品。

6. 抢救物品（如血压计、呼吸气囊、氧气瓶、心电监护仪、除颤仪、急救药品等）。

7. 辐射防护用品。

【实验注意事项】

1. 对于生命体征不平稳以及出血较多或不止的受检者，应先进行临床对症处理后再行检查。

2. 危重、老年体弱及婴幼儿受检者应有家属陪同，并对受检者检查部位以外的部位及腺体予以放射防护。

3. 正确选择扫描程序进行扫描，在不影响影像质量的前提下尽可能降低辐射剂量。

4. 对于申请增强的受检者，要求检查前 4h 禁食，了解并签署增强检查知情同意书。增强检查完成后受检者应留观 20~30min，观察有无迟发过敏反应，以便及时对症处理。

【实验方法及步骤】

1. 适应证和禁忌证的确定

（1）适应证

1）先天性骨骼发育畸形。

2）颌面部各种外伤（如骨折、关节脱位、血肿等）以及术后复查。

3）颌面部异物。

4）炎性病变（如腮腺炎等）。

5）颌面部良性、恶性肿瘤（如面神经鞘瘤、腮腺癌等）以及治疗后复查。

（2）禁忌证

1）含碘对比剂过敏、重症甲状腺疾病、哮喘，以及严重心、肝、肾功能衰竭者等，不宜做增强扫描。

2）妊娠妇女。

2. 扫描前的准备

（1）认真核对 CT 检查申请单，了解病情，明确检查目的和要求，对检查目的、要求不清的申请单，应与临床医师沟通核实。

（2）检查前应嘱受检者去除检查区域的金属物品、眼镜、发夹、义齿等，避免伪影产生。

（3）对受检者做好解释工作，以消除其紧张情绪，取得受检者的合作。

（4）对婴幼儿、外伤、意识不清等不能配合的受检者，可依据情况给予药物镇静。

（5）需增强扫描者，嘱受检者提前签署对比剂过敏反应告知书。应建立外周静脉通道，并与高压注射器连接。

3. 普通平扫

（1）认真阅读受检者申请单，在操作界面填写受检者信息（包括姓名、性别、检查号、检查部位等）。

（2）扫描体位：常取仰卧位，头先进，身体位于床面正中间，头置于头托架内，头部正中矢状面与床面垂直，下颌内收，牙齿扫描时应嘱受检者口微张。双手交叉置于上腹部，以免检查床移动夹伤手指。注意做好射线敏感部位及其他非检查部位辐射防护。

（3）定位像及扫描基线：打开定位灯，将受检者颅顶对准定位灯十字交叉处，侧面定位线对准外耳孔前缘，关闭定位灯并移床。根据扫描基线和扫描范围摄取侧位定位像，鼻咽部扫描基线与硬腭平行，腮腺扫描以听眦线为扫描基线，颌面部三维扫描以听眦线为扫描基线。

（4）扫描范围：如表 3-8 所示。

表 3-8　颌面部 CT 扫描范围

名称	范围
鼻咽部	鞍底至口咽部
腮腺	外耳孔至下颌角
颌面部三维扫描	眉弓至舌骨平面
牙齿	上牙床上缘 1cm 至下牙床下缘 1cm

（5）扫描参数：颌面部扫描采用螺旋扫描，运用标准、软组织以及骨算法（表 3-9）。

表 3-9　颌面部 CT 平扫参数

项目	参数	项目	参数
管电压	120~140kV	重建间距	0.625~1.25mm
有效管电流量	200~250mAs	螺距因子	0.562∶1~0.938∶1
采集层厚	5mm	采集矩阵	512×512
重建层厚	0.625~1.25mm	扫描野（SFOV）	20~25cm

4. 增强扫描　用于提高颌面部软组织病灶检出率,根据病灶的强化特点,有利于明确病变性质、鉴别诊断。

(1)常规增强扫描:常采用螺旋扫描方式扫描。经手背浅静脉或肘正中静脉用双筒或单筒高压注射器,静脉团注给药。采用非离子型对比剂,次等渗(300~370mgI/ml),成人用量60~80ml(1.5~2.0ml/kg),儿童用量50~70ml(1.0~1.5ml/kg)。速率为2~3ml/s。动脉期延时扫描时间为20~25s,实质期延时扫描时间为对比剂注射后60~70s。

(2)CT 血管扫描(CTA):采用非离子型高浓度对比剂,经手背浅静脉或肘正中静脉用高压注射器静脉团注给药。一般选用370mgI/ml,成人用量70~120ml(2.0~2.5ml/kg),儿童用量60~80ml(1.5~2.0ml/kg),注射速率0.1ml/s。静脉团注对比剂到动脉期开始扫描时间间隔为14~20s(经验值)。

5. 图像后处理与图像显示　图像显示软组织窗一般采用窗宽300~400HU,窗位35~45HU;骨窗窗宽1 500~3 000HU,窗位400~700HU。病变组织与正常组织相近时,可调窄窗宽;反之,调大窗宽。图像后处理采用最小采集层厚,对重建数据进行 VR、MIP、MPR 以及 CPR 等重建。VR 可以多方位立体显示颌面部骨骼以及血管的三维空间结构,MIP 利于增强血管的密度差的显示,尤其是小血管。行牙齿 VR 重建,适当调节阈值,可除去牙齿以外的骨组织。MPR 及CPR 为二维成像,MPR 能实时反映颌面部的空间构像或某一段血管壁及管腔情况,CPR 适于走行复杂,不在同一平面的扭曲血管(图 3-10)。

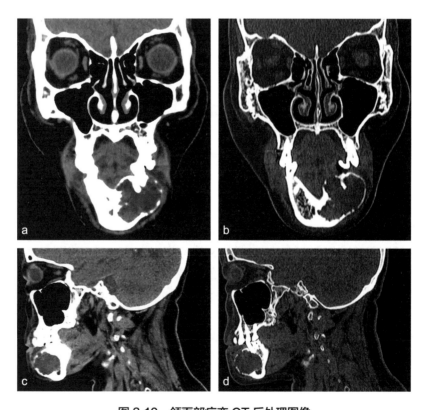

图 3-10　颌面部病变 CT 后处理图像
a. 冠状位软组织窗;b. 冠状位骨窗;c. 斜矢状位软组织窗;d. 斜矢状位骨窗。

6. 打印与图像传输

（1）调节窗宽、窗位,适当放大或缩小图像,使图像位于窗格中间位置,根据图像总数计算窗格(行×列),先将定位像输入打印窗格,然后依次输入平扫图像、增强图像和/或后处理图像。

（2）利用影像存储与传输系统(PACS)进行数字化存储和管理,来实现影像信息的本地及远程查询、浏览、打印等功能。

【实验总结】

1. 颌面部 CT 扫描前应详细了解临床资料与检查要求,选择合适的扫描方法和参数,有利于病变的检出及定性诊断。

2. 颌面部 CT 扫描前的准备工作至关重要。

3. 颌面部薄层扫描,有利于局部组织(如鼻咽部)及小器官(如腮腺)的观察和诊断。

4. 增强扫描时发现占位性病变,可行延迟扫描。

5. 图像后处理技术的应用,能很好地显示骨骼、软组织病变以及血管。

6. 注意扫描过程中对受检者的辐射防护。

【实验思考】

1. 颌面部 CT 扫描的适应证有哪些?

2. 颌面部 CT 扫描前准备工作的内容是什么? 目的和意义有哪些?

3. 简述颌面部在不同层面的 CT 横断面上的正常解剖结构?

4. 简述颌面部 CT 显示窗口技术有何特点?

5. 简述颌面部图像后处理方式有几类? 其特点有哪些?

（吴　颋）

第七节　咽喉部 CT 检查技术

实验一　咽喉部 CT 检查技术

【临床概述】

咽喉部可划分为鼻咽、口咽和喉咽。其后壁范围鼻咽约平颈 1~2 椎体平面,口咽约平颈 2~3 椎体平面,喉咽则约平颈 3~6 椎体平面。咽喉部具有呼吸、吞咽、防护、免疫、调节中耳气压以及参与言语形成等功能。咽喉部 CT 成像密度分辨率高且速度快,使 CT 成为咽喉部常用成像方法之一。咽喉部 CT 检查通过不同层面的影像整合,观察咽喉部解剖结构及改变,以了解有无病变的发生,如判断咽喉部的外伤、异物、炎症,鼻咽腺样体肥大,鼻息肉,咽喉部肿瘤及治疗后复查等。

【实验目的】

1. 掌握咽喉部 CT 扫描方法及步骤。

2. 掌握咽喉部 CT 增强扫描所需延迟时间、强化特征及图像后处理技术。

3. 掌握咽喉部 CT 扫描辐射防护措施。

4. 熟悉咽喉部相关解剖。

5. 熟悉咽喉部 CT 检查的适应证。

6. 熟悉咽喉部 CT 扫描前准备。

7. 了解咽喉部 CT 静脉团注方法。

【实验要求】

1. 掌握咽喉部 CT 扫描前准备(包括检查者病史采集,嘱咐检查者检查时注意事项,对比剂准备,注射方式等)。

2. 掌握咽喉部 CT 辐射防护措施。

3. 掌握咽喉部 CT 图像后处理方法。

4. 熟悉 CT 的工作状态及操作界面。

5. 根据受检者申请单信息和要求,选择合理的扫描方案。

6. 保证图像质量达到影像诊断标准。

【实验器材】

1. 多层螺旋 CT。

2. 图像后处理工作站。

3. CT 激光胶片。

4. 干式激光胶片打印机。

5. 高压注射器以及注射用品。

6. 抢救药品及器械。

7. 防护物品。

【实验注意事项】

1. 危重、老年体弱及婴幼儿受检者应有家属陪同,并对受检者检查部位以外的部位及腺体予以屏蔽保护。

2. 检查前需确认受检者是否佩戴金属材质的气管套管,应及时更换为 PVC 材质的气管套管。

3. 正确选择扫描程序,在不影响影像质量的前提下尽可能降低辐射剂量。

4. 增强扫描结束后,受检者应留观 30min 左右,以观察有无迟发过敏反应,以便及时对症处理。

【实验方法及步骤】

1. 适应证和禁忌证的确定

(1)适应证

1)咽喉部良性、恶性肿瘤以及治疗后复查。

2)咽喉部各种外伤以及术后复查。

3)咽喉部异物。

(2)禁忌证

1)含碘对比剂过敏者,重症甲状腺疾病、哮喘以及严重心、肝、肾功能衰竭者等,不宜做增强扫描。

2)妊娠妇女。

2. 扫描前的准备

(1)去除被检区域金属异物,如眼镜、发卡、义齿、项链、耳环等。

(2)严格审查受检者基本信息,包括姓名、性别、年龄、病史、检查部位等。

(3)受检者检查过程中保持静止不动,婴幼儿或不合作受检者可给予镇静剂。

(4)危重受检者身体各部位引流管保持顺畅,避免检查过程中引流管脱落。

（5）增强检查者,检查前 4h 禁食,了解并签署增强检查协议书。建立外周静脉通道。

（6）注意对受检者扫描范围邻近的辐射敏感器官进行防护,并对陪伴家属采取正确的防护。

3. 普通平扫

（1）认真阅读受检者申请单,在操作界面填写受检者信息(包括姓名、性别、检查号、检查部位等)。

（2）扫描体位:常取仰卧位,头先进,身体位于床面正中间,头置于头托内,头部正中矢状面与床面垂直,下颌内收。双手交叉置于上腹部,以免检查床移动夹伤手指。

（3）定位像及扫描基线:打开定位灯,将受检者颅顶对准定位灯十字交叉处,水平定位线对准外耳孔上缘,关闭定位灯并移床。根据扫描基线和扫描范围摄取侧位定位像,在侧位定位像上设定扫描范围。

（4）扫描范围:鼻咽部扫描范围从鞍底至口咽部;口咽部扫描范围从硬腭至会厌游离缘处;喉咽部扫描范围从舌骨平面至环状软骨下 1cm。

（5）扫描参数:咽喉部扫描可采用轴位或螺旋扫描,运用标准、软组织以及骨算法(表 3-10)。

表 3-10　咽喉部 CT 平扫参数

项目	参数	项目	参数
管电压	100~120kV	重建间距	1.25~2.5mm
有效管电流量	200~250mAs	螺距因子	<1
采集层厚	1.25~2.5mm	采集矩阵	512×512
重建层厚	1.25~2.5mm	扫描野（SFOV）	20~25cm

4. 增强扫描

由于咽喉部组织结构较为复杂,运用增强扫描可提高咽喉部软组织病灶检出率,根据病灶的强化特点,有利于明确病变性质、鉴别诊断。

（1）体位设计、扫描定位与技术参数选择与平扫相同。

（2）对比剂注射参数:经手背浅静脉或肘正中静脉用双筒或单筒高压注射器,静脉团注给药。对比剂浓度 300~370mgI/ml,对比剂总量 0.8~1.0ml/kg,速率为 2.5~3.5ml/s。动脉期延时扫描时间为 20~25s,实质期延时扫描时间为 60~70s,若有需要可做延迟扫描。

5. 图像后处理与图像显示

图像显示软组织窗一般采用窗宽 240~350HU,窗位 30~40HU;骨窗窗宽 1 000~1 500HU,窗位 300~400HU(图 3-11)。对源图像进行 VR、MPR 以及喉部 CT 仿真内镜(CT virtual endoscopy,CTVE)等重组。VR 能多方位显示咽喉部骨及软骨的三维空间立体结构,MPR 能多方位实时反映咽喉部的空间构像情况。CTVE 可提供咽喉腔解剖及病变的三维空间信息,对喉镜起补充作用。

6. 图像打印与传输

（1）调节窗宽、窗位,适当放大或缩小图像,使图像位于窗格中间位置,根据图像总数计算窗格(行×列),先将定位像输入打印窗格,然后依次输入平扫图像、增强图像和/或后处理图像。

（2）利用影像存储与传输系统(PACS)进行数字化存储和管理,来实现影像信息的本地及远程查询、浏览、打印等功能。

【实验总结】

1. 咽喉部 CT 扫描前应详细了解临床资料与检查要求,选择合适的扫描方法和参数,有利于病变的检出及定性诊断。

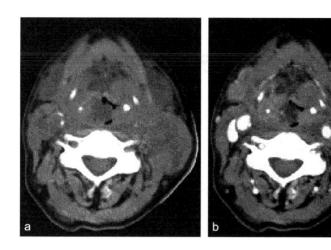

图 3-11　咽喉部病变 CT 图像
a. 平扫；b. 增强。

2. 咽喉部薄层扫描，有利于对解剖结构的观察和诊断。

3. 选择合适的图像后处理技术，能很好地显示鼻咽、口咽、喉咽解剖结构以及病变部位及范围。

4. 注意扫描过程中对受检者的辐射防护。

【实验思考】

1. 咽喉部 CT 检查的适应证有哪些？

2. 咽喉部 CT 显示窗口技术有何特点？

3. 咽喉部图像后处理方式有几类？其特点有哪些？

（刘丹丹）

第八节　颈部 CT 检查技术

实验一　颈部 CT 检查技术

【临床概述】

颈部是连接头部与躯干部的枢纽，其解剖结构比较复杂。颈部各类病变有不同的好发部位及各自的影像学特征，掌握不同病变的特征，颈部病变的扫描定位就不难掌握。颈部结构表浅，临床触诊是最为常见的方法。

颈部主要体表标志是甲状软骨、胸锁乳突肌、胸骨柄、锁骨；主要影像学解剖标志是下颌骨、舌骨、环状软骨、颈椎、胸锁乳突肌。

颈部筋膜分颈浅筋膜及颈深筋膜。肿瘤或感染可循颈部相邻间隙蔓延播散。筋膜在正常影像上不能显示，在横断面像上能显示各间隙的主要内容，熟悉各间隙影像解剖是认识颈部病变的基础，也是颈部影像检查技术的基础。

颈部 CT 扫描能够应用快速、薄层扫描，结合后期二维及三维重建等方法，对颈部软组织及骨性结构进行观察，主要应用于颈部外伤、肿瘤、血管性病变等。

【实验目的】

1. 掌握颈部 CT 扫描方法及步骤。

2. 掌握颈部 CT 增强期相时间、强化特征及图像后处理技术。

3. 掌握颈部 CT 辐射防护措施。

4. 熟悉颈部相关解剖及基本功能。

5. 熟悉颈部 CT 检查的适应证及禁忌证。

6. 熟悉颈部 CT 扫描前准备。

7. 了解颈部静脉团注方法。

【实验要求】

1. 掌握颈部 CT 扫描前准备(包括检查者病史采集、对比剂准备、注射方式等)。

2. 掌握颈部 CT 辐射防护措施。

3. 熟悉 CT 的工作状态及操作界面。

4. 根据受检者申请单信息和要求,选择合理的扫描方案。

5. 保证图像质量达到影像诊断标准。

【实验器材】

1. 多层螺旋 CT。

2. CT 激光胶片。

3. 干式激光胶片打印机。

4. 高压注射器。

5. 抢救器械(如氧气瓶、血压计、呼吸气囊、心电监护仪、除颤仪)和急救药品。

6. 防护物品。

【实验注意事项】

1. 确认受检者是否适合做该项 CT 检查,能否配合检查;检查前去除扫描范围内金属及影响图像质量的干扰物。

2. 危重、老年体弱及婴幼儿受检者应有家属陪同,并注意非检查部位或性腺的辐射防护。

3. 颈部的数据采集适合在一次容积采集范围内;小螺距扫描,螺距因子宜小于或等于1;颈部采集层厚可采用厚层或薄层采集。

4. 增强扫描后,受检者应留观 30min 左右,以观察有无迟发过敏反应,以便及时对症处理。

【实验方法及步骤】

1. 适应证和禁忌证的确定

(1)适应证

1)颈部占位性疾病:颈部各类包块,如甲状腺良、恶性肿瘤。

2)颈部淋巴结肿大:各种原因引起的淋巴结肿大。

3)颈部气管病变:了解颈部肿瘤对气管的压迫情况。

4)颈部外伤:确定颈部外伤后有无血肿与骨折等。

(2)禁忌证

1)有严重的精神类疾病,不能配合检查者。

2)肾功能衰竭的受检者、对碘对比剂过敏的受检者,不宜做增强检查。

3)重症甲状腺疾病及哮喘受检者不宜做增强检查。

4)妊娠妇女。

2. 扫描前的准备

（1）认真核对 CT 检查申请单，了解病情，明确检查目的和要求，对检查目的、要求不清的申请单，应与临床医师沟通核准确认。

（2）检查前应嘱受检者去除检查部位的金属物品（如项链、义齿等），避免伪影产生。

（3）与受检者进行良好沟通，消除紧张情绪，保持身体不动，不做吞咽动作。

（4）对婴幼儿、外伤、意识不清等不能配合的受检者，可依据情况给予药物镇静。

（5）需增强扫描者，提前签署对比剂过敏反应告知书；应建立外周静脉通道，并与高压注射器连接。

3. 普通平扫

（1）认真阅读受检者申请单，在操作界面填写受检者信息（包括姓名、性别、检查号、检查部位等）。

（2）扫描体位：常规取仰卧位，头先进，身体位于床面正中间，两臂放置于身体两侧，水平定位线对准外耳孔。注意屏蔽防护性腺及其他非检查部位。

（3）定位像及扫描基线：扫描颈部侧位定位像，必要时可扫描正、侧位双定位像。

（4）扫描范围：颞骨岩部上缘至胸骨颈静脉切迹。

（5）扫描参数（表 3-11）。

表 3-11　颈部 CT 平扫参数

项目	参数	项目	参数
管电压	100~120kV	重建层厚	2.0~5.0mm
有效管电流量	200~300mAs（或自动毫安调制技术）	重建间距	2.0~5.0mm
螺距因子	<1.5	显示矩阵	512×512
采集矩阵	512×512	滤波函数	标准（Stnd）
扫描野（SFOV）	200~300mm	旋转时间	0.5~0.8s/r
采集层厚	2.0~5.0mm		

4. 增强扫描　用于提高颈部病灶检出率，区分淋巴结与丰富的颈部血管，了解病变侵犯范围，帮助对占位性病变进行定位和定性诊断。拟诊断颈部感染性病变、血管性病变、肿瘤或肿瘤样病变时，应考虑行 CT 增强扫描。

（1）扫描体位、定位像、扫描基线及扫描参数均与平扫相同。

（2）扫描范围：视病变大小，选择层厚 3~5mm，层间距 3~5mm 的薄层扫描。疑似恶性肿瘤应扫描全颈部范围。

（3）对比剂注射参数：对比剂用量 60~80ml，静脉注射对比剂的流速 2.5~3.5ml/s，动脉期扫描延迟时间为 22~28s。欲了解病变实质强化情况，明确病变范围时，应行实质期扫描，实质期扫描延迟时间为 55~65s。严重的甲状腺功能亢进者，禁用碘对比剂行增强扫描。

5. 图像后处理与图像显示　颈部 CT 扫描图像常采用软组织窗显示，一般取窗宽 250~300HU，窗位 30~50HU；若病变侵犯骨组织时，需加骨窗像，窗宽 1 000~1 500HU，窗位 500~700HU。定位像的窗宽和窗位调至颈部软组织和椎体等结构清晰显示即可。颈部扫描图像常规将横断位选用 3mm 层厚重建，冠状位选用 3mm 层厚重建。

6. 打印与图像传输

（1）调节窗宽、窗位，适当放大或缩小图像，使图像位于窗格中间位置，依次输入平扫图像、增强图像和/或后处理图像。测量病灶层面 CT 值及大小，必要时测量病灶层面增强前后的 CT 值变化。平扫和增强测量 CT 值时，原则上应在同一平面上测量，以便分析对照。

（2）利用影像存储与传输系统（PACS）进行数字化存储和管理，来实现影像信息的本地及远程查询、浏览、打印等功能。

【实验总结】

1. 颈部 CT 检查适用于颈部良、恶性肿瘤，颈部囊性或囊实性病变，颈部炎性病变，颈部淋巴结肿大（如转移），颈部外伤等。

2. 颈部 CT 扫描前的准备工作尤为重要。

3. 选择合适的颈部 CT 扫描方式及时相，有利于病变的检出及定性诊断。

4. 选择合适的图像后处理技术，能很好地显示病变及与周围组织关系。

5. 特别注意扫描过程中对受检者的辐射防护。

【实验思考】

1. 颈部 CT 扫描前准备工作的内容是什么？其目的和意义有哪些？

2. 在不同横断面图像上，描述正常颈部软组织结构分布。

3. 颈部 CT 检查窗口技术特点有哪些？

实验二　颈部 CTA 检查技术

【临床概述】

颈部 CT 血管成像对血管解剖变异、颈-椎动脉狭窄和闭塞、颈-椎动脉瘤、颈-椎动脉夹层以及颈静脉血栓等血管性疾病诊断的价值日益显著。同时颈部 CTA 检查还可以显示富血供病变的血供情况，了解肿块与周围血管的关系，对于手术方案的制订及术中保护血管具有重要意义。

【实验目的】

1. 掌握颈部 CTA 扫描方法及步骤。

2. 掌握颈部 CTA 增强期相的时间及图像后处理技术。

3. 熟悉颈部血管的相关解剖。

4. 熟悉颈部 CTA 检查的适应证及禁忌证。

【实验要求】

1. 掌握颈部 CTA 扫描前准备（包括检查者病史采集、对比剂准备、注射方式等）。

2. 掌握颈部 CTA 辐射防护措施。

3. 根据受检者申请单信息和要求，选择合理的扫描方案。

4. 保证图像质量达到影像诊断标准。

【实验器材】

与颈部 CT 检查相同。

【实验注意事项】

1. 颈部 CTA 数据采集时螺距大于或等于 1。

2. 其余注意事项与颈部 CT 检查相同。

【实验方法及步骤】

1. 适应证和禁忌证的确定

（1）适应证

1）颈部占位性疾病：颈部各类包块，如甲状腺良、恶性肿瘤。

2）颈部血管性病变：颈动脉狭窄或扩张、颈动脉体瘤、颈动脉畸形及大血管栓塞等。

（2）禁忌证：与颈部 CT 检查相同。

2. 扫描前的准备　与颈部 CT 检查相同。

3. 扫描体位　常规取仰卧位，头先进，身体位于床面正中间，两臂置于身体两侧，水平定位线对准外耳孔。注意屏蔽防护性腺及其他非检查部位。

4. 定位像及扫描基线　定位像扫描采用颈部正侧位双定位像。

5. 扫描范围　自气管分叉下缘至外耳道平面。

6. 扫描参数　采用螺旋扫描方式，扫描方向为从足侧向头侧扫描，可选用自动管电流调制技术。扫描选用 120kV 管电压、300mA 自动管电流，螺距 0.992，FOV 为 250mm，重建层厚 0.5~1.25mm，重建间隔 0.5~1.25mm，扫描周期 0.5s/层，重建矩阵 512×512。设备允许，可采用能谱扫描模式。

7. 对比剂注射方案　对比剂用量 60~80ml，注射流速 4.0~5.0ml/s，延迟扫描时间 15~25s。或采用自动跟踪触发扫描技术，监测层面为主动脉弓，触发阈值 80~120HU。检查结束后，需观察 30min，受检者无不适方可离开，若病情允许，嘱受检者多饮水，以利于对比剂的代谢。

8. 图像后处理与图像显示　图像显示一般采取软组织窗，窗位 100~200HU，窗宽 600~700HU。图像后处理采用最小采集层厚，重叠 40%~50% 的重建间隔对数据进行 MPR、CPR、MIP 及 VR 等重建（图 3-12）。MPR 及 CPR 为二维成像，MPR 能实时反映颈内、外动脉及其分支，或颈内静脉及其属支的空间构像，或某一段血管壁及管腔情况，CPR 适于走行复杂，不在同一平面的扭曲血管；VR 可以多方位立体显示颈部血管的空间结构，MIP 利于增强血管的密度差的显示，尤其是小血管。

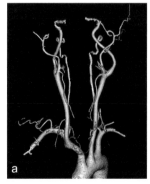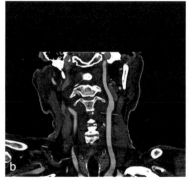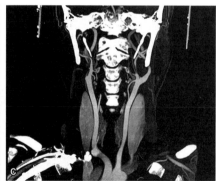

图 3-12　颈部 CTA 后处理图像

a. VR；b. CPR；c. MIP。

9. 打印与图像传输

（1）调节窗宽、窗位，适当放大或缩小图像，使图像位于窗格中间位置。依次排版 MPR、CPR、MIP 及 VR 图像。必要时可测量病变层面，如血管狭窄程度等。

（2）利用影像存储与传输系统（PACS）进行数字化存储和管理，来实现影像信息的本地及远程查询、浏览、打印等功能。

【实验总结】

1. 颈部 CTA 检查适用于颈-椎动脉病变情况、颈-椎动脉术后或占位性病变供血情况的评估。

2. 颈部 CTA 扫描前的准备工作尤为重要。

3. 选择合适的颈部 CTA 扫描方式和图像后处理技术，有利于血管显示或病变组织供血情况的评估。

4. 特别注意扫描过程中对受检者的辐射防护。

【实验思考】

1. 颈部 CTA 扫描前准备工作的内容是什么？

2. 颈部 CTA 扫描参数如何选择？

3. 颈部 CTA 检查图像后处理技术有哪些？

（刘丹丹）

第四章 胸部 CT 检查技术

第一节 胸廓入口 CT 检查技术

实验一 甲状腺 CT 检查技术

【临床概述】

甲状腺位于胸廓入口,颈部与体部的交界区,人体组织结构密度差异大,因此导致 X 线衰减特性差异也较大。其次甲状腺是人体辐射敏感器官,发生辐射生物效应的风险较大。因此在临床上,甲状腺 CT 不作为甲状腺疾病的首选检查,更不能作为甲状腺疾病的筛查方法。进行甲状腺 CT 检查前,应充分评判检查的正当性。检查过程中要严格遵守辐射防护最优化原则。

【实验目的】

1. 掌握甲状腺 CT 扫描方法及步骤。

2. 掌握甲状腺 CT 增强扫描所需延迟时间、强化特征及图像后处理技术。

3. 掌握甲状腺 CT 扫描辐射防护措施。

4. 掌握甲状腺 CT 检查的适应证。

【实验要求】

1. 掌握甲状腺 CT 扫描前准备(包括检查者病史采集、嘱咐检查者检查时注意事项、对比剂准备、注射方式等)。

2. 掌握甲状腺 CT 辐射防护措施。

3. 根据受检者申请单信息和要求,选择合理的扫描方案。

【实验器材】

1. 多层螺旋 CT。

2. 图像后处理工作站。

3. CT 激光胶片。

4. 干式激光胶片打印机。

5. 高压注射器以及注射用品。

6. 抢救药品及器械。

7. 防护物品。

【实验注意事项】

1. 危重、老年体弱及婴幼儿受检者应有家属陪同,并对受检者检查部位以外的部位及腺体予以屏蔽保护。

2. 正确选择扫描程序,在不影响影像质量的前提下尽可能降低辐射剂量。

3. 增强扫描结束后,受检者应留观 30min 左右,以观察有无迟发过敏反应,以便及时对症处理。

【实验方法及步骤】

1. 适应证和禁忌证的确定

(1)适应证:甲状腺良、恶性肿瘤。

(2)禁忌证

1)对比剂过敏者,重症甲状腺疾病、哮喘以及严重心、肝、肾功能衰竭者等,不宜做增强扫描。

2)妊娠妇女。

2. 扫描前的准备

(1)严格审查受检者基本信息和检查信息,评估检查必要性。

(2)去除被检区域影响图像质量的异物,对邻近辐射敏感器官及陪伴家属进行防护。

(3)受检者检查过程中须保持静止不动,不能吞咽。婴幼儿或不合作受检者可给予镇静剂,并需家属陪伴。

(4)增强检查者,检查前 4h 禁食,了解并签署增强检查协议书。建立外周静脉通道。

3. 普通平扫

(1)认真阅读受检者申请单,在操作界面填写受检者信息(包括姓名、性别、检查号、检查部位等)。

(2)扫描体位:常规取仰卧位,头先进,身体位于床面正中间,两臂置于身体两侧,水平定位线对准外耳孔。注意屏蔽防护性腺及其他非检查部位。

(3)定位像及扫描基线:常规扫描颈部侧位定位像。常规将瞳间线与横向定位线平行,以垂直于颈部为扫描基线。

(4)扫描范围:下颌骨下缘至主动脉弓水平,胸廓内甲状腺继续向下扫描至包全病变。肿瘤向胸内延伸或了解上纵隔淋巴结情况时,可扩大扫描范围。

(5)扫描参数(表 4-1)。

表 4-1 甲状腺 CT 平扫参数

项目	参数	项目	参数
扫描类型	螺旋扫描	采集层厚	1.0~2.5mm
管电压	100~120kV	重建层厚	1.0~2.5mm
有效管电流量	200~350mAs(或自动智能毫安技术)	重建间距	1.0~2.5mm
螺距因子	<1.5	显示矩阵	512×512
采集矩阵	512×512	滤波函数	标准(Stnd)
扫描野(SFOV)	200~300mm	旋转时间	0.5~0.8s/r

4. 增强扫描 对比剂用量 60~80ml,静脉注射对比剂的流速 2.5~3.5ml/s,动脉期扫描延迟时间为 22~28s。欲了解病变实质强化情况,明确病变范围,应行实质期扫描,实质期扫描延迟时间为 55~65s。严重的甲状腺功能亢进者,禁用碘对比剂行增强扫描。

5. 图像后处理与图像显示　软组织窗宽 250~350HU，窗位 30~50HU。用薄层横断面数据（重建层厚≤1mm，采用 20%~30% 重叠重建）进行多平面重组，可获得甲状腺的冠状面、矢状面图像。进行多方位观察，显示甲状腺病变与周围解剖结构的关系等。

6. 图像打印与传输

（1）调节窗宽、窗位，适当放大或缩小图像，使图像位于窗格中间位置，依次输入平扫图像、增强图像和/或后处理图像。必要时加摄甲状腺供血动脉及引流静脉重建图，完整显示颈外动脉和锁骨下动脉等。

（2）利用影像存储与传输系统（PACS）进行数字化存储和管理，来实现影像信息的本地及远程查询、浏览、打印等功能。

【实验总结】

1. 甲状腺 CT 扫描前应详细了解临床资料与检查要求，选择最优化的扫描方案，降低受检者辐射剂量。

2. 甲状腺扫描过程中对受检者的辐射防护。

【实验思考】

1. 甲状腺 CT 的适应证有哪些？

2. 甲状腺 CT 检查中，可以通过优化哪些参数来达到降低辐射剂量的目的？

（刘丹丹）

第二节　胸部 CT 检查技术

实验一　胸部 CT 检查技术

【临床概述】

胸部包括肺、胸壁和纵隔，胸部 CT 检查以肺为主。肺位于胸腔，"左右各一"；肺有分叶，"左二右三"，共五叶。每个肺叶又分段，共 18 个肺段，靠支气管和肺血管联系。支气管的分支形态如倒置的树，又称"支气管树"。左右主支气管间夹角为 60°~100°。肺血管：肺动脉和肺静脉，支气管动脉和支气管静脉。肺是一个淋巴循环异常丰富的器官，肺淋巴管网分三组：胸膜淋巴管网、血管周围淋巴管网和支气管周围淋巴管网。CT 扫描能够显示胸部平片不能显示的弥漫性间质性病变的一些征象，高分辨率 CT（HRCT）显示弥漫性病灶较普通 CT 更为清晰。因此，对胸部病变早期发现和早期诊断有较高的价值。螺旋 CT 扫描，检查床连续匀速运动前移，能够获得胸部连续图像，由于扫描时间短，增强效果优异，还能够减少 50% 对比剂用量，因此，胸部螺旋 CT 的应用较广泛。

【实验目的】

1. 掌握胸部 CT 扫描方法及步骤。

2. 掌握胸部 CT 增强的延迟时间、强化特征及图像后处理技术。

3. 掌握胸部 CT 辐射防护措施。

4. 熟悉胸部的相关解剖及基本功能。

5. 熟悉胸部 CT 检查的适应证及禁忌证。

6. 熟悉胸部 CT 扫描前准备。

7. 了解胸部静脉团注方法。

【实验要求】

1. 熟悉 CT 的工作状态及操作界面。

2. 掌握胸部各位置 CT 扫描前准备(包括设备准备、技师准备、受检者准备和护士准备等)。

3. 掌握胸部 CT 辐射防护措施。

4. 根据受检者申请单信息和要求,选择合理的扫描方案。

5. 保证图像质量达到影像诊断标准。

【实验器材】

1. 多层螺旋 CT。

2. CT 激光胶片。

3. 干式激光胶片打印机。

4. 高压注射器。

5. 抢救器械(如氧气瓶、血压计、呼吸气囊、心电监护仪、除颤仪)和急救药品。

6. 防护衣物。

【实验注意事项】

1. 认真阅读申请单,明确检查部位,了解检查目的和要求,特别注意申请单中的备注要求。

2. 训练受检者呼吸与屏气,并嘱受检者平静呼吸下屏气。对于不配合屏气的受检者,在病情许可的情况下,可训练陪同人员帮助受检者屏气。

3. 不能配合的受检者(如婴幼儿、意识不清、躁动、外伤等)应视情况给予药物镇静。

4. 向受检者说明检查床移动和扫描间噪声属正常情况,并告知扫描所需时间,以消除受检者紧张心理,并对敏感腺体进行必要的保护。

5. 增强检查要了解受检者有无对比剂禁忌证,有无其他药物过敏史,肾毒性药物用药情况,哮喘等。

6. 增强扫描后,受检者应留观 30min 左右,以观察有无迟发过敏反应,以便及时对症处理。

【实验方法及步骤】

1. 扫描前的准备

(1)去除胸部所有金属物及各种饰物。

(2)了解受检者的既往病史,尤其是有无过敏史,签署碘对比剂使用知情同意书。

(3)增强检查须禁食 4h 以上,静脉预置好留置针。

(4)扫描中受检者体位须保持不动,儿童及不合作受检者应在临床医师给予镇静剂或麻醉后再行检查。

(5)危重症受检者应由临床医师陪同检查;准备好抢救药品及器械,建立完善的抢救通道,随时处理突发情况。

2. 普通平扫

(1)认真阅读受检者申请单,在操作界面填写受检者信息(包括姓名、性别、检查号、检查部位等)。

(2)扫描体位:常规取仰卧位,头先进,身体位于床面正中间,两臂上举抱头,侧面定位线对准人体腋中线。注意屏蔽邻近扫描部位的敏感器官。

(3)定位像及扫描基线:将受检者胸廓入口(颈根部)对准定位灯十字交叉处,根据扫描基线和扫描范围摄取正位定位像。

（4）扫描范围：自肺尖至较低侧肋膈角下 2~3cm。

（5）扫描参数：胸部扫描采用标准或软组织算法，螺旋扫描（表 4-2）。

表 4-2 胸部常规平扫参数

项目	参数	备注
管电压	70~140kV	根据受检者体型和设备性能设定
有效管电流量	100~200mAs	建议使用自动管电流技术
螺距	0.986∶1~1.375∶1	
转速	0.5~0.8s/r	
采集矩阵	512×512	
扫描野	450~500mm	
显示野	300~400mm	根据受检者体型而定
采集层厚	0.5~1.0mm	
重建层厚	0.5~5.0mm	
重建算法	标准（用于纵隔窗）和肺算法（用于肺窗）	
窗宽（肺窗）	100~1 500HU	
窗位（肺窗）	−800~−600HU	
窗宽（纵隔窗）	300~500HU	
窗位（纵隔窗）	30~50HU	
窗宽（骨窗）	1 000~1 500HU	
窗位（骨窗）	150~300HU	

3. 增强扫描 用于提高胸部病灶检出率，根据病灶不同强化特点，有利于明确病变性质、鉴别诊断。胸部常规增强扫描通常是在平扫检查发现病变的基础上进行的。常规增强扫描对胸膜、纵隔病变及肺内实性病灶的诊断及鉴别诊断具有重要意义。使用对比剂主要目的是显示血管和评价软组织强化情况，可以明确纵隔病变与心脏大血管的关系，有助于病变的定位与定性诊断，尤其对良、恶性病变的鉴别有较大的帮助。

（1）扫描体位：同平扫，选择上肢静脉注射对比剂。

（2）扫描方法：扫描范围，层厚和层间距，窗宽、窗位设置同胸部平扫。静脉注射对比剂 60~70ml，注射速率一般为 2.5~4.0ml/s，开始注射对比剂后 25~30s 扫描动脉期，55~65s 扫描实质期。也可选用自动阈值跟踪触发序列。对于体弱受检者，或 BMI<18kg/m^2 者，应酌情减低对比剂用量。对于长期化疗或心功能较差者，可适当降低对比剂注射速率。

4. 图像后处理与图像显示 胸部 CT 扫描图像通常采用双窗技术，即肺窗和纵隔窗。肺窗窗宽 1 000~1 500HU，窗位 −800~−600HU；纵隔窗窗宽 300~500HU，窗位 30~50HU。肺窗主要显示肺组织及其病变，纵隔窗主要显示纵隔结构及其病变，并用于观察肺组织病变的内部结构，确定有无钙化、脂肪及含气成分等。对于外伤受检者，如需了解肋骨、胸椎等骨质情况，还应结合骨窗，窗宽 1 000~1 500HU，窗位 250~350HU。对肺部的片状影、块状影及结节病灶，可由肺窗向纵隔窗慢慢调节，选择最佳的中间窗观察。图像排版打印时按人体的解剖顺序从上向下，多幅组合，常规选用肺窗和纵隔窗双窗图像。对于一些小的病灶可采用局部放大，或进行冠状面、矢状面重建,以便于进行定位描述。另外,在图像排版打印时还应保存一幅无定位线的定位像图像。

【实验总结】

1. 胸部 CT 检查适用于胸部良、恶性肿瘤,囊性病变,炎性病变,外伤等。

2. 了解胸部 CT 扫描前准备工作的重要性。

3. 选择合适的胸部 CT 扫描方式及时相,有利于病变的检出及定性诊断。

4. 图像后处理技术的应用,能很好地显示组织病变及血管。

5. 注意扫描过程中对受检者的辐射防护。

【实验思考】

1. 简述胸部 CT 扫描前准备工作的内容?其目的和意义是什么?

2. 简述在不同层面的 CT 横断面上,正常肺的分叶、分段。

3. 简述胸部增强扫描对比剂的使用。

4. 胸部 CT 窗口技术特点有哪些?

实验二　胸部 CTA 检查技术

【临床概述】

胸部 CTA 一般是指胸部升主动脉和降主动脉的 CT 检查。升主动脉起自左心室向上走行,至主动脉弓向右后方走行,延续为降主动脉向下走行,达第 12 胸椎高度,穿膈的主动脉裂孔进入腹腔,移行为腹主动脉。沿途分支有冠状动脉、头臂干、左颈总动脉、左锁骨下动脉以及肋间动脉等。

【实验目的】

1. 掌握胸部 CTA 扫描方法及步骤。

2. 掌握胸部 CTA 的延迟时间、强化特征及图像后处理技术。

3. 掌握胸部 CTA 辐射防护措施。

4. 熟悉胸部 CTA 扫描前准备。

【实验要求】

1. 熟悉 CT 的工作状态及操作界面。

2. 掌握胸部 CTA 扫描前准备(包括设备准备、技师准备、受检者准备和护士准备等)。

3. 掌握胸部 CTA 辐射防护措施。

4. 根据受检者申请单信息和要求,选择合理的扫描方案。

5. 保证图像质量达到影像诊断标准。

【实验器材】

同胸部实验一。

【实验注意事项】

同胸部实验一。

【实验方法及步骤】

1. 扫描前的准备　同胸部实验一。

2. 胸部 CTA 扫描

（1）认真阅读受检者申请单,在操作界面填写受检者信息(包括姓名、性别、检查号、检查部位等)。

（2）扫描体位：受检者足先进，仰卧位，胸部正中矢状面垂直于扫描床平面并与床面长轴中线重合，双上肢自然上举。若受检者双上肢上举困难则可自然置于身体两侧，选择头先进。特殊情况时，在有合适的静脉注射方案的情况下，可选择俯卧或侧卧。

（3）定位像及扫描基线：将受检者胸廓入口（颈根部）对准定位灯十字交叉处，根据扫描基线和扫描范围摄取正位定位像。

（4）扫描范围：自肺尖至较低侧肋膈角下 2~3cm。

（5）扫描参数：胸部 CTA 扫描采用标准或软组织算法，螺旋扫描（表 4-3）。

表 4-3　肺动脉扫描参数

项目	参数	备注
管电压	70~120kV	根据受检者体型和设备性能设定，建议使用低管电压
有效管电流量	100~200mAs	建议使用自动管电流技术
螺距	0.986∶1~1.375∶1	
转速	0.5~0.8s/r	
采集矩阵	512×512	
扫描野	450~500mm	
显示野	300~400mm	根据受检者体型而定
采集层厚	0.5~1.0mm	
重建层厚	0.5~5.0mm	
重建算法	标准	
窗宽（纵隔窗）	300~500HU	
窗位（纵隔窗）	30~50HU	

（6）对比剂注射方案：胸部 CTA 检查中对比剂的使用非常重要，由于动脉检查只需要在扫描期间动脉充盈对比剂浓度足够高即可，所以一般注射持续 12~15s 即可。后期可以同样的速度注射生理盐水 20ml，注射速度在管电压低于 120kV 的情况下不小于 3.0ml/s 即可。扫描延迟时间，推荐使用自动阈值跟踪触发技术，经静脉注射对比剂，监控扫描延迟时间一般设为10~15s。目标血管选择，一般设置监控层面为降主动脉主干。阈值为 100HU，延迟 5~8s 开始正式扫描。

（7）图像后处理与图像显示：胸部 CTA 检查通常采用纵隔窗。窗宽 300~500HU，窗位 30~50HU。纵隔窗主要显示血管及其病变，并用于观察肺组织病变的内部结构，确定有无钙化、脂肪及含气成分等。图像排版打印时按人体的解剖顺序从上向下，多幅组合，常规选用肺窗和纵隔窗双窗图像。对于一些小的病灶可采用局部放大，或进行冠状面、矢状面重建，便于进行定位描述。另外，在图像排版打印时还应保存一幅无定位线的定位像图像。

（8）打印与图像传输

1）调节窗宽、窗位，适当放大或缩小图像，使图像位于窗格中间位置，根据图像总数计算窗格（行×列），先将定位像输入打印窗格，然后依次输入平扫图像、增强图像和/或后处理图像。测量病灶层面 CT 值及大小，必要时测量病灶层面增强前后的 CT 值变化。平扫和增强测量 CT 值时，原则上应在同一平面上测量，以便分析对照。

2）利用影像存储与传输系统（PACS）进行数字化存储和管理，来实现影像信息的本地及远程查询、浏览、打印等功能。

【实验总结】

1. 胸部 CTA 检查适用于胸部主动脉病变，如主动脉夹层、主动脉瘤及主动脉发育畸形等。
2. 了解胸部动脉 CTA 检查前准备工作的重要性。
3. 图像后处理技术的应用，能很好地显示组织病变及血管。
4. 注意扫描过程中对受检者的辐射防护。

【实验思考】

1. 简述胸部 CTA 检查扫描前准备工作的内容？其目的和意义是什么？
2. 简述胸部 CTA 检查对比剂及使用的重要性。

实验三 胸部灌注成像技术

【临床概述】

CT 灌注成像技术不同于常规 CT 扫描，是在静脉快速团注对比剂时，对感兴趣区层面进行连续 CT 扫描，从而获得感兴趣区时间-密度曲线，并利用不同的数学模型，计算出各种灌注参数值，因此能更有效地量化反映局部组织血流灌注量的改变，对明确病灶的血液供应具有重要意义，进而有助于判断病变性质。CT 灌注成像技术在胸部的应用主要是占位性病变的检查。

【实验目的】

1. 掌握胸部灌注成像技术方法及步骤。
2. 掌握胸部灌注成像技术的对比剂注射方案及图像后处理技术。
3. 掌握胸部灌注成像技术辐射防护措施。
4. 熟悉胸部灌注成像技术的适应证及禁忌证。

【实验要求】

1. 熟悉 CT 的工作状态及操作界面。
2. 掌握胸部灌注成像技术扫描前准备（包括设备准备、技师准备、受检者准备和护士准备等）。
3. 掌握胸部灌注成像技术辐射防护措施。
4. 保证图像质量达到影像诊断标准。

【实验器材】

同胸部实验一。

【实验注意事项】

同胸部实验一。

【实验方法及步骤】

1. 扫描前的准备 同胸部实验一。

2. 胸部灌注成像扫描

（1）认真阅读受检者申请单，在操作界面填写受检者信息（包括姓名、性别、检查号、检查部位等）。

（2）扫描体位：受检者足先进，仰卧位，胸部正中矢状面垂直于扫描床平面并与床面长轴中线重合，双上肢自然上举。

（3）定位像及扫描基线：将受检者胸廓入口（颈根部）对准定位灯十字交叉处，根据扫描基线和扫描范围摄取正位定位像。

（4）扫描范围：包括病变即可，灌注成像需要对病变位置多次扫描，扫描范围受到设备性能的影响，早期由探测器宽度决定，只能扫描探测器能够覆盖的范围。近年来，随着技术的进步，可以采用摇篮床技术或螺旋扫描技术，大大扩展了灌注成像的范围。

（5）扫描参数：根据设备性能，胸部灌注可采用常规轴位扫描模式或螺旋扫描模式（表4-4）。

表 4-4　胸部灌注扫描参数

项目	参数	备注
管电压	70~100kV	根据受检者体型和设备性能设定，建议使用低管电压
有效管电流量	50~80mAs	
螺距	0.986：1~1.375：1	
转速	0.5~0.8s/r	
采集矩阵	512×512	
扫描野	450~500mm	
显示野	300~400mm	根据受检者体型而定
采集层厚	0.5~1.0mm	
重建层厚	0.5~5.0mm	
重建算法	标准	
窗宽（纵隔窗）	300~500HU	
窗位（纵隔窗）	30~50HU	

（6）对比剂注射方案：胸部灌注检查中对比剂的使用非常重要，由于灌注模型的要求，灌注检查注射持续时间不超过10s。为保证灌注效果，对比剂注射速度一般较快，不低于4.0ml/s。并且后期还要以同样速度注射生理盐水20~40ml。扫描延迟时间，一般为10~15s。

（7）图像后处理与图像显示：胸部灌注检查所得图像不能直接观察，需要经过后处理才能得到所需灌注结果，一般在工作站上利用专用的灌注后处理软件进行处理。能够得到血流量、血容量、平均通过时间及表面通透性等参数。图像一般以伪彩色形式显示。并需要测量病变区域和正常组织灌注参数的不同。

（8）打印与图像传输

1）图像排版打印时一般需要彩色打印，便于显示灌注参数的变化。并需要打印测量图像。

2）利用影像存储与传输系统（PACS）进行数字化存储和管理，来实现影像信息的本地及远程查询、浏览、打印等功能。

【实验总结】

1. 胸部灌注检查适用于胸部占位性病变。

2. 了解胸部灌注检查前准备工作的重要性。

3. 图像后处理技术的应用，如何获得灌注参数。

4. 注意扫描过程中对受检者的辐射防护。

【实验思考】

1. 简述胸部灌注检查扫描前准备工作的内容？其目的和意义是什么？

2. 简述灌注参数的意义。

（李锋坦）

第三节　肺动脉 CTA 检查技术

实验一　肺动脉 CTA 检查技术

【临床概述】

肺动脉是输送静脉血至肺的血管。从右心室的肺动脉口起始,在主动脉起始部的前方向左上后方斜行,达主动脉弓的下方,约平第 4 胸椎下缘高度,分为左、右肺动脉。左肺动脉比较短,向左侧横过胸主动脉和左主支气管的前方至左肺门,分为上、下两叶。右肺动脉比较长,向右侧经升主动脉和上腔静脉的后方,右主支气管和食管的前方至右肺门;分为三支进入右肺的上、中、下三叶。左、右肺动脉经肺门入肺后,随支气管的分支而反复分支,越分越细,最后形成包绕肺泡壁的毛细血管网。

【实验目的】

1. 掌握肺动脉 CTA 扫描方法及步骤。

2. 掌握肺动脉 CTA 的延迟时间、强化特征及图像后处理技术。

3. 掌握肺动脉 CTA 辐射防护措施。

4. 熟悉肺动脉的相关解剖及基本功能。

5. 熟悉肺动脉 CTA 检查的适应证及禁忌证。

6. 熟悉肺动脉 CTA 扫描前准备。

【实验要求】

1. 熟悉 CT 的工作状态及操作界面。

2. 掌握胸部 CT 扫描前准备(包括设备准备、技师准备、受检者准备和护士准备等)。

3. 掌握胸部 CT 辐射防护措施。

4. 根据受检者申请单信息和要求,选择合理的扫描方案。

5. 保证图像质量达到影像诊断标准。

【实验器材】

1. 多层螺旋 CT。

2. CT 激光胶片。

3. 干式激光胶片打印机。

4. 高压注射器。

5. 抢救器械(如氧气瓶、血压计、呼吸气囊、心电监护仪、除颤仪)和急救药品。

6. 防护衣物。

【实验注意事项】

1. 认真阅读申请单,明确检查部位,了解检查目的和要求,特别注意申请单中的备注要求。

2. 去除胸部所有金属物及各种饰物,避免产生伪影。

3. 训练受检者呼吸与屏气,并嘱受检者平静呼吸下屏气。对于不配合屏气的受检者,在病情许可的情况下,可训练陪同人员帮助受检者屏气。

4. 不能配合的受检者(婴幼儿,意识不清、躁动、外伤者等)应视情况给予药物镇静。

5. 向受检者说明检查床移动和扫描间噪声属正常情况,并告知扫描所需时间,以消除受检者紧张心理并对敏感腺体进行必要的保护。

6. 了解受检者有无对比剂禁忌证,有无其他药物过敏史,肾毒性药物用药情况,哮喘等。

7. 检查结束后,受检者应留观 30min 左右,以观察有无迟发过敏反应,以便及时对症处理。

【实验方法及步骤】

1. 扫描前的准备

(1)了解受检者的既往病史(尤其是有无过敏史),签署碘对比剂使用知情同意书。

(2)增强检查须禁食 4h 以上,并于检查前后进行充足水化。

(3)准备好抢救药品及器械,建立完善的抢救通道,随时处理突发情况。

(4)静脉预置好留置针。

(5)注射后受检者应留观半小时。

2. 肺动脉 CTA 扫描

(1)认真阅读受检者申请单,在操作界面填写受检者信息(包括姓名、性别、检查号、检查部位等)。

(2)扫描体位:受检者足先进,仰卧位,胸部正中矢状面垂直于扫描床平面并与床面长轴中线重合,双上肢自然上举。

(3)定位像及扫描基线:将受检者胸廓入口(颈根部)对准定位灯十字交叉处,根据扫描基线和扫描范围摄取正位定位像。

(4)扫描范围:自肺尖至较低侧肋膈角下 2~3cm。

(5)扫描参数:肺动脉 CTA 扫描采用标准或软组织算法,螺旋扫描(表 4-5)。

表 4-5　肺动脉扫描参数

项目	参数	备注
管电压	70~120kV	根据受检者体型和设备性能设定,建议使用低管电压
有效管电流量	100~200mAs	建议使用自动管电流技术
螺距	0.986∶1~1.375∶1	
转速	0.5~0.8s/r	
采集矩阵	512×512	
扫描野	450~500mm	
显示野	300~400mm	根据受检者体型而定
采集层厚	0.5~1.0mm	
重建层厚	0.5~5.0mm	
重建算法	标准	
窗宽(肺窗)	100~1 500HU	
窗位(肺窗)	−800~−600HU	
窗宽(纵隔窗)	300~500HU	
窗位(纵隔窗)	30~50HU	

(6)对比剂注射方案:肺动脉检查中对比剂的使用非常重要,由于肺动脉充盈时间比较早,一般注射持续 12~15s 即可。后期可以同样的速度注射生理盐水 20ml,注射速度在管电压低于 120kV 的情况下不小于 3.0ml/s 即可。扫描延迟时间,推荐使用自动阈值跟踪触发技

术,经静脉注射对比剂,肺循环早于体循环,所以监控扫描延迟时间不宜过长,一般设为 5~8s。目标血管选择,一般设置为上腔静脉或肺动脉主干。以上腔静脉为目标血管,阈值一般设为 50HU,延迟 5~8s 开始正式扫描。如果以肺动脉主干为目标血管,阈值一般设为 150HU。延迟时间 3s 左右开始正式扫描。

（7）图像后处理与图像显示:肺动脉检查通常采用纵隔窗。窗宽 300~500HU,窗位 30~50HU。纵隔窗主要显示血管及其病变,并用于观察肺组织病变的内部结构,确定有无钙化、脂肪及含气成分等。图像排版打印时按人体的解剖顺序从上向下,多幅组合,常规选用肺窗和纵隔窗双窗图像。对于一些小的病灶可采用局部放大,或进行冠状面、矢状面重建,便于进行定位描述。另外,在图像排版打印时还应保存一幅无定位线的定位像图像。

（8）打印与图像传输

1）调节窗宽、窗位,适当放大或缩小图像,使图像位于窗格中间位置,根据图像总数计算窗格（行×列）,先将定位像输入打印窗格,然后依次输入平扫图像、增强图像和/或后处理图像。测量病灶层面 CT 值及大小,必要时测量病灶层面增强前后的 CT 值变化。平扫和增强测量 CT 值时,原则上应在同一平面上测量,以便分析对照。

2）利用影像存储与传输系统（PACS）进行数字化存储和管理,来实现影像信息的本地及远程查询、浏览、打印等功能。

【实验总结】

1. 肺动脉 CTA 检查适用于肺动脉病变,如肺栓塞、肺动脉高压等。

2. 了解肺动脉 CTA 检查前准备工作的重要性。

3. 图像后处理技术的应用,能很好地显示组织病变及血管。

4. 注意扫描过程中对受检者的辐射防护。

【实验思考】

1. 简述肺动脉 CTA 检查扫描前准备工作的内容? 其目的和意义是什么?

2. 简述肺动脉 CTA 检查对比剂及使用的重要性。

（李铎坦）

第四节　肺动静脉和左心房 CT 检查技术

实验一　肺动静脉和左心房 CT 检查技术

【临床概述】

左心房是心的四腔之一,位于右心房的左后方,是最靠后的一个腔。左心房的两侧有左、右肺静脉的开口,其向左前方突出的部分称左心耳,前下部有左房室口向下前方通入左心室。左心房接受来自左、右肺静脉的血流,并通过左房室口排入左心室。

肺静脉和左心房相连,是从肺输送动脉血至左心房的血管,为肺的功能血管,其属支起自肺泡壁周围的毛细血管网,逐级汇合,最后汇集成左、右肺静脉。因右肺上、中两叶的肺静脉在肺根处合成一支,所以肺静脉左右各两条,出肺门后,向内行穿纤维性心包,分别注入左心房的后上部。右肺静脉较长,行经上腔静脉和右心房的上后方;左肺静脉较短,行经胸主动脉的前方。肺静脉汇入左心房时的数目,可能出现变异,例如,两条左肺静脉合成一干进入左心房者并不少见;有时可见三条右肺静脉(来自右肺的三个叶)分别开口于左心房。

【实验目的】

1. 掌握肺动静脉和左心房 CT 扫描方法及步骤。

2. 掌握肺动静脉和左心房 CT 增强特点及图像后处理技术。

3. 掌握肺动静脉和左心房 CT 辐射防护措施。

4. 熟悉肺动静脉和左心房 CT 扫描前准备。

5. 了解肺动静脉和左心房检查静脉团注方法。

【实验要求】

1. 熟悉 CT 的工作状态及操作界面。

2. 掌握肺动、静脉和左心房 CT 扫描前准备(包括临床病史采集、对比剂准备、注射方式、呼吸训练等)。

3. 掌握肺动、静脉和左心房 CT 检查辐射防护措施。

4. 根据受检者申请单信息和要求,选择合理的扫描方案。

5. 保证图像质量达到影像诊断标准。

【实验器材】

1. 多层螺旋 CT。

2. 三相导联电极线及电极片。

3. CT 激光胶片。

4. 干式激光胶片打印机。

5. 高压注射器。

6. 抢救器材和急救药品。

7. 防护衣物。

【实验注意事项】

1. 认真阅读申请单,明确检查部位,了解检查目的和要求,特别注意申请单中的备注要求。

2. 训练受检者呼吸与屏气,并嘱受检者平静呼吸下屏气。对于不配合屏气的受检者,在病情许可的情况下,可训练陪同人员帮助受检者屏气。

3. 不能配合的受检者(婴幼儿,意识不清、躁动、外伤者等)应视情况给予药物镇静。

4. 向受检者说明检查床移动和扫描间噪声属正常情况,并告知扫描所需时间,以消除受检者紧张心理,并对敏感腺体进行必要的保护。

5. 了解受检者有无对比剂禁忌证,有无其他药物过敏史,肾毒性药物用药情况,哮喘等。

6. 检查结束后,受检者应留观 30min 左右,以观察有无迟发过敏反应,以便及时对症处理。

【实验方法及步骤】

1. 扫描前的准备

(1)去除胸部所有金属物及各种饰物。

(2)扫描中受检者体位须保持不动,儿童及不合作受检者应由临床医师给予镇静剂或麻醉后再行检查。

(3)危重症受检者应由临床医师陪同检查。

(4)给受检者连接心电监护。

2. 肺静脉和左心耳 CTA 扫描

(1)认真阅读受检者申请单,在操作界面填写受检者信息(包括姓名、性别、检查号、检查

部位等)。

（2）扫描体位:受检者足先进,仰卧位,胸部正中矢状面垂直于扫描床平面,并与床面长轴中线重合,双上肢自然上举。

（3）定位像及扫描基线:将受检者胸廓入口(颈根部)对准定位灯十字交叉处,根据扫描基线和扫描范围摄取正位定位像。

（4）扫描范围:自肺尖至较低侧肋膈角下 2~3cm。

（5）扫描参数:肺静脉和左心耳 CT 检查扫描序列可以使用螺旋扫描或心电门控(ECG 前瞻门控扫描/ECG 回顾门控扫描)。(表4-6)

表 4-6　肺静脉及左心房扫描参数

项目	参数	备注
管电压	70~120kV	根据受检者体型和设备性能设定,建议使用低管电压
有效管电流量	200~300mAs	
螺距	–/–/0.2∶1~3.0∶1	
转速	0.25~0.5s/r	
采集矩阵	512×512	
扫描野	450~500mm	
显示野	300~400mm	根据受检者体型而定
采集层厚	0.5~1.0mm	
重建层厚	0.5~5.0mm	
重建算法	标准	
窗宽	300~500HU	
窗位	30~50HU	

（6）对比剂注射方案:肺静脉和左心耳检查中对比剂的使用非常重要,由于肺静脉充盈时间比较早,一般注射持续 12~15s 即可。后期可以同样的速度注射生理盐水 20ml,注射速度在管电压低于 120kV 的情况下不小于 3.0ml/s 即可。扫描延迟时间,推荐使用自动阈值跟踪触发技术,经静脉注射对比剂,肺循环早于体循环,所以监控扫描延迟时间不宜过长,一般设为5~8s。目标血管选择,一般设置为上腔静脉或肺动脉主干。以上腔静脉为目标血管,阈值一般设为 50HU,延迟 5~8s 开始正式扫描。如果以肺动脉主干为目标血管,阈值一般设为 150HU。延迟时间 3s 左右开始正式扫描。

（7）图像后处理与图像显示:肺静脉和左心耳检查通常采用纵隔窗。窗宽 300~500HU,窗位 30~50HU。纵隔窗主要显示血管及其病变,并用于观察肺组织病变的内部结构,确定有无钙化、脂肪及含气成分等。图像排版打印时按人体的解剖顺序从上向下,多幅组合,常规选用肺窗和纵隔窗双窗图像。对于一些小的病灶可采用局部放大,或进行冠状面、矢状面重建,便于进行定位描述。另外,在图像排版打印时还应保存一幅无定位线的定位像图像。

（8）打印与图像传输

1）调节窗宽、窗位,适当放大或缩小图像,使图像位于窗格中间位置,根据图像总数计算窗格(行×列),先将定位像输入打印窗格,然后依次输入平扫图像、增强图像和/或后处理图像。

测量病灶层面 CT 值及大小,必要时测量病灶层面增强前后的 CT 值变化。平扫和增强测量 CT 值时,原则上应在同一平面上测量,以便分析对照。

2）利用影像存储与传输系统（PACS）进行数字化存储和管理,来实现影像信息的本地及远程查询、浏览、打印等功能。

【实验总结】

1. 肺静脉和左心房 CTA 检查适用于房颤受检者射频消融前检查,或其他肺静脉及左心耳病变等。

2. 了解肺静脉和左心房 CTA 检查前准备工作的重要性。

3. 图像后处理技术的应用,能很好地显示组织病变及血管。

4. 注意扫描过程中对受检者的辐射防护。

【实验思考】

1. 简述肺静脉和左心房 CTA 检查扫描前准备工作的内容？其目的和意义是什么？

2. 简述肺静脉和左心房 CTA 检查心电门控使用的重要性。

（李锋坦）

第五节　先心病 CT 检查技术

实验一　先心病 CT 检查技术

【临床概述】

先天性心脏病(简称先心病)是先天性畸形中最常见的一类,约占各种先天畸形的 28%。先天性心脏病可分为发绀型或者非发绀型,也可根据有无分流分为三类:无分流(如肺动脉狭窄、主动脉缩窄)、左至右分流(如房间隔缺损、室间隔缺损、动脉导管未闭)和右至左分流(如法洛四联症、大血管错位)。心脏 CTA 是一种无创的检查方法,可通过特定的扫描方式以及三维成像技术,显示冠脉三根血管的走行、室壁运动、冠脉是否存在狭窄等,其检查的重点是心脏及血管形态的改变。

【实验目的】

1. 熟悉心脏的相关解剖及体表定位范围。

2. 熟悉心脏 CT 适应证和禁忌证。

3. 熟悉心脏 CT 扫描前准备。

4. 掌握心脏 CT 扫描方法及步骤。

5. 掌握心脏 CT 增强特点及图像后处理技术。

6. 掌握心脏 CT 辐射防护措施。

7. 了解心脏 CT 检查的对比剂静脉团注方法。

【实验要求】

1. 熟悉 CT 的工作状态及操作界面。

2. 掌握心脏 CT 扫描前准备(包括临床病史采集、对比剂准备、注射方式、呼吸训练等)。

3. 掌握心脏 CT 辐射防护措施。

4. 根据受检者申请单信息和要求,选择合理的扫描方案。

5. 保证图像质量达到影像诊断标准。

【实验器材】

1. 多层螺旋 CT。

2. 三相导联电极线及电极片。

3. 激光胶片和干式激光胶片打印机。

4. 高压注射器。

5. 抢救器材和急救药品。

6. 防护衣物。

【实验注意事项】

1. 心率过快或者心律不齐者应于检查前 1~7 天服用 β 受体拮抗剂类药物。

2. 危重、老年体弱及婴幼儿受检者应有家属陪同,并注意非检查部位或性腺的辐射防护。

3. 检查结束后受检者应观察 15~30min,观察有无迟发过敏反应,以便及时对症处理。

4. 心脏螺旋 CT 的数据是容积采集,采集层厚较薄,采用软组织函数。

【实验方法及步骤】

1. 适应证和禁忌证的确定

（1）适应证:先天性心脏病或怀疑先天性心脏病,如房间隔缺损、单心房、左侧三房心、室间隔缺损、动脉导管未闭、主动脉-肺动脉间隔缺损、法洛四联症、完全性大动脉错位、先天性主动脉缩窄等。

（2）禁忌证

1）含碘对比剂过敏、重症甲状腺疾病、哮喘以及严重心、肝、肾功能衰竭者等,不宜做增强扫描。

2）严重甲亢者。

3）妊娠妇女。

4）心律不齐、心率过快的受检者。

5）心源性休克。

2. 扫描前的准备

（1）按要求放置心电电极并连接导线(三导联:RA 和 LA 电极分别置于右侧和左侧的锁骨中线、锁骨凹陷处,LL 电极置于左锁骨中线、第 7 肋间),观察受检者的 ECG 信号和心率,确认屏气状态下 R 波信号能够被准确识别。

（2）屏气训练,确保扫描期间受检者胸、腹部均处于静止状态,并观察屏气状态下的心率波动情况。可舌下含服或喷射硝酸甘油,以改善冠状动脉远端血管显示情况。

（3）检查前嘱受检者去除外衣和胸部周围的金属物品,避免伪影产生。

（4）向受检者说明检查过程及可能出现的反应,消除紧张情绪。

（5）嘱受检者签署对比剂不良反应告知书,并行外周静脉(肘正中静脉)穿刺,建立静脉通道。

3. 普通平扫

（1）认真阅读受检者申请单,在操作界面填写受检者信息(包括姓名、性别、检查号、检查部位等)。

（2）扫描体位:常规取仰卧位,头先进或足先进,身体位于床面正中间,两臂上举抱头,侧面定位线对准人体腋前线。注意屏蔽防护性腺及其他非检查部位。

（3）定位像及扫描基线:打开定位灯,将受检者胸骨上窝对准定位灯十字交叉处,关闭定位灯并移床。根据扫描基线和扫描范围摄取正位、侧位双定位像。

（4）扫描范围：由胸廓入口向下至左膈下 5cm。

（5）扫描参数：心脏扫描采用标准或软组织算法，螺旋扫描（表 4-7）。

表 4-7 先心病扫描参数

项目	平扫	增强扫描
扫描类型	前瞻性 ECG 门控扫描	回顾性 ECG 门控扫描/螺旋扫描
管电压	80~120kV	80~120kV
有效管电流量	200~300mAs/NI=12	200~300mAs/NI=12
采集相位	40%~50%（心率 >75 次/分）	40%~50%（心率 >75 次/分） 70%~80%（心率≤75 次/分）
采集层厚	0.625~1.25mm	0.625~1.25mm
重建层厚	2.5~5mm	2.5~5mm
重建间距	2.5~5mm	2.5~5mm
采集矩阵	512×512	512×512
扫描野（SFOV）	Cardiac	Cardiac

4. 增强扫描 采用非离子型高浓度（370mgI/ml）对比剂，经右侧肘正中静脉用高压注射器静脉团注给药。成人用量 80~120ml（2.0~2.5ml/kg），儿童用量 60~80ml（1.5~2.0ml/kg），注射速率 3~5ml/s。

心脏扫描延迟时间的方法：

（1）小剂量测试法（test-bolus）：团注 20ml 对比剂和 20ml 生理盐水，对兴趣区进行同层动态扫描，根据兴趣区的时间-密度曲线，计算并得出延迟时间。

（2）智能血管追踪法（bolus-tracking）：将支气管分叉平面定为连续曝光层面，放置感兴趣区（肺动脉和主动脉两个兴趣区），注射对比剂后，实时观察感兴趣区对比剂 CT 值情况，当 CT 值达预定值后，手动触发扫描。

5. 图像显示及图像后处理 图像显示窗宽 35~50HU，窗位 300~400HU。采用前瞻性（或回顾性）心电门控数据进行心电编辑，得出最佳的收缩期和舒张期，对数据进行 MPR、CPR、MIP 及 VR 等重建。MPR 及 CPR 为二维成像，MPR 能实时反映心脏实质、瓣膜及血管的结构走行；CPR 适于走行复杂，不在同一平面的扭曲血管；VR 可以多方位立体显示心脏及大血管的空间结构，MIP 利于增强血管的密度差的显示，尤其是小血管（图 4-1）。

6. 图像打印及传输

（1）调节窗宽、窗位，适当放大或缩小图像，使图像位于窗格中间位置，根据图像总数计算窗格（行×列），先将定位像输入打印窗格，然后依次输入平扫图像、增强图像和/或后处理图像。

（2）利用影像存储与传输系统（PACS）进行数字化存储和管理，来实现影像信息的本地及远程查询、浏览、打印等功能。

【实验总结】

1. 先心病 CT 检查适用于先心病或怀疑先心病，如房间隔缺损、单心房、左侧三房心、室间隔缺损、动脉导管未闭、主动脉-肺动脉间隔缺损、法洛四联症、完全性大动脉错位、先天性主动脉缩窄等。

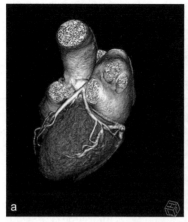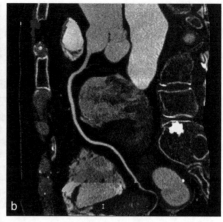

图 4-1 先心病 CT 后处理图像

a. VR；b. CPR。

2. 选择合适的扫描方法和重建期相。

3. 图像后处理技术的合理应用,能很好地显示心脏及血管情况。

4. 注意扫描过程中对受检者的辐射防护。

【实验思考】

1. 简述心脏 CT 检查前的准备与检查方法。

2. 心脏 CT 检查最常用的后处理技术有哪些?

(李大鹏)

第六节 冠状动脉和冠状静脉 CT 检查技术

实验一 冠状动脉 CT 检查技术

【临床概述】

根据 1975 年美国心脏协会(AHA)冠状动脉树状结构模型,将冠状动脉分为 15 段。即右冠状动脉(节段 1~4)、左主干(节段 5)、左前降支(节段 6~10)、左回旋支(节段 11~13)、后降支(节段 14)、后侧支(节段 15)。冠心病是目前最常见的一种心血管疾病,其患病率和死亡率呈逐渐上升的趋势。冠心病防治策略是早诊早治,防治兼备,预防为主。螺旋 CT 冠状动脉血管 CTA 技术在冠心病的检测方面取得了很大的进步,其特点是简便、快捷、无创伤,能够显示斑块的性质和狭窄程度。随着 CT 检查时间分辨率和空间分辨率的不断提高,螺旋 CT 更加能保证图像重建的真实性。冠状动脉 CT 检查现已成为一种相对经济适用的冠心病早期筛查及诊断方法。

【实验目的】

1. 掌握冠状动脉 CT 扫描方法及步骤。

2. 掌握冠状动脉 CT 增强特点及图像后处理技术。

3. 掌握冠状动脉 CT 辐射防护措施。

4. 熟悉心脏大血管的相关解剖及体表定位范围。

5. 熟悉冠状动脉 CT 适应证和禁忌证。

6. 熟悉冠状动脉 CT 扫描前准备。

7. 了解心脏冠脉 CTA 检查的对比剂静脉团注方法。

【实验要求】

1. 熟悉 CT 的工作状态及操作界面。

2. 掌握冠状动脉 CT 扫描前准备(包括临床病史采集、对比剂准备、注射方式、呼吸训练等)。

3. 掌握冠状动脉 CT 辐射防护措施。

4. 根据受检者申请单信息和要求,选择合理的扫描方案。

5. 保证图像质量达到影像诊断标准。

【实验器材】

1. 多层螺旋 CT。

2. 三相导联电极线及电极片。

3. 激光胶片以及干式激光胶片打印机。

4. 高压注射器。

5. 抢救器材和急救药品。

6. 防护衣物。

【实验注意事项】

1. 心率过快或者心律不齐者应于检查前 1~7 天服用 β 受体拮抗剂类药物。

2. 危重、老年体弱及婴幼儿受检者应有家属陪同,并注意非检查部位或性腺的辐射防护。

3. 检查结束后受检者应观察 15~30min,以观察有无迟发过敏反应,以便及时对症处理。

4. 冠状动脉 CT 的数据是容积采集,采集层厚较薄,采用软组织函数。

【实验方法及步骤】

1. 适应证和禁忌证的确定

(1)适应证

1)易患冠状动脉疾病的高危人群:如有高血压、糖尿病、高血脂、冠脉疾病家庭史及吸烟史等危险因素者。

2)运动心电图检查出现异常。

3)不明原因胸痛。

4)冠状动脉疾病受检者,但不愿意或不适宜行传统冠状动脉血管造影术的定期随访受检者。

5)随访已施行冠状动脉搭桥术(CABG)后血管的畅通程度。

(2)禁忌证

1)心率过快且 β 受体拮抗剂禁用者。

2)心律不齐者。

3)硝酸甘油禁忌者。

4)心源性休克者。

5)对含碘对比剂过敏者。

6)严重肝、肾等功能不全者。

7)妊娠妇女。

125

8）甲状腺功能亢进者。

9）重症肌无力者。

2. 扫描前的准备

（1）确保受检者心率平稳,检查前 30~90min 口服 β 受体拮抗剂,将心率控制在 75 次/分以下。

（2）按要求放置心电电极并连接导线（三个导联:RA 和 LA 电极分别置于右侧和左侧锁骨中线、锁骨凹陷处,LL 电极置于左侧锁骨中线、第 7 肋间),观察受检者的 ECG 信号和心率,确认屏气状态下 R 波信号能够被准确识别。

（3）屏气训练,确保扫描期间受检者胸、腹部均处于静止状态,并观察屏气状态下的心率波动情况。可舌下含服或喷射硝酸甘油,以改善冠状静脉远端血管显示情况。

（4）检查前嘱受检者去除外衣和胸部周围的金属物品,避免伪影产生。

（5）向受检者说明检查过程及可能出现的反应,消除紧张情绪。

（6）嘱受检者签署对比剂不良反应告知书,并行外周静脉（肘正中静脉）穿刺,建立静脉通道。

3. 普通平扫

（1）认真阅读受检者申请单,在操作界面填写受检者信息（包括姓名、性别、检查号、检查部位等）。

（2）扫描体位:常规取仰卧位,头先进或足先进,身体位于床面正中间,两臂上举抱头,侧面定位线对准人体腋前线。注意屏蔽防护性腺及其他非检查部位。

（3）定位像及扫描基线:打开定位灯,将受检者胸骨上窝对准定位灯十字交叉处,关闭定位灯并移床。根据扫描基线和扫描范围摄取正位、侧位双定位像。

（4）扫描范围

1）常规冠状动脉 CTA 扫描从气管隆嵴下到心底,包括整个心脏。

2）CABG 术后复查,有静脉桥患者,扫描范围从主动脉向下到心底,包括整个心脏大血管。

3）CABG 术后复查,有动脉桥患者,扫描范围需要从锁骨向下到心底,包括整个胸骨、心脏大血管。

（5）扫描参数:冠状动脉扫描采用标准或软组织算法,螺旋扫描（表 4-8）。

表 4-8 冠状动脉扫描参数

项目	平扫	增强扫描
扫描类型	前瞻性 ECG 门控扫描	回顾性 ECG 门控扫描/前瞻性 ECG 门控扫描
管电压	80~120kV	80~120kV
有效管电流量	200~300mAs	200~300mAs
采集相位	40%~50%（心率 >75 次/分）	40%~50%（心率 >75 次/分） 70%~80%（心率≤75 次/分）
采集层厚	0.625~1.25mm	0.625~1.25mm
重建层厚	0.625~1.25mm	0.625~1.25mm
重建间距	0.625~1.25mm	0.625~1.25mm
采集矩阵	512×512	512×512
扫描野（SFOV）	Cardiac	Cardiac

4. 增强扫描 采用非离子型高浓度（370mgI/ml）对比剂,经右侧肘正中静脉用高压注射器静脉团注给药。成人用量 80~120ml（2.0~2.5ml/kg）,儿童用量 60~80ml（1.5~2.0ml/kg）,注射速率 3~5ml/s。

冠状动脉 CTA 扫描延迟时间的方法:

1）小剂量同层扫描时间曲线测定法:用 10~20ml 对比剂使用心脏增强的速率进行由肘正中静脉注射,注药后延时 8~12s 开始在升主动脉层面连续扫描,以升主动脉作为感兴趣区,兴趣区内对比剂的浓度由低向高迅速增加,连续扫描至目标血管的对比剂浓度下降到接近正常浓度时中止扫描。将所获得的连续图像用软件进行分析,得到靶血管的时间-密度曲线及平均峰值时间。根据平均峰值时间适当增加 3~4s,设定为扫描开始的延迟时间。

2）实时血流检测法:设定升主动脉根部层面（气管隆嵴下 1cm）为感兴趣区,注射对比剂后,8~10s 后,连续曝光,实时观察感兴趣区对比剂 CT 值上升情况,当 CT 值达 150HU 预定值后,自动或手动触发扫描。

5. 图像显示及图像后处理 平扫的窗宽为 250~350HU,窗位为 35~45HU,增强扫描的窗宽 600~800HU,窗位 300~400HU。选择最佳的收缩期和舒张期数据,对图像进行 MPR、CPR、MIP 及 VR 等重建。MPR 及 CPR 为二维成像,MPR 能实时反映心脏实质、瓣膜及血管的结构走行;CPR 适于鉴别冠状动脉分支的狭窄情况;VR 可以多方位立体显示冠状动脉的开口和起源;MIP 利于增强血管的密度差的显示,尤其是小血管（图 4-2）。

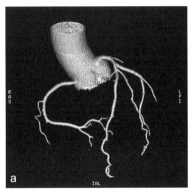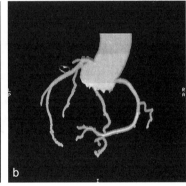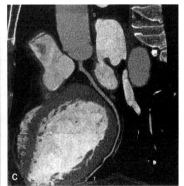

图 4-2 冠状动脉 CT 后处理图像
a. VR；b. MIP；c. CPR 血管管径测量。

6. 图像打印及传输

（1）调节窗宽、窗位,适当放大或缩小图像,使图像位于窗格中间位置,根据图像总数计算窗格（行×列）,先将定位像输入打印窗格,然后依次输入平扫图像、增强图像和/或后处理图像。

（2）利用影像存储与传输系统（PACS）进行数字化存储和管理,来实现影像信息的本地及远程查询、浏览、打印等功能。

【实验总结】

1. 冠状动脉 CT 检查适用于:易患冠状动脉疾病的高危人群,如有高血压、糖尿病、高血脂、冠状动脉疾病家族史及吸烟史等危险因素者;运动心电图检查出现异常;不明原因胸痛;冠状动脉疾病受检者,但不愿意或不适宜行传统冠状动脉血管造影术的定期随访受检者;随访评价已施行冠状动脉搭桥术后血管的畅通程度。

2. 选择合适的扫描方法和重建期相。

3. 图像后处理技术的合理应用,很好地显示心脏及血管的情况。

4. 注意扫描过程中对受检者的辐射防护。

【实验思考】

1. 简述冠状动脉血管的解剖结构。

2. 冠状动脉 CT 检查前的相关准备及注意事项是什么?

3. 冠状动脉 CT 检查失败的常见原因是什么?

实验二　冠状静脉 CT 检查技术

【临床概述】

心脏的静脉在左心背面交汇融合,形成一个大型的静脉回流装置——冠状窦。冠状窦位于心膈面,左心房和左心室之间的冠状沟内。冠状窦沿冠状沟走行,走到右心背面后,向右心房内开口,把心脏的静脉血引流至右心房。冠状窦在右心房内的开口,称为冠状窦口,大致位于下腔静脉和右房室口之间的位置。冠状窦引流的主要心脏静脉有:心大静脉、心中静脉、心小静脉、左心室后静脉、左心房斜静脉等。由于冠状窦解剖的特点,其在心脏外科及心脏介入治疗中的地位越来越受到临床关注与重视。多层螺旋 CT 冠状静脉成像能够清楚显示心脏冠状动脉、静脉系统的走行关系及解剖结构,获得的图像数据可进行多种三维重建方式,其在心血管领域的应用日渐广泛,已经成为一种无创性评价心脏结构的重要手段。

【实验目的】

1. 掌握冠状静脉 CT 扫描方法及步骤。

2. 掌握冠状静脉 CT 增强特点及图像后处理技术。

3. 掌握冠状动脉 CT 辐射防护措施。

4. 熟悉心脏大血管的相关解剖及体表定位范围。

5. 熟悉冠状静脉 CT 适应证和禁忌证。

6. 熟悉冠状静脉 CT 扫描前准备。

7. 了解心脏静脉 CT 检查的对比剂团注方法。

【实验要求】

1. 熟悉 CT 的工作状态及操作界面。

2. 掌握冠状静脉 CT 扫描前准备(包括临床病史采集、对比剂准备、注射方式、呼吸训练等)。

3. 掌握冠状静脉 CT 辐射防护措施。

4. 根据受检者申请单信息和要求,选择合理的扫描方案。

5. 保证图像质量达到影像诊断标准。

【实验器材】

同冠状动脉实验一。

【实验注意事项】

同冠状动脉实验一。

【实验方法及步骤】

1. 适应证和禁忌证的确定

(1)适应证

1)心脏再同步化治疗、心外膜旁路射频消融术前检查。

2）冠状静脉狭窄、血栓、梗死的检查。

3）冠状静脉畸形。

4）冠状静脉属支疾病。

（2）禁忌证

1）含碘对比剂过敏、重症甲状腺疾病、哮喘以及严重心、肝、肾功能衰竭者等，不宜做增强扫描。

2）心律不齐、心率过快且 β 受体拮抗剂禁用者。

3）硝酸甘油禁忌者。

4）心源性休克。

5）甲状腺功能亢进。

6）重症肌无力者。

2. 扫描前的准备

（1）确保受检者心率平稳，检查前 30~90min 口服 β 受体拮抗剂，将心率控制在 75 次/分以下。

（2）按要求放置心电电极并连接导线（三个导联：RA 和 LA 电极分别置于右侧和左侧锁骨中线、锁骨陷凹处，LL 电极置于左侧锁骨中线、第 7 肋间)，观察受检者的 ECG 信号和心率，确认屏气状态下 R 波信号能够被准确识别。

（3）屏气训练：确保扫描期间受检者胸、腹部均处于静止状态，并观察屏气状态下的心率波动情况。可舌下含服或喷射硝酸甘油，以改善冠状静脉远端血管显示情况。

（4）检查前嘱受检者去除外衣和胸部周围的金属物品，避免伪影产生。

（5）向受检者说明检查过程及可能出现的反应，消除紧张情绪。

（6）嘱受检者签署对比剂不良反应告知书，并行外周静脉（肘正中静脉）穿刺，建立静脉通道。

3. 普通平扫

（1）认真阅读受检者申请单，在操作界面填写受检者信息（包括姓名、性别、检查号、检查部位等）。

（2）扫描体位：常规取仰卧位，头先进或足先进，身体位于床面正中间，两臂上举抱头，侧面定位线对准人体腋前线。注意屏蔽防护腺及其他非检查部位。

（3）定位像及扫描基线：打开定位灯，将受检者胸骨上窝对准定位灯十字交叉处，关闭定位灯并移床。根据扫描基线和扫描范围摄取正位、侧位双定位像。

（4）扫描范围：常规冠状静脉 CT 扫描从气管隆嵴下到心底，包括整个心脏。

（5）扫描参数：冠状静脉扫描采用标准或软组织算法，螺旋扫描（表 4-9）。

表 4-9 冠状静脉扫描参数

项目	平扫	增强扫描
扫描类型	前瞻性 ECG 门控扫描	回顾性 ECG 门控扫描/前瞻性 ECG 门控扫描
管电压	80~120kV	80~120kV
有效管电流量	200~300mAs	200~300mAs
采集相位	40%~50%（心率 >75 次/分）	40%~50%（心率 >75 次/分） 70%~80%（心率≤75 次/分）
采集层厚	0.625~1.25mm	0.625~1.25mm

项目	平扫	增强扫描
重建层厚	0.625~1.25mm	0.625~1.25mm
重建间距	0.625~1.25mm	0.625~1.25mm
采集矩阵	512×512	512×512
扫描野（SFOV）	Cardiac	Cardiac

4. 增强扫描　采用非离子型高浓度（370mgI/ml）对比剂,经右侧肘正中静脉用高压注射器静脉团注给药。成人用量 80~120ml（2.0~2.5ml/kg）,注射速率 3~5ml/s。

冠状静脉 CT 扫描延迟时间的方法:

（1）小剂量同层扫描时间曲线测定法:用 10~20ml 对比剂使用心脏增强的速率进行,由肘正中静脉注射,注药后延时 8~12s 开始在升主动脉层面连续扫描,以升主动脉作感兴趣区,兴趣区内对比剂的浓度由低向高迅速增加,连续扫描至目标血管的对比剂浓度下降到接近正常浓度时中止扫描。将所获得的连续图像用软件进行分析,得到靶血管的时间-密度曲线及平均峰值时间。根据平均峰值时间适当增加 8~9s,设定为扫描开始的延迟时间。

（2）实时血流检测法:设定升主动脉根部层面（气管隆嵴下 1cm）为感兴趣区,注射对比剂,8~10s 后连续曝光,实时观察感兴趣区对比剂 CT 值上升情况,当 CT 值达 150HU 预定值后,扫描延迟时间 12s,自动或手动触发扫描。

5. 图像显示及图像后处理　重组冠状窦及其主要分支即心中静脉、心大静脉等,进行冠状静脉的形态学评价,测量冠状窦的长度、窦口的直径及其主要属支的数目、直径,属支与冠状窦之间的夹角和冠状窦的变异情况。常规采用 VR、CPR 和 MIP 等进行重组。建议打印冠状静脉横断位 MIP 图像,层厚 3~5mm,层间距 3~5mm,要求包含各分支全程及变异血管,特别是合并其他心脏影像学变化的毗邻血管显示（图 4-3）。

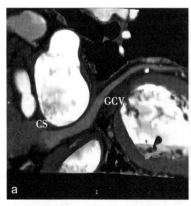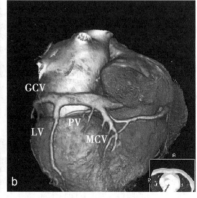

图 4-3　冠状静脉 CT 后处理图像

a. 曲面重建图像清晰显示心大静脉全程;b. 心脏室间隔平面 VR 重建清晰显示 CS（冠状窦）、GCV（心大静脉）、MCV（心中静脉）、PV（后静脉）、LV（左心室）。

6. 图像打印及传输

（1）调节窗宽、窗位,适当放大或缩小图像,使图像位于窗格中间位置,根据图像总数计算窗格（行×列）,先将定位像输入打印窗格,然后依次输入平扫图像、增强图像和/或后处理图像。

（2）利用影像存储与传输系统（PACS）进行数字化存储和管理,来实现影像信息的本地及远程查询、浏览、打印等功能。

【实验总结】

1. 冠状静脉 CT 检查适用于了解冠状静脉结构,可以预先确定左心室电极植入方式,评估左心室电极刺激到横膈的可能性,并避免损伤冠状窦;冠状静脉畸形以及冠状静脉属支疾病的检查。

2. 选择合适的扫描方法和重建期相。

3. 图像后处理技术的合理应用,很好地显示心脏及静脉血管的情况。

4. 注意扫描过程中对受检者的辐射防护。

【实验思考】

1. 简述冠状静脉血管的解剖结构。

2. 冠状静脉 CT 检查中制订延迟扫描时间的方法有哪几种?

3. 冠状静脉 CT 检查失败的常见原因是什么?

（李大鹏）

第七节　多部位"一站式"CT 检查技术

实验一　心脑血管"一站式"CTA 检查技术

【临床概述】

心脑血管疾病已成为威胁人类健康和生命的主要疾病,具有发病率高、病死率高、致残率高及复发率高的特点。脑血管疾病主要分为出血性脑血管病和缺血性脑血管病两大类。主要病因有动脉瘤、动静脉畸形、动脉狭窄及闭塞、静脉血栓等。颈动脉、椎动脉狭窄是短暂性脑缺血发作、缺血性脑卒中等疾病发生的重要原因。位于颈血管鞘内及周围的肿块常常被血管包绕,临床需要了解颈部动静脉受压、移位情况,以及肿瘤供血血管等。冠状动脉粥样硬化引起的狭窄与心绞痛、心肌梗死相关。颈动脉及脑动脉粥样硬化狭窄与脑梗死、脑卒中有关。一旦发病,严重影响受检者生存质量。因此,早期发现疾病并早期进行干预、治疗可以在很大程度上提高受检者的生存质量。冠状动脉粥样硬化狭窄受检者行头颈血管造影,可早期发现冠心病受检者是否伴有颈、脑动脉狭窄。颈、脑动脉狭窄受检者行冠状动脉造影检查,可早期发现脑梗死受检者是否伴有冠心病。多层螺旋 CT 的时间分辨率和空间分辨率高,现已广泛用于心脑血管检查。

【实验目的】

1. 熟悉心脏及颈、脑血管的相关解剖及体表定位范围。

2. 熟悉心脑血管"一站式"CTA 适应证和禁忌证。

3. 熟悉心脑血管"一站式"CTA 扫描前准备。

4. 掌握心脑血管"一站式"CTA 扫描方法及步骤。

5. 掌握心脑血管 CT 增强特点及图像后处理技术。

6. 掌握 CT 辐射防护措施。

7. 了解心脑血管"一站式"CTA 检查的对比剂静脉团注方法。

【实验要求】

1. 熟悉 CT 的工作状态及操作界面。

2. 掌握心脑血管"一站式"CTA 扫描前准备（包括临床病史采集、对比剂准备、注射方式、呼吸训练等）。

3. 掌握心脑血管"一站式"CTA 辐射防护措施。

4. 根据受检者申请单信息和要求，选择合理的扫描方案。

5. 保证图像质量达到影像诊断标准。

【实验器材】

1. 多层螺旋 CT。

2. 三相导联电极线及电极片。

3. 激光胶片和干式激光胶片打印机。

4. 高压注射器。

5. 抢救器材和急救药品。

6. 防护衣物。

【实验注意事项】

1. 心率过快或者心律不齐者应于检查前 1~7 天服用 β 受体拮抗剂类药物。

2. 危重、老年体弱及婴幼儿受检者应有家属陪同，并注意非检查部位或性腺的辐射防护。

3. 检查结束后受检者应观察 15~30min，以观察有无迟发过敏反应，以便及时对症处理。

4. 螺旋 CT 的数据是容积采集，采集层厚较薄，采用软组织函数。

【实验方法及步骤】

1. 适应证和禁忌证的确定

（1）适应证：冠状动脉粥样硬化引起的狭窄、心绞痛、心肌梗死。颈动脉及脑动脉粥样硬化狭窄、脑梗死、脑卒中，颅内动脉瘤、动静脉畸形、静脉血栓等。

（2）禁忌证

1）含碘对比剂过敏、重症甲状腺疾病、哮喘以及严重心、肝、肾功能衰竭者等，不宜做增强扫描。

2）妊娠妇女。

3）心律不齐、心率过快者。

4）心源性休克者。

5）甲状腺功能亢进者。

6）重症肌无力者。

2. 扫描前的准备

（1）按要求放置心电电极并连接导线（三个导联：RA 和 LA 电极分别置于右侧和左侧锁骨中线、锁骨陷凹处，LL 电极置于左侧锁骨中线、第 7 肋间），观察受检者的 ECG 信号和心率，确认屏气状态下 R 波信号能够被准确识别。

（2）屏气训练：确保扫描期间受检者胸、腹部均处于静止状态，并观察屏气状态下的心率波动情况。可舌下含服或喷射硝酸甘油，以改善冠状动脉远端血管显示。

（3）检查前嘱受检者去除外衣和胸部周围的金属物品，避免伪影产生。

（4）向受检者说明检查过程及可能出现的反应，消除紧张情绪。

（5）嘱受检者签署对比剂不良反应告知书，并行外周静脉（肘正中静脉）穿刺，建立静脉通道。

3. 普通平扫

（1）认真阅读受检者申请单，在操作界面填写受检者信息（包括姓名、性别、检查号、检查部位等）。

（2）扫描体位：常规取仰卧位，头先进或足先进，身体位于床面正中间，两臂上举抱头，侧面定位线对准人体腋前线。注意屏蔽防护性腺及其他非检查部位。

（3）定位像及扫描基线：打开定位灯，将受检者颅顶对准定位灯十字交叉处，关闭定位灯并移床。根据扫描基线和扫描范围摄取正位、侧位双定位像。

（4）扫描范围：由心底至颅顶。

（5）扫描参数：心脑血管扫描采用标准或软组织算法，螺旋扫描（表 4-10）。

表 4-10 心脑血管 CTA 扫描参数

项目	内容/参数
扫描类型	回顾性 ECG 门控扫描/螺旋扫描
检查体位	仰卧，双手上举与颈椎不在同一层面
扫描范围	心底至颅顶
管电压/kV	100~120
有效管电流量/mA	200~250
冠脉采集相位	40%~50%（心率 >75 次/分） 70%~80%（心率≤75 次/分）
扫描方向	足→头
层厚/mm	0.6~1.0
层距/mm	0.6~1.0
重建算法	standard（B）
对比剂浓度/（mgI·ml^{-1}）	370
对比剂总量/ml	70~90
对比剂注射方案	5.0~6.0ml/s 注射生理盐水 20ml 后同速率注射 70~90ml 的对比剂，最后以 4.0ml/s 速率注射生理盐水 50ml

4. 增强扫描 采用非离子型高浓度（370mgI/ml）对比剂，经右侧肘正中静脉用高压注射器静脉团注给药。成人用量 70~90ml（2.0~2.5ml/kg），儿童用量 60~80ml（1.5~2.0ml/kg），注射速率 3~5ml/s。

心脑血管 CTA 扫描延迟时间的方法：

（1）小剂量测试法（test-bolus），团注 20ml 对比剂和 20ml 生理盐水，对兴趣区进行同层动态扫描，根据兴趣区的时间-密度曲线，计算并得出延迟时间。

（2）智能血管追踪法（bolus-tracking）：将支气管分叉平面定为连续曝光层面，放置感兴趣区（肺动脉和主动脉两个兴趣区域），注射对比剂后，实时观察感兴趣区对比剂 CT 值情况，当 CT 值达预定值后，手动触发扫描。

5. 图像显示及图像后处理 图像显示窗宽 35~50HU，窗位 300~400HU。三维重组后处理技术，主要包括多平面重组（MPR）、曲面重组（CPR）、最大密度投影（MIP）和容积再现

（VR）。MPR 重建主要用于需要多角度、多方位观察的器官，特别适合对病灶的多方位观察，以了解其与邻近组织的空间位置关系，MIP 和 CPR 图像主要用于观察管腔内结构，VR 图像主要用于观察头颈动脉整体结构、走行，心脏外形和冠状动脉走行（图 4-4）。

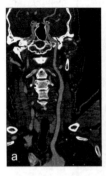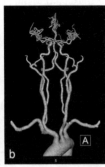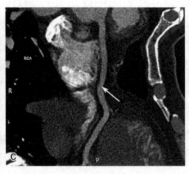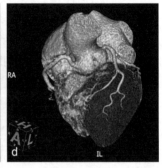

图 4-4 心脑血管"一站式"CTA 后处理图像

a. 头颈部动脉 CPR；b. 头颈部动脉 VR；c. 冠脉 CPR；d. 冠脉 VR。

6. 图像打印及传输

（1）调节窗宽、窗位，适当放大或缩小图像，使图像位于窗格中间位置，根据图像总数计算窗格（行 × 列），先将定位像输入打印窗格，然后依次输入平扫图像、增强图像和/或后处理图像。

（2）利用影像存储与传输系统（PACS）进行数字化存储和管理，来实现影像信息的本地及远程查询、浏览、打印等功能。

【实验总结】

1. 心脑血管"一站式"CTA 适用于：冠状动脉粥样硬化引起的狭窄与心绞痛、心肌梗死；颈动脉及脑动脉粥样硬化狭窄、脑梗死、脑出血。

2. 选择合适的扫描方法和重建期相。

3. 图像后处理技术的合理应用，能很好地显示心脏及颈、脑血管情况。

4. 注意扫描过程中对受检者的辐射防护。

【实验思考】

1. 简述心脑血管"一站式"CTA 检查的适应证。

2. 心脑血管"一站式"CTA 检查最常用的后处理技术有哪些？

实验二 胸痛三联征"一站式"CTA 检查技术

【临床概述】

急性胸痛是临床常见的急诊症状，原因错综复杂，症状轻重急缓不一，从而导致该症状缺乏特异性。胸痛三联征"一站式"CTA 检查是指一次扫描、一次注射对比剂可同时显示冠状动脉、肺动脉及主动脉三种血管的图像，为临床排除急性冠状动脉综合征、肺动脉栓塞、主动脉夹层等疾病提供依据。该检查可以对以上三种急危重症进行早期诊断，极大程度为急诊受检者争取抢救时间，降低急诊胸痛受检者的死亡率，为临床选择诊疗方法和制订手术方案提供了更为便捷有效的手段。

【实验目的】

1. 熟悉心脏及肺动、静脉的相关解剖及体表定位范围。

2. 熟悉胸痛三联征"一站式"CTA 适应证和禁忌证。

3. 熟悉胸痛三联征"一站式"CTA 扫描前准备。

4. 掌握胸痛三联征"一站式"CTA 扫描方法及步骤。

5. 掌握心脏及肺动、静脉 CT 增强特点及图像后处理技术。

6. 掌握 CT 辐射防护措施。

7. 了解胸痛三联征"一站式"CTA 的对比剂静脉团注方法。

【实验要求】

1. 熟悉 CT 的工作状态及操作界面。

2. 掌握胸痛三联征"一站式"CTA 扫描前准备(包括临床病史采集、对比剂准备、注射方式、呼吸训练等)。

3. 掌握胸痛三联征"一站式"CTA 辐射防护措施。

4. 根据受检者申请单信息和要求,选择合理的扫描方案。

5. 保证图像质量达到影像诊断标准。

【实验器材】

同心脑血管实验一。

【实验注意事项】

同心脑血管实验一。

【实验方法及步骤】

1. 适应证和禁忌证的确定

(1)适应证:急性胸痛的常见病变主要包括急性冠脉综合征、心包炎、主动脉夹层、肺动脉栓塞,心脏压塞和食管破裂等,急性冠脉综合征占绝大部分。

(2)禁忌证

1)含碘对比剂过敏、重症甲状腺疾病、哮喘以及严重心、肝、肾功能衰竭者等,不宜做增强扫描。

2)心律不齐、心率过快者。

3)妊娠妇女。

4)心源性休克者。

5)甲状腺功能亢进者。

6)重症肌无力者。

2. 扫描前的准备

(1)按要求放置心电电极并连接导线(三个导联:RA 和 LA 电极分别置于右侧和左侧锁骨中线、锁骨陷凹处,LL 电极置于锁骨中线、第 7 肋间),观察受检者的 ECG 信号和心率,确认屏气状态下 R 波信号能够被准确识别。

(2)屏气训练:确保扫描期间受检者胸、腹部均处于静止状态,并观察屏气状态下的心率波动情况。可舌下含服或喷射硝酸甘油,以改善冠状动脉远端血管显示情况。

(3)检查前嘱受检者去除外衣和胸部周围的金属物品,避免伪影产生。

(4)向受检者说明检查过程及可能出现的反应,消除紧张情绪。

(5)嘱受检者签署对比剂不良反应告知书,并行外周静脉(肘正中静脉)穿刺,建立静脉通道。

3. 普通平扫

(1)认真阅读受检者申请单,在操作界面填写受检者信息(包括姓名、性别、检查号、检查部位等)。

（2）扫描体位：常规取仰卧位，头先进或足先进，身体位于床面正中间，两臂上举抱头，侧面定位线对准人体腋前线。注意屏蔽防护性腺及其他非检查部位。

（3）定位像及扫描基线：打开定位灯，将受检者肺尖对准定位灯十字交叉处，关闭定位灯并移床。根据扫描基线和扫描范围摄取正位、侧位双定位像。

（4）扫描范围：主动脉弓上方 1cm 处开始至心底部结束。

（5）扫描参数：胸痛三联征扫描采用标准或软组织算法，螺旋扫描（表 4-11）。

表 4-11 胸痛三联征 CTA 扫描参数

项目	内容/参数
扫描类型	回顾性 ECG 门控扫描/螺旋扫描
检查体位	仰卧，双手上举与颈椎不在同一层面
扫描范围	主动脉弓上方 1cm 处至心底部结束
管电压/kV	100~120
有效管电流量/mA	200~250
冠脉采集相位	40%~50%（心率 >75 次/分） 70%~80%（心率 ≤75 次/分）
扫描方向	足→头
层厚/mm	0.6~1.0
层距/mm	0.6~1.0
重建算法	standard（B）
对比剂浓度/（mgI·ml^{-1}）	370
对比剂总量/ml	70~90
对比剂注射方案	5.0~6.0ml/s 注射生理盐水 20ml 后同速率注射 70~90ml 的对比剂，最后以 4.0ml/s 速率注射生理盐水 50ml。

4. 增强扫描 采用非离子型高浓度（370mgI/ml）对比剂，经右侧肘正中静脉用高压注射器静脉团注给药。成人用量 70~90ml（2.0~2.5ml/kg），儿童用量 60~80ml（1.5~2.0ml/kg），注射速率 5~6ml/s。

胸痛三联征 CTA 扫描延迟时间的方法：

（1）小剂量测试法（test-bolus）：团注 20ml 对比剂和 20ml 生理盐水，对感兴趣区进行同层动态扫描，根据兴趣区的时间-密度曲线，计算并得出延迟时间。

（2）智能血管追踪法（bolus-tracking）：将支气管分叉平面定为连续曝光层面，放置感兴趣区（肺动脉和主动脉两个兴趣区），注射对比剂后，实时观察感兴趣区对比剂 CT 值情况，当 CT 值达预定值后，手动触发扫描。

5. 图像显示及图像后处理 图像显示窗宽 35~50HU，窗位 300~400HU。三维重组后处理技术主要包括：多平面重组（MPR）、曲面重组（CPR）、最大密度投影（MIP）和容积再现（VR）。MPR 重建主要用于需要多角度、多方位观察的器官，特别适合对病灶的多方位观察，以了解其与邻近组织的空间位置关系；MIP 和 CPR 图像主要用于观察管腔内结构；VR 图像主要用于观察肺动脉整体结构、胸主动脉走行、心脏外形和冠状动脉走行（图 4-5）。

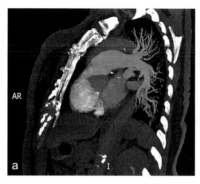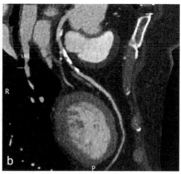

图 4-5　胸痛三联征 "一站式" CTA 后处理图像
a. 肺动脉 CPR；b. 冠脉 CPR。

6. 图像打印及传输

（1）调节窗宽、窗位，适当放大或缩小图像，使图像位于窗格中间位置，根据图像总数计算窗格（行×列），先将定位像输入打印窗格，然后依次输入平扫图像、增强图像和/或后处理图像。

（2）利用影像存储与传输系统（PACS）进行数字化存储和管理，来实现影像信息的本地及远程查询、浏览、打印等功能。

【实验总结】

1. 胸痛三联征 "一站式" CTA 适用于急性胸痛，一次扫描、一次注射对比剂可同时显示冠状动脉、肺动脉及主动脉三种血管的图像，为临床排除急性冠脉综合征、肺动脉栓塞、主动脉夹层等疾病。

2. 选择合适的扫描方法和重建期相。

3. 图像后处理技术的合理应用，能很好地显示心脏及肺动静脉血管情况。

4. 注意扫描过程中对受检者的辐射防护。

【实验思考】

1. 简述肺动脉和肺静脉的解剖结构。

2. 胸痛三联征 "一站式" CTA 检查最常用的后处理技术有哪些？

实验三　颈、胸、全腹部 CTA 检查技术

【临床概述】

动脉粥样硬化是全身性疾病，临床上可能需要评估更多血管的狭窄情况；大范围的动脉夹层要查找开口处和夹层长度；观察动脉瘤的大小，显示重要分支血管的累及程度、血栓形成情况等，这就需要我们再次注射对比剂后，进行颈、胸、全腹部 CTA 检查。

【实验目的】

1. 熟悉颈、胸、腹主动脉的相关解剖及体表定位范围。

2. 熟悉颈、胸、全腹部 CTA 扫描适应证和禁忌证。

3. 熟悉颈、胸、全腹部 CTA 扫描前准备。

4. 掌握颈、胸、全腹部 CTA 扫描方法及步骤。

5. 掌握颈、胸、腹主动脉血管 CT 增强特点及图像后处理技术。

6. 掌握 CT 辐射防护措施。

7. 了解颈、胸、全腹部 CTA 检查的对比剂静脉团注方法。

【实验要求】

1. 熟悉 CT 的工作状态及操作界面。

2. 掌握颈、胸、全腹部 CTA 扫描前准备(包括临床病史采集、对比剂准备、注射方式、呼吸训练等)。

3. 掌握颈、胸、全腹部 CTA 辐射防护措施。

4. 根据受检者申请单信息和要求,选择合理的扫描方案。

5. 保证图像质量达到影像诊断标准。

【实验器材】

1. 多层螺旋 CT。

2. 胶片及胶片打印机。

3. 高压注射器。

4. 抢救器材和急救药品。

5. 防护衣物。

【实验注意事项】

1. 危重、老年体弱及婴幼儿受检者应有家属陪同,并注意非检查部位或性腺的辐射防护。

2. 检查结束后受检者应观察 15~30min,以观察有无迟发过敏反应,以便及时对症处理。

3. 螺旋 CT 的数据是容积采集,采集层厚较薄,采用软组织函数。

【实验方法及步骤】

1. 适应证和禁忌证的确定

(1)适应证:全身性动脉粥样硬化需要评估更多血管的狭窄情况;大范围的动脉夹层要查找开口处和夹层长度;观察动脉瘤的大小,显示重要分支血管的累及程度、血栓形成情况等。

(2)禁忌证

1)含碘对比剂过敏、重症甲状腺疾病、哮喘以及严重心、肝、肾功能衰竭者等,不宜做增强扫描。

2)妊娠妇女。

3)甲状腺功能亢进者。

2. 扫描前的准备

(1)屏气训练:确保扫描期间受检者胸、腹部均处于静止状态,并观察屏气状态下的心率波动情况。

(2)检查前嘱受检者去除外衣和胸部周围的金属物品,避免伪影产生。

(3)向受检者说明检查过程及可能出现的反应,消除紧张情绪。

(4)嘱受检者签署对比剂不良反应告知书,并行外周静脉(肘正中静脉)穿刺,建立静脉通道。

3. 普通平扫

(1)认真阅读受检者申请单,在操作界面填写受检者信息(包括姓名、性别、检查号、检查部位等)。

(2)扫描体位:常规取仰卧位,头先进或足先进,身体位于床面正中间,两臂上举抱头,侧面定位线对准人体腋前线。注意屏蔽防护性腺及其他非检查部位。

(3)定位像及扫描基线:打开定位灯,将受检者颅底对准定位灯十字交叉处,关闭定位灯并移床。根据扫描基线和扫描范围摄取正位、侧位双定位像。

（4）扫描范围：由颅底至耻骨联合下。

（5）扫描参数：颈、胸、全腹部 CTA 扫描采用标准或软组织算法，螺旋扫描（表 4-12）。

表 4-12　颈、胸、全腹部 CTA 扫描参数

项目	内容/参数
检查体位	仰卧，双手上举与颈椎不在同一层面
扫描范围	颅底至耻骨联合下
管电压/kV	100~120
有效管电流量/mA	200~250
扫描方向	头→足
层厚/mm	0.6~1.0
层距/mm	0.6~1.0
螺距	0.2~0.5
重建算法	standard（B）
对比剂浓度/(mgI·ml^{-1})	370
对比剂总量/ml	70~90
对比剂注射方案	3.5~4.0ml/s 注射生理盐水 20ml 后同速率注射 70~90ml 的对比剂，最后以 3.0ml/s 速率注射生理盐水 30ml

4. 增强扫描　采用非离子型高浓度（370mgI/ml）对比剂，经右侧肘正中静脉用高压注射器静脉团注给药。成人用量 70~90ml（2.0~2.5ml/kg），儿童用量 60~80ml（1.5~2.0ml/kg），注射速率 3.5~4.0ml/s。

颈、胸、全腹部 CTA 扫描延迟时间的方法：

（1）小剂量测试法（test-bolus）：团注 20ml 对比剂和 20ml 生理盐水，对感兴趣区进行同层动态扫描，根据兴趣区的时间-密度曲线，计算并得出延迟时间。

（2）智能血管追踪法（bolus-tracking）：将支气管分叉平面定为连续曝光层面，放置感兴趣区（主动脉弓、降主动脉一侧作为检测层面），注射对比剂后，实时观察感兴趣区对比剂 CT 值情况，当 CT 值达预定阈值 100~120HU 后，自动或手动触发扫描。

5. 图像显示及图像后处理　图像显示窗宽 35~50HU，窗位 300~400HU。三维重组后处理技术，主要包括多平面重组（MPR）、曲面重组（CPR）、最大密度投影（MIP）和容积再现（VR）。MPR 重建主要用于需要多角度、多方位观察的器官，特别适合对病灶的多方位观察，以了解其与邻近组织的空间位置关系，MIP 和 CPR 图像主要用于观察管腔内结构，VR 图像主要用于观察动脉整体结构、走行。对于动脉夹层受检者，可在轴面图像上寻找破口，主破口通常位于近心端；MPR 技术可以进行各角度和方向的旋转、重建，可以多个方位显示内膜破口的位置，全程显示病变，并进行夹层相关数据评估与测量；MIP 对管壁的钙化有较好的显示能力，但无法显示病变内部细节；VR 技术可以将血管的整体解剖结构进行较好地显示；CPR 技术能够较好显示被其他组织遮盖的内膜片形态、真假腔大小（图 4-6）。

6. 图像打印及传输

（1）调节窗宽、窗位，适当放大或缩小图像，使图像位于窗格中间位置，根据图像总数计算

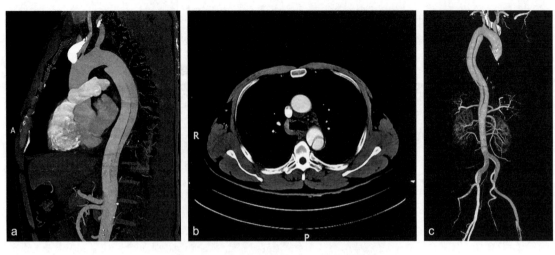

图 4-6　颈、胸、全腹部 CTA 后处理图像
a. CPR 图像；b. 轴位图像；c. VR 图像。

窗格（行×列），先将定位像输入打印窗格，然后依次输入平扫图像、增强图像和/或后处理图像。

（2）利用影像存储与传输系统（PACS）进行数字化存储和管理，来实现影像信息的本地及远程查询、浏览、打印等功能。

【实验总结】

1. 颈、胸、全腹部 CTA 适用于检查全身性动脉粥样硬化、大范围的动脉夹层、动脉瘤以及评价分支血管的累及程度和血栓形成情况等。

2. 选择合适的扫描方法和重建期相。

3. 图像后处理技术的合理应用，能很好地显示颈、胸、全腹部动脉情况。

4. 注意扫描过程中对受检者的辐射防护。

【实验思考】

1. 简述颈、胸、全腹部 CTA 检查前的准备与检查方法。

2. 颈、胸、全腹部 CTA 最常用的后处理技术有哪些？

（李大鹏）

第五章　腹部与盆腔 CT 检查技术

第一节　腹部 CT 检查技术

实验一　肝脏 CT 检查技术

【临床概述】

肝脏大部分位于右季肋区和上腹部,小部分位于左季肋区。肝脏略呈楔形,分为上下两面(膈面、脏面),四缘(前缘、后缘、左缘及右缘),四叶(肝左叶、肝右叶、方叶及尾状叶)。肝内有两个不同管道系统:肝静脉系统和 Glisson 系统。肝静脉系统由肝左、中、右静脉在腔静脉沟的上端出肝,分别注入下腔静脉;Glisson 系统由门静脉、肝固有动脉、肝管的各级分支构成。Couinaud 根据 Glisson 系统的分布规律和肝静脉的走行,将肝脏分为左右半肝,进而再分成 5 个叶(尾状叶、左外叶、左内叶、右前叶、右后叶)、8 个段(段Ⅰ为尾状叶,段Ⅱ为左外叶上段,段Ⅲ为左外叶下段,段Ⅳ为左内叶,段Ⅴ为右前叶下段,段Ⅵ为右后叶下段,段Ⅶ为右后叶上段,段Ⅷ为右前叶上段)。肝脏是人体内最大的腺体,也是最大消化腺,具有分泌胆汁、参与物质代谢、排泄解毒、吞噬以及造血和再生的生理功能。由于肝脏 CT 成像速度快,密度分辨率高,故 CT 成为肝脏成像常见方法之一。肝脏 CT 检查通过不同层面的影像整合,来观察肝脏内部解剖结构的改变,用于了解肝脏有无器质性疾病(如肝脏良、恶性肿瘤,肝内胆管结石及炎性病变,肝脏外伤,肝脏弥漫性病变,肝寄生虫病等)。同时,在治疗过程中,还有利于病程的监控和治疗效果的评估。

【实验目的】

1. 掌握肝脏 CT 扫描方法及步骤。
2. 掌握肝脏 CT 增强扫描各期相的时间、强化特征及图像后处理技术。
3. 掌握肝脏 CT 辐射防护措施。
4. 熟悉肝脏的相关解剖及基本功能。
5. 熟悉肝脏 CT 检查的适应证及禁忌证。
6. 熟悉肝脏 CT 检查前准备。
7. 了解肝脏静脉团注方法。
8. 掌握危急值报告的内容与流程。
9. 了解能谱/双能 CT 的产生和发展。

【实验要求】

1. 熟悉 CT 的工作状态及操作界面。
2. 掌握肝脏 CT 扫描前准备(包括检查者病史采集、对比剂准备、注射方式、呼吸训练等)。

3. 掌握肝脏 CT 辐射防护措施。

4. 根据受检者申请单信息和要求,选择合理的扫描方案。

5. 保证图像质量达到影像诊断标准。

6. 了解能谱/双能成像技术的基础、功能和图像特点。

【实验器材】

1. 多层螺旋 CT 及图像后处理工作站。能谱/双能 CT 设备。

2. CT 激光胶片。

3. 干式激光胶片打印机。

4. 高压注射器及相应注射用品。

5. 抢救器械(如氧气瓶、血压计、呼吸气囊、心电监护仪、除颤仪)和急救药品等。

6. 防护衣物。

【实验注意事项】

1. 禁食禁饮 4~6h,检查前 1 周内禁服原子序数高或含重金属成分的药物,如 1 周内曾进行过胃肠道钡餐造影者,则需于检查前先行腹部透视,确认腹腔内无钡剂残留后再行肝脏 CT 检查。

2. 危重、老年体弱及婴幼儿受检者应有家属陪同,并注意非检查部位或性腺的辐射防护。

3. 熟悉检查目的和意义,确定检查方法,确保辐射检查的正当性。

4. 增强扫描后,受检者应留观 20~30min 左右,以观察有无迟发过敏反应,以便及时对症处理。

【实验方法及步骤】

1. 适应证和禁忌证的确定

(1)适应证

1)先天性变异肝脏发育畸形。

2)先天性肝内外胆管的各种变异。

3)闭合性及开放性外伤。

4)结石及炎性病变。

5)肝脏及胆道良、恶性肿瘤。

6)肝脏弥漫性病变,如肝硬化、肝脂肪变性等。

(2)禁忌证

1)含碘对比剂过敏、重症甲状腺疾病、哮喘以及严重心、肝、肾功能衰竭者等,不宜做增强扫描。

2)妊娠妇女。

2. 扫描前的准备

(1)认真核对 CT 检查申请单,了解病情,明确检查目的和要求,对检查目的、要求不清的申请单,应与临床医师核准确认。

(2)消除受检者的紧张心理,提前告知检查程序及相关注意事项,取得受检者的合作,并训练受检者平静呼吸下屏气。

(3)不能配合的受检者(婴幼儿、意识不清、躁动、外伤等)应视情况给予药物镇静。

(4)了解受检者有无对比剂禁忌证,有无其他药物过敏史,肾毒性药物用药情况,有无哮喘等。

(5)检查前 1h 口服纯净水 200~300ml,临上机前再口服 200~300ml,使对比剂充盈胃、中上部小肠,防止伪影干扰肝脏显示。

（6）检查前嘱受检者去除检查部位的金属物品、腰围、腹带以及外敷药物等,避免伪影产生。

（7）需增强扫描者,提前签署对比剂过敏反应告知书;应建立外周静脉通道,并与高压注射器连接。

3. 普通平扫

（1）认真阅读受检者申请单,在操作界面填写受检者信息(包括姓名、性别、检查号、检查部位等)。

（2）扫描体位:常规取仰卧位,头先进,身体位于床面正中间,两臂上举抱头,侧面定位线对准人体腋中线。注意屏蔽防护性腺及其他非检查部位。

（3）定位像及扫描基线:打开定位灯,将受检者剑突对准定位灯十字交叉处,关闭定位灯并移床。根据扫描基线和扫描范围摄取正位定位像,在定位像上设定,肝、胆以膈顶为扫描基线。

（4）扫描范围:从膈顶平面至肝右叶下缘平面(图5-1)。

（5）扫描参数:肝脏扫描采用标准或软组织算法,螺旋扫描(表5-1)。

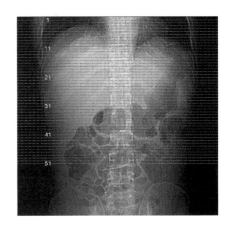

图 5-1 肝脏扫描定位像显示

表 5-1 肝脏 CT 平扫参数

项目	参数	项目	参数
管电压	100~120kV	重建间距	5~7mm
有效管电流量	200~300mAs	螺距因子	0.986：1~1.375：1
采集层厚	0.625~1.25mm	采集矩阵	512×512,1 024×1 024
重建层厚	5~7mm	扫描野（SFOV）	45~50cm

4. 增强扫描

用于提高肝脏病灶检出率,根据病灶不同强化特点,有利于明确病变性质、鉴别诊断。

（1）常规增强扫描:常采用螺旋扫描方式,平静呼吸下屏气扫描。经手背浅静脉或肘正中静脉用双筒或单筒高压注射器,静脉团注给药。采用非离子型对比剂,次等渗（300~370mgI/ml）,成人用量 70~100ml（1.5~2.0ml/kg）,儿童用量 50~70ml（1.0~1.5ml/kg）。速率为 3~3.5ml/s。肝脏增强通常采用三期扫描,动脉期根据病情状态采用阈值法或经验法。阈值法阈值设置为 130~150HU,监测平面为肝门平面对应的腹主动脉,感兴趣区（region of interest,ROI）为 35~55mm^2,诊断延迟时间为 5~7s;经验法动脉期延时扫描时间为 20~25s,门脉期延时扫描时间为 45~60s,实质期延时扫描时间为 90~120s(图5-2)。若怀疑肝血管瘤,则实质期的延时扫描时间为 3~5min 或更长,直至病灶内对比剂充满为止。

（2）CT 血管扫描（CTA）:采用非离子型高浓度对比剂,经手背浅静脉或肘正中静脉用高压注射器静脉团注给药。一般选用 370mgI/ml,成人用量 80~120ml（2.0~2.5ml/kg）,儿童用量 60~80ml（1.5~2.0ml/kg）,注射速率 3.5~4.5ml/s。肝脏动脉期常采用阈值法,阈值设置为 140~160HU,监测平面为肝门平面对应的腹主动脉,感兴趣区（ROI）为 35~55mm^2,诊断延迟时间为 4~6s,门脉期从静脉团注对比剂到开始扫描时间为 45~60s,平衡期为 90~120s。

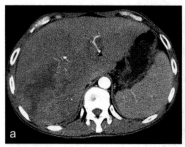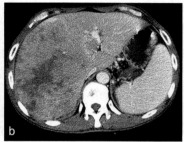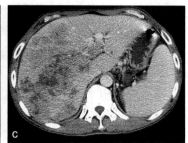

图 5-2　肝脏增强三期时相
a. 动脉期；b. 门脉期；c. 实质期

　　肝脏血流灌注成像：平扫确定肝脏扫描范围，以双筒高压注射器经手背浅静脉或肘正中静脉通道团注非离子型高浓度对比剂 50ml，注射速率 5.0~6.0ml/s，随即以相同速率注射生理盐水 15~20ml；横断位扫描，管电压 80kV，管电流 200mA，扫描层厚 0.625mm×128mm，旋转时间 1s/r，探测器覆盖范围 80mm，螺距 0，矩阵 512×512，滤波函数 FC10，延迟时间 5s，间隔时间 1s，总曝光时间 26s，每曝光一次产生 16 层图像，数据采集 52s，一共获得 416 层灌注图像。灌注成像结束后再以 3.0ml/s 速率注射 50~60ml 对比剂完成常规增强扫描。

　　（3）能谱成像（GSI）：了解能谱成像在物质分离、单能量图像、能谱曲线等方面多参数成像的特点，以及在去除伪影、优化图像质量和疾病鉴别诊断（例如门静脉血栓与癌栓鉴别）等方面的研究进展（表 5-2）。

表 5-2　肝脏能谱成像

项目	内容/参数
Scan Type	GSI（Axial/Helical）
kV/mA/Rotation time（s）	Fast kVp switching/GSI Assist 或者根据自动毫安对照表
扫描体位	仰卧位，足先进
扫描范围	膈顶至肝下缘
层厚	3~5mm
间距	3~5mm
螺距/扫描视野	0.984/Large Body
采集矩阵	512×512,1 024×1 024
Recon Type	单能量图像,基物质图像
图像重组	冠状位图像：1.25mm

　　门静脉系统循环时间个体差异较大，显影浅淡，图像质量不稳定，通过实验，熟悉门脉的不同虚拟单能量的图像特点，及其对精准诊疗的价值。

　　5. 图像后处理与图像显示　　图像显示一般采取软组织窗，窗位 30~60HU，窗宽 200~400HU。增强图像窗宽为 250~300HU，窗位为 40~50HU。病变组织与肝组织密度相近时，可调窄窗宽；反之，调大窗宽。图像后处理采用最小采集层厚，重叠 40%~50% 的重建间隔对数据进行 MPR、CPR、MIP 及 VR 等重建。MPR 及 CPR 为二维成像，MPR 能实时反映肝动脉及其分支或门静脉及其属支的空间结构,或某一段血管的管壁及管腔情况;CPR 适于走行复杂,不在同一平面的扭曲血管;VR 可以多方位立体显示肝血管的空间结构;MIP 利于增强血管的密度差的显示,尤其是小血管。肝脏灌注后的图像数据传输到图像后处理工作站,使用灌注软件包(去卷积算法)处理数据,腹主动脉为输入动脉,门静脉或脾静脉为输出静脉,经灌注软件处理得到肝脏 CT 灌注伪彩图,ROI 大小在 10~15mm^2 之间,并多次测量肝脏各灌注参数值。

6. 打印与图像传输

（1）调节窗宽、窗位,适当放大或缩小图像,使图像位于窗格中间位置,根据图像总数计算窗格(行×列),先将定位像输入打印窗格,然后依次输入平扫图像、增强图像和/或后处理图像。肝组织显示,无论有无病变,均应测量肝、脾组织的 CT 值,判定有无脂肪肝。测量病灶层面 CT 值及大小,必要时测量病灶层面增强前后的 CT 值变化。平扫和增强测量 CT 值时,原则上应在同一平面上测量,以便分析对照。

（2）利用影像存储与传输系统（PACS）进行数字化存储和管理,来实现影像信息的本地及远程查询、浏览、打印等功能。

【实验总结】

1. 肝脏 CT 检查适用于肝脏良、恶性肿瘤,肝脏囊性病变,肝脏炎性病变,肝外伤,肝硬化,脂肪肝,肝内外肝管结石,胆囊结石,肝总管及胆总管结石等。

2. 肝脏 CT 扫描前的准备工作至关重要。

3. 合适的肝脏 CT 扫描方式及时相的选择,有利于病变的检出及定性诊断。

4. 图像后处理技术的应用,能很好地显示组织病变及血管。

5. 注意扫描过程中对受检者的辐射防护。

6. 能谱/双能扫描具有科研与临床应用价值。

【实验思考】

1. 肝脏 CT 扫描前准备工作的内容是什么？目的和意义有哪些？

2. 简述在不同层面的 CT 横断面上,正常肝脏的分叶、分段。

3. 通过 CT 扫描如何鉴别肝脏血管瘤与原发性肝癌？

4. 肝脏 CT 显示窗口技术有何特点？

5. 能谱成像不同虚拟单能量的图像特征及原理。

实验二　胰腺 CT 检查技术

【临床概述】

胰腺位于腹上区和左季肋区,相当于 L$_1$~L$_2$ 水平,是腹膜外位器官。胰腺分为头、颈、体、尾四部分,其间无明显分界。头、颈部在腹中线右侧,被十二指肠环抱;体、尾部在腹中线左侧,毗邻胃大弯、脾门和左肾门。胰管位于胰腺实质内,常与胆总管汇合形成肝胰壶腹,经十二指肠大乳头开口于十二指肠腔。胰的动脉主要来自胃十二指肠动脉、肠系膜上动脉和脾动脉。胰的静脉多与同名动脉伴行,汇入门静脉。由于胰腺位置深在,其后方为腰椎椎体,且被肝、脾、胃、十二指肠及下腔静脉等脏器或血管包绕,因此胰腺外伤受挤压概率大,胰腺疾病的诊断相对困难。CT 检查胰腺疾病优于超声检查,它能清楚显示胰腺细节,且能通过不同视角进行图像后处理而不受肠腔内气体干扰。胰腺常见疾病有急性胰腺炎、慢性胰腺炎、胰腺癌、胰腺外伤等,不同疾病的 CT 检查重点不同,应根据具体疾病选择合适的方案或参数,达到最优的诊断效果。

【实验目的】

1. 掌握胰腺 CT 扫描方法及步骤。

2. 掌握胰腺 CT 增强特点及图像后处理技术。

3. 掌握胰腺 CT 辐射防护措施。

4. 熟悉胰腺的相关解剖及体表定位范围。

5. 熟悉胰腺 CT 适应证和禁忌证。

6. 熟悉胰腺 CT 扫描前准备。

7. 了解静脉团注方法。

【实验要求】

1. 熟悉 CT 的工作状态及操作界面。

2. 掌握胰腺 CT 扫描前准备(包括临床病史采集、对比剂准备、注射方式、呼吸训练等)。

3. 掌握胰腺 CT 辐射防护措施。

4. 根据受检者申请单信息和要求,选择合理的扫描方案。

5. 保证图像质量达到影像诊断标准。

【实验器材】

同肝脏实验一。

【实验注意事项】

1. 检查前 1 周内不服用重金属药物,不能做胃肠道钡餐造影检查。

2. 危重、老年体弱及婴幼儿受检者应有家属陪同,并注意非检查部位或性腺的辐射防护。

3. 对于增强检查的受检者,按含碘对比剂使用要求准备,检查前 4h 禁食。增强扫描后受检者应留观 20~30min,观察有无迟发过敏反应,以便及时对症处理。

4. 胰腺螺旋 CT 需采用小螺距、薄层采集,图像采用软组织函数重建。

【实验方法及步骤】

1. 适应证和禁忌证的确定

(1)适应证

1)胰腺肿瘤(包括各种原发性和转移性胰腺肿瘤)的诊断和鉴别诊断。

2)急、慢性胰腺炎的诊断。

3)胰腺外伤。

4)胰腺先天发育变异及异常。

5)梗阻性黄疸的病因诊断等。

(2)禁忌证

1)碘对比剂过敏、重症甲状腺疾病、哮喘以及严重心、肝、肾功能衰竭者等,不宜做增强扫描。

2)妊娠妇女。

2. 扫描前准备

(1)认真核对 CT 检查申请单,了解病情,明确检查目的和要求,对检查目的、要求不清的申请单,应与临床医师核准确认。

(2)消除受检者的紧张心理,提前告知检查程序及相关注意事项,取得受检者的合作,并训练受检者呼吸,嘱受检者平静呼吸下屏气。

(3)不能配合的受检者(婴幼儿、意识不清、躁动、外伤等)应视情况给予药物镇静。

（4）了解受检者有无对比剂禁忌证，有无其他药物过敏史，肾毒性药物用药情况，有无哮喘等。

（5）检查前半小时口服纯净水 200~300ml，充盈十二指肠，对比显示胰腺与十二指肠关系；检查时再口服 200~300ml，中等充盈胃腔，防止伪影干扰胰腺显示。若怀疑急性胰腺炎受检者，应禁饮禁食。

（6）检查前嘱受检者去除检查部位的金属物品，腰围、腹带、外敷药物等，避免产生伪影。

（7）增强扫描者，检查前 4h 禁食，并签署对比剂过敏反应告知书。同时建立外周静脉通道，并与高压注射器连接。

3. 普通平扫

（1）认真阅读受检者申请单，在操作界面填写受检者信息（包括姓名、性别、检查号、检查部位等）。

（2）扫描体位：常规取仰卧位，头先进，两臂上举抱头，身体置于床面正中间，侧面定位线对准人体腋中线。注意屏蔽防护性腺及其他非检查部位。

（3）定位像及扫描基线：打开定位灯，将受检者剑突对准定位灯十字交叉处，关闭定位灯并移床。根据扫描基线和扫描范围摄取正位定位像，在定位像上设定以膈顶为扫描基线。

（4）扫描范围：扫描时嘱受检者屏气，扫描范围应包括第 11 胸椎的上缘平面至第 3 腰椎下缘平面。需要对肿瘤分期，或要了解病因、并发症者应扩大扫描范围。胰腺常规平扫自肝门至肾门平面。

（5）扫描参数：胰腺扫描采用标准或软组织算法，螺旋扫描（表 5-3）。

表 5-3　胰腺 CT 平扫参数

项目	参数	项目	参数
管电压	100~120kV	重建间距	3~5mm
有效管电流量	200~300mAs	螺距因子	0.986：1~1.375：1
采集层厚	0.625~1.25mm	采集矩阵	512×512，1 024×1 024
重建层厚	3~5mm	扫描野（SFOV）	45~50cm

4. 增强扫描

（1）常规增强扫描：采用非离子型对比剂，高压注射器静脉团注给药，300~370mgI/ml，对比剂用量为 80~100ml，速率为 2~3ml/s。胰腺增强扫描通常采用"双期扫描"，动脉期延时扫描时间为 25~35s，胰腺期延时扫描时间为 50~60s，如有需要则加扫，平衡期为 120~140s。

（2）血流灌注成像：根据平扫确定胰腺扫描范围，调整注射速率为 5.0~7.0ml/s，对比剂用量为 50ml，生理盐水 20~30ml；管电压 80kV，管电流 200mA，采集层厚 0.625mm×64，螺距 0，矩阵 512×512，延迟时间 5s，间隔时间 1s，一共获得 208 层灌注图像。灌注成像结束后再以 3.0ml/s 速率注射 50~60ml 对比剂完成胰腺常规增强扫描。注意灌注扫描时受检者须屏气。

5. 图像后处理与图像显示　一般采取软组织窗显示，窗宽为 250~280HU，窗位为 40~45HU，少数采取腹窗显示，对胰腺病变的显示，可加大窗宽，增加显示层次和内容。图像后处理采用最小采集层厚，重叠 40%~50% 的重建间隔对数据进行 MPR、CPR、MIP 及 VR 等重建。对胰头动脉弓、胰横动脉、胰背动脉及胰尾动脉等小血管显示，宜选用 MIP 及 MPR 显示；VR 可以多方位立体显示胰腺血管的空间结构；MIP 利于增强血管的密度差的显示，尤其是小血管。

胰腺灌注后的图像数据传输到图像后处理工作站,使用灌注软件包(去卷积算法)处理数据,测量胰腺灌注参数值。ROI 必须避开胰腺边缘组织及血管,且 ROI 不宜过大。最后将图像传输至 PACS 或诊断阅读中心。

6. 图像打印及传输

（1）调节窗宽、窗位,适当放大或缩小图像,使图像位于窗格中间位置,根据图像总数计算窗格(行×列),先将定位像输入打印窗格,然后依次输入平扫图像、增强图像和/或后处理图像。

（2）利用影像存储与传输系统(PACS)进行数字化存储和管理,来实现影像信息的本地及远程查询、浏览、打印等功能。

【实验总结】

1. 胰腺 CT 检查适用于急性胰腺炎、慢性胰腺炎、胰腺肿瘤、胰腺外伤的诊断,其中急性胰腺炎的严重程度分级和胰腺肿瘤的诊断需要做增强扫描。

2. 掌握胰腺解剖及其动静脉血供,通过图像后处理重建其血管走行,有利于胰腺肿瘤的诊断及术前评价。

3. 扫描前准备、扫描参数及时相的正确选择,是优质图像质量的保证,有利于病变的检出及定性诊断。

4. 注意扫描过程中对受检者的辐射防护。

【实验思考】

1. 胰腺 CT 扫描前准备工作的内容是什么? 有哪些注意事项?

2. 胰腺 CT 扫描时相怎样确定?

3. 胰腺 CT 显示窗口技术有何特点?

实验三 泌尿系统 CT 检查技术

【临床概述】

泌尿系统是由肾脏、输尿管、膀胱和尿道组成。主要功能是排出机体新陈代谢中产生的废物和多余的水,保持机体内环境的平衡和稳定。肾为腹膜外位器官,位于脊柱两旁,左肾位于第 11 胸椎椎体下缘至第 2~3 腰椎椎间盘之间,右肾比左肾低 1~2cm。输尿管起于肾盂末端,终于膀胱,长约 20~30cm,管径平均 0.5~1.0cm(最窄处 0.2~0.3cm)。膀胱是储存尿液的肌性囊状器官,其形状、大小、位置和壁的厚度随尿液充盈程度而异。其正常位于耻骨联合后面,空虚时全部位于盆腔内,充盈时膀胱腹膜返折线可超过耻骨联合上方。男性尿道细、长、弯,女性尿道短、宽、直。由于多层螺旋 CT 技术有较高的 z 轴分辨率,同时拥有强大的三维后处理能力,能清晰地显示泌尿系统三维图像,可以获得清晰、立体、多维的泌尿系统重建图像,故 CT 检查已广泛用于泌尿系统病变的诊断,其中包括肿瘤、结石、炎症、外伤和先天性畸形等。

【实验目的】

1. 掌握泌尿系统 CT 扫描方法及步骤。

2. 掌握泌尿系统 CT 增强扫描特点及图像后处理技术。

3. 掌握泌尿系统 CT 辐射防护措施。

4. 熟悉泌尿系统的相关解剖及体表定位范围。

5. 熟悉泌尿系统 CT 检查适应证和禁忌证。

6. 熟悉泌尿系统 CT 扫描前准备。

7. 了解静脉团注方法。

【实验要求】

1. 熟悉 CT 的工作状态及操作界面。

2. 掌握泌尿系统 CT 扫描前准备（包括临床病史采集、对比剂准备、注射方式、呼吸训练等）。

3. 掌握泌尿系统 CT 辐射防护措施。

4. 根据受检者申请单信息和要求，选择合理的扫描方案。

5. 保证图像质量达到影像诊断标准。

【实验器材】

同肝脏实验一。

【实验注意事项】

1. 检查前 1 周内禁服原子序数高或含重金属成分的药物，如 1 周内曾进行过胃肠道钡餐造影者，则需要于检查前先行腹部透视，确认腹腔内无钡剂残留后再行泌尿系统 CT 检查。

2. 肾脏检查前 2~3 天，禁做静脉肾盂造影检查，以防止混淆结石和对比剂。

3. 危重、老年体弱及婴幼儿受检者应有家属陪同，并注意非检查部位或性腺的辐射防护。

4. 计算机体层成像尿路造影（CTU）检查时，应保持膀胱中度充盈状态。

5. 增强扫描后，受检者应留观 20~30min 左右，以观察有无迟发过敏反应，以便及时对症处理。

【实验方法及步骤】

1. 适应证和禁忌证的确定

（1）适应证

1）肿瘤：包括各种肾脏及膀胱原发性和转移性肿瘤的诊断和鉴别诊断。

2）泌尿系统结石。

3）泌尿系统外伤。

4）泌尿系统炎症。

5）泌尿系统先天发育异常等。

（2）禁忌证

1）含碘对比剂过敏、重症甲状腺疾病、哮喘以及严重心、肝、肾功能衰竭者等，不宜做增强扫描。

2）妊娠妇女。

2. 扫描前的准备

（1）认真核对 CT 检查申请单，了解病情，明确检查目的和要求，对检查目的、要求不清的申请单，应与临床医师核准确认。

（2）消除受检者的紧张心理，提前告知检查程序及相关注意事项，取得受检者的合作，并训练受检者的呼吸。虽然肾脏属腹膜外位器官，随呼吸运动影响小，但仍须训练受检者呼吸，嘱受检者平静呼吸下屏气。

（3）不能配合的受检者（婴幼儿、意识不清、躁动、外伤等）应视情况给予药物镇静。

（4）了解受检者有无对比剂禁忌证，有无其他药物过敏史，肾毒性药物用药情况，有无哮喘等。

（5）检查前 6~10h 口服 1%~2% 的含碘对比剂溶液或纯净水 1 000~1 500ml，使远、近段小肠和结肠充盈；CTU 检查，应保持膀胱中度充盈状态。

（6）检查前嘱受检者去除检查部位的金属物品、腰围、腹带以及外敷药物等，避免伪影产生。

（7）需增强扫描者,应嘱受检者签署对比剂过敏反应告知书,并建立外周静脉通道,并与高压注射器连接。

3. 普通平扫

（1）认真阅读受检者申请单,在操作界面填写受检者信息（包括姓名、性别、检查号、检查部位等）。

（2）扫描体位:仰卧位,头先进,双手抱头,身体矢状面、冠状面平对扫描机架相对应的定位激光中心线。注意屏蔽防护性腺及其他非检查部位。

（3）定位像及扫描基线:打开定位灯,常以受检者剑突为扫描基线,关闭定位灯并移床。根据扫描基线和扫描范围摄取正位定位像。

（4）扫描范围:第12胸椎的上缘平面至耻骨联合平面。

（5）扫描参数:泌尿系统扫描采用标准或软组织算法,螺旋扫描（表5-4）。

表5-4　泌尿系统CT平扫参数

项目	参数	项目	参数
管电压	100~120kV	重建间距	5~7mm
有效管电流量	200~300mAs	螺距因子	0.986∶1~1.375∶1
采集层厚	0.625~1.25mm	采集矩阵	512×512,1 024×1 024
重建层厚	5~7mm	扫描野（SFOV）	90~120cm

4. 增强扫描　用于提高泌尿系统病灶检出率,根据病灶不同强化特点,有利于明确病变性质、鉴别诊断。

（1）常规增强扫描:常采用螺旋扫描方式,平静呼吸下屏气扫描。经手背浅静脉或肘正中静脉用双筒或单筒高压注射器,静脉团注给药。采用非离子型对比剂,次等渗（300~370mgI/ml）,成人用量80~100ml（1.5~2.0ml/kg）,儿童用量50~70ml（1.0~1.5ml/kg）。速率为3.0~3.5ml/s。肾脏增强扫描通常采用三期扫描,动脉期（肾皮质期）采用阈值法或经验法,阈值法阈值设置为130~150HU,监测平面为肾动脉对应的腹主动脉,ROI为35~55mm²,诊断延迟时间为3~5s,经验法肾皮质期为18~25s,肾髓质期为90~120s,肾盂期为150~180s。膀胱CT增强扫描开始时间:注射对比剂60~80ml后开始连续扫描（8~10s扫描周期）。

（2）CT血管扫描:采用非离子型高浓度对比剂,经手背浅静脉或肘正中静脉用高压注射器静脉团注给药。一般选用370mgI/ml,成人用量80~120ml（2.0~2.5ml/kg）,儿童用量60~80ml（1.5~2.0ml/kg）,注射速率3.5~4.5ml/s。肾脏延迟时间:动脉期常采用阈值法,阈值设置为150HU,监测平面为肾动脉对应的腹主动脉,ROI为35~55mm²,诊断延迟时间为3~5s,静脉期从静脉团注对比剂到开始扫描,时间为50~60s。

（3）血流灌注成像:平扫确定肾脏扫描范围,以双筒高压注射器经手背浅静脉或肘正中静脉通道团注非离子型对比剂（370mgI/ml）50ml,注射速率5.0ml/s,随即以相同速率注射生理盐水15ml;扫描类型为轴位扫描,管电压80kV,管电流200mA,采集层厚0.625mm×128,旋转时间1s,探测器覆盖范围80mm,螺距0,矩阵512×512,滤波函数FC10,延迟时间5s,间隔时间1s,总曝光时间32s,每曝光一次产生16层图像,数据采集64s,一共获得512层灌注图像。灌注成像结束后,再以3.0ml/s速率注射50~60ml对比剂,完成肾脏常规增强扫描。

5. 图像后处理与图像显示　图像显示以软组织窗为主,平扫图像窗宽为260~300HU,窗位为 45~50HU;增强图像窗宽为 300~350HU,窗位为 45~60HU。图像后处理采用最小采集层厚(0.625~1.25mm),重叠 40%~50% 的重建间隔对数据进行 MPR、CPR、MIP 及 VR 等血管 CTA 重建。肾皮质期的 VR 及 MIP 后处理图像,可以显示肠系膜上动脉与左肾静脉的关系,确定有无胡桃夹现象。肾盂期 VR 及 MIP 后处理图像,能全方位地显示肾盂、输尿管及膀胱充盈和梗阻情况,价值可类似并替代静脉肾盂造影(IVP)检查(图 5-3)。肾脏灌注后的影像数据传输到图像后处理工作站,使用灌注软件包(去卷积算法)处理数据。肾动脉为输入动脉,肾静脉为输出静脉,经软件后处理得到肾脏 CT 灌注伪彩图,确定 ROI 大小在 6.0~9.0mm^2,并多次测量肾脏各灌注参数值。

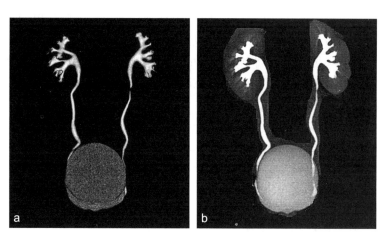

图 5-3 泌尿系统 CT 容积再现成像

a. VR;b. MIP。

6. 打印与图像传输

(1)调节窗宽、窗位,适当放大或缩小图像,使图像位于窗格中间位置,根据图像总数计算窗格(行 × 列),先将定位像输入打印窗格,然后依次输入平扫图像、增强图像和/或后处理图像。测量病灶层面 CT 值及大小,必要时测量病灶层面增强前后的 CT 值变化。平扫和增强测量 CT 值时,原则上应在同一平面上测量,以便分析对照。

(2)利用影像存储与传输系统(PACS)进行数字化存储和管理,来实现影像信息的本地及远程查询、浏览、打印等功能。

【实验总结】

1. 泌尿系统 CT 检查适用于肿瘤、结石、炎症、外伤和先天性畸形等。
2. 泌尿系统 CT 扫描前的准备工作至关重要。
3. 选择合适的泌尿系统 CT 扫描方式及时相,有利于病变的检出及定性诊断。
4. 图像后处理技术的应用,能很好地显示组织病变及血管。
5. 注意扫描过程中对受检者的辐射防护。

【实验思考】

1. 泌尿系统 CT 扫描前的准备工作的内容是什么? 有哪些注意事项?
2. 肾脏 CT 扫描时相怎样确定?
3. 泌尿系统 CT 显示窗口技术有何特点?

实验四　胃CT检查技术

【临床概述】

胃有分泌胃液、储存和初步消化食物、吸收营养、排泄食物残渣的功能。3/4的胃位于左季肋区,1/4位于腹上区。胃分为前、后两壁,入、出两口和上、下两缘:入口即贲门,连接食管;出口即幽门,连接十二指肠;上缘为胃小弯,凹向右上方,最低处为角切迹;下缘为胃大弯,较长,凸向左下方。胃通常分为4部:贲门附近的部分称为贲门部;贲门平面以上,向左上方膨出的部分称为胃底(胃穹隆),内含吞咽时进入的空气,约50ml;自胃底向下至角切迹处的中间大部分,称胃体;胃体下界与幽门之间的部分,称为幽门部。胃的动脉主要来自胃左动脉(胃的最大动脉)、胃右动脉、胃网膜左动脉、胃网膜右动脉、胃短动脉和胃后动脉。胃的静脉多与同名动脉伴行,汇入门静脉。胃CT扫描用于探查胃恶性肿瘤的局部或远处淋巴结转移情况,同时可以明确病变的侵犯范围,尤其是向胃壁外侵犯的情况,有助于疾病的分期及治疗方案的制订。此外,胃CT检查能对幽门梗阻、胃穿孔的部位、原因及并发症做出准确判断。

【实验目的】

1. 掌握胃CT扫描方法及步骤。
2. 掌握胃CT增强特点及图像后处理技术。
3. 掌握胃CT辐射防护措施。
4. 熟悉胃的相关解剖及体表定位范围。
5. 熟悉胃CT适应证和禁忌证。
6. 熟悉胃CT扫描前准备。
7. 了解静脉团注方法。

【实验要求】

1. 熟悉CT的工作状态及操作界面。
2. 掌握胃CT扫描前准备(包括临床病史采集、胃腔准备、对比剂准备、注射方式、呼吸训练等)。
3. 掌握胃CT辐射防护措施。
4. 根据受检者申请单信息和要求,选择合理的扫描方案。
5. 保证图像质量达到影像诊断标准。

【实验器材】

同肝脏实验一。

【实验注意事项】

1. 禁食4~6h,检查前1周内禁服原子序数高或含重金属成分的药物,如1周内曾进行过胃肠道钡餐造影者,则需要于检查前先行腹部透视,确认腹腔内无钡剂残留后再行胃CT检查。
2. 检查时口服纯净水300~500ml,亦可服用2%~3%碘水溶液300~500ml,适度充盈胃腔。口服纯净水前30min肌注山莨菪碱10~20mg(青光眼、前列腺肥大及排尿困难者禁用),亦可于扫描前3~5min静脉注射胰高血糖素0.5mg,以使胃处于低张状态。
3. 危重、老年体弱及婴幼儿受检者应有家属陪同,并注意非检查部位或性腺的辐射防护。
4. 训练平静呼吸下屏气,同时为防止腹式呼吸带来运动伪影,下腹需用腹带加压。
5. 增强扫描后,受检者应留观20~30min左右,以观察有无迟发过敏反应,以便及时对症处理。

【实验方法及步骤】

1. 适应证和禁忌证的确定

（1）适应证

1）胃良、恶性肿瘤：包括胃淋巴瘤、胃平滑肌瘤、胃癌等。

2）幽门梗阻。

3）胃穿孔。

4）胃外科手术切除后复查。

（2）禁忌证

1）含碘对比剂过敏、重症甲状腺疾病、哮喘以及严重心、肝、肾功能衰竭者等，不宜做增强扫描。

2）妊娠妇女。

2. 扫描前的准备

（1）认真核对 CT 检查申请单，了解病情，明确检查目的和要求，对检查目的、要求不清的申请单，应与临床医师核准确认。

（2）消除受检者的紧张心理，提前告知检查程序及相关注意事项，取得受检者的合作，并训练受检者平静呼吸下屏气，同时为防止腹式呼吸带来运动伪影，下腹需用腹带加压。

（3）不能配合的受检者（婴幼儿、意识不清、躁动、外伤等）应视情况给予药物镇静。

（4）了解受检者有无对比剂禁忌证，有无其他药物过敏史，肾毒性药物用药情况，有无哮喘等。

（5）检查前嘱受检者去除检查部位的金属物品、腰围、腹带以及外敷药物等，避免伪影产生。

（6）需增强扫描者，应嘱受检者签署对比剂过敏反应告知书，并建立外周静脉通道，并与高压注射器连接。

其他准备同"实验注意事项"1 和 2。

3. 普通平扫

（1）认真阅读受检者申请单，在操作界面填写受检者信息（包括姓名、性别、检查号、检查部位等）。

（2）扫描体位：常规取仰卧位，头先进，身体位于床面正中间，两臂上举抱头，侧面定位线对准人体腋中线。同时根据可疑病变部位，选择特殊扫描体位，如胃窦部，选择仰卧位或仰卧左前斜位；胃体及胃大弯部，可选择仰卧位。注意屏蔽防护性腺及其他非检查部位。

（3）定位像及扫描基线：打开定位灯，将受检者剑突对准定位灯十字交叉处，关闭定位灯并移床，根据扫描基线和扫描范围摄取正位定位像。

（4）扫描范围：从剑突平面至肚脐平面。

（5）扫描参数：胃扫描采用标准或软组织算法，螺旋扫描（表 5-5）。

表 5-5　胃 CT 平扫参数

项目	参数	项目	参数
管电压	120~140kV	重建间距	5~7mm
有效管电流量	200~300mAs	螺距因子	0.986：1~1.375：1
采集层厚	0.625~1.25mm	采集矩阵	512×512，1 024×1 024
重建层厚	5~7mm	扫描野（SFOV）	45~50cm

4. 增强扫描 用于提高病灶检出率,根据病灶不同强化特点,有利于明确病变性质、鉴别诊断。

(1)常规增强扫描:常采用螺旋扫描方式,平静呼吸下屏气扫描。经手背浅静脉或肘正中静脉用双筒或单筒高压注射器,静脉团注给药。采用非离子型对比剂,次等渗(300~370mgI/ml),成人用量 80~100ml(1.5~2.0ml/kg)加生理盐水 30ml,儿童用量 50~70ml(1.0~1.5ml/kg)。速率为 3~3.5ml/s。胃 CT 增强检查通常采用两期扫描,动脉期可采用阈值法或经验法。阈值法阈值设置为 160~180HU,监测平面为肝门对应的腹主动脉内,ROI 为 35~55mm^2,诊断延迟时间为 5~6s;经验法胃动脉期为 30~35s,静脉期为 70~80s。

(2)CT 血管扫描(CTA):采用非离子型高浓度对比剂,经手背浅静脉或肘正中静脉用高压注射器静脉团注给药。一般选用 370mgI/ml,成人用量 80~120ml(2.0~2.5ml/kg),儿童用量 60~80ml(1.5~2.0ml/kg),注射速率 3.5~4.5ml/s。延迟时间:动脉期采用阈值法或经验法,阈值法阈值设置为 160~180HU,监测平面为肝门对应的腹主动脉内,ROI 为 40~55mm^2,诊断延迟时间为 5~6s;经验法胃动脉期为 30~35s,静脉期为 70~80s。

(3)胃血流灌注成像:平扫确定胃扫描范围,以双筒高压注射器经手背浅静脉或肘正中静脉通道团注非离子型高浓度对比剂(370mgI/ml)50ml,注射速率 5.0ml/s,随即以相同速率注射生理盐水 15~20ml;轴位扫描,管电压 80kV,管电流 200mA,准直器宽度 0.625mm×256,旋转时间 1s,螺距 0,矩阵 512×512,滤波函数为 FC10,延迟时间 5s,间隔时间 1s,总曝光时间 30s,每曝光一次产生 40 层图像,数据采集 60s,一共获得 1 200 层灌注图像。灌注成像结束后再以 3.0ml/s 速率注射 50~60ml 对比剂,完成胃常规增强扫描。

5. 图像后处理与图像显示 图像显示一般采取软组织窗,平扫图像窗宽为 300~350HU,窗位为 45~55HU,增强图像窗宽为 300~350HU,窗位为 50~60HU。图像后处理采用最小采集层厚(0.625~1mm)、重叠 40%~50% 的重建间隔、软组织函数对数据进行 MPR 及 VE 等重建。MPR 可以任意平面显示胃壁有无增厚,VE 可以显示胃壁内表面情况。胃灌注后的影像数据传输到图像后处理工作站,使用灌注软件包(去卷积算法)处理数据。胃网膜右动脉为输入动脉,静脉为输出静脉,经软件处理得到胃 CT 灌注伪彩图,确定 ROI 大小在 1.0~2.0mm^2,并多次测量胃灌注参数值。

6. 打印与图像传输

(1)调节窗宽、窗位,适当放大或缩小图像,使图像位于窗格中间位置,根据图像总数计算窗格(行×列),先将定位像输入打印窗格,然后依次输入平扫图像、增强图像和/或后处理图像。测量病灶层面 CT 值及病灶大小,必要时测量病灶层面增强前后的 CT 值变化。平扫和增强测量 CT 值时,原则上应在同一平面上测量,以便分析对照。

(2)利用影像存储与传输系统(PACS)进行数字化存储和管理,来实现影像信息的本地及远程查询、浏览、打印等功能。

【实验总结】

1. 胃 CT 检查适用于胃良、恶性肿瘤,幽门梗阻,胃穿孔的诊断,以及胃外科手术切除后复查等。

2. 掌握胃解剖及其动静脉血供,通过图像后处理重建其血管走行,有利于胃肿瘤的诊断及术前评价。

3. 扫描前准备、扫描参数及时相的正确选择,是优质图像质量的保证,有利于病变的检出及定性诊断。

4. 注意扫描过程中对受检者的辐射防护。

【实验思考】

1. 胃 CT 扫描前准备工作的内容是什么？有哪些注意事项？

2. 胃 CT 扫描参数及时相怎样确定？

3. 胃 CT 显示窗口技术有何特点？

实验五　小肠及结肠 CT 检查技术

【临床概述】

小肠包括十二指肠、空肠与回肠，上端起自胃幽门，下端接续盲肠。十二指肠自第 1 腰椎平面与脊椎右侧相对处的胃幽门开始，止于十二指肠空肠曲，全长约 25cm，形成 C 形，胰头位于此弯曲部分。空肠主要位于左上腹与脐部，全长约 2m。空肠开始于十二指肠空肠曲，在横结肠系膜下区，依小肠系膜而盘曲于腹腔内，呈游离活动的肠袢。回肠大部分在下腹与盆腔内，全长约 3m。回肠末端通过回盲瓣在右下腹与盲肠连接，空肠和回肠的交接处没有明显的界线。结肠在右髂窝内续于盲肠，在第 3 骶椎平面连接直肠。结肠分升结肠、横结肠、降结肠和乙状结肠 4 部分，大部分固定于腹后壁，结肠的排列酷似英文字母 "M"，将小肠包围在内。小肠是由肠系膜上动脉的分支供应血流。结肠的血液供应有两部分：右半结肠主要来源于肠系膜上动脉，左半结肠来源于肠系膜下动脉。小肠是食物消化和营养物质吸收的主要部位，结肠的主要生理功能是吸收水分、葡萄糖、无机盐、部分胆汁，储存、排泄粪便，同时结肠可分泌碱性黏液，以润滑黏膜。

小肠及结肠 CT 检查主要用于肿瘤的诊断，了解有无肿瘤侵犯、淋巴结转移与远处器官转移等，有助于肿瘤的分期，为制订治疗方案和估计预后提供依据。

【实验目的】

1. 掌握小肠和结肠 CT 扫描方法及步骤。

2. 掌握小肠和结肠 CT 增强扫描特点及图像后处理技术。

3. 掌握小肠和结肠 CT 辐射防护措施。

4. 熟悉十二指肠、空肠、回肠和结肠的相关解剖及体表定位范围。

5. 熟悉小肠和结肠 CT 适应证和禁忌证。

6. 熟悉小肠和结肠 CT 扫描前准备。

7. 了解静脉团注方法。

【实验要求】

1. 熟悉 CT 的工作状态及操作界面。

2. 掌握小肠和结肠 CT 扫描前准备（包括临床病史采集、肠道准备、对比剂准备、注射方式、呼吸训练等）。

3. 掌握小肠和结肠 CT 辐射防护措施。

4. 根据受检者申请单信息和要求，选择合理的扫描方案。

5. 保证图像质量达到影像诊断标准。

【实验器材】

同肝脏实验一。

【实验注意事项】

1. 检查前 1 周内禁服原子序数高或含重金属成分的药物，如 1 周内曾进行过胃肠道钡餐造影者,则需要于检查前先行腹部透视,确认腹腔内无钡剂残留后再行小肠和结肠CT检查。

2. 检查前1~3天以低纤维食物为主,便秘者可口服番泻叶或硫酸镁等缓泻药,以清洁肠道。

3. 小肠及结肠分段口服增强对比剂的选择,应依据疾病的检查目的和要求来确定:中性对比剂适用于肠道炎症、血管成像及增强扫描等;阳性对比剂则适用于肠道肿瘤、穿孔及肠瘘等。

4. 为减少小肠蠕动导致的运动伪影,检查前15~30min可肌注山莨菪碱10~20mg(青光眼、前列腺肥大及排尿困难者禁用),或检查前3~5min静脉注射胰高血糖素0.5mg。

5. 危重、老年体弱及婴幼儿受检者应有家属陪同,并注意非检查部位或性腺的辐射防护,并训练平静呼吸下屏气。

6. 增强扫描后,受检者应留观20~30min左右,以观察有无迟发过敏反应,以便及时对症处理。

【实验方法及步骤】

1. 适应证和禁忌证的确定

(1)适应证

1)良、恶性肿瘤:如肠道间质瘤、淋巴瘤、腺癌及类癌等。

2)各种类型的肠梗阻。

3)溃疡性肠穿孔。

4)肠结核。

5)小肠、结肠出血性疾病等。

(2)禁忌证

1)含碘对比剂过敏、重症甲状腺疾病以及严重心、肝、肾功能衰竭者等,不宜做增强扫描。

2)妊娠妇女。

2. 扫描前的准备

(1)认真核对CT检查申请单,了解病情,明确检查目的和要求,对检查目的、要求不清的申请单,应与临床医师核准确认。

(2)消除受检者的紧张心理,提前告知检查程序及相关注意事项,取得受检者的合作,并训练受检者的呼吸。

(3)不能配合的受检者(婴幼儿、意识不清、躁动、外伤等)应视情况给予药物镇静。

(4)了解受检者有无对比剂禁忌证,有无其他药物过敏史,肾毒性药物用药情况,哮喘等。

(5)小肠检查前3~4h口服纯净水300~500ml,1~2h再口服200~300ml,以保持空肠、回肠处于适度充盈状态;亦可每间隔20min,3次口服完2.5%甘露醇1 500~2 000ml,从而达到小肠充盈。结肠检查前4~6h口服纯净水300~500ml,3~4h再口服200~300ml,以保持结肠处于适度充盈状态。

(6)检查前嘱受检者去除检查部位的金属物品、腰围、腹带以及外敷药物等,避免伪影产生。

(7)需增强扫描者,应嘱受检者签署对比剂过敏反应告知书,并建立外周静脉通道,并与高压注射器连接。

其他准备同"实验注意事项"4。

3. 普通平扫

(1)认真阅读受检者申请单,在操作界面填写受检者信息(包括姓名、性别、检查号、检查

部位等）。

（2）扫描体位：常规取仰卧位，头先进，身体位于床面正中间，两臂上举抱头，侧面定位线对准人体腋中线。注意屏蔽防护性腺及其他非检查部位。

（3）定位像及扫描基线：打开定位灯，常以受检者的膈顶为定位标准，关闭定位灯并移床，根据扫描基线和扫描范围摄取正位定位像。

（4）扫描范围：膈下平面至耻骨联合平面。

（5）扫描参数：小肠和结肠扫描采用标准或软组织算法，螺旋扫描（表 5-6）。

表 5-6　小肠和结肠 CT 常规平扫参数

项目	参数	项目	参数
管电压	100~120kV	重建间距	4~5mm
有效管电流量	200~300mAs	螺距因子	0.986∶1~1.375∶1
采集层厚	0.625~1.25mm	采集矩阵	512×512,1 024×1 024
重建层厚	4~5mm	扫描野（SFOV）	90~120cm

4. 增强扫描　用于提高病灶检出率，根据病灶不同强化特点，有利于明确病变性质、鉴别诊断。

（1）常规增强扫描：常采用螺旋扫描方式，平静呼吸下屏气扫描。经手背浅静脉或肘正中静脉用双筒或单筒高压注射器，静脉团注给药。采用非离子型对比剂，次等渗（300~370mgI/ml），成人用量 80~100ml（1.5~2.0ml/kg）加生理盐水 30ml，儿童用量 50~70ml（1.0~1.5ml/kg）。速率为 3~3.5ml/s。小肠及结肠增强扫描通常采用三期扫描，动脉期常采用阈值法或经验法。阈值法阈值设置为 170~180HU，监测平面为肝门处腹主动脉内，ROI 为 35~55mm^2，诊断延迟时间为 4~6s，经验法小肠及结肠动脉期为 30~35s，静脉期为 70~80s，延迟期 120~150s。

（2）CT 血管扫描（CTA）：采用非离子型高浓度对比剂，经手背浅静脉或肘正中静脉用高压注射器静脉团注给药。一般选用 370mgI/ml，成人用量 80~120ml（2.0~2.5ml/kg），儿童用量 60~80ml（1.5~2.0ml/kg），注射速率 4.0~5.0ml/s。延迟时间同小肠及结肠常规增强扫描一致。

5. 图像后处理与图像显示　图像显示一般采取软组织窗，平扫图像窗宽 300~450HU，窗位 35~40HU，增强图像窗宽 300~350HU，窗位 40~45HU，如若观察小肠及结肠网膜、系膜及韧带血管，窗宽可进一步加大（图 5-4）。图像后处理采用最小采集层厚（0.625~1mm）、重叠 50% 的重建间隔、软组织函数，对数据进行 MIP 及 MPR 等重建。MIP 可以显示肠系膜上、下动脉有无狭窄、畸形以及动脉内有无血栓等；MPR 可以任意平面显示小肠及结肠壁有无增厚、积气，系膜密度有无增高等。

6. 打印与图像传输

（1）调节窗宽、窗位，适当放大或缩小图像，使图像位于窗格中间位置，根据图像总数计算窗格（行×列），先将定位像输入打印窗格，然后依次输入平扫图像、增强图像和/或后处理图像。测量病灶层面 CT 值及病灶大小，必要时测量病灶层面增强前后的 CT 值变化。平扫和增强测量 CT 值时，原则上应在同一平面上测量，以便分析对照。

（2）利用影像存储与传输系统（PACS）进行数字化存储和管理，来实现影像信息的本地及远程查询、浏览、打印等功能。

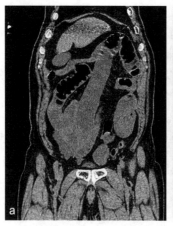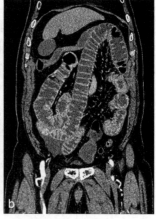

图 5-4　小肠、结肠 CT 图像窗宽、窗位显示

a. 平扫；b. 增强。

【实验总结】

1. 小肠及结肠 CT 检查适用于肠道良、恶性肿瘤，各种类型的肠梗阻，溃疡性肠穿孔，肠结核，小肠、结肠出血性疾病等。

2. 掌握小肠及结肠解剖及其动静脉血供，通过图像后处理重建其血管走行，有利于胃肿瘤的诊断及术前评价。

3. 扫描前准备、扫描参数及时相的正确选择，是优质图像质量的保证，有利于病变的检出及定性诊断。

4. 注意扫描过程中对受检者的辐射防护。

【实验思考】

1. 小肠及结肠 CT 扫描前准备工作的内容是什么？目的和意义有哪些？

2. 小肠及结肠 CT 扫描参数及时相怎样确定？

3. 小肠及结肠 CT 显示窗口技术有何特点？

实验六　腹部血管 CT 检查技术

【临床概述】

腹主动脉在膈的主动脉裂孔处续于胸主动脉，沿脊柱左前方下降，至第 4 腰椎下缘处分为左、右髂总动脉，主要分支有壁支、脏支。壁支主要包括膈下动脉和腰动脉。不成对脏支包括腹腔干、肠系膜上动脉和肠系膜下动脉；成对脏支有肾上腺中动脉、肾动脉、睾丸动脉（男性）或卵巢动脉（女性）。腹腔干又名腹腔动脉，于第 12 胸椎至第 1 腰椎水平从腹主动脉发出。腹腔干的三大分支为胃左动脉、肝总动脉和脾动脉。肝总动脉又分为肝固有动脉和胃十二指肠动脉。肠系膜上动脉在约平第 1 腰椎的高度起自腹主动脉前壁，供应所有小肠、右半结肠、大部分横结肠血液，其第一分支为胰十二指肠下动脉，它与胰十二指肠上动脉相互吻合，包绕胰头。肠系膜下动脉在约平第 3 腰椎的高度起自腹主动脉前壁，分支为左结肠动脉、乙状结肠动脉和直肠上动脉，供应降结肠、乙状结肠和直肠上段血液。肾上腺动脉分肾上腺上、中、下三对。肾上腺上动脉是由膈下动脉发出，腹主动脉发出肾上腺中动脉，肾动脉发出肾上腺下动脉。

多层螺旋 CT 血管成像技术成像快速，图像质量高，可回顾性分析，具有独特的后处理技术，因此广泛应用于腹部血管成像，可最大程度地显示血管的空间立体走行，观察血管管腔、管壁以及血管与周围正常或病变组织的关系。腹部血管 CT 检查主要用于显示血管性疾病和肿瘤病变与邻近血管的关系。

【实验目的】

1. 掌握腹部血管 CTA 扫描方法及步骤。

2. 掌握腹部血管 CTA 的图像后处理技术。

3. 掌握腹部血管 CT 辐射防护措施。

4. 熟悉腹部血管的相应解剖及血液供应情况。

5. 熟悉腹部血管 CT 适应证和禁忌证。

6. 熟悉腹部血管 CTA 扫描前准备。

7. 了解静脉团注方法。

【实验要求】

1. 熟悉 CT 的工作状态及操作界面。

2. 掌握腹部血管 CT 扫描前准备(包括检查者病史采集、对比剂准备、注射方式、呼吸训练等)。

3. 掌握腹部血管 CT 检查辐射防护措施。

4. 根据受检者申请单信息和要求,选择合理的扫描方案。

5. 保证图像质量达到影像诊断标准。

【实验器材】

同肝脏实验一。

【实验注意事项】

1. 禁食 4~6h,检查前 1 周内禁服原子序数高或含重金属成分的药物,如 1 周内曾进行过胃肠道钡餐造影者,则需于检查前先行腹部透视,确认腹腔内无钡剂残留后再行腹部血管 CTA 检查。

2. 危重、老年体弱及婴幼儿受检者应有家属陪同,并注意非检查部位或性腺的辐射防护。

3. 熟悉检查目的和意义,确定检查方法,确保辐射检查的正当性。

4. 当临床上怀疑不稳定动脉瘤和急性主动脉夹层时,为了受检者能较安全地完成,要求临床医生陪同,以防万一,及时抢救。

5. CT 增强扫描时,给药前给予 10~20ml 生理盐水,以高速率试验性注射;血管条件差者可行高浓度、低流率给药方案;给药完成后给予 30~50ml 生理盐水冲洗并水化。

6. CT 增强扫描时,注意扫描时间窗,力求对比剂的达峰时间在扫描时间窗的中心。

7. 增强扫描后,受检者应留观 20~30min 左右,以观察有无迟发过敏反应,以便及时对症处理。

【实验方法及步骤】

1. 适应证和禁忌证的确定

(1)适应证

1)评估腹主动脉、下腔静脉、门静脉及其动脉壁支、脏支血管壁的斑块及狭窄程度。

2)动脉瘤、主动脉夹层及动静脉畸形。

3)门静脉系统各属支的显示。

4)显示肿瘤病变与邻近血管的关系等。

(2)禁忌证

1)含碘对比剂过敏、重症甲状腺疾病以及严重心、肝、肾功能衰竭者等,不宜做增强扫描。

2）妊娠妇女。

2. 扫描前准备

（1）认真核对 CT 检查申请单，了解病情，明确检查目的和要求，确定检查方法，对检查目的、要求不清的申请单，应与临床医师核准确认。

（2）消除受检者的紧张心理，提前告知检查程序及相关注意事项，取得受检者的合作，并训练受检者平静呼吸下屏气。

（3）不能配合的受检者（婴幼儿、意识不清、躁动、外伤等）应视情况给予药物镇静。

（4）了解受检者有无对比剂禁忌证，有无其他药物过敏史，肾毒性药物用药情况，有无哮喘等。

（5）检查前 3~4h 口服 300~500ml 纯净水，1~2h 口服 200~300ml，30min 口服 200~300ml，检查时再口服 200~300ml。

（6）检查前嘱受检者去除检查部位的金属物品，腰围、腹带、外敷药物等，避免产生伪影。

（7）需增强扫描者，应嘱受检者签署对比剂过敏反应告知书，并建立外周静脉通道，与高压注射器连接。

3. 普通平扫

（1）认真阅读受检者申请单，在操作界面填写受检者信息（包括姓名、性别、检查号、检查部位等）。

（2）扫描体位：常规取仰卧位，头先进，身体位于床面正中间，两臂上举抱头，侧面定位线对准人体腋中线。注意屏蔽防护性腺及其他非检查部位。

（3）定位像及扫描基线：打开定位灯，以受检者的膈顶为扫描基线，关闭定位灯并移床。根据扫描基线和扫描范围摄取正位定位像。

（4）扫描范围：腹主动脉 CTA 从第 11 胸椎上缘平面至髂内、外动脉分叉以远水平，若怀疑腹主动脉瘤，拟行介入支架术者，扫描范围从下界下延至股动脉上段；肾动脉 CTA 扫描范围从肾上极到肾下极；肠系膜上动脉 CTA 扫描范围从第 11 胸椎上缘平面至髂前上棘平面。

（5）扫描参数：腹部血管扫描采用标准或软组织算法，螺旋扫描（表 5-7）。

表 5-7　腹部血管常规平扫参数

项目	参数	项目	参数
管电压	100~120kV	重建间距	5mm
有效管电流量	200~300mAs	螺距因子	0.986∶1~1.375∶1
采集层厚	0.625~1.0mm	采集矩阵	512×512,1 024×1 024
重建层厚	5mm	扫描野（SFOV）	45~50cm

4. 血管增强扫描　腹部血管 CT 增强扫描主要用于显示血管的空间解剖结构与变异，同时也能观察血管管腔、管壁以及血管与周围正常或病变组织的关系。

采用非离子型高浓度对比剂，经手背浅静脉或肘正中静脉用高压注射器静脉团注给药。一般选用 370mgI/ml，成人用量为：［扫描时间 +3~5（s）］× 团注速度，最多不超过 2.0~2.5ml/kg（婴幼儿用量不超过 1.5~2.0ml/kg）；注射速率为 4.0~5.0ml/s，静脉留置针 18G 或 20G。腹部血管增强检查通常采用动脉期和静脉期扫描，动脉期延迟时间采用阈值法或经验法，阈值法的动脉期延迟时间的确定采用智能血管追踪法（bolus-tracking），监测平面为降主动脉内，ROI 为

40~55mm²，阈值设置为 100~120HU，自动触发扫描；亦可将监测层面设定于升主动脉，将 ROI 置于空气，对比剂一进入即可手动触发扫描；小剂量测试法（test-bolus）测量腹主动脉达峰时间。经验法腹部动脉期为 30~35s，静脉期为 70~80s。

5. **图像后处理与图像显示**　图像显示一般采取软组织窗。平扫图像窗宽为 250~300HU，窗位为 40~55HU；增强图像窗宽为 300~350HU，窗位为 55~65HU。CT 血管成像技术的图像后处理采用最小采集层厚，重叠 30%~40% 的重建间隔对数据进行 MPR、CPR、VR、CT 仿真内窥镜（VE）及 MIP 等重建（图 5-5）。MPR 可清晰地反映腹部血管及其分支的空间结构或某一段血管壁及管腔情况；CPR 适于走行复杂，不在同一平面的扭曲血管；VR 可以多方位立体显示腹部血管的空间结构；VE 是在螺旋 CT 连续扫描获得的容积数据基础上，调整 CT 值阈值及透明度，使不需要观察的组织透明度变为 100%，从而消除其影响，使需要观察的组织透明度变为 0，保留其图像，再通过调节伪彩色，即可获得类似纤维内窥镜观察的仿真图像，它具有图像清晰、三维空间明确、多角度显示血管腔内情况等优势；MIP 通过调整窗宽、窗位，有利于增强血管的密度差的显示，尤其是小血管及血管壁的钙化。

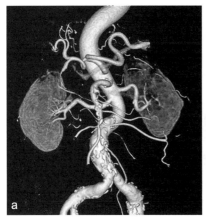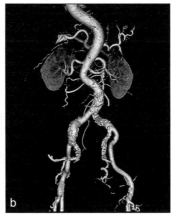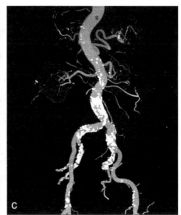

图 5-5　腹部血管 CT 造影重组图像
a. 肾动脉 VR；b. 腹主动脉 VR；c. 腹主动脉 MIP。

6. **打印与图像传输**

（1）调节窗宽、窗位，适当放大或缩小图像，使图像位于窗格中间位置，根据图像总数计算窗格（行 × 列），先将定位像输入打印窗格，然后依次输入平扫图像、增强图像和/或后处理图像。

（2）利用影像存储与传输系统（PACS）进行数字化存储和管理，来实现影像信息的本地及远程查询、浏览、打印等功能。

【实验总结】

1. 腹部血管 CT 检查适用于：显示腹主动脉、下腔静脉、门静脉，以及其动脉壁支、脏支血管壁的斑块及狭窄程度；动脉瘤、主动脉夹层及动静脉畸形；门静脉系统各属支以及肿瘤病变与邻近血管的关系等。

2. 掌握腹部血管解剖及其血供情况，以及几种常见 CT 血管图像后处理技术。

3. 扫描前准备、扫描参数及时相的正确选择，是优质图像质量的保证，有利于病变的检出及定性诊断。

4. 注意扫描过程中对受检者的辐射防护。

【实验思考】

1. 腹主动脉壁支、脏支血管的各属支有哪些?

2. 腹部血管 CT 扫描前的准备工作的内容是什么? 有哪些注意事项?

3. 腹主动脉 CTA 扫描时相怎样确定?

4. 腹部血管 CTA 后处理技术及其相应的优势。

(杨志安)

第二节　盆腔 CT 检查技术

实验一　盆腔 CT 检查技术

【临床概述】

临床中 B 超常常作为盆腔疾病的初筛检查,由于盆腔 CT 检查在盆腔肿物的诊断、鉴别诊断以及病变范围的确定、肿瘤的分期等方面有着显著的优势,因此近年来盆腔 CT 检查得到普遍应用。盆腔 CT 扫描需要做好肠道清洁准备工作,检查前 2h 口服 1%~2% 碘对比剂 800~1 000ml 以充盈小肠和结肠,形成良好对比,待膀胱充盈时行 CT 扫描。口服对比剂需达到盆腔内小肠全面充盈对比剂,无对比剂未充盈肠管的要求;膀胱充盈需达到膀胱内有较多尿液,膀胱形态类似方形,膀胱壁黏膜皱襞充分展开的要求。

男性盆腔 CT 扫描可观察有无膀胱、前列腺和睾丸的良、恶性肿瘤,以及前列腺增生等病变。

女性盆腔范围包括生殖器官(子宫、输卵管、卵巢)、盆腔腹膜和子宫周围的结缔组织。女性盆腔 CT 扫描可观察有无膀胱、子宫和卵巢的良、恶性病变及其他病变等。

【实验目的】

1. 掌握盆腔 CT 扫描方法及步骤。

2. 掌握盆腔 CT 增强特点及图像后处理技术。

3. 掌握盆腔 CT 辐射防护措施。

4. 熟悉盆腔的相关解剖及体表定位范围。

5. 熟悉盆腔 CT 适应证和禁忌证。

6. 熟悉盆腔 CT 扫描前准备。

7. 了解静脉团注方法。

【实验要求】

1. 熟悉 CT 的工作状态及操作界面。

2. 掌握盆腔 CT 扫描前准备(包括临床病史采集、对比剂准备、注射方式、呼吸训练等)。

3. 掌握盆腔 CT 辐射防护措施。

4. 根据受检者申请单信息和要求,选择合理的扫描方案。

5. 保证图像质量达到影像诊断标准。

【实验器材】

1. 多层螺旋 CT 及图像后处理工作站。

2. 高压注射器及相应注射用品。

3. 干式激光胶片打印机。

4. CT 激光胶片。

5. 抢救器械和急救药品。

6. 防护衣物。

【实验注意事项】

1. 检查前 1 周内不服用重金属药物,不能做胃肠道钡餐造影检查,检查前一日晚餐少渣饮食;检查当日,禁食 4h 以上。

2. 危重、老年体弱及婴幼儿受检者应有家属陪同,并注意非检查部位及性腺的辐射防护。

3. 去除检查范围内的金属饰物,并嘱咐受检者检查过程中保持不动。

4. 增强检查的受检者,按含碘对比剂使用要求准备。增强扫描后受检者应留观 20~30min 左右,观察有无迟发过敏反应,以便及时对症处理,嘱咐病人多饮水,促进对比剂的排泄。

【实验方法及步骤】

1. 适应证和禁忌证的确定

(1)适应证

1)膀胱癌术前分期、膀胱癌治疗后随访、鉴别膀胱壁增厚的性质及鉴别膀胱内充盈缺损的原因;膀胱炎、膀胱结石等。

2)男性生殖系统病变:急性或慢性前列腺炎,前列腺增生,前列腺癌,睾丸附睾炎,睾丸良、恶性肿瘤等(评价前列腺的大小、形态,诊断前列腺肿瘤和炎症,用于前列腺癌术前分期及治疗后随访)。

3)女性子宫及其附件病变:子宫及其附件 CT 检查不如 B 超和 MRI 常用,CT 主要用于急性或慢性盆腔炎,子宫肌瘤,子宫内膜癌,宫颈癌,卵巢良、恶性肿瘤及畸胎瘤等。

4)盆骨的外伤,良、恶性肿瘤,肿瘤样病变及各种骨折。

(2)禁忌证

1)含碘对比剂过敏、重症甲状腺疾病、哮喘以及严重心、肝、肾功能衰竭者等,不宜做增强扫描。

2)妊娠妇女。

2. 扫描前准备

(1)认真核对 CT 检查申请单,了解病情,明确检查目的和要求,对检查目的、要求不清的申请单,应与临床医师沟通、核准。

(2)做好解释工作,消除受检者的紧张心理,取得受检者的合作,并训练受检者的呼吸。对婴幼儿、外伤、意识不清等不能配合的受检者,可依据情况给予药物镇静。

(3)去除受检者检查范围内的金属饰物等,避免伪影产生。

(4)需增强扫描者,按含碘对比剂使用要求准备,受检者或家属签署碘对比剂使用知情同意书。

(5)检查前做好肠道清洁准备工作。检查前 6~10h 分次口服 1%~2% 的含碘对比剂水溶液 1 000~1 500ml,使远、近端小肠和结肠充盈;扫描前大量饮水,保持膀胱充盈。

(6)女性已婚受检者放置阴道塞,以显示阴道和宫颈的位置。

(7)疑有直肠或乙状结肠受侵者,应进行肠道清洁准备,使直肠、结肠无粪块存留,无气体积聚。可直接经直肠注入 1%~2% 的含碘对比剂水溶液或空气 300ml。

3. 普通平扫

(1)认真阅读受检者申请单,核对受检者信息,在操作界面填写受检者信息(包括姓名、性别、检查号、检查部位等）。

（2）扫描体位：常规取仰卧位，头先进，身体置于床面正中间，两臂上举抱头，侧面定位线对准人体腋中线。注意屏蔽防护性腺及其他非检查部位。

（3）定位像及基准线：以髂嵴或脐孔为定位点，摄取一个盆腔正位定位像。

（4）扫描范围：从髂嵴至耻骨联合下缘。

（5）扫描参数：盆腔扫描采用标准或软组织算法，螺旋扫描（表5-8）。

表5-8　盆腔CT平扫参数

项目	参数	项目	参数
管电压	100~140kV	螺距因子	0.986∶1~1.375∶1
有效管电流量	200~300mAs	采集矩阵	512×512,1 024×1 024
采集层厚	0.625~1.0mm	扫描野（SFOV）	90~120cm
重建层厚	5~7mm	重建算法	软组织算法
重建间距	5~7mm		

4. 增强扫描　采用非离子型对比剂，高压注射器静脉团注给药，300~370mgI/ml，对比剂用量为80~100ml，速率为2~3ml/s；儿童用量1.0~1.5ml/kg。盆腔动脉期为30~35s，静脉期为45~60s，延迟期90~120s。

5. 图像后处理与图像显示　一般采取软组织窗显示，窗宽为250~350HU，窗位为40~50HU；当有外伤时加摄骨窗，窗宽为1 500~2 000HU，窗位为500~700HU。

可应用MPR重建从多方位观察病灶的形态、范围、大小，以及病灶与相邻组织之间的关系。子宫、前列腺、直肠等部位的占位病变可行矢状面MPR重组，膀胱、女性附件等部位的占位性病变可选择增加冠状面MPR重组。最后将图像传输至PACS或诊断阅读中心。

图像质量要求：①扫描范围符合临床诊断需求；②无明显呼吸、运动、设备或体外金属等原因产生的图像伪影；③清晰显示膀胱、直肠、子宫、前列腺等脏器及周围组织结构。

6. 图像打印及传输

（1）调节窗宽、窗位，适当放大或缩小图像，使图像位于窗格中间位置，根据图像总数计算窗格（行×列），先将定位像输入打印窗格，然后依次输入平扫图像、增强图像和/或后处理图像。测量病灶层面CT值及大小，必要时测量病灶层面增强前后的CT值变化，并打印在胶片上。

（2）利用影像存储与传输系统（PACS）进行数字化存储和管理，来实现影像信息的本地及远程查询、浏览、打印等功能。

【实验总结】

1. 盆腔CT检查适用于观察男性有无膀胱、前列腺和睾丸的良、恶性肿瘤及前列腺增生等病变；女性可观察有无膀胱、子宫及其附件的良、恶性病变等。

2. 盆腔扫描前准备、扫描参数及时相的正确选择，是优质图像质量的保证，有利于病变的检出及定性诊断。

3. 注意扫描过程中对受检者的辐射防护。

【实验思考】

1. 简述盆腔CT扫描的优点。

2. 盆腔CT增强扫描前的准备工作是什么？有哪些注意事项？

实验二　盆腔 CTA 检查技术

【临床概述】

盆腔 CTA 检查是对盆腔血管病变的进一步检查,通过对比剂注入,对盆腔血管进行显影,从而对疾病进行诊断。盆腔 CTA 扫描可观察膀胱、前列腺、睾丸、输卵管、卵巢、盆腔腹膜和子宫周围的结缔组织的良、恶性肿瘤的血供、血管畸形、血管性病变等。

【实验目的】

1. 掌握盆腔 CTA 扫描方法及步骤。

2. 掌握盆腔 CTA 增强特点及图像后处理技术。

3. 掌握盆腔 CTA 辐射防护措施。

4. 熟悉盆腔的相关解剖及体表定位范围。

5. 熟悉盆腔 CTA 适应证和禁忌证。

6. 熟悉盆腔 CTA 扫描前准备。

7. 了解静脉团注方法。

【实验要求】

1. 熟悉 CT 的工作状态及操作界面。

2. 掌握盆腔 CTA 扫描前准备(包括临床病史采集、对比剂准备、注射方式、呼吸训练等)。

3. 掌握盆腔 CTA 辐射防护措施。

4. 根据受检者申请单信息和要求,选择合理的扫描方案。

5. 保证图像质量达到影像诊断标准。

【实验器材】

1. 多层螺旋 CT 及图像后处理工作站。

2. 高压注射器及相应注射用品。

3. 干式激光胶片打印机。

4. CT 激光胶片。

5. 抢救器械和急救药品。

6. 防护衣物。

【实验注意事项】

1. 检查前 1 周内不服用重金属药物,不能做胃肠道钡餐造影检查,检查前一日晚餐少渣饮食;检查当日,禁食 4h 以上。

2. 危重、老年体弱及婴幼儿受检者应有家属陪同,躁动不安无法配合的受检者可依据情况给予药物镇静,并注意非检查部位及性腺的辐射防护。

3. 去除检查范围内的金属饰物,并嘱咐受检者检查过程中保持不动。

4. 对于增强检查的受检者,按含碘对比剂使用要求准备,检查后受检者应留观 20~30min 左右,观察有无迟发过敏反应,以便及时对症处理。

【实验方法及步骤】

1. 适应证和禁忌证的确定

(1)适应证

1)盆腔肿瘤、盆腔血管性病变(动脉夹层、血管畸形等)。

2)男性生殖系统良、恶性肿瘤等(评价肿瘤血供情况)。

3）女性子宫及其附件病变:子宫肌瘤,子宫内膜癌,宫颈癌,卵巢良、恶性肿瘤及畸胎瘤等。

（2）禁忌证

1）含碘对比剂过敏、重症甲状腺疾病、哮喘以及严重心、肝、肾功能衰竭者等,不宜做增强扫描。

2）妊娠妇女。

2. 扫描前准备

（1）认真核对 CT 检查申请单,核对病人信息,了解病情,明确检查目的和要求,对检查目的、要求不清的申请单,应与临床医师沟通、核准。

（2）做好解释工作,消除受检者的紧张心理,取得受检者的合作,并训练受检者的呼吸。对婴幼儿、外伤、意识不清等不能配合的受检者,可依据情况给予药物镇静。

（3）去除受检者检查范围内的金属饰物等,避免伪影产生。

（4）请受检者或家属签署碘对比剂使用知情同意书,按含碘对比剂使用要求准备。

（5）检查前做好肠道清洁准备工作。扫描前大量饮水,保持膀胱充盈。

（6）女性已婚受检者放置阴道塞,以显示阴道和宫颈的位置。

3. 盆腔 CTA 检查

（1）认真阅读受检者申请单,核对受检者信息,在操作界面填写受检者信息（包括姓名、性别、检查号、检查部位等）。

（2）扫描体位:常规取仰卧位,头先进,身体置于床面正中间,两臂上举抱头,侧面定位线对准人体腋中线。注意屏蔽防护性腺及其他非检查部位。

（3）定位像及基准线:以髂嵴或脐孔为定位点,摄取一个盆腔正位定位像。

（4）扫描范围:从髂嵴至耻骨联合下缘。

（5）扫描参数:盆腔扫描采用标准或软组织算法,螺旋扫描（表5-9）。

表5-9　盆腔 CTA 检查参数

项目	参数	项目	参数
管电压	100~140kV	监测部位	第3~4腰椎椎体水平的腹主动脉
有效管电流量	200~300mAs	监测值	200HU
采集层厚	0.625~1.0mm	对比剂注射速率	4~5ml/s
重建层厚	5~7mm	对比剂注射总量	1ml/kg
重建间距	5~7mm	生理盐水注射速率	4~5ml/s
螺距因子	0.986:1~1.375:1	生理盐水注射总量	20~30ml
采集矩阵	512×512,1 024×1 024	屏气方式	吸气末屏气
扫描野（SFOV）	90~120cm	动脉期延迟时间	6s

4. 图像后处理与图像显示　一般采取软组织窗显示,窗宽为250~350HU,窗位为40~50HU;当有外伤时加摄骨窗,窗宽为1 500~2 000HU,窗位为500~700HU。观察供血动脉的占位性病变或观察占位性病变同血管的关系时,可以进行血管的三维后处理或血管 MIP 重组。最后将图像传输至 PACS 或诊断阅读中心。

5. 图像打印及传输

（1）调节窗宽、窗位，适当放大或缩小图像，使图像位于窗格中间位置，根据图像总数计算窗格（行 × 列），先将定位像输入打印窗格，然后依次输入 CTA 图像和/或血管后处理图像，并打印在胶片上。

（2）利用影像存储与传输系统（PACS）进行数字化存储和管理，来实现影像信息的本地及远程查询、浏览、打印等功能。

【实验总结】

1. 盆腔 CTA 检查适用于观察盆腔脏器肿瘤的血供情况，盆腔血管性病变、动脉夹层、血管畸形等。

2. 盆腔 CTA 检查前准备、扫描参数及时相的正确选择，是优质图像质量的保证，有利于病变的检出及定性诊断。

3. 注意扫描过程中对受检者的辐射防护。

【实验思考】

1. 盆腔 CTA 扫描与盆腔增强扫描有什么区别？

2. 盆腔 CTA 扫描前的准备工作是什么？有哪些注意事项？

（王世威）

第六章 脊柱及四肢骨关节与血管 CT 检查技术

第一节 脊柱 CT 检查技术

实验一 脊柱 CT 检查技术

【临床概述】

脊柱 CT 检查能清晰地显示椎骨的形态和大小,椎骨及椎间关节的形态及结构,以及骨内外软组织等情况,明显提高了对脊柱和椎管病变的诊断准确率。脊柱由 33 块椎骨(颈椎 7 块,胸椎 12 块,腰椎 5 块,骶椎、尾椎共 9 块)借韧带、关节及椎间盘连接而成。

【实验目的】

1. 掌握脊柱 CT 扫描方法及步骤。

2. 掌握脊柱 CT 图像后处理方法。

3. 掌握脊柱 CT 辐射防护措施。

4. 熟悉脊柱的相关解剖及基本功能。

5. 熟悉脊柱 CT 检查的适应证及禁忌证。

6. 熟悉脊柱 CT 扫描前准备。

【实验要求】

1. 熟悉 CT 的工作状态及操作界面。

2. 掌握脊柱 CT 扫描前准备。

3. 掌握脊柱 CT 辐射防护措施。

4. 根据受检者申请单信息和要求,选择合理的扫描方案。

5. 保证图像质量达到影像诊断标准。

【实验器材】

1. 多层螺旋 CT。

2. CT 激光胶片。

3. 干式激光胶片打印机。

4. 高压注射器。

5. 抢救器械(如氧气瓶、血压计、呼吸气囊、心电监护仪、除颤仪)和急救药品。

6. 防护衣物。

【实验注意事项】

1. 危重、老年体弱及婴幼儿受检者应有家属陪同,并注意非检查部位及性腺的辐射防护。

2. 去除检查范围内的金属饰物,并嘱受检者检查过程中保持不动。

3. 增强扫描后,受检者应留观 20~30min 左右,以观察有无迟发过敏反应,以便及时对症处理。

【实验方法及步骤】

1. 适应证和禁忌证的确定

（1）适应证

1）椎管狭窄症。

2）椎间盘病变。

3）脊柱外伤。

4）先天性发育异常。

5）椎管内占位病变。

6）椎骨骨病,如结核,良、恶性肿瘤,以及椎旁肿瘤侵及椎骨者。

7）脊柱感染性疾病。

8）CT 引导下介入放射学检查。

（2）禁忌证

1）含碘对比剂过敏、重症甲状腺疾病、哮喘以及严重心、肝、肾功能衰竭者等,不宜做增强扫描。

2）妊娠妇女。

2. 扫描前的准备

（1）认真核对 CT 检查申请单,核对受检者信息,了解病情,明确检查目的和要求,对检查目的、要求不清的申请单,应与临床医师沟通、核准。

（2）做好解释工作,消除受检者的紧张心理,取得受检者的合作。对婴幼儿、外伤、意识不清等不能配合的受检者,可依据情况给予药物镇静。

（3）去除受检者检查范围内的金属饰物等,避免伪影产生。

（4）嘱咐受检者在检查过程中避免吞咽动作,并保持体位不动。

（5）需增强扫描者,按含碘对比剂使用要求准备,签署对比剂使用知情同意书。

3. 普通平扫

（1）认真阅读受检者申请单,在操作界面填写受检者信息(包括姓名、性别、检查号、检查部位等)。

（2）扫描体位:可采用仰卧、俯卧或侧卧位,但常规取仰卧位。头先进,身体位于床面正中间,并注意屏蔽防护性腺及其他非检查部位。

1）颈椎 CT 扫描:头部略垫高,使椎体尽可能与床面平行,双臂置于身体两侧,双肩尽量向下。

2）胸椎 CT 扫描:双手上举,且上、中段胸椎扫描时将臀部稍垫高,下胸段扫描时将头部垫高。

3）腰椎 CT 扫描:用专用的腿垫将受检者的双腿抬高,使腰椎的生理弧度尽可能与床面平行。

4）骶、尾椎 CT 扫描:标准体位,头先进,双上臂上举抱头。体表定位是髂前上棘连线中点下 2cm。

（3）定位像及扫描基线:颈椎,腰椎和骶、尾椎常规扫描侧位定位像,便于设计扫描角度;胸椎可以根据具体情况扫描正位或侧位定位像。胸椎和腰椎定位像要显示出骶骨,便于计数椎体。如果以观察椎间盘为主,则扫描基线应平行于相应的椎间盘;如果以观察椎体和椎旁组织为主,则扫描基线平行于椎体。

（4）扫描范围:根据临床要求扫描椎间盘或者椎体。

1）颈椎:颈椎椎间盘常规扫描 C_{6-7}、C_{5-6}、C_{4-5}、C_{3-4} 椎间盘。颈椎椎体扫描应扫描全部颈椎椎体(颅底至第 1 胸椎下缘)。

2）胸椎:从第 7 颈椎上缘至第 1 腰椎下缘;或根据需要扫描相应椎间盘。

3）腰椎和骶、尾椎:腰椎椎体从第 12 胸椎上缘至第 1 骶椎下缘;腰椎椎间盘常规包括 L_{2-3}、L_{3-4}、L_{4-5}、L_5-S_1,共 4 个。骶、尾椎扫描应包含 5 个骶椎、4 个尾椎椎体。

（5）扫描参数及方式:脊柱扫描采用标准或软组织算法以及骨算法;椎体采用螺旋扫描,椎间盘采用非螺旋扫描(表 6-1)。

表 6-1　脊柱 CT 平扫参数

项目	参数	项目	参数
管电压	100~120kV	重建间距	椎体及附件为 3~5mm 椎间盘为 2~3mm
有效管电流量	200~300mAs	螺距因子	0.986∶1~1.375∶1
采集层厚	0.625~1.0mm	采集矩阵	512×512,1 024×1 024
重建层厚	椎体及附件为 3~5mm 椎间盘为 2~3mm	扫描野（FOV）	12~15cm

4. 增强扫描　脊柱常规不做增强扫描。若平扫发现脊柱及软组织感染,血管性病变及良、恶性肿瘤等可做增强扫描,从而确定病变的性质、范围、大小,与周围结构的关系和血供情况。

（1）对比剂的浓度及用量:非离子型对比剂,一般选用 300mgI/ml,成人用量 2.0ml/kg(婴幼儿用量不超过 1.5ml/kg)。

（2）注射方式及流率:单筒高压注射器,静脉团注给药,3.0~3.5ml/s,静脉留置针 18G 或 20G。

（3）延迟时间:对于脊柱感染及良、恶性肿瘤等,开始注射对比剂后 40~45s 扫描,静脉期为 60~90s,延迟期为 90~120s。对于血管性病变,可采用团注追踪或测试团注扫描方式,团注追踪的阈值设置为 100~120HU,监测层面选择脊柱病变所对应的供血动脉和静脉属支。

（4）螺距（P）小于 1,管电压 120~140kV,管电流 250~350mAs。

5. 图像后处理与图像显示　脊柱椎体扫描常规应做三维重建和 MPR,以便定位病变的范围及其与周围组织之间的关系。

三维后处理:①椎间盘图像重组:对于容积数据采集的检查,需要重组椎间盘图像,使用 MPR 重组,层面平行椎间隙;②VR 图像三维重建:颈椎、胸椎、腰椎可以重组三维立体骨结构图像;③MPR 重组:矢状面 MPR 重组,重建层厚和层间距均为 2~3mm。

适当的显示窗值条件是清晰显示椎体、椎间盘及椎旁组织,诸如肌肉、脂肪、血管、韧带等的重要前提。脊柱图像显示一般采取软组织窗和骨窗。软组织窗:窗位 35~45HU,窗宽 200~350HU;骨窗:窗位 200~400HU,窗宽 800~1 500HU。

质量要求:①扫描范围符合临床诊断需求;②无明显运动、设备或体外金属等原因产生的图像伪影;③清晰显示椎体骨皮质、骨小梁、关节及周围软组织。

6. 打印与图像传输

（1）应拍摄一张无定位线的定位片和一张标有扫描层次的定位片；为了显示骨和软组织，需要调节相应的窗宽、窗位；若要放大图像，注意不能漏掉椎旁软组织，且使图像位于窗格中间位置，根据图像总数计算窗格（行 × 列），先将定位像输入打印窗格，然后依次输入平扫图像、增强图像和/或后处理图像。

（2）利用影像存储与传输系统（PACS）进行数字化存储和管理，来实现影像信息的本地及远程查询、浏览、打印等功能。

【实验总结】

1. 脊柱 CT 检查适用于椎体及脊髓的先天性发育异常、椎管狭窄症、椎间盘病变、脊柱外伤、椎管内占位病变、椎骨骨病和脊柱感染性疾病等。

2. 选择合适的脊柱 CT 扫描方式，有利于病变的检出及定性诊断。

3. 图像后处理技术的应用。

4. 注意扫描过程中对受检者的辐射防护。

【实验思考】

1. 脊柱外伤、椎体病变 CT 图像后处理方法。

2. 脊柱的相关解剖及基本功能。

（王世威）

第二节　四肢骨关节及软组织 CT 检查技术

实验一　四肢骨关节及软组织 CT 检查技术

【临床概述】

四肢骨关节及软组织可简单分为上肢骨关节、软组织及下肢骨关节。上肢借肩部与颈、胸部和脊柱区相连，包括：手，腕关节，尺、桡骨，肩关节，胸锁关节，肘关节，肱骨；下肢前面以腹股沟与腹部分界，外侧及后面以髂嵴与腰、骶尾部分界，内侧与会阴相连，包括：骨盆，骶髂关节，髋关节，股骨，膝关节，踝关节，胫、腓骨，双足。

CT 检查能弥补普通 X 线平片不足，可避免解剖结构的重叠，能清楚显示各种骨结构；同时 CT 密度分辨率高，可以发现 X 线难以发现的淡薄骨化和钙化影，以及区分不同性质的软组织。另外，通过 CT 增强扫描能进一步了解肿瘤病变的血供情况，以及周围血管动脉瘤的位置和形态，显示骨骼、肌内肿块与邻近动、静脉血管的关系；可通过图像后处理技术全方位显示骨折部位、碎片、移位情况、血肿、异物以及与相邻组织的关系。

【实验目的】

1. 掌握四肢骨关节及软组织 CT 扫描方法及步骤。

2. 掌握四肢骨关节及软组织 CT 增强扫描及图像后处理技术。

3. 掌握四肢骨关节及软组织辐射防护措施。

4. 熟悉四肢骨关节及软组织的解剖结构及基本功能。

5. 熟悉四肢骨关节及软组织 CT 扫描适应证和禁忌证。

6. 熟悉四肢骨关节及软组织 CT 扫描前准备。

【实验要求】

1. 熟悉 CT 的工作状态及操作界面。

2. 掌握四肢骨关节及软组织增强前准备(包括检查者病史采集、对比剂准备、注射方式等)。

3. 掌握四肢骨关节及软组织辐射防护措施。

4. 仔细阅读受检者申请单,了解相关病史信息和临床要求,选择合理的扫描方案。

5. 保证图像质量达到影像诊断标准。

【实验器材】

1. 多层螺旋 CT。

2. CT 激光胶片。

3. 干式激光胶片打印机。

4. 抢救器械(如氧气瓶、负压吸引装置、血压计、呼吸气囊、心电监护仪、除颤仪)和急救药品。

5. 防护衣物,如铅帽、铅衣等。

【实验注意事项】

1. 去除检查部位所有金属物及各种饰物。

2. 嘱咐受检者在检查过程中保持体位不动。

3. 危重、老年体弱及婴幼儿受检者应有家属陪同,同时注意家属的辐射防护。

4. 检查区域以外的部位做好防护。

5. 增强扫描后,受检者应留观 20~30min 左右,以观察有无迟发过敏反应,以便及时对症处理。

【实验方法及步骤】

1. 适应证和禁忌证的确定

(1)适应证

1)骨折:可以显示骨折碎片及移位情况,同时还能显示血肿、异物以及与相邻组织的关系。

2)骨肿瘤:平扫加增强可显示肿瘤病变的部位、形态、大小、范围及血供等情况,有助于对肿瘤进行定性诊断。

3)其他骨病:如骨髓炎、骨结核、骨缺血性坏死等,CT 扫描可显示骨皮质和骨髓质的形态与密度的改变,同时可观察病变与周围组织的关系。

4)各种软组织疾病:CT 扫描密度分辨率高,在确定软组织病变的部位、大小、形态以及与周围组织结构的关系上有优势。

5)膝关节半月板损伤:膝关节的 CT 扫描可显示半月板的形态、密度等,有助于半月板损伤的诊断。

6)四肢关节痛风石的识别:确定痛风的发生,观察痛风石的位置、大小、成分、与周围解剖结构的关系。

(2)禁忌证:妊娠妇女。

2. 扫描前的准备

(1)认真阅读申请单,明确检查部位,了解检查目的和要求,特别注意申请单中的备注要求。

(2)去除检查部位所有金属物及各种饰物。

(3)嘱受检者在扫描中体位保持不动,婴幼儿及无法配合的成人可适当镇静。

(4)向受检者说明检查床移动和扫描间噪声属正常情况,并告知扫描所需时间,以消除受检者紧张心理。

（5）对非检查部位进行必要防护。

（6）扫描过程必要时需有陪同人员,同时应注意陪同人员的防护。

（7）对于能谱扫描,应去除被检部位的衣物,尽量通过调整体位避开对侧关节,减少其对扫描的影响。

3. 普通平扫

（1）认真阅读受检者申请单,在操作界面填写受检者信息(包括姓名、性别、检查号、检查部位等)。

（2）扫描体位

1）双手、腕关节及尺、桡骨:扫描采用俯卧位,头先进,前臂向头侧伸直,手指并拢,掌心朝下并紧贴检查床面。

2）双肩关节、胸锁关节、肘关节及肱骨:扫描采用仰卧位,头先进,双上肢自然平伸置于身体两侧,双手掌心向上,被检查侧肢体尽可能置于床面中间。

3）骨盆、双骶髂关节、髋关节及股骨:扫描采用仰卧位,头先进,双足尖向内侧旋转并拢,双上肢向头侧上举。

4）双膝关节、踝关节及胫、腓骨:扫描采用仰卧位,足先进,双下肢伸直并拢,足尖向上,双上肢向头侧上举,被检侧肢体置于床面中线处。

5）双足:扫描采用仰卧位或坐位,双下肢稍弯曲,双足平放于检查床面,足先进;双足同时检查时两足略分开,并使足跟连线垂直于检查床中线;单侧足部检查时,被检侧足置于床面中线处。

（3）定位像:应包含关节及相邻长骨,必要时摄取正位加侧位定位像。在定位像上设定扫描范围,关节的扫描还应包括相邻长骨的近关节端,长骨的扫描也应包括相邻的关节。

（4）扫描范围(表 6-2)

表 6-2　四肢骨关节及软组织 CT 扫描范围

部位	扫描范围	部位	扫描范围
双手	自桡骨茎突至中指远节指骨	骶髂关节	骶髂关节上缘 1cm 至骶髂关节下缘 1cm
腕关节	自尺、桡骨远端至掌骨体	髋关节	自髋臼上 2cm 至小转子平面
尺、桡骨	自尺骨鹰嘴上缘至桡骨茎突下缘	股骨	自髋关节上缘至膝关节下缘
肘关节	自肱骨远端至尺、桡骨近端	膝关节	自髌骨上 5cm 至胫骨平台下 5cm
肱骨	自肩峰至肱骨远端	胫、腓骨	自膝关节上缘至踝关节下缘
肩关节	自肩峰至肩胛骨下缘	踝关节	自胫、腓骨远端至距骨中段
骨盆	自髂嵴至小转子平面	双足	自足趾远端至跟骨

（5）扫描参数:采用螺旋扫描方式,用标准或软组织算法,需要了解骨组织情况时添加骨算法。若观察骨骼的细微结构或细小骨折,可采用高分辨率算法。必要时采用薄层扫描(表 6-3)。

表 6-3　四肢骨关节及软组织 CT 扫描参数

扫描部位	管电压/kV	有效管电流量/mA	层厚/mm	层间距/mm
双手	120	80~100	≤3	≤3
腕关节	120	80~100	2~3	2~3
尺、桡骨	120	80~100	2~3	2~3
肘关节	120	100~200	2~3	2~3
肱骨	120	100~200	2~3	2~3
肩关节	120	200~300	3~5	3~5
骨盆	120	300~400	3~5	3~5
骶髂关节	120	300~400	3~5	3~5
髋关节	120	300~400	3~5	3~5
股骨	120	300~400	5	5
膝关节	120	300~400	5	5
膝关节半月板	120	300~400	1	1
胫、腓骨	120	200~300	2	2
踝关节	120	200~300	2	2
双足	120	200~300	2	2

4. 图像后处理与图像显示　软组织窗：窗宽 200~400HU，窗位 40~50HU；骨窗：窗宽1 000~1 500HU，窗位 300~400HU，根据扫描部位的不同和病变的情况选择合适的窗宽、窗位。四肢骨关节的检查通常需要进行 MPR、CPR、MIP 及 VR 等重建，VR 大多适用于外伤或肿瘤受检者的检查，有利于显示病变的全貌、骨质破坏情况、骨折对位对线情况等（图 6-1）；CPR、MPR 二维成像能显示病变与周围组织关系，CPR 能较好显示脊柱冠状位、骶髂关节冠状位等。

5. 打印与图像传输

（1）图像排版打印时需要有定位线和无定位线的定位像图像各一幅；调节窗宽、窗位，适当放大或缩小图像，使图像位于窗格中间位置，根据图像总数计算窗格（行 × 列），先将定位像输入打印窗格，然后依次输入平扫图像、增强图像和/或后处理图像。外伤受检者应调出骨窗排版打印。必要时测量病灶层面 CT 值及大小，测量病灶层面增强前后的 CT值变化。平扫和增强测量 CT 值时，原则上应在同一平面上测量，以便分析对照。

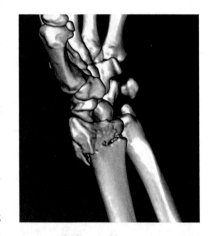

图 6-1　腕关节三维重组图（左桡骨Colles 骨折）

（2）利用影像存储与传输系统（PACS）进行数字化存储和管理，来实现影像信息的本地及远程查询、浏览、打印等功能。

【实验总结】

1. 四肢骨关节及软组织 CT 检查适用于骨折、骨肿瘤，其他骨病，如骨髓炎、骨结核、骨缺血性坏死等及各种软组织疾病。

2. 检查前准备工作至关重要。

3. 选择合适的 CT 扫描方式及时相,有利于病变的检出及定性诊断。

4. 图像后处理技术的应用,能很好地显示组织病变及血供情况。

5. 注意扫描过程中对受检者以及陪检者的辐射防护。

【实验思考】

1. 四肢骨关节及软组织 CT 扫描前准备工作的内容是什么? 目的和意义有哪些?

2. 简述四肢骨关节及软组织 CT 检查技术基本参数设置。

3. 四肢骨关节及软组织 CT 显示窗口技术有何特点?

4. 简述后处理技术对于四肢骨关节及软组织的意义。

(吴波)

第三节 下肢动脉和静脉 CT 血管检查技术

实验一 下肢动脉血管 CTA 检查技术

【临床概述】

下肢动脉血管 CTA 检查是利用含碘对比剂和 CT 成像设备进行动脉疾病评估及诊断的成像技术,是一种可靠的无创性检查方法,可以初步取代 DSA,用于下肢动脉狭窄的诊断,在下肢动脉瘤、动静脉畸形等血管性病变的诊断、治疗决策等方面呈现出极高的临床应用价值。

【实验目的】

1. 掌握下肢动脉血管 CTA 检查技术方法及步骤。

2. 掌握下肢动脉血管 CTA 检查的图像后处理技术。

3. 掌握下肢动脉血管 CTA 检查过程中辐射防护措施。

4. 熟悉下肢动脉血管解剖结构及基本功能。

5. 熟悉下肢动脉血管 CTA 检查适应证和禁忌证。

6. 熟悉下肢动脉血管 CTA 检查技术扫描前准备。

【实验要求】

1. 熟悉 CTA 的工作状态及操作界面。

2. 掌握下肢动脉血管 CTA 检查技术前准备(包括检查者病史采集、对比剂准备、注射方式等)。

3. 掌握下肢动脉血管 CTA 检查过程中的辐射防护措施。

4. 根据受检者申请单信息和要求,选择合理的扫描方案。

5. 保证图像质量达到影像诊断标准。

【实验器材】

1. 多层螺旋 CT。

2. CT 激光胶片。

3. 干式激光胶片打印机。

4. 双筒高压注射器。

5. 抢救器械(如氧气瓶、负压吸引装置、血压计、呼吸气囊、心电监护仪、除颤仪)和急救药品。

6. 防护衣物,如铅帽、铅衣等。

【实验注意事项】

1. 去除受检区域金属物品。

2. 嘱咐受检者在检查过程中保持体位不动,避免产生伪影。

3. 危重、老年体弱及婴幼儿受检者应有家属陪同,并注意非检查部位或性腺的辐射防护。

4. 检查区域以外的部位做好防护。

5. 下肢动脉血管 CTA 检查扫描后,受检者应留观 20~30min 左右,以观察有无迟发过敏反应,以便及时对症处理。

【实验方法及步骤】

1. 适应证和禁忌证的确定

（1）适应证

1）动脉瘤的诊断、定位、定性及术前方案制订。

2）动脉夹层及夹层变异的诊断、定位、范围确定、并发症检出及术前方案制订。

3）血管畸形以及动脉闭塞性疾病的诊断、定位、定性、治疗方案确定。

4）外伤的定位及血管受累情况的评价。

5）血栓栓塞性疾病的定位、定性及腔内治疗方案的制订。

6）肿瘤性疾病中肿瘤与周围血管解剖关系的确定、腔内治疗或手术治疗方案的选择及对预后的预测。

7）诊断以动脉壁为主要受累部位的临床疾病,如动脉炎、感染及退行性疾病。

8）用于腔内治疗进行动脉重建、搭桥术后的评价,包括动脉支架或桥血管的位置、通畅性和完整性。

（2）禁忌证

1）含碘对比剂过敏者、过敏体质、重症甲状腺疾病、哮喘病史以及严重心、肝、肾功能衰竭者等,不宜做增强扫描。

2）妊娠妇女。

2. 扫描前的准备

（1）认真阅读申请单,明确检查部位,了解检查目的和要求,特别注意申请单中的备注要求。

（2）去除检查部位所有金属物及各种饰物。

（3）嘱受检者在扫描中体位保持不动,婴幼儿及不配合者可采取适当镇静。

（4）向受检者说明检查床移动和扫描间噪声属正常情况,并告知扫描所需时间,以消除受检者紧张心理。

（5）对非检查部位进行必要防护。

（6）增强扫描者,须禁食 4h 以上。同时应嘱受检者签署对比剂过敏反应告知书,建立外周静脉通道,并与高压注射器连接。

（7）扫描过程必要时需陪同人员,同时应注意陪同人员的防护。

（8）在动力注射之前,应测试并用盐水冲洗注射部位,以找到正确的注射点并降低溢出风险。

3. 下肢 CTA 检查技术

（1）认真阅读受检者申请单,在操作界面填写受检者信息（包括姓名、性别、检查号、检查部位等）。

（2）扫描体位:检查者仰卧,足先进,双上肢上举,置于头部两侧或置于体部两侧,身体置于检查床面正中,双膝并拢,双足垫高与髋保持水平,双腿稍内旋,使胫、腓骨分开。

（3）定位像:建议采用双定位像。侧位定位像:头向至尾向扫描;正位定位像:尾向至头向扫描。

（4）扫描范围:从髂动脉分叉(第 3 腰椎开始)以上到足趾远端,根据临床适应证,扫描范围可以扩大到包括腹主动脉。

（5）扫描参数:采用螺旋扫描方式,用标准或软组织算法,需了解骨组织情况时应添加骨算法。若观察骨骼的细微结构或细小骨折,可采用高分辨率算法。必要时采用薄层扫描。

（6）下肢 CTA 成像方法:①选择肘正中静脉团注,对比剂含碘浓度 300~370mgI/ml,总量 80~100ml。②双筒注射可使用双流速对比剂方案:20ml 生理盐水用于试注射,不建议使用生理盐水在注入对比剂后,对手臂静脉血管冲洗,因为这种方法会导致扫描范围内缺少静脉对比剂的影响,通常使用对比剂团注,即双流速的方法。第一期,3.0~5.0ml/s 注射对比剂 60ml,第二期,2.0~3.0ml/s 注射对比剂 30~40ml,这样既能保证长时间扫描时在下肢远端产生对比剂的团注效果,又能有效地控制对比剂使用的总量。③延迟扫描时间的经验值为 30~35s。④智能血管追踪法(bolus-tracking):监测层面选择髂动脉分叉以上层面,监测区域选择腹主动脉,设阈值为 100~150HU,扫描启动延迟时间为 7s,扫描方向为自头侧至足侧,必须沿目标血管的血流方向进行扫描。如果出现感兴趣区置于组织外时,须密切观察 CT 透视扫描层面内血管亮度的变化,一旦血管变亮,立即启动 CTA 扫描。⑤小剂量测试法(test-bolus):自肘静脉以 20ml 小剂量注射碘对比剂,在腘动脉水平进行同层动态扫描,测量腘动脉的时间-密度曲线(time-density curve,T-D 曲线),曲线峰值时间即为扫描延迟时间。此方法对于循环障碍的受检者可以有效探测出强化时间,但测量花费的检查时间长;如果是同时出现腘动脉栓塞的受检者,就无法计算出扫描延迟时间。⑥静脉扫描,需在延迟时间到达相应静脉显影时间再扫描。⑦检查结束后,观察 20min,若无不适方可离开,若情况允许,嘱受检者多饮水,以利于对比剂的排泄。

4. 图像后处理与图像显示 根据扫描部位和病变的情况选择合适的窗宽、窗位;利用 MPR、CPR 及 VR/SSD 能清晰、直观、多方位、多角度地显示病变节段范围、狭窄程度、侧支血管。并可对斑块成分进行分析。

5. 打印与图像传输

（1）图像排版打印时需要有定位线和无定位线的定位像图像各一幅;调节窗宽、窗位,适当放大或缩小图像,使图像位于窗格中间位置,根据图像总数计算窗格(行 × 列),先将定位像输入打印窗格,然后依次输入平扫图像、下肢动脉血管 CTA 图像和/或后处理图像。必要时测量病灶层面 CT 值及大小,测量病灶层面增强前后的 CT 值变化。平扫和增强测量 CT 值时,原则上应在同一平面上测量,以便分析对照。

（2）利用影像存储与传输系统(PACS)进行数字化存储和管理,来实现影像信息的本地及远程查询、浏览、打印等功能。

【实验总结】

1. 检查适用于下肢动脉真/假性动脉瘤、动脉血栓、粥样硬化闭塞症等疾病。

2. 检查前准备工作至关重要。

3. 选择合适的下肢动脉血管 CTA 检查扫描方式及时相,有利于病变的检出及定性诊断。

4. 图像后处理技术的应用,能很好地显示下肢动脉的总体形态、走行分布、侧支血管、血管畸形。

【实验思考】

1. 下肢动脉血管 CTA 检查扫描前准备工作的内容是什么？目的和意义有哪些？

2. 下肢动脉血管 CTA 检查中,管电压对于图像的影响有哪些？

3. 下肢动脉血管 CTA 检查技术基本参数设置。

4. 下肢动脉血管 CTA 检查显示窗口技术有何特点？

实验二　下肢静脉血管 CTV 检查技术

【临床概述】

　　下肢静脉血管 CTV 检查优势多,易于推广,在诊断静脉疾病方面有取代造影的趋势。其优点包括能够明确下肢静脉的整体形态,便于与受检者沟通;明确血管比邻关系,例如髂总动脉、静脉及周围组织;明确静脉受压情况。此外,CTV 可反映下肢溃疡肿胀、静脉曲张的内在问题。值得注意的是 CTV 不能动态反映静脉血流情况,对瓣膜功能无法准确评估。

【实验目的】

1. 掌握下肢静脉血管 CTV 检查技术方法及步骤。

2. 掌握下肢静脉血管 CTV 检查的图像后处理技术。

3. 掌握下肢静脉血管 CTV 检查过程中辐射防护措施。

4. 熟悉下肢静脉血管解剖结构及基本功能。

5. 熟悉下肢静脉血管 CTV 检查适应证和禁忌证。

6. 熟悉下肢静脉血管 CTV 检查技术扫描前准备。

【实验要求】

1. 熟悉 CTV 的工作状态及操作界面。

2. 掌握下肢静脉血管 CTV 检查技术前准备(包括检查者病史采集、对比剂准备、注射方式等)。

3. 掌握下肢静脉血管 CTV 检查过程中的辐射防护措施。

4. 根据受检者申请单信息和要求,选择合理的扫描方案。

5. 保证图像质量达到影像诊断标准。

【实验器材】

同下肢动脉血管 CTA 检查。

【实验注意事项】

　　下肢静脉的静脉通道需于踝或膝水平用压脉带绑扎浅静脉。其他同下肢动脉血管 CTA 检查。

【实验方法及步骤】

1. 适应证和禁忌证的确定

(1)适应证:静脉疾病,包括深静脉血栓、单纯下肢静脉曲张、髂静脉压迫综合征。

(2)禁忌证:同下肢动脉血管 CTA 检查。

2. 扫描前的准备　下肢静脉的静脉通道需置于双侧足背静脉,穿入留置针,需于踝或膝水平用压脉带绑扎浅静脉,以阻断浅静脉直接汇流。

　　其他同下肢动脉血管 CTA 检查。

3. 下肢 CTV 检查技术

(1)认真阅读受检者申请单,在操作界面填写受检者信息(包括姓名、性别、检查号、检查

部位等)。

（2）扫描休位：检查者仰卧，足先进，双上肢上举置于头部两侧或置于躯干两侧，身体置于检查床面正中，双膝并拢，双足垫高与髋保持水平，双腿稍内旋，使胫、腓骨分开。

（3）定位像：建议采用双定位像。侧位定位像：头向至尾向扫描；正位定位像：尾向至头向扫描。

（4）扫描范围：从髂动脉分叉（第 3 腰椎开始）以上到足趾远端。

（5）扫描参数：采用螺旋扫描方式，用标准或软组织算法，需了解骨组织情况时添加骨算法。若观察骨骼的细微结构或细小骨折，可采用高分辨率算法。必要时采用薄层扫描。

（6）下肢 CTA 成像方法

1）间接法下肢静脉造影：此法可用于同时完成双下肢静脉造影，经上肢静脉注射对比剂，碘对比剂浓度为 300~400mgI/ml，注射流率为 3.0~4.5ml/s，对比剂总量 120~150ml，注药后 150~180s 开始扫描。

2）直接法下肢静脉造影：此法仅用于单侧下肢静脉造影，经足背静脉给药，为避免对比剂浓度过大造成血管伪影，碘对比剂浓度为 350~400mgI/ml，将对比剂与生理盐水按（1∶4）~（1∶6）的比例混匀，对比剂和盐水总量为 100ml，注射速率 1.5~2.5ml/min，或混流法双管同时注射。扫描启动时间 = 注射总时间-曝光时间（定位像范围自动匹配）。

4. 图像后处理与图像显示 根据扫描部位和病变的情况选择合适的窗宽、窗位；利用 MPR、CPR 及 VR/SSD 能清晰、直观、多方位、多角度地显示病变节段范围、狭窄程度、侧支血管。并可对斑块成分进行分析。

5. 打印与图像传输 同下肢动脉血管 CTA 检查。

【实验总结】

1. 下肢静脉血管 CTV 检查适用于深静脉血栓、单纯下肢静脉曲张、髂静脉压迫综合征等疾病。

2. 检查前准备工作至关重要。

3. 选择合适的下肢静脉血管 CTV 检查扫描方式及时相，有利于病变的检出及定性诊断。

4. 图像后处理技术的应用，能很好地显示下肢静脉的总体形态、走行分布、侧支血管、血管畸形。

【实验思考】

1. 下肢静脉血管 CTA 检查扫描前准备工作的内容是什么？目的和意义有哪些？

2. 下肢静脉血管 CTV 检查显示窗口技术有何特点？

3. 简述下肢静脉血管 CTV 检查技术基本参数设置。

（吴 波）

第七章 CT 图像质量控制与融合CT 成像技术

第一节 CT 图像质量评价指标

实验一 CT 图像质量评价指标

【临床概述】

评价 CT 图像质量好坏的指标包括扫描重建时间与周期、空间分辨率、密度分辨率、时间分辨率、图像噪声、辐射剂量和伪影等多个方面。CT 图像质量可通过体模测试对以上指标进行量化测定,通过伪影的显现来评估。为了保证在整个使用期间 CT 设备性能的一致性,须对以上指标进行常规定期测试,同时还应对 CT 设备的 CT 值进行校准。

【实验目的】

1. 掌握 CT 图像评价指标包括的内容,以及不同扫描参数及重建算法的影响。

2. 熟悉密度分辨率、空间分辨率、部分容积效应、噪声的概念。

3. 熟悉密度分辨率、空间分辨率、部分容积效应、噪声的测试方法。

4. 了解水模的用途。

【实验要求】

1. 根据临床诊断需求及检查目的合理选择扫描参数。

2. 尽量避免伪影产生,降低容积效应等对图像质量的影响。

3. 在辐射防护正当化的前提下尽量降低噪声。

【实验器材】

1. CT 机

2. 随机自带水模

3. 密度分辨率体模块

4. 空间分辨率体模块

5. 金属物品

6. 固定胶带

【实验注意事项】

1. 以满足诊断要求为目标,根据病情及检查目的选择适当的扫描参数及条件,如扫描层厚、重建算法及曝光条件等。

2. 不能一味以提高图像质量为目的而过度加大曝光剂量。

3. 通过减薄扫描层厚可以减少部分容积效应。

4. 做好检查前准备,去除金属异物及做好呼吸训练。

【实验方法及步骤】

1. 明确图像评价指标包含的内容和成像技术条件。

2. 图像评价指标控制的步骤

（1）空间分辨率

1）对空间分辨率体模进行扫描。

2）改变扫描参数（层厚、矩阵）及重建算法、滤波函数，观察其对空间分辨率的影响。

（2）密度分辨率

1）先进行空气校准扫描，然后对密度分辨率体模进行扫描。

2）改变扫描参数（管电压、管电流、层厚）及重建算法、过滤方式，观察其对密度分辨率的影响。

（3）噪声

1）对随机自带水模进行扫描。

2）选择不同的扫描参数（管电压、管电流、层厚）、重建算法、滤波函数测量水模图像的 CT 值，观察不同扫描参数对图像噪声的影响。

（4）伪影：将金属物品与 CT 测试体模放在一起扫描，观察伪影的表现。

（5）部分容积效应：对体模进行 CT 扫描，通过 CT 值的测量来理解部分容积效应。

【实验总结】

1. 在扫描视野不变的情况下，增加矩阵，减小层厚；采用特殊的滤波函数，如边缘增强或骨算法，使图像边缘更加清晰锐利，可以增加空间分辨率。

2. 增加 X 线剂量；增大像素，增加层厚，使单位体积的光子量增加；采用特殊的过滤方法，可以提高密度分辨率。

3. 减小层厚，提高 CT 值的测量精度；提高 X 线的曝光条件；增大像素；采用恰当的滤波函数进行图像重建，如标准的数学算法或软组织算法，可以降低图像噪声。

4. 对于人为因素造成的伪影，必须找到原因加以消除。

5. 扫描层厚越薄，部分容积效应越小；扫描层厚为被扫病灶直径一半时，可以最大限度地避免部分容积效应的影响。

6. 可以通过改变成像技术条件，来改变图像质量，以对图像做出评价。

【实验思考】

1. 图像评价的指标包括哪些？

2. 如何测试空间分辨率和密度分辨率？

3. 提高密度分辨率、空间分辨率的方法有哪些？

（黄小华）

第二节　CT 硬件对图像质量的影响

实验一　CT 硬件对图像质量的影响

【临床概述】

CT 硬件设备包括扫描系统、计算机处理系统及相关附属设备。其中，扫描系统包含扫描机架内的 X 线管、冷却系统和高压发生系统，以及数据采集系统等，对 X 线的产生、数据的采集极其重要；CT 机的计算机处理系统由主计算机和阵列计算机两部分组成，主要控制 CT 整个系统的正常工作，确保 CT 图像的生成。各个硬件设备的正确安装、正常运行直接关乎 CT 图像质量的好坏，因此，对于 CT 机的日常校正极其重要，可确保 CT 硬件设备的正常运行，从而保证得到高质量的图像。

【实验目的】

1. 掌握 CT 硬件设备的基本构成。

2. 熟悉各个 CT 硬件设备的基本作用。

3. 熟悉计算机处理系统的操作。

【实验要求】

1. 熟练掌握计算机处理系统的基本操作。

2. 了解与相关设备损坏相对应的噪声特点。

3. 熟悉各个硬件设备的安装方法和基本作用。

【实验器材】

1. CT 机

2. 人体体模

【实验注意事项】

1. 在参观 CT 硬件设备时避免设备的意外损坏。

2. 学会计算机处理系统的正确操作。

【实验方法及步骤】

1. 参观 CT 的扫描系统

（1）X 线管：与普通 X 线机的球管一样，分为固定阳极和旋转阳极。固定阳极管主要用于第一和第二代 CT 机，扫描时间长、产热多，目前已淘汰。第三和第四代 CT 机多采用旋转阳极管，其扫描时间短，要求管电流较大，一般为 100~600mA。在高压电场的作用下，活跃状态的自由电子由阴极高速撞击阳极钨靶，发生能量转换，约 98% 转换为热能，2% 形成 X 线，经窗口发射到球管外对扫描体进行照射。所以 X 线球管在工作过程中需要良好的散热，以维持工作，从而提高阳极的使用效率，并提高成像的空间分辨率。

（2）冷却系统：一般扫描架内有两个冷却电路，即 X 线管冷却电路和电子冷却电路。在扫描过程中均会产生大量热，会影响电子的发射，影响 X 线质量。球管和机架内都有热传感器把信号传给主计算机，当温度过高时，则会产生中断信号，使机器停止工作，直到温度降到正常范围才可以重新工作。另外，主计算机根据扫描参数设定预算热量值，当预算值超过正常范围时，计算机会在屏幕上给出提示，操作者可通过修改扫描方案（如缩短扫描范围，降低管电流、管电压；螺旋 CT 则还可用增大螺距的方法等），从而改变预算热量值。扫描机架内部温度的升高会影响到电子电路的热稳定性，温度一般在 18~27℃为宜。

（3）高压发生系统：高压发生器产生 X 线的形式为连续 X 线和脉冲 X 线。CT 机对高压的稳定性要求很高，电压波动会影响 X 线能量，进而影响 CT 的图像质量，这就要求高压发生器的高压稳定度必须在千分之一以下，纹波因素为万分之五以下。因此，任何高压系统必须采用高精度的反馈稳压措施，目前均采用高频逆变高压技术，这种电压一致性好，稳定，纹波干扰小，图像分辨率更高。

（4）数据采集系统：数据采集系统（data acquisition system，DAS）由探测器、缓冲器、积分器和数模转换器等组成。由探测器检测到的模拟信号,在计算机控制下,经缓冲、积分放大后进行数模(A/D)转换,变为原始的数字信号。

2. 操作 CT 的计算机处理系统

(1)了解计算机处理系统的构造。

(2)了解计算机处理系统的原理。其中主计算机是中央处理系统,通过数据系统总线进行双向通信,从而控制 CT 整个系统的正常工作。

(3)对人体体模进行扫描,了解 CT 的扫描过程。CT 的扫描过程都是在主计算机控制下由扫描控制系统来完成,主计算机的扫描程序软件与扫描控制系统的监控程序、测试单元和初始化始终保持着双向通信。计算机处理系统的性能优劣直接关系到 CT 的正常运行和成像质量。

3. 附属设备

(1)熟悉附属设备的组成。

(2)检查床需要在扫描控制下作恒定运动,其速度的准确性和稳定性直接影响图像质量。

(3)需要高压注射器与 CT 曝光二者协调配合来实现检查目的,以满足图像质量的要求,从而提高检查的准确性和成功率。

【实验总结】

1. CT 的扫描系统包括扫描机架内的 X 线管、冷却系统及高压发生系统,以及数据采集系统等。X 线管良好的散热、冷却系统的设备性能以及良好的高压稳定性能直接影响图像的分辨率和图像的对比度。

2. 计算机处理系统的性能优劣直接影响图像的质量。

3. 检查的成功率与良好的图像质量,与附属设备的性能密切相关。

【实验思考】

1. CT 机扫描系统的构成有什么?

2. CT 机采用的气体探测器以什么气体为主?

3. 闪烁晶体探测器的优点是什么?

4. CT 机的计算机处理系统的组成是什么?

5. 主计算机的主要功能是什么?

6. CT 的附属设备有哪些?

(黄小华)

第三节　CT 成像参数对图像质量的影响

实验一　CT 成像参数对图像质量的影响

【临床概述】

CT 图像质量不仅受设备性能影响,还与扫描参数密切相关。在 CT 设备中,有非螺旋扫描与螺旋扫描两种方式可选择。在 CT 扫描中,通过调节成像参数,包括管电压、管电流、矩阵、间距、螺距、准直宽度、旋转时间及重建滤波算法,可在减少伪影的同时获得更高质量的图像。在医学影像诊断中,还需考虑不同器官的组织特点及天然对比度、病灶与正常组织之间的差异。

因此临床 CT 检查中需针对受检者的不同生理条件及病理情况,调节成像参数,实现更高密度分辨率、空间分辨率或扫描速度,从而满足不同的诊断要求,完成个性化扫描。

【实验目的】

1. 掌握各个 CT 成像参数的概念。

2. 熟悉各成像参数对图像质量的影响。

3. 熟悉图像质量控制的方法。

【实验要求】

1. 可通过调整成像参数调节密度分辨率、空间分辨率、时间分辨率等图像质量评价指标。

2. 可通过调整成像参数避免伪影产生。

3. 在获得满意的图像的前提下,降低辐射剂量。

【实验器材】

1. CT 机

2. CT 图像后处理工作站

3. 随机自带水模

4. 密度分辨率体模块

5. 空间分辨率体模块

【实验注意事项】

1. 选择合适的曝光条件、层厚、间距、扫描速度,获得满足诊断要求的图像。

2. 调节成像参数,提高横断面图像质量的同时,还应考虑对三维后处理图像的影响。

3. 在扫描中应关注辐射剂量。

【实验方法及步骤】

1. 明确图像质量评价指标

(1)密度分辨率:在低对比度的情况下,图像对相邻两种物质密度差别最小极限的分辨能力,即对组织间最小密度差别的分辨能力,常以百分数表示。

(2)空间分辨率:在高对比度的情况下,密度分辨率大于 10% 时,图像对组织结构空间大小的鉴别能力,即显示最小体积病灶或结构的能力。

(3)时间分辨率:单位时间内影像设备采集图像的帧数,是相邻两次数据采集最短的时间间隔,与每帧图像采集时间、重建时间、螺距及系统连续成像有关。

(4)伪影:指在 CT 扫描过程中,因机器或人体本身等因素的影响而产生的被检体不存在而图像显示出来的假象。主要来源于两个方面,一是机器的性能,二是受检者本身。

2. 通过调节成像参数获得不同组别图像

(1)在其他成像参数保持一致的情况下,选择 120kV 与 140kV 对随机水模进行扫描,获得管电压对比组图像。

(2)在其他成像参数保持一致的情况下,选择 200mA 与 300mA 对随机水模、密度分辨率体模进行扫描,获得管电流对比组图像。

(3)在其他成像参数保持一致的情况下,选择 256×256 与 1 024×1 024 的矩阵对随机水模、空间分辨率体模进行扫描,获得矩阵对比组图像。

(4)在其他成像参数保持一致的情况下,层厚固定为 5mm,选择 5mm 与 8mm 的间距对随机水模、空间分辨率体模进行扫描,获得间距对比组图像。

(5)在其他成像参数保持一致的情况下,选择 0.675∶1 与 0.875∶1 两种螺距对随机水模、密度分辨率、空间分辨率体模进行扫描,获得螺距对比组图像,并记录扫描时间。

(6)在其他成像参数保持一致的情况下,选择 20mm 与 15mm 两种准直宽度对随机水模、密度分辨率、空间分辨率体模进行扫描,获得准直宽度对比组图像,并记录扫描时间。

(7)在其他成像参数保持一致的情况下,选择 0.5s 与 1.0s 两种旋转时间对随机水模、密度分辨率、空间分辨率体模进行扫描,获得旋转时间对比组图像,并记录扫描时间。

(8)在其他成像参数保持一致的情况下,对随机水模、密度分辨率、空间分辨率体模进行扫描,分别选择软组织算法与骨算法两种重建滤波算法进行图像重建,获得重建算法对比组图像。

3. 在 CT 图像后处理工作站对不同组别图像进行测量,对比不同组别内图像的密度分辨率、空间分辨率,量化分析不同组别内图像质量;对比不同组别内序列扫描所用的时间。

【实验总结】

1. CT 成像各参数对图像质量的影响,以及各参数间的相互制约情况。

2. CT 扫描速度对图像质量的影响,以及哪些成像参数可加速 CT 扫描。

3. 调节哪些参数能够减少伪影。

【实验思考】

1. 管电压对图像质量的影响。

2. 管电流对图像质量的影响。

3. 矩阵对图像质量的影响。

4. 间距对图像质量的影响。

5. 螺距对图像质量的影响。

6. 准直宽度对图像质量的影响。

7. 旋转时间对图像质量的影响。

8. 重建滤波算法对图像质量的影响。

实验二 CT 成像参数设置的优化

【临床概述】

在临床医学影像诊断中,不仅需保证 CT 图像信噪比较高,且无明显伪影干扰,还应确保图像密度分辨率、空间分辨率较高。在扫描需屏气的情况下,进行 CT 血管成像及遇到难以完全配合的受检者时,应提高扫描速度,缩短扫描时间。在 CT 成像中,通过调整一个或多个扫描参数,包括管电压、管电流、矩阵、间距、螺距、准直宽度、旋转时间及重建滤波算法,可获得满意图像质量,包括改善图像信噪比、消除伪影、提高密度分辨率与时间分辨率、缩短扫描时间。此外,在临床 CT 扫描中,不能盲目追求图像质量,忽视辐射剂量,应在满足医学影像诊断需要的前提下降低辐射剂量,提高受检者在检查过程中的耐受度与舒适度。

【实验目的】

1. 掌握与密度分辨率、空间分辨率与时间分辨率相关的成像参数。

2. 掌握与图像信噪比、噪声相关的成像参数。

3. 熟悉调节成像参数来改善图像质量的方法。

【实验要求】

1. 根据受检者情况及诊断要求,选择合理参数完成扫描。

2. 了解 CT 各成像参数在影响图像质量方面的相互协作或制约关系。

3. 在获得满意图像的前提下,降低辐射剂量。

【实验器材】

1. CT 机

2. CT 图像后处理工作站

3. 随机自带水模

4. 密度分辨率体模块

5. 空间分辨率体模块

【实验注意事项】

1. 调节参数改善图像质量的同时,兼顾诊断需要,在不同的部位须侧重提升某项图像质量评价指标。

2. 调节成像参数提高横断面图像质量的同时,还应考虑对三维后处理图像的影响。

3. 在调节成像参数的同时,注意观察参数调整幅度对辐射剂量变化程度的影响。

【实验方法及步骤】

通过调节 CT 成像参数,对图像质量进行优化,定量评价图像质量评价指标。

（1）密度分辨率

1）确定原始序列成像参数,包括管电压、管电流、矩阵、层厚、螺距、重建滤波函数,对随机自带水模、密度分辨率体模块进行 CT 扫描。

2）固定其他成像参数,分别调整管电压、管电流、矩阵、层厚、螺距、重建滤波函数,对随机自带水模、密度分辨率体模块进行 CT 扫描。

3）固定其他成像参数,同时增大管电压、管电流,对随机自带水模、密度分辨率体模块进行 CT 扫描。

4）固定其他成像参数,减小矩阵并增加层厚,对随机自带水模、密度分辨率体模块进行 CT 扫描。

5）固定其他成像参数,增加螺距,对随机自带水模、密度分辨率体模块进行 CT 扫描。

6）分别用软组织算法与骨算法两种重建滤波函数对同一组原始数据进行重建。

7）在 CT 图像后处理工作站分析图像,计算各组扫描序列的密度分辨率,与原始序列进行对比。

（2）空间分辨率

1）确定原始序列成像参数,包括管电压、管电流、矩阵、层厚、螺距、重建滤波函数,对随机自带水模、空间分辨率体模块进行 CT 扫描。

2）固定其他成像参数,增大矩阵,对随机自带水模、空间分辨率体模块进行 CT 扫描。

3）固定其他成像参数,减小层厚,对随机自带水模、空间分辨率体模块进行 CT 扫描。

4）分别用软组织算法与骨算法两种重建滤波函数对同一组原始数据进行重建。

5）在 CT 图像后处理工作站分析图像,计算各组扫描序列的空间分辨率,与原始序列进行对比。

（3）图像信噪比

1）确定原始序列成像参数,包括管电压、管电流、矩阵、层厚、螺距、重建滤波函数,对随机自带水模进行 CT 扫描。

2）固定其他成像参数,分别调整管电压、管电流、矩阵、层厚、螺距,对随机自带水模进行 CT 扫描。

3）在 CT 图像后处理工作站分析图像,划定部位相同的感兴趣区,测量信噪比,与原始序列进行对比。

（4）扫描速度

1）确定原始序列成像参数,包括管电压、管电流、矩阵、层厚、螺距、重建滤波函数,对随机自带水模进行 CT 扫描,记录扫描时间。

2）固定其他成像参数,分别调整准直宽度、螺距,对随机自带水模进行 CT 扫描,记录扫描时间。

3）在 CT 图像后处理工作站分析图像,划定部位相同的感兴趣区,测量信噪比,与原始序列进行对比,并对比两组序列扫描时间。

【实验总结】

1. 多个 CT 成像参数与同一图像质量评价指标相关。

2. 不同成像参数对同一评价指标存在协同或制约关系,调整扫描参数时需避免参数调节相互冲突。

3. 同一参数对不同图像质量评价指标存在影响,扫描中调节参数应避免顾此失彼。

【实验思考】

1. 哪些成像参数将提升密度分辨率?

2. 哪些成像参数将提升空间分辨率?

3. 如何调整参数可实现提高图像信噪比?

4. 哪些成像参数能提高扫描速度?

（黄小华）

第四节　CT 图像伪影与处理

实验一　CT 图像伪影与处理

【临床概述】

伪影（artifact）是指在 CT 扫描过程中,因机器或人体本身等因素的影响而产生的被检体不存在而图像显示出来的假象。主要来源于两个方面:一是机器的性能;二是受检者本身。前者主要是机器设备制造不良,调试不当或机器本身的故障,常造成放射状和环状伪影、高密度的界面伪影、宽条状伪影和帽状伪影。受检者自身产生的伪影主要是由受检者不合作、脏器的不自主运动、被检组织相邻部位密度差太大,以及被检部位的高密度异物等造成的。

【实验目的】

1. 掌握 CT 伪影产生的原因。

2. 熟悉 CT 伪影的解决方法。

3. 熟悉如何识别 CT 伪影及识别伪影的意义。

【实验要求】

1. 根据临床诊断需求及检查目的合理选择扫描参数。

2. 尽量避免伪影产生,降低容积效应等对图像质量的影响。

【实验器材】

1. CT 机

2. 人体模拟水模

【实验注意事项】

1. 以满足诊断要求为目的,选择适当的扫描参数及条件,如扫描层厚、扫描方式、扫描时间等。

2. 尽可能去除外在因素产生的伪影。

3. 通过薄层扫描减少部分容积效应。

4. 在操作过程中做好安全防护,最大限度地减少潜在危害。

【实验方法及步骤】

1. 识别常见的 CT 伪影(图 7-1)

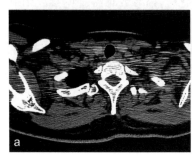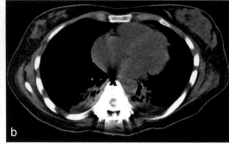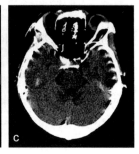

图 7-1 伪影

a. 光子量不足;b. 运动伪影;c. 金属伪影。

(1)射线硬化伪影:由于被检组织相邻部位密度差太大而产生的暗带、条状或杯状伪影。

(2)部分容积效应:在同一扫描层面内,含有两种或两种以上不同密度的组织时,所测得的 CT 值是他们的平均值,它不能如实反映其中任何一种组织本身的 CT 值。部分容积效应对图像的影响一般是产生条形、环形式大片干扰伪影(图 7-2)。

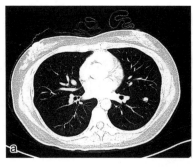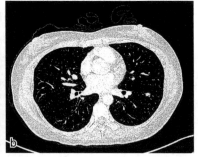

图 7-2 部分容积效应

a. 层厚 5mm;b. 层厚 1mm。

(3)光子量不足:由于扫描参数选择不正确,导致射线穿过受检者到达探测器的光子不足,而产生的雪花状、条纹状伪影。

(4)散射伪影:X 线在穿透人体的过程中,与人体组织的原子间发生了比较复杂的相互作用,如光电效应、康普顿散射效应和电子对效应。在图像中表现为低频条状伪影。

（5）运动伪影:可因自主运动和不自主运动产生。自主运动包括呼吸和吞咽运动等;不自主运动包括心跳和胃肠蠕动等生理运动。运动伪影常表现为粗细不等、黑白相间的条状伪影或叉状伪影。

（6）金属伪影:由于高密度异物在扫描过程中吸收大部分 X 线,其投影影响了吸收值的计算和测量,而产生放射样条状伪影。

2. 图像伪影的解决方法

（1）射线硬化伪影

1）配置 X 线过滤器。

2）使用线束硬化补偿校正软件。

3）颅底伪影采用薄层扫描。

4）选用双能量成像技术加清晰锐利。

（2）部分容积效应

1）采用薄层扫描。

2）测量 CT 值的兴趣区要小,尽可能放置于病灶中心。

（3）光子量不足

1）增加管电流。

2）正确设置标准的体位。

3）优化扫描参数。

（4）散射伪影

1）使用准直器。

2）软件校正技术。

（5）运动伪影

1）缩短扫描时间。

2）固定受检者,进行呼吸训练。

3）使球管扫描的开始位置与运动的方向对齐。

4）给无法配合的病人注射镇静剂。

5）心电门控技术。

6）应用特殊的重建技术,如运动伪影校正算法（MCA）。

（6）金属伪影

1）取下可移动金属物体。

2）提高管电压。

3）采用薄层扫描。

4）应用金属伪影的软件校正技术。

3. CT 图像伪影产生的因素

（1）机器性能

1）射线硬化。

2）容积效应。

3）准直器校准。

4）光子量不足。

（2）受检者

1）运动。

2）金属物干扰。

（3）机器的安装和调试

1）有一个较好的机器工作环境。

2）CT机房和计算机房的温度控制在18~25℃,湿度控制在40%~65%。

3）电源功率要足够大,工作频率要稳定。室内必须防尘,保持一个清洁的工作环境。

4）CT机的调试和校准是用软件来完成的,内容包括X线的产生、探测器信号的输出、准直器的校准、检查床的运行、图像显示系统以及照相机的调试等。

【实验总结】

1. CT伪影会使图像质量下降,甚至无法分析。

2. CT伪影易遮盖病灶,造成漏诊;易出现假病灶,造成误诊。

3. 要注意对CT机进行保养,保持机房温度、湿度适宜,发现问题及时检修,使CT机处于良好的工作状态。

4. 伪影与图像噪声不同,图像噪声是一种随机干扰,只能影响图像对比度,不可能消除;而伪影是非真实存在的,在图像上多表现为不同的条纹或干扰痕迹,可以被识别并可通过一定方法克服。

【实验思考】

1. 伪影定义是什么?

2. 常见的CT伪影有哪些及如何识别伪影?

3. 怎样减少和避免伪影的产生?

（黄小华）

第五节　融合CT成像技术

实验一　放射治疗中的CT成像技术

【临床概述】

CT扫描有较高的密度分辨率,而且对全身各部位均可实施定位。CT扫描能够准确地分辨出病变的密度,准确地测量出体表至病变的深度以及照射角度,为放疗剂量的制订提供参考资料。CT定位扫描能够清晰显示体内淋巴结转移及分布情况,有助于肿瘤的TNM分期,对病变区域进行CT定位扫描后,根据图像确定肿瘤的上下界限及侵犯范围。利用CT的准确移床及激光定位灯的指引进行划线放疗定位。利用CT后处理功能对肿块大小准确测量,设计照射野和照射角度,为制订放疗计划提供充分可靠的依据。

【实验目的】

1. 掌握放射治疗中的CT扫描方法及步骤。

2. 掌握放射治疗中的CT辐射防护措施。

3. 掌握放射治疗中的CT扫描意义。

4. 熟悉人体大体解剖结构及基本功能。

5. 熟悉放射治疗中的 CT 扫描前准备。

【实验要求】

1. 熟悉 CT 的工作状态及操作界面。

2. 掌握辐射防护措施。

3. 仔细阅读受检者申请单,了解相关病史信息和临床要求。

4. 保证图像质量达到影像诊断标准。

【实验器材】

1. CT 模拟定位机(孔径≥80cm)。

2. CT 激光胶片。

3. 干式激光胶片打印机。

4. 抢救器械(如氧气瓶、负压吸引装置、血压计、呼吸气囊、心电监护仪、除颤仪)和急救药品。

5. 防护衣物,如铅帽、铅衣等。

【实验注意事项】

1. 去除检查部位所有金属物及各种饰物。

2. 嘱咐受检者在检查过程中保持体位不动。

3. 检查区域以外的部位做好防护。

4. 头部扫描时,头顶第一层应露空。

5. 盆腔定位受检者,采用和放射治疗时相同的状态。

【实验方法及步骤】

1. 适应证和禁忌证的确定

(1)适应证

1)根治性放疗:如鼻咽癌解剖位置特殊,放疗就是一种主要治疗手段;再如局部晚期的肺癌、食管癌等,放疗也是主要治疗手段。

2)辅助放疗:如局部晚期的直肠癌、乳腺癌等,术后有较高复发风险,需放疗进一步减少复发。再如有时也在术前放疗,以利于下一步手术治疗。

3)姑息放疗:如恶性肿瘤晚期,肿瘤已经广泛转移(骨转移),目的主要是改善受检者生活质量。另外,放疗也应用于一些良性的病变,如瘢痕疙瘩。

(2)禁忌证:妊娠妇女。

2. 扫描前的准备

(1)认真阅读申请单,明确检查部位,了解检查目的和要求,特别注意申请单中的备注要求。

(2)去除检查部位所有金属物及各种饰物。

(3)嘱受检者在扫描中体位保持不动。

(4)向受检者说明检查床移动和扫描间噪声属正常情况,并告知扫描所需时间,以消除受检者紧张心理。

(5)对非检查部位进行必要防护。

(6)婴幼儿应在睡眠状态下进行检查,必要时需要使用镇静剂。

(7)服用二甲双胍的受检者应在临床医生指导下停药两天。

3. 放疗定位和放疗时胃肠道及膀胱准备 部分器官放疗时,应准确显示(充盈)和勾画,以较准确地评价该器官的剂量体积直方图(DVH),并预测其放疗相关副反应。放疗定位或放疗时,须饮水,并加 60% 泛影葡胺(和水混合)服用,行胃肠道/膀胱的准备。

（1）适用于食管和胃的放疗:CT 定位时,准备水 300ml,与 60% 泛影葡胺 20ml 混合,放疗 CT 定位前 30min 喝 200ml(显示胃),CT 增强扫描开始时再喝 100ml(显示贲门)。以后每次放疗前 30min 喝饮用水 200ml,以便重复放疗定位时胃的充盈程度(CT 定位时最好空腹,以后行放疗时最好也空腹)。

（2）适用于盆腔肿瘤(直肠癌和宫颈癌的放疗):准备饮用水 1 000ml,与 60% 泛影葡胺 20ml 混合,放疗定位前 1h 分 2~3 次口服,以显示小肠并充盈膀胱,喝水前最好排尿,喝水后憋尿至放疗定位结束。以后每次放疗前 1h 分 2~3 次口服饮用水 1 000ml(喝水前排尿,喝水后憋尿至放疗结束)。

直肠癌放疗定位时必须在肛门处放置铅粒以显示肛门;如果为 Miles 手术,须在会阴部切口瘢痕处放置铅丝,注意受检者大便情况。放疗定位时要确定受检者无肠梗阻、便秘等情况。放疗定位前协助受检者通便,以后放疗时也应注意受检者大便情况。

腹部肿瘤(如胰腺癌、胆道系统肿瘤、肝癌、肾癌、腹膜后肉瘤、腹膜后淋巴瘤等)放疗时也应考虑显示受检者小肠情况,建议根据目标显影肠段来控制服用胃肠道造影剂的时间。

（3）适用于前列腺癌的放疗:准备饮用水 1 000ml,放疗定位前 1h 分 2~3 次口服以显示膀胱。喝水前最好排尿,喝水后憋尿至放疗定位结束;以后每次放疗前重复此准备方法。

4. 普通平扫

（1）认真阅读受检者申请单,在操作界面填写受检者信息(包括姓名、性别、检查号、检查部位等)。

（2）扫描体位、定位像、扫描范围、扫描参数、图像后处理与图像显示同 CT 平扫内容。

5. 打印与图像传输

（1）图像排版打印时需有定位线和无定位线的定位像图像各一幅;调节窗宽、窗位,适当放大或缩小图像,使图像位于窗格中间位置,根据图像总数计算窗格(行 × 列),先将定位像输入打印窗格,然后依次输入平扫图像、增强图像和/或后处理图像。

（2）利用影像存储与传输系统(PACS)进行数字化存储和管理,来实现影像信息的本地及远程查询、浏览、打印等功能。

【实验总结】

1. 检查适用于 ①根治性放疗(鼻咽癌,局部晚期肺癌、食管癌等);②辅助放疗(局部晚期直肠癌、乳腺癌等);③姑息放疗(恶性肿瘤晚期,肿瘤已经广泛转移,如骨转移、脑转移)。另外,也应用于一些良性的病变,如瘢痕。

2. 检查前准备工作至关重要。

3. 选择合适的 CT 扫描方式及时相,有利于病变的检出及定性诊断。

4. 注意扫描过程中对受检者以及陪检者的辐射防护。

【实验思考】

1. CT 放疗定位准备工作的内容是什么? 目的和意义有哪些?

2. 胃肠道及膀胱准备相对于一般部位检查前准备有什么特殊性?

3. 放疗定位设备与一般 CT 有哪些不同?

4. CT 放疗定位扫描图像质量控制的内容有哪些?

实验二 核医学中的 CT 成像技术

【临床概述】

正电子发射计算机体层显像仪(positron emission tomography and computed tomography, PET/CT),是将 PET(功能代谢显像)和 CT(解剖结构显像)两种先进的影像技术有机地结合在一起的新型的影像设备。

PET/CT 是将微量正电子核素示踪剂注射到人体内,然后采用特殊的体外探测仪(PET)探测这些正电子核素在人体各脏器的分布情况,显示人体的主要器官的生理代谢功能,同时应用 CT 技术对这些核素分布情况进行精确定位,使该设备同时具有 PET 和 CT 的优点,发挥出各自的最大优势。

【实验目的】

1. 掌握 PET/CT 设备的构造。

2. 掌握 PET/CT 检查的意义。

3. 熟悉正电子核素示踪剂相关特点。

4. 熟悉人体大体解剖结构及基本功能。

5. 熟悉 PET/CT 检查前准备。

【实验要求】

1. 熟悉 PET/CT 的工作状态及操作界面。

2. 掌握正电子核素示踪剂在人体中的生理生化变化。

3. 仔细阅读受检者申请单,了解相关病史信息和临床要求。

4. 做好 PET/CT 检查前准备与检查后准备。

5. 保证图像质量达到影像诊断标准。

【实验器材】

1. PET/CT。

2. CT 激光胶片。

3. 干式激光胶片打印机。

4. 抢救器械(如氧气瓶、负压吸引装置、血压计、呼吸气囊、心电监护仪、除颤仪)和急救药品。

5. 防护衣物,如铅帽、铅衣等。

【实验注意事项】

1. 去除检查部位所有金属物及各饰物。

2. 嘱受检者在检查过程中保持体位不动。

3. 危重、老年体弱及婴幼儿受检者应有家属陪同,注意陪同人员的辐射防护。

4. 检查区域以外的部位做好防护。

5. 受检者检查前一定禁酒、禁饮含糖饮料、禁静脉滴注葡萄糖、禁做剧烈或长时间的运动。

【实验方法及步骤】

1. 适应证和禁忌证的确定

(1)适应证

1)放疗后复发和照射性坏死的鉴别;肿瘤治疗(放疗、化疗等)的疗效监测;肿瘤原发和转移灶的寻找;肿瘤标志物如 CEA、AFP、CA 等持续增高;发热待查。

2）脑部疾病:脑肿瘤的良、恶性鉴别,复发及瘢痕的鉴别;癫痫灶的定位;阿尔茨海默病等的诊断。

3）心脏疾病:冠心病及心肌梗死的诊断、心肌活力评估;冠心病介入治疗疗效监测。

4）全身健康检查。

（2）禁忌证

1）剧烈咳嗽者

2）幽闭恐惧症者

3）孕妇及婴幼儿

4）高血糖者

2. 扫描前的准备

（1）由于放射性药物的特殊性,受检者及主管医生非必要不可更改已预约的检查时间。

（2）受检者于检查前需禁食 4~6h,可以饮用白开水。

（3）禁酒、禁饮含糖饮料、禁静脉滴注葡萄糖、禁做剧烈或长时间的运动。

（4）检查当日尽可能避免与人交谈,不咀嚼口香糖等;避免紧张体位。

（5）在注射显像药物前后都须保持安静,并以卧位或半卧位休息,尽可能避免走动。

（6）在检查前取出身上的金属物品,检查中确保身体不要移动。

（7）糖尿病受检者应正常服用降糖药物,控制血糖;受检者在检查当日早晨 6 时口服速效降脂药。

3. 检查后注意事项

（1）检查后不要急于外出走动,要听从医护人员安排,部分病人可能需要进行延迟显像。

（2）24h 内尽量不要接触孕妇及儿童。

（3）检查后需要多喝水,以利于显像剂的代谢,一般 2~3h 后,可以将注射到人体的残留显像剂通过尿液全部排除干净。

4. PET/CT 检查流程

（1）认真阅读受检者申请单、检查资料、病史。

（2）监测体重、血糖含量。糖尿病受检者控制好血糖(空腹血糖控制在 11.1mmol/L 以内)。如使用胰岛素控制血糖者,推荐注射显像剂(^{18}F-FDG)前 6h 使用超短效或短效胰岛素控制血糖。如服用二甲双胍,建议停药 2 天后再行 PET/CT 检查。

（3）注射显像剂后休息:尽量不说话,不运动,遵医嘱饮水。

（4）检查。

（5）留观、延迟显像:留观室等待约 30min,听指令方可离开。

5. 打印与图像传输

（1）图像排版打印时需要有定位线和无定位线的定位像图像各一幅;调节窗宽、窗位,适当放大或缩小图像,使图像位于窗格中间位置,根据图像总数计算窗格(行 × 列),先将定位像输入打印窗格,然后依次输入平扫图像、增强图像、PET 图像和/或后处理图像。

（2）利用影像存储与传输系统(PACS)进行数字化存储和管理,来实现影像信息的本地及远程查询、浏览、打印等功能。

【实验总结】

1. 检查适用于:有肿瘤家族史;存在癌前病变;肿瘤标志物异常;寻找原发灶;肿瘤受检者分期以及再分期;肿瘤受检者预后及疗效评估;健康体检筛查肿瘤。

2. 检查前准备与检查后收尾工作至关重要。

3. 选择合适的显像剂、扫描方法,有利于病变的检出及定性诊断。

【实验思考】

1. PET/CT 扫描前、后工作的内容是什么? 目的和意义有哪些?

2. 空间分辨率、灵敏度、时间分辨率、能量分辨率四个参数对于 PET/CT 有哪些影响?

3. CT 与 PET 为什么不是单纯将两台设备组装在一起?

4. CT 在 PET/CT 中的意义。

实验三　移动 CT 和术中 CT 成像技术

【临床概述】

随着临床需求的多样化,固定封闭式的 CT 已不能完全满足临床需要。许多受检者病情危重,常需及时进行 CT 检查,但在转送受检者至 CT 室的过程中,可能会出现生理状态不稳定、诱发事件(如疼痛发作)和技术失误等导致病情恶化的情况,进而加重损伤,并引起继发性的损伤;同时,由于受检者离开了监护环境,在病情变化时很难提供适时的治疗措施。移动 CT(mobile CT,MCT)和术中 CT 就应运而生。

【实验目的】

1. 掌握移动 CT 和术中 CT 扫描方法及步骤。

2. 掌握移动 CT 和术中 CT 增强扫描及图像后处理技术。

3. 掌握移动 CT 和术中 CT 辐射防护措施。

4. 熟悉人体大体解剖结构及基本功能。

5. 熟悉移动 CT 和术中 CT 扫描适应证和禁忌证。

6. 熟悉移动 CT 和术中 CT 扫描前准备。

【实验要求】

1. 熟悉移动 CT 和术中 CT 的工作状态及操作界面。

2. 掌握移动 CT 和术中 CT 增强前准备(包括检查者病史采集、对比剂准备、注射方式等)。

3. 掌握移动 CT 和术中 CT 辐射防护措施。

4. 仔细阅读受检者申请单,了解相关病史信息和临床要求,选择合理的扫描方案。

5. 保证图像质量达到影像诊断标准。

【实验器材】

1. 移动 CT 和术中 CT。

2. CT 激光胶片。

3. 干式激光胶片打印机。

4. 抢救器械(如氧气瓶、负压吸引装置、血压计、呼吸气囊、心电监护仪、除颤仪)和急救药品。

5. 防护衣物,如铅帽、铅衣等。

6. 附件(如手术头架等)对 X 线要具有通透性,且能够通过 CT 扫描器内孔。

【实验注意事项】

1. 去除检查部位所有金属物及各饰物。

2. 嘱受检者在检查过程中保持体位不动。

3. 危重、老年体弱及婴幼儿受检者应有家属陪同,注意陪同者的辐射防护。

4. 检查区域以外的部位做好防护。

5. 增强扫描后,受检者应留观 20~30min 左右,以观察有无迟发过敏反应,以便及时对症处理。

【实验方法及步骤】

1. 适应证和禁忌证

(1)适应证:临床相关疾病。

(2)禁忌证:妊娠妇女。

2. 扫描前的准备

(1)认真阅读申请单,明确检查部位,了解检查目的和要求,特别注意申请单中的备注要求。

(2)去除检查部位所有金属物及各饰物。

(3)嘱受检者在扫描中体位保持不动,婴幼儿及不配合成人可采取适当镇静。

(4)向受检者说明检查床移动和扫描间噪声属正常情况,并告知扫描所需时间,以消除受检者紧张心理。

(5)对非检查部位进行必要防护。

(6)扫描过程必要时需陪同人员,同时应注意陪同人员的防护。

3. 普通平扫(移动 CT 和术中 CT)

(1)认真阅读受检者申请单,在操作界面填写受检者信息(包括姓名、性别、检查号、检查部位等)。

(2)扫描体位、定位像、扫描范围、扫描参数、图像后处理与图像显示、打印与图像传输,同 CT 平扫内容。

【实验总结】

1. 检查前准备工作至关重要。

2. 移动 CT 具有体积小、可移动性强的优点,不必局限于某一固定的位置,可以根据需要,移动到所需的任意地点进行检查。

3. 移动 CT 的使用可以及时发现受检者出现的各种异常情况变化,有效避免搬动受检者外出检查所带来的各种风险。

4. 注意扫描过程中对受检者以及陪检者的辐射防护。

5. 图像后处理技术的应用,能很好地显示组织病变及血供情况。

【实验思考】

1. 移动 CT 和术中 CT 扫描前准备工作的内容是什么? 目的和意义有哪些?

2. 后处理技术对移动 CT 和术中 CT 各有什么意义?

3. 对于移动 CT 和术中 CT,如何做好辐射防护?

(吴 波)

第八章　DSA 检查技术

第一节　DSA 检查方法

实验一　静脉 DSA

【临床概述】

静脉 DSA 是通过静脉注入对比剂,经过静脉回流至右心,经过肺循环至全身的动脉、静脉,以此来获得心脏或靶血管形态。这种用静脉注射方式来显示动、静脉系统的 DSA 检查方法,根据造影时导管头端位于血管的位置,分为外周静脉 DSA 和中心静脉 DSA。静脉 DSA 风险较小,是最早应用的 DSA 检查。

【实验目的】

1. 掌握各静脉造影的对比剂使用参数。

2. 掌握对比剂用量与血管图像质量的关系。

3. 熟悉 DSA 检查前的准备。

4. 熟悉相关的血管解剖。

5. 熟悉 DSA 检查的适应证及禁忌证。

6. 了解静脉 DSA 造影的方法及步骤。

【实验要求】

1. 熟悉 DSA 工作原理及操作界面。

2. 掌握 DSA 的功能(采集方式、注射参数、呼吸训练等)。

3. 掌握辐射防护措施。

4. 保证图像质量达到影像诊断标准。

【实验器材】

1. DSA 设备。

2. 图像后处理工作站。

3. 干式激光胶片打印机。

4. 高压注射器。

5. 抢救器械(如氧气瓶、血压计、呼吸气囊、心电监护仪、除颤仪)和急救药品。

6. 工作人员的防护衣物及受检者的防护用品。

【实验注意事项】

1. DSA 检查为无菌手术,要有无菌观念。

2. 手术操作应由有资质的医师进行。

3. 观看手术必须注意辐射防护。

4. 危重、老年体弱及婴幼儿受检者应有家属陪同,并注意非检查部位或性腺的辐射防护。

5. 手术结束应注意穿刺点的压迫包扎。

【实验方法及步骤】

1. 选择下肢静脉的静脉造影病例。

2. 技术人员进行病例资料的登记录入。

3. 对受检者进行无菌消毒,并进行心电、呼吸监控。

4. 由有资质的医师进行穿刺。

5. 患侧大腿根部止血带加压包扎,用 18G 留置针进行足背静脉穿刺,回抽确认留置针位于静脉内,用 10ml 注射器推注 10ml 生理盐水,确保无渗漏,然后对穿刺针进行固定。将下肢摆成前后正位并做固定,下肢无法摆正时可转动 C 形臂,使下肢成正位像,确认无误后即可造影。

6. 选择相应对比剂及一定的注射参数,进行图像采集。

7. 图像处理并打印。

【实验总结】

1. 适应证、禁忌证和并发症

(1)适应证:下肢浅静脉曲张、深静脉或浅静脉闭塞、静脉瘤等下肢静脉血管性病变及肿瘤性病变的诊断与治疗。

(2)禁忌证:碘对比剂过敏者;严重的心、肝、肾功能不全者;严重的凝血功能障碍,有明显出血倾向者;高热、急性感染及穿刺部位感染者;恶性甲状腺功能亢进、骨髓瘤受检者;女性妊娠者。

(3)并发症:穿刺所致并发症,如穿刺部位血肿;曲张静脉破裂;下肢静脉栓子脱落导致肺动脉栓塞;血栓、气栓的形成;骨筋膜隔室综合征等。对比剂过敏所致严重并发症,如碘过敏反应或特异质反应,以及剂量依赖或物理化学反应。

2. 检查前的准备

(1)受检者准备:碘过敏和麻醉药过敏试验;检测心、肝、肾功能及出凝血时间、血小板计数;穿刺部位备皮;向受检者和家属简述造影目的、手术过程,消除受检者的顾虑及紧张心理。同时告知术中、术后可能发生的意外情况和并发症,获得受检者家属理解,取得受检者的合作,并签署手术知情同意书或其他的相关的知情同意书;儿童及意识不清不能配合者施行全身麻醉;建立静脉通道,便于术中给药和急救。

(2)器械准备:手术器械准备、造影设备准备及药物准备。

3. DSA 的功能的应用

(1)采集方式:不同的血管采集方式不同。运动部位采用大的采集速率进行采集,心脏采用电影成像方式。

(2)注射参数:注射速率、注射总量及注射限压等。

(3)图像质量:注意受检者的呼吸运动及肢体运动。

4. 图像的处理及后处理

5. 打印与图像传输

(1)调节窗宽、窗位,适当放大或缩小图像,使图像位于窗格中间位置,根据图像总数计算窗格(行×列),先将定位像输入打印窗格,然后依次输入平扫图像、增强图像和/或后处理图像。

（2）利用影像存储与传输系统（PACS）进行数字化存储和管理，来实现影像信息的本地及远程查询、浏览、打印等功能。

【实验思考】

1. 静脉 DSA 造影对比剂的使用参数。

2. 静脉 DSA 图像质量与对比剂用量的关系。

3. 静脉 DSA 的操作流程。

实验二　动脉 DSA

【临床概述】

动脉 DSA 是经皮股动脉或桡动脉穿刺，将导管插入相应的血管内进行造影，获取所需的 DSA 血管图像。动脉 DSA 分为选择性动脉 DSA 和超选择性动脉 DSA。其使用的对比剂浓度低，对比剂团块不需长时间的传输与涂布，并在注射参数的选择上有灵活性。同时，血管重叠少，图像清晰，质量高，图像质量受受检者的影响较小，对受检者的损伤也小。

【实验目的】

1. 掌握各动脉造影的对比剂使用参数。

2. 掌握对比剂用量与血管图像质量的关系。

3. 熟悉 DSA 检查前的准备。

4. 熟悉相关的血管解剖。

5. 熟悉 DSA 检查的适应证及禁忌证。

6. 了解选择性动脉 DSA 和超选择性动脉 DSA 的方法及步骤。

【实验要求】

1. 熟悉 DSA 工作原理及操作界面。

2. 掌握 DSA 的功能（采集方式、注射参数、呼吸训练等）。

3. 掌握辐射防护措施。

4. 保证图像质量达到影像诊断标准。

【实验器材】

1. DSA 设备。

2. 图像后处理工作站。

3. 干式激光胶片打印机。

4. 高压注射器。

5. 抢救器械（如氧气瓶、血压计、呼吸气囊、心电监护仪、除颤仪）和急救药品。

6. 工作人员的防护衣物及受检者的防护用品。

【实验注意事项】

1. DSA 检查为无菌手术，要有无菌观念。

2. 手术操作应由有资质的医师进行。

3. 观看手术必须注意辐射防护。

4. 危重、老年体弱及婴幼儿受检者应有家属陪同，并注意非检查部位或性腺的辐射防护。

5. 手术结束应注意穿刺点的压迫包扎，并制动 10~12h。

【实验方法及步骤】

1. 选择脑血管的动脉造影病例。

2. 技术人员进行病例资料的登记录入。

3. 对受检者进行无菌消毒,并进行心电、呼吸监控。

4. 由有资质的医师进行穿刺。

5. 应用 Seldinger 技术行股动脉穿刺,将所选用的单弯导管插至主动脉弓,常规先行右侧颈动脉及分支的造影。转动导管,使导管的尖端向上,缓慢地向后拉,使导管尖端抵达头臂干开口处,然后旋转导管使导管尖端指向内侧,继续推进使其进入右颈总动脉。转动 C 形臂,使颈部成侧位像,将导管顶端插至第 4~5 颈椎平面时,根据造影目的将导管送入颈外或颈内动脉,然后注入少量对比剂,证实导管在靶血管后,透视下行造影定位,确认无误后即可造影。

6. 选择相应对比剂及一定的注射参数,进行图像采集(图 8-1)。

7. 图像处理并打印。

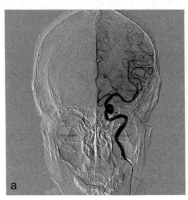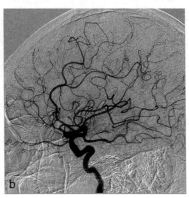

图 8-1 左颈内动脉 DSA 图像
a. 正位;b. 侧位。

【实验总结】

1. 适应证和禁忌证的确定

(1)适应证:血管性病变及肿瘤性病变的诊断与治疗。

(2)禁忌证:碘对比剂过敏者;严重的心、肝、肾功能不全者;严重的凝血功能障碍,有明显出血倾向者;高热、急性感染及穿刺部位感染者;恶性甲状腺功能亢进、骨髓瘤受检者;女性月经期及妊娠三个月以内者。

(3)并发症:穿刺插管所致并发症如穿刺部位血肿;动脉痉挛;假性动脉瘤、动脉夹层、动静脉瘘的形成;动脉切割、血管破裂;异位栓塞、血栓、气栓的形成;导管在动脉内打结或折断;严重的心律失常等。对比剂过敏所致严重并发症如碘过敏反应或特异质反应,以及剂量依赖或物理化学反应。

2. 检查前的准备

(1)受检者准备:碘过敏和麻醉药过敏试验;检测心、肝、肾功能及出凝血时间、血小板计数;穿刺部位备皮;向受检者和家属简述造影目的、手术过程,消除受检者的顾虑及紧张心理。同时告知术中、术后可能发生的意外情况和并发症,获得受检者家属理解,取得受检者的合作,并签署手术知情同意书或其他的相关的知情同意书;儿童及意识不清不能配合者施行全身麻醉;建立静脉通道,便于术中给药和急救。

(2)器械准备:手术器械准备、造影设备准备及药物准备。

3. DSA 的功能的应用

（1）采集方式：不同的血管采集方式不同。运动部位采用大的采集速率进行采集，心脏采用电影成像方式。

（2）注射参数：注射速率、注射总量及注射限压等。

（3）图像质量：注意受检者的呼吸运动及肢体运动。

4. 图像的处理及后处理

5. 打印与图像传输

（1）调节窗宽、窗位，适当放大或缩小图像，使图像位于窗格中间位置，根据图像总数计算窗格（行×列），先将定位像输入打印窗格，然后依次输入平扫图像、增强图像和/或后处理图像。

（2）利用影像存储与传输系统（PACS）进行数字化存储和管理，来实现影像信息的本地及远程查询、浏览、打印等功能。

【实验思考】

1. 动脉 DSA 造影对比剂的使用参数。

2. 动脉 DSA 图像质量与对比剂用量的关系。

3. 动脉 DSA 的操作流程。

实验三　旋转 DSA

【临床概述】

在 DSA 成像过程中，将 X 线管、人体和探测器进行有规律运动，从而获得 DSA 图像的方式，称之为动态 DSA。

随着现代化技术的不断发展，DSA 系统设备性能不断改进，DSA 技术的不足得到改善，动态 DSA 在临床应用中发挥出巨大的作用。旋转 DSA，使成像部位重叠的血管通过旋转式血管造影，获得多角度、非重叠的立体影像。3D 图像的后处理技术，使检查部位的血管及病变得到充分显示，可获得血管与病变关系的最佳显示角度，对于脑部血管病变的检查与治疗具有指导性意义。步进式成像，既可解决多次曝光、多次注药的问题，也可以弥补探测器面积小的缺陷，例如下肢血管检查。采用遥控对比剂跟踪技术，可在一次曝光过程中观测全程血管结构。动态 DSA，通过改进高压发生器，使用超短脉冲快速曝光或采用数字技术脉冲方式曝光，减少运动部位成像产生的运动伪影，同时，X 线剂量减少接近一半。

【实验目的】

1. 掌握旋转 DSA 的对比剂使用参数。

2. 掌握旋转 DSA 图像特点。

3. 熟悉 DSA 检查前的准备。

4. 了解旋转 DSA 的应用。

【实验要求】

1. 熟悉旋转 DSA 工作原理及操作界面。

2. 掌握 DSA 的功能（采集方式、注射参数、呼吸训练等）。

3. 掌握辐射防护措施。

4. 保证图像质量达到影像诊断标准。

【实验器材】

1. 具有旋转造影功能的 DSA 设备。

2. 图像后处理工作站。

3. 干式激光胶片打印机。

4. 高压注射器。

5. 抢救器械(如氧气瓶、血压计、呼吸气囊、心电监护仪、除颤仪)和急救药品。

6. 工作人员的防护衣物及受检者的防护用品。

【实验注意事项】

1. DSA 检查为无菌手术,要有无菌观念。

2. 手术操作应由有资质的医师进行。

3. 注意机架位置与造影延时。

4. 观看手术必须注意辐射防护。

5. 危重、老年体弱及婴幼儿受检者应有家属陪同,并注意非检查部位或性腺的辐射防护。

6. 手术结束应注意穿刺点的压迫包扎,并制动 10~12h。

【实验方法及步骤】

1. 选择脑血管的动脉造影病例。

2. 技术人员进行病例资料的登记录入。

3. 对受检者进行无菌消毒,并进行心电、呼吸监控。

4. 由有资质的医师进行穿刺。

5. 应用 Seldinger 技术行股动脉穿刺,将所选用的单弯导管插至主动脉弓,常规先行右侧颈动脉及分支的造影。转动导管,使导管的尖端向上,缓慢向后拉,使导管尖端抵达头臂干开口处,然后旋转导管使导管尖端指向内侧,继续推进使其进入右颈总动脉。转动 C 形臂,使颈部成侧位像,将导管顶端插至第 4~5 颈椎平面时,根据造影目的将导管送入颈外或颈内动脉,然后注入少量对比剂,证实导管在靶血管后,透视下行造影定位,确认无误后即可造影。

6. 机器进入旋转自检状态,当自检完成后进行旋转造影。

7. 选择相应对比剂及一定的注射参数,进行图像采集。

8. 图像处理并打印。

【实验总结】

1. 适应证、禁忌证和并发症

(1)适应证:血管性病变及肿瘤性病变的诊断与治疗。

(2)禁忌证:碘对比剂过敏者;严重的心、肝、肾功能不全者;严重的凝血功能障碍,有明显出血倾向者;高热、急性感染及穿刺部位感染者;恶性甲状腺功能亢进、骨髓瘤者;女性月经期及妊娠三个月以内者。

(3)并发症:穿刺插管所致并发症,如穿刺部位血肿;动脉痉挛;假性动脉瘤、动脉夹层、动静脉瘘的形成;动脉切割、血管破裂;异位栓塞、血栓、气栓的形成;导管在动脉内打结或折断;严重的心律失常等。对比剂过敏所致严重并发症,如碘过敏反应或特异质反应,以及剂量依赖或物理化学反应。

2. 检查前的准备

(1)受检者准备:碘过敏和麻醉药过敏试验;检测心、肝、肾功能及出凝血时间、血小板计数;穿刺部位备皮;向受检者和家属简述造影目的、手术过程,消除受检者的顾虑及紧张心理。同时告知术中、术后可能发生的意外情况和并发症,获得受检者家属理解,取得受检者的合作,并签署手术知情同意书或其他的相关的知情同意书;儿童及意识不清不能配合者施行全身麻醉;建立静脉通道,便于术中给药和急救。

（2）器械准备:手术器械准备、造影设备准备及药物准备。

3. DSA 功能的应用

（1）采集方式:不同的血管采集方式不同。运动部位采用大的采集速率进行采集,心脏采用电影成像方式。

（2）注射参数:注射速率、注射总量及注射限压等。

（3）图像质量:注意受检者的呼吸运动及肢体运动。

4. 图像的处理及后处理

5. 打印与图像传输

（1）调节窗宽、窗位,适当放大或缩小图像,使图像位于窗格中间位置,根据图像总数计算窗格(行×列),先将定位像输入打印窗格,然后依次输入平扫图像、增强图像和/或后处理图像。

（2）利用影像存储与传输系统(PACS)进行数字化存储和管理,来实现影像信息的本地及远程查询、浏览、打印等功能。

【实验思考】

1. 动态 DSA 造影对比剂的使用参数。

2. 动态 DSA 图像质量与对比剂用量的关系。

3. 动态 DSA 的操作流程。

实验四　减影方法

【临床概述】

DSA 的成像基本原理是将受检部位没有注入对比剂和注入对比剂后的血管造影图像,分割成许多的小方格,矩阵化,形成由小方格中的像素所组成的数据图像,经对数增幅和数模转换得到不同数值的数字,形成数字图像,并分别存储起来。然后通过计算机处理,将两幅图像的数字信息相减,获得不同数值的差值信号,再经计算机处理,获得去除骨骼、肌肉、软组织,只留血管影像的减影图像。根据数字减影方式的不同可分为三种,即时间减影、能量减影和混合减影。本次实验以时间减影来说明。时间减影是 DSA 的常用方式,在注入的对比剂进入兴趣区之前,将一帧或多帧图像作蒙片(mask 像)储存起来,并与按时间顺序出现的含有对比剂的充盈像(造影图像)一一相减。这样,两帧图像的相同部分被消除了,只留下含有对比剂血管部分被显示出来。这种造影图像和 mask 像获得的时间先后不同的减影图像的方式,称为时间减影。

【实验目的】

1. 掌握常规方式减影原理。

2. 掌握超脉冲方式减影原理。

3. 掌握时间间隔方式减影原理。

4. 了解心电触发脉冲减影原理。

【实验要求】

1. 掌握辐射防护措施。

2. 掌握 DSA 的功能(采集方式、注射参数、呼吸训练等)。

3. 掌握蒙片的采集及减影的处理。

4. 熟悉 DSA 工作原理及操作界面。

5. 保证图像质量达到影像诊断标准。

【实验器材】

1. DSA 设备。

2. 图像后处理工作站。

3. 干式激光胶片打印机。

4. 高压注射器。

5. 抢救器械(如氧气瓶、血压计、呼吸气囊、心电监护仪、除颤仪)和急救药品。

6. 工作人员的防护衣物及受检者的防护用品。

【实验注意事项】

1. DSA 检查为无菌手术,要有无菌观念。

2. 手术操作应由有资质的医师进行。

3. 注意对比剂的注射参数及造影延时。

4. 受检者的合作与造影图像关系

5. 观看手术必须注意辐射防护。

6. 危重、老年体弱及婴幼儿受检者应有家属陪同,并注意非检查部位或性腺的辐射防护。

7. 手术结束应注意穿刺点的压迫包扎,并制动 10~12h。

【实验方法及步骤】

1. 选择脑血管的动脉造影病例。

2. 技术人员进行病例资料的登记录入。

3. 对受检者进行无菌消毒,并进行心电、呼吸监控。

4. 由有资质的医师进行穿刺。

5. 应用 Seldinger 技术行股动脉穿刺,将所选用的单弯导管插至主动脉弓,常规先行右侧颈动脉及分支的造影。转动导管,使导管的尖端向上,缓慢地向后拉,使导管尖端抵达头臂干开口处,然后旋转导管使导管尖端指向内侧,继续推进使其进入右颈总动脉。转动 C 形臂,使颈部成侧位像,将导管顶端插至第 4~5 椎平面时,根据造影目的将导管送入颈外或颈内动脉,然后注入少量对比剂,证实导管在靶血管后,透视下行造影定位,确认无误后即可造影。

6. 采用不同采集速率进行减影图像采集。

7. 选择不同的蒙片进行减影,观看其减影效果。

8. 受检者产生运动后采用超脉冲减影及时间间隔减影,获得减影图像。

9. 图像处理并打印。

【实验总结】

1. 采用不同采集速率进行减影图像采集,对于运动部位的减影有影响。常规脉冲方式:每秒进行数帧的成像,在对比剂未注入造影部位前和对比剂在靶血管充盈的过程中,对 X 线图像进行采集和减影,最后得到一系列连续时间间隔的减影图像。X 线的产生与采集脉冲同步,以一连串单一的曝光为特点,脉冲频率低,1~7.5 帧/s。射线剂量较强,所获得的图像质量好。

2. 选择不同的蒙片进行减影,观看其减影效果。常规方式为选取 mask 像和充盈像各一帧,进行相减,经处理获得减影图像(图 8-2)。有手动方式和自动方式。

3. 受检者产生运动后采用超脉冲减影及时间间隔减影,获得减影图像。时间间隔差方式:以相隔一定数量的前一幅图像作为 mask 像,再与其后一定间隔的图像进行减影处理,从而获得一个序列的差值图像。其特点是 mask 像时时变化,边更新边重新减影处理,相减的两帧图像在时间上间隔较小,能增强高频部分,降低了由于受检者活动造成的低频影响。对于心脏

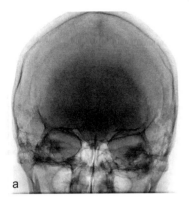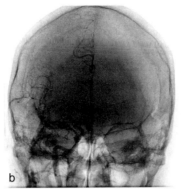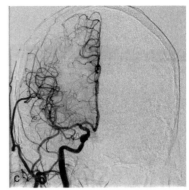

图 8-2　脑动脉减影

a. mask 像；b. 造影像；c. 减影图像。

等具有周期性活动的部位,适当地选择图像间隔帧数进行时间间隔方式减影,能够消除相位偏差造成的图像运动伪影。

【实验思考】

1. 如何选择蒙片?
2. 对于运动器官的检查,如何选择减影方式及采集模式?
3. 如何提高减影图像质量?

（姚飞荣　高之振　张修石）

第二节　DSA 特殊应用技术

实验一　旋转 DSA 技术

【临床概述】

旋转 DSA(rotational DSA)技术是动态 DSA 技术的一种,是在 C 形臂旋转过程中注射对比剂、进行曝光采集,获得一系列含对比剂的图像,经过计算机图像处理,得到一组可回放的不同角度的减影图像,达到动态观察的目的。实现了对于运动部位的动态数字血管图像以及减影数字血管图像的采集。按机架运动的方式可分为单轴旋转和多轴旋转,按 C 形臂的结构可分为单 C 形臂旋转和双 C 形臂旋转采集。

(一) 单轴旋转

利用 C 形臂的两次旋转动作,第一次旋转采集一系列蒙片像,第二次旋转时注射对比剂,采集一系列充盈像,在相同角度采集的两幅图像进行减影,以获取序列减影图像。

基本原理是采用角度触发技术,在 C 形臂旋转过程中每间隔一定的角度自动进行图像的采集,获得一系列图像数据。旋转速度由早期的 25°/s 发展到 60°/s,图像帧频为 8~75 帧/s 可调,旋转幅度由 180° 至 360°。最后取得动态的血管图像,或经两次旋转动作获得减影图像。其优势是只通过一次对比剂的注入就可以获得不同角度的多维空间血管造影图像,增加了影像的观察角度,能从最佳的位置观察血管的正常解剖和异常改变,提高病变血管的显示率,从而大大降低了射线剂量,为医生及受检者提供了最大程度的保护。但不足的是对头、足方向的观测不满意,需要进行 3D 重建,以观察整体血管。

该技术在临床上主要应用于心血管以及头颈部血管性病变,尤其是颅内动脉瘤的诊断,应用实时旋转 DSA 技术可以做到多角度全面观察病变部位,并可清楚地显示出动脉瘤的形态、大小,更能显示动脉瘤的瘤颈及其与载瘤动脉的关系,为治疗方案的选择和术后效果的评定提供了最直观的影像依据。

(二) 多轴旋转

在注射一次造影剂的情况下,将 C 形臂旋转和环内滑动的双轴旋转采集组合成一次完整的采集轨迹。系统会根据受检者的体型等信息自动设定运动轨迹,该轨迹会将靶血管常规二维投照角度无一例外地完美覆盖。换句话讲,其采集的全程的影像信息多于常规的二维投照信息,更有助于临床诊疗。采集过程中的每一幅图像都被标明了曝光时的角度,用来确定最佳的投照角度,有利于指导治疗。它与单轴旋转比较,更能显示靶血管的空间形态。

旋转 DSA 技术实际上是对常规体位 DSA 检查的重要补充,只通过一次对比剂的注入就可以获得不同角度的多维空间血管造影图像,增加了影像的观察角度,能从最佳的位置观察血管的正常解剖和异常改变,提高病变血管的显示率,从而大大降低了射线剂量,减少了对比剂的用量,缩短了检查时间,为医生及受检者提供了最大程度的保护。但是,该技术也存在缺陷,不能观察靶血管造影的整个过程,不能显示血管腔内管壁、血栓情况,缺乏对病变血管实质期及静脉回流等血液动力情况的了解。

【实验目的】

1. 掌握旋转 DSA 的基本原理及工作流程。
2. 掌握单轴旋转的运动模式及应用范围。
3. 掌握多轴旋转的运动模式及应用范围。
4. 掌握旋转造影的注射参数的应用。
5. 掌握旋转造影与常规造影的区别。

【实验要求】

1. 掌握多轴旋转造影的操作。
2. 掌握单轴旋转造影的操作。
3. 掌握旋转造影注射参数的应用及延时的使用。
4. 熟悉旋转 DSA 技术的工作流程。

【实验器材】

1. 具有旋转造影功能及 3D 工作站的 DSA 设备。
2. 图像后处理工作站。
3. 干式激光胶片打印机。
4. 高压注射器。
5. 抢救器械(如氧气瓶、血压计、呼吸气囊、心电监护仪、除颤仪)和急救药品。
6. 工作人员的防护衣物及受检者的防护用品。

【实验注意事项】

1. DSA 检查为无菌手术,要有无菌观念。
2. 手术操作应由有资质的医师进行。
3. 注意对比剂的注射参数及造影延时。
4. 受检者的合作与造影图像关系。

5. 观看手术必须注意辐射防护。

6. 危重、老年体弱及婴幼儿受检者应有家属陪同,并注意非检查部位或性腺的辐射防护。

7. 手术结束应注意穿刺点的压迫包扎,并制动 10~12h。

【实验方法及步骤】

1. 选择脑血管的动脉造影病例。

2. 技术人员进行病例资料的登记录入。

3. 对受检者进行无菌消毒,并进行心电、呼吸监控。

4. 由有资质的医师进行穿刺。

5. 应用 Seldinger 技术行股动脉穿刺,将所选用的单弯导管插至主动脉弓,常规先行右侧颈动脉及分支的造影。转动导管,使导管的尖端向上,缓慢地向后拉,使导管尖端抵达头臂干开口处,然后旋转导管使导管尖端指向内侧,继续推进使其进入右颈总动脉。转动 C 形臂,使颈部成侧位像,将导管顶端插至第 4~5 颈椎平面时,根据造影目的将导管送入颈外或颈内动脉,然后注入少量对比剂,证实导管在靶血管后,透视下行造影定位,确认无误后即可造影。

6. 机器进入旋转自检状态,当自检完成后进行旋转造影。

7. 选择相应对比剂及一定的注射参数,进行图像采集。

8. 图像处理并打印。

【实验总结】

1. 旋转造影的优势　通过一次对比剂的注入就可以获得不同角度的多维空间血管造影图像,增加了影像的观察角度,能从最佳的位置观察血管的正常解剖和异常改变,提高病变血管的显示率,从而大大降低了射线剂量,减少了对比剂的用量,缩短了检查时间,为医生及受检者提供了最大程度的保护。

2. 旋转造影的局限性　缺乏对病变血管实质期及静脉回流等血液动力情况的了解。

【实验思考】

1. 掌握旋转 DSA 技术的临床应用。

2. 熟悉旋转 DSA 技术的优势及局限性。

实验二　3D-DSA 技术

【临床概述】

3D-DSA 技术是对旋转 DSA 采集的横断面的投影图像,通过计算机进行三维数据重建的一项基本技术。对采集到的旋转 DSA 图像进行实时运算分析,针对采集区域的像素立方体进行重建,得到三维立体的血管图像。三维血管成像可以更加形象地、立体地了解病变,对血管重叠的病变,特别是在细小动脉瘤的显示与诊断方面,有时起到决定性的作用。

【实验目的】

1. 掌握 3D-DSA 技术的基本原理及工作流程。

2. 掌握 3D-DSA 的后处理功能。

【实验要求】

1. 掌握 3D-DSA 的工作过程及 3D-DSA 工作站的使用。

2. 掌握脑血管 3D 图像的重建及各功能的使用。

【实验器材】

1. 具有旋转造影功能及 3D 工作站的 DSA 设备。

2. 图像后处理工作站。

3. 干式激光胶片打印机。

4. 高压注射器。

5. 抢救器械(如氧气瓶、血压计、呼吸气囊、心电监护仪、除颤仪)和急救药品。

6. 工作人员的防护衣物及受检者的防护用品。

【实验注意事项】

1. DSA 检查为无菌手术,要有无菌观念。

2. 手术操作应由有资质的医师进行。

3. 注意对比剂的注射参数及造影延时。

4. 受检者的合作与造影图像关系。

5. 观看手术必须注意辐射防护。

6. 危重、老年体弱及婴幼儿受检者应有家属陪同,并注意非检查部位或性腺的辐射防护。

7. 手术结束应注意穿刺点的压迫包扎,并制动 10~12h。

【实验方法及步骤】

1. 选择脑血管的动脉造影病例。

2. 技术人员进行病例资料的登记录入。

3. 对受检者进行无菌消毒,并进行心电、呼吸监控。

4. 由有资质的医师进行穿刺。

5. 应用 Seldinger 技术行股动脉穿刺,将所选用的单弯导管插至主动脉弓,常规先行右侧颈动脉及分支的造影。转动导管,使导管的尖端向上,缓慢地向后拉,使导管尖端抵达头臂干开口处,然后旋转导管使导管尖端指向内侧,继续推进使其进入右颈总动脉。转动 C 形臂,使颈部成侧位像,将导管顶端插至第 4~5 颈椎平面时,根据造影目的将导管送入颈外或颈内动脉,然后注入少量对比剂,证实导管在靶血管后,透视下行造影定位,确认无误后即可造影。

6. 机器进入旋转自检状态,当自检完成后进行旋转造影。

7. 选择相应对比剂及一定的注射参数,进行图像采集。

8. 在 3D 工作站上显示 3D 图像(图 8-3)。

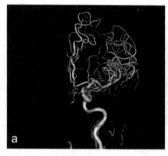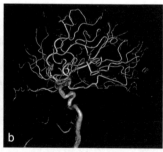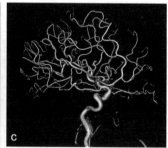

图 8-3 脑动脉 3D-DSA 图像

a. 左颈内动脉旋转造影 3D 重建(正位);b. 左颈内动脉旋转造影 3D 重建(左前斜位);c. 左颈内动脉旋转造影 3D 重建(左侧位)。

9. 对图像进行相应的处理。

【实验总结】

1. 掌握 3D 图像的形成过程。

2. 掌握 3D 图像的常见后处理功能。

【实验思考】

1. 3D 图像的优势是什么?

2. 影响 3D 图像质量的因素有哪些?

实验三　实时平滑蒙片 DSA 技术

【临床概述】

实时平滑蒙片(real-time smoothed mask,RSM)DSA 技术是检查床或 C 形臂在移动中采集图像数据,即蒙片和实时图像交替采集,利用间隔很短的两次曝光,第一次曝光时影像增强器适当散焦,获得一帧适当模糊的图像,间隔 33ms 再采集一帧清晰的造影图像,两者进行减影可以获得具有适当骨骼背景的血管图像。其特点是在 DSA 图像上保留浅淡的骨骼影像,可用于血管病变位置的识别。它可以在运动中获得减影图像,免除了旋转 DSA 减影图像需要进行两次运动采集的麻烦,且避免了两次采集间受检者移动造成检查失败的可能。

【实验目的】

1. 掌握实时平滑蒙片技术的原理。

2. 了解实时平滑蒙片技术的临床应用。

【实验要求】

1. 掌握实时平滑蒙片技术的操作流程。

2. 掌握实时平滑蒙片技术的图像处理。

【实验器材】

1. 具有实时平滑蒙片技术及 3D 工作站的 DSA 设备。

2. 图像后处理工作站。

3. 干式激光胶片打印机。

4. 高压注射器。

5. 抢救器械(如氧气瓶、血压计、呼吸气囊、心电监护仪、除颤仪)和急救药品。

6. 工作人员的防护衣物及受检者的防护用品。

【实验注意事项】

1. DSA 检查为无菌手术,要有无菌观念。

2. 手术操作应由有资质的医师进行。

3. 注意对比剂的注射参数及造影延时。

4. 受检者的合作与造影图像关系。

5. 观看手术必须注意辐射防护。

6. 危重、老年体弱及婴幼儿受检者应有家属陪同,并注意非检查部位或性腺的辐射防护。

7. 手术结束应注意穿刺点的压迫包扎,并制动 10~12h。

【实验方法及步骤】

1. 选择颈动脉血管造影病例。

2. 技术人员进行病例资料的登记录入。

3. 对受检者进行无菌消毒,并进行心电、呼吸监控。

4. 由有资质的医师进行穿刺。

5. 应用 Seldinger 技术行股动脉穿刺,将所选用的单弯导管插至主动脉弓,常规先行右侧颈动脉及分支的造影。转动导管,使导管的尖端向上,缓慢地向后拉,使导管尖端抵达头臂干开口处,然后旋转导管使导管尖端指向内侧,继续推进使其进入右颈总动脉。转动 C 形臂,使颈部成侧位像,将导管顶端插至第 4~5 颈椎平面时,根据造影目的将导管送入颈外或颈内动脉,然后注入少量对比剂,证实导管在靶血管后,透视下行造影定位,确认无误后即可造影。

6. 选择实时蒙片显示技术后进行造影。

7. 选择相应对比剂及一定的注射参数,进行图像采集。

8. 在主显示屏上显示具有实时蒙片的图像。

【实验总结】

1. 掌握实时平滑蒙片技术图像的形成过程。

2. 掌握实时平滑蒙片技术的优势。

【实验思考】

1. 简述实时平滑蒙片技术的临床应用。

2. 简述实时平滑蒙片技术与常规 DSA 技术的不同。

实验四 步进 DSA 技术

【临床概述】

步进 DSA 技术是一次性注射对比剂,通过自动跟踪造影获得整个下肢血管及分支的图像,解决了普通数字减影血管造影技术需要分段、多次采集才能达到的效果。依据图像数据采集的方式不同,分为分段步进和连续步进 2 种方式。

(一) 分段步进

分段步进是以往常用的一种方式。X 线球管和探测器保持静止,导管床携人体匀速移动,或者是导管床与人体保持静止,X 线球管和探测器匀速移动。采用快速脉冲曝光采集图像,实时减影成像。具体方法是预先设定步进程序。当第一段曝光时序完成后,床面或 X 线球管自动移动一定距离后停止,此时进入第二段曝光区域,再进行曝光。第三段、第四段依此类推。相邻两曝光区域有部分重叠。各区域段采集后的图像数据通过计算机处理进行剪接,获得血管全程减影像。步进时序的设定以对比剂在血管内的流速决定,感兴趣区域曝光时间应是对比剂在血管内充盈最佳时段。此方式的缺点是步进及曝光时序难以与对比剂的充盈高峰完全吻合。

(二) 连续步进

在脉冲曝光中,通过检查床面或 C 形臂的自动移动,利用窄 X 线束连续采集,跟踪对比剂在血管内充盈过程并连续获取造影图像,实时减影显示。对跟踪采集的图像数据,计算机按顺序自动进行连接,以此获得该血管的全程减影像。又可降低受检者的辐射剂量。因是连续跟踪采集,重建后的全程血管减影图像不出现剪接处的位移影,血管连续显示。在连续跟踪采集的过程中,可以同时转动被检四肢,使重叠的血管分离显示。

技术员通过调速手柄来控制导管床的移动速度,使其与造影剂在下肢动脉血管中的流动同步,因此,合理正确使用调速手柄是造影成功的关键。受检者移动是造影失败的另一个主要原因,多为造影剂刺激引起。大量的高渗性造影剂一次性短时间内注入(双侧追踪造影一次造影剂用量达 80~100ml),可引起红细胞、血管内皮及血脑屏障的损害,导致抽搐或惊厥;造影剂的高渗性带来的灼热感也会造成肢体的不自主移动。因此,下肢动脉造影采用团注技术时,应尽量选用非离子型造影剂,并对下肢进行固定。稀释对比剂或采用等渗对比剂进行造影,可以减少受检者的疼痛。

步进 DSA 技术的优势就是能在一次性注射对比剂的同时,获得整个下肢的图像,减少了对比剂的用量,同时也减少了受检者接受的 X 线辐射,缩短了造影时间。其缺陷是对比剂的跟踪和采集速度难以协调,单次造影时间长,易产生运动伪影。

【实验目的】

1. 掌握步进 DSA 技术的原理。
2. 掌握步进 DSA 技术的临床应用。

【实验要求】

1. 掌握步进 DSA 技术的操作流程。
2. 掌握步进 DSA 技术注射参数的使用。
3. 掌握步进 DSA 技术的图像处理。

【实验器材】

1. 具有步进 DSA 功能及 3D 工作站的 DSA 设备。
2. 图像后处理工作站。
3. 干式激光胶片打印机。
4. 高压注射器。
5. 抢救器械(如氧气瓶、血压计、呼吸气囊、心电监护仪、除颤仪)和急救药品。
6. 工作人员的防护衣物及受检者的防护用品。

【实验注意事项】

1. DSA 检查为无菌手术,要有无菌观念。
2. 手术操作应由有资质的医师进行。
3. 固定受检者的肢体,防止检查过程中产生运动。
4. 注意对比剂的注射参数及造影延时。
5. 受检者的合作与造影图像关系。
6. 观看手术必须注意辐射防护。
7. 危重、老年体弱及婴幼儿受检者应有家属陪同,并注意非检查部位或性腺的辐射防护。
8. 手术结束应注意穿刺点的压迫包扎,并制动 10~12h。

【实验方法及步骤】

1. 选择下肢动脉血管造影病例。
2. 技术人员进行病例资料的登记录入。
3. 对受检者进行无菌消毒,并进行心电、呼吸监控。
4. 对受检者进行下肢肢体的固定,同时使用密度补偿装置。
5. 由有资质的医师进行穿刺。
6. 应用 Seldinger 技术行股动脉穿刺,将所选用的单弯导管插至髂外动脉,然后注入少量对比剂,证实导管在靶血管后,透视下行造影定位,确认无误后即可造影。
7. 确立造影的起始位和终止位,确保造影范围,防止造影的缺失。
8. 进行造影前的测试,选择相应对比剂及一定的注射参数。
9. 控制床的运动与对比剂流动的速度,达到跟踪造影的目的,一边进床,一边进行图像采集。
10. 在主显示屏上显示实时图像。
11. 在后处理工作站进行图像处理。

【实验总结】

1. 掌握步进 DSA 技术工作过程。

2. 掌握步进 DSA 技术血管显示的特点。

3. 熟悉造影前的准备工作。

【实验思考】

1. 简述步进 DSA 技术的临床应用。

2. 步进 DSA 技术与常规 DSA 技术有何不同?

3. 影响步进 DSA 图像质量的因素有哪些?

实验五　自动最佳角度定位技术

【临床概述】

自动最佳角度定位技术可根据正侧位或左右斜位的病变血管显示情况,分析并确定该病变血管的最佳显示角度,通过一键操作,机架可自动转到该角度进行造影,可以帮助操作者在短时间内,找到感兴趣的血管实际解剖位置的最佳视图,即该血管病变的最佳显示角度。操作者只要确定任意一幅图像,然后按下自动角度按钮(Compas),机架将自动运动到相应的位置。自动角度功能可从两个投影角度大于 30° 的血管图像,计算出两条平行走向的血管在三维立体范围内的最佳展示投射角度,而在临床应用中可利用正侧位 DSA 图像,测算出某一段迂曲走行血管的投照角度;可调整到显示此血管的最佳角度来显示此段血管,也可在 3D 工作站上,根据 3D 血管最佳观察角度自动定位机架位置,保证操作者得到想要的最佳角度。这项技术多用于冠状动脉或脑血管的造影。在临床上可以清晰显示此段血管有无病变,有助于制订球囊扩张术或内支架置入术的手术方案。

【实验目的】

1. 掌握自动最佳角度定位技术原理。

2. 掌握自动最佳角度定位技术临床应用。

【实验要求】

1. 掌握自动最佳角度定位技术的操作流程。

2. 掌握自动最佳角度定位技术注射参数的使用。

3. 掌握自动最佳角度定位技术的图像处理。

【实验器材】

1. 具有自动角度调整功能及 3D 工作站的 DSA 设备。

2. 图像后处理工作站。

3. 干式激光胶片打印机。

4. 高压注射器。

5. 抢救器械(如氧气瓶、血压计、呼吸气囊、心电监护仪、除颤仪)和急救药品。

6. 工作人员的防护衣物及受检者的防护用品。

【实验注意事项】

1. DSA 检查为无菌手术,要有无菌观念。

2. 手术操作应由有资质的医师进行。

3. 注意对比剂的注射参数及造影延时。

4. 受检者的合作与造影图像关系。

5. 观看手术必须注意辐射防护。

6. 危重、老年体弱及婴幼儿受检者应有家属陪同,并注意非检查部位或性腺的辐射防护。

7. 手术结束应注意穿刺点的压迫包扎,并制动 10~12h。

【实验方法及步骤】

1. 选择冠状动脉造影病例。

2. 技术人员进行病例资料的登记录入。

3. 对受检者进行无菌消毒,并进行心电、呼吸监控。

4. 由有资质的医师进行穿刺。

5. 应用 Seldinger 技术行股动脉穿刺,将所选用的 JK 导管插至冠状动脉,然后注入少量对比剂,证实导管在靶血管后,透视下行造影定位,确认无误后即可手推造影剂。

6. 确立造影的第一图像,再旋转机架,改变体位,旋转角度大于 30°,再行一次造影,获得第二次图像。

7. 在后处理工作站上采用自动角度调整功能进行图像处理。

8. 手术结束应注意穿刺点的压迫包扎,并制动 10~12h。

【实验总结】

1. 掌握自动最佳角度定位技术工作过程。

2. 掌握自动最佳角度定位技术血管显示的特点。

【实验思考】

1. 自动最佳角度定位技术的临床应用。

2. 自动最佳角度定位技术与常规技术的不同。

实验六 类 CT 的 DSA 技术

【临床概述】

类 CT 技术也称类 CT 功能或血管 CT,是继普通 CT 之后的一种新技术,是平板探测器 DSA 与 CT 技术相结合的产物。它在 DSA 系统中利用 C 形臂的旋转、平板探测器(FPD)的数据采集进行容积扫描,再经计算机对采集来的数据进行重建,将二维投影图像变换成三维目标图像,从而获得 CT 图像。通过一次旋转,重建出多个层面的图像。由于平板探测器的像素小,采集的数据信噪比低,图像的密度分辨率低,不能进行 CT 值的测量,与常规 CT 相比具有一定的局限性。

在脑血管疾病治疗中,有时会有动脉瘤的再次破裂、出血等意外情况的发生。在常规行 DSA 的治疗中,若出现此类事件,必须把受检者送入 CT 室进行 CT 扫描,来确定出血程度,再判断需要采取的治疗措施,检查过程中甚至会中断治疗。采用类 CT 功能,既可在 DSA 检查或治疗中及时进行 CT 扫描,快速获得结果,为治疗提供更大的保证;同时在每次治疗结束后,也可以进行 CT 扫描,确保治疗的安全性。

类 CT 功能的应用既保证了手术的安全性,又为并发症治疗赢得了时间,降低了并发症对脑组织的损害,是脑血管病变的介入治疗必备的功能。类 CT 技术在不使用造影剂的情况下即可实现高质量的检查,除颅脑外还可以扩展到胸、腹部的操作,如穿刺、引流和射频消融等检查与定位,为诊断和介入治疗提供帮助。

【实验目的】

1. 掌握类 CT 技术的原理。

2. 掌握类 CT 技术的临床应用。

【实验要求】

1. 掌握类 CT 技术的操作流程。

2. 掌握类 CT 技术的图像处理。

【实验器材】

1. 具有旋转造影功能、类 CT 功能及 3D 工作站的 DSA 设备。

2. 图像后处理工作站。

3. 干式激光胶片打印机。

4. 高压注射器。

5. 抢救器械(如氧气瓶、血压计、呼吸气囊、心电监护仪、除颤仪)和急救药品。

6. 工作人员的防护衣物及受检者的防护用品。

【实验注意事项】

1. DSA 检查为无菌手术,要有无菌观念。

2. 手术操作应由有资质的医师进行。

3. 注意 CT 扫描前的准备工作,受检者检查部位的金属异物,平板探测器的空气校正等。

4. 注意机架运行情况,受检者的合作与造影图像关系。

5. 注意辐射防护。

6. 3D 工作站连接状态。

7. 后处理情况。

【实验方法及步骤】

1. 选择颅脑出血病例。

2. 技术人员进行病例资料的登记录入。

3. 对受检者进行无菌消毒,并进行心电、呼吸监控。

4. 在透视情况下,进行 X 线中心定位。先行正位定位像,确立头颅正中与平板中心一致,转动至侧位像,确立头颅中心在平板中心。

5. 进入 CT 模式,按起始键,平板转至起始位并停止,结束位按钮灯闪烁,按结束位灯,机架运行至结束位并停止,显示扫描的全部时间。

6. 按下曝光按钮,机器进行扫描,直至曝光结束;在不松开曝光按钮时,机器会回到初始状态并停止。

7. 在后处理工作站上进行图像处理。

8. 手术结束应注意穿刺点的压迫包扎,并制动 10~12h。

【实验总结】

1. 掌握类 CT 的工作准备过程。

2. 掌握类 CT 的操作流程。

3. 熟悉类 CT 的图像处理。

【实验思考】

1. 类 CT 功能的临床应用范围。

2. 类 CT 功能与常规 CT 的区别。

实验七　三维路径图技术

【临床概述】

三维路径图（3-dimentional-roadmap）技术是基于 3D 血管重建技术将容积数据与实时透视匹配，代替传统二维路径图功能。在旋转血管造影的基础上对该部位血管进行重建，形成三维血管图像后，再进入 3D-roadmap 模式，形成三维路径图（图 8-4），此时随着机架的转动，三维图像自动旋转。根据病变需要进行调整，达到所需的显示方向的角度。在透视下进入导管或导丝，这样使透视图像与三维图像重合；若有血管重叠处，可以转动机架，最大程度显示血管的立体分布，利于指导导管或导丝顺利进入到靶血管内。

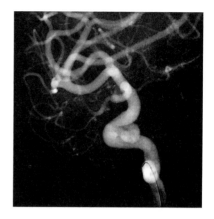

图 8-4　颈内动脉 C₅ 段动脉瘤三维路径图

最初的路径图（二维路径图）采用"冒烟"和峰值保持技术，将导管前端血管分布图像与连续透视图像重合，以利于指导导管及导丝更容易地进入病变部位的血管内。但改变体位时则需要重新建立路径图，反复操作。三维路径图技术只需要一次造影，就能获得三维路径图像，使导管或导丝更容易选择性进入病变部位；能明确机架的工作位；易于显示病变形态，如颅内动脉瘤的形态、大小，瘤颈的大小及其与载瘤动脉的关系。同时，在不改变条件的情况下，可反复转动机架，观察病变的形态及其与周边组织的关系，易于确定微导管进入瘤腔内的角度；可以指导体外对微导管前端进行弯曲塑形，使之更容易进入动脉瘤内。优点是当医生更换感兴趣区时不必重复注射造影剂制作路径图，可节约对比剂，减少辐射，缩短手术时间。缺点是三维路径图与 C 形臂旋转、床面升降及移动、FOV 改变等关联，在退出该模式时，任何机械的运动都会导致三维路径图的错误，需要重新建立 3D 模式。另外，对于动脉瘤后期的栓塞，不能明确栓塞的致密程度，还需要采用二维路径图进行操作。

【实验目的】

1. 掌握三维路径图技术的原理。

2. 掌握三维路径图技术的临床应用。

3. 熟悉三维路径图技术与二维路径图技术特点。

【实验要求】

1. 掌握三维路径图技术操作流程。

2. 掌握类 CT 技术的图像处理。

【实验器材】

1. 具有旋转造影功能、实时 3D 显示及 3D 工作站的 DSA 设备。

2. 图像后处理工作站。

3. 干式激光胶片打印机。

4. 高压注射器。

5. 抢救器械（如氧气瓶、血压计、呼吸气囊、心电监护仪、除颤仪）和急救药品。

6. 工作人员的防护衣物及受检者的防护用品。

【实验注意事项】

1. 选择脑血管的动脉造影病例。

2. 技术人员进行病例资料的登记录入。

3. 对受检者进行无菌消毒,并进行心电、呼吸监控。

4. 由有资质的医师进行穿刺。

5. 应用 Seldinger 技术行股动脉穿刺,将所选用的单弯导管插至主动脉弓,常规先行右侧颈动脉及分支的造影。转动导管,使导管的尖端向上,缓慢地向后拉,使导管尖端抵达头臂干开口处,然后旋转导管使导管尖端指向内侧,继续推进使其进入右颈总动脉。转动 C 形臂,使颈部成侧位像,将导管顶端插至第 4~5 颈椎平面时,根据造影目的将导管送入颈外或颈内动脉,然后注入少量对比剂,证实导管在靶血管后,透视下行造影定位,确认无误后即可造影。

6. 机器进入旋转自检状态,当自检完成后进行旋转造影。

7. 选择相应对比剂及一定的注射参数,进行图像采集。

8. 在 3D 工作站上显示 3D 图像。

9. 在 3D 工作状态下,进入实时 3D 模式,转动机架,观察 3D 图像是否随机架的运动而变化。

10. 对 3D 图像进行相应的处理,使得图像更清晰。

【实验总结】

1. 掌握实时三维路径图的形成过程。

2. 掌握实时三维路径图的图像处理。

【实验思考】

1. 简述实时三维路径图的 3D 优势。

2. 将实时三维路径图与二维路径图进行比较。

(姚飞荣　高之振　张修石)

第三节　头颈脊髓部位 DSA 检查技术

实验一　头颈部 DSA 检查技术

【临床概述】

头颈部的血管较多,血管分支多,双侧供血。头颈部 DSA 检查必须进行各分支血管的独立造影。每支血管需要进行正侧位的造影,必要时进行斜位及旋转造影,才能明确病变的部位、大小及性质。

【实验目的】

1. 掌握头颈部 DSA 检查方法及步骤。

2. 掌握头颈部 DSA 检查的图像后处理技术。

3. 熟悉头颈部 DSA 检查前准备。

4. 熟悉头颈部相关的血管解剖及功能。

5. 熟悉头颈部 DSA 检查的适应证及禁忌证。

6. 了解头颈部静脉血流的回流情况。

【实验要求】

1. 掌握头颈部 DSA 检查前准备(采集方式、对比剂注射参数及呼吸训练等)。

2. 熟悉 DSA 的工作状态及操作界面。

3. 根据病变情况,选择合理的采集方式。

4. 做好图像后处理,使影像质量达到影像诊断标准。

【实验器材】

1. 具有旋转造影功能及 3D 工作站的 DSA 设备。

2. 图像后处理工作站。

3. 干式激光胶片打印机。

4. 高压注射器。

5. 抢救器械(如氧气瓶、血压计、呼吸气囊、心电监护仪、除颤仪)和急救药品。

6. 工作人员的防护衣物及受检者的防护用品。

【实验注意事项】

1. DSA 检查为无菌手术,要有无菌观念。

2. 手术操作应由有资质的医师进行。

3. 注意对比剂的注射参数及造影延时。

4. 受检者的合作与造影图像关系。

5. 观看手术必须注意辐射防护。

6. 危重、老年体弱及婴幼儿受检者应有家属陪同,并注意非检查部位或性腺的辐射防护。

7. 手术结束应注意穿刺点的压迫包扎,并制动 10~12h。

【实验方法及步骤】

1. 选择脑血管的动脉造影病例。

2. 技术人员进行病例资料的登记录入。

3. 对受检者进行无菌消毒,并进行心电、呼吸监控。

4. 由有资质的医师进行穿刺。

5. 应用 Seldinger 技术行股动脉穿刺,将所选用的单弯导管插至主动脉弓,常规先行右侧颈动脉及分支的造影。转动导管,使导管的尖端向上,缓慢地向后拉,使导管尖端抵达头臂干开口处,然后旋转导管使导管尖端指向内侧,继续推进使其进入右颈总动脉。转动 C 形臂,使颈部成侧位像,将导管顶端插至第 4~5 颈椎平面时,根据造影目的将导管送入颈外或颈内动脉,然后注入少量对比剂,证实导管在靶血管后,透视下行造影定位,确认无误后即可造影。侧位造影结束,进行正位造影,一般采用头位,25°~30°,使脑血管影像与颞骨岩部分开,有利于病变的显示。

6. 回撤导管进行对侧颈内外动脉及椎动脉的造影。

7. 必要时进行旋转造影。

8. 选择相应对比剂及一定的注射参数,进行图像采集(图 8-5)。

9. 图像处理并打印。

【实验总结】

1. 头颈部 DSA 检查适用于颅内、外的血管性病变,颅内良、恶性肿瘤病变。

2. DSA 检查为无菌手术,要有无菌观念。

3. 手术操作应由有资质的医师进行。

4. 采集方式、对比剂注射参数及准备工作至关重要。

【实验思考】

1. 颅内血管丰富,结构复杂,需要认真学习血管解剖。

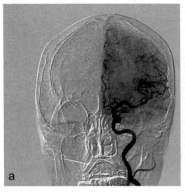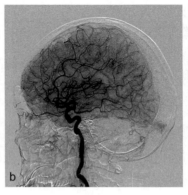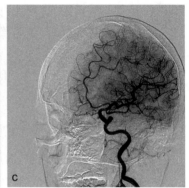

图 8-5 头颈部 DSA 图像
a. 正位；b. 侧位；c. 斜位。

2. 血管结构复杂，需要进行多角度、多方位的显示。
3. 旋转造影有哪些优势及局限性？

（姚飞荣 高之振 张修石）

第四节 胸部 DSA 检查技术

实验一 胸部 DSA 检查技术

【临床概述】

胸部 DSA 检查主要对胸部除心脏外的血管进行检查，主要血管如下。

1. 胸主动脉 起自心脏左室流出道，自主动脉口向右上升为升主动脉，约于第二胸肋关节（胸骨角平面）高度移行为主动脉弓。主动脉弓的凸面向上，自右至左分别发出头臂干、左颈总动脉和左锁骨下动脉。

2. 肺动脉 肺动脉属于肺的功能性血管。肺动脉在左侧第二胸肋关节水平起自右心室，斜向左后上方走行，在主动脉弓下方、气管隆嵴的前方分出左、右肺动脉，全长 3~4cm。右肺动脉近似水平走行，位于升主动脉、上腔静脉后方，右支气管的前方，主动脉弓的下方，全长约 5cm。随后分出右肺动脉上、下干。右肺动脉下干再分出右中叶肺动脉和右下叶肺动脉。左肺动脉向左后上方走行，跨过左上叶支气管，全长约 3cm。分出左上叶肺动脉和左下叶肺动脉。远端的各级分支与相应的支气管伴行，支配相应的肺组织。

3. 支气管动脉 支气管动脉属于肺的营养性血管。起自胸主动脉的脏支，数目及开口变异很大，右侧多为 1 支，左侧多为 2 支。也有部分发自肋间动脉、锁骨下动脉和腹主动脉等。其开口大部分在第 4、5 胸椎水平，相当于气管隆嵴处。

4. 肋间动脉 起自胸主动脉的壁支，节段性对称性分布，共有 9 对，分布于第 3~11 肋间隙。

5. 胸廓内动脉 胸廓内动脉也叫内乳动脉。起于锁骨下动脉第一段下缘，于第 6 肋间隙水平分为膈肌动脉和腹壁上动脉两终支。

【实验目的】

1. 掌握胸部 DSA 检查方法及步骤。

2. 掌握胸部 DSA 检查的图像后处理技术。

3. 熟悉胸部 DSA 检查前准备。

4. 熟悉胸部相关的血管解剖及功能。

5. 熟悉胸部 DSA 检查的适应证及禁忌证。

【实验要求】

1. 熟悉 DSA 的工作状态及操作界面。

2. 掌握胸部 DSA 检查前准备(采集方式、对比剂注射参数及呼吸训练等)。

3. 根据病变情况,选择合理的采集方式。

4. 做好图像后处理,使影像质量达到影像诊断标准。

【实验器材】

1. 具有旋转造影功能及 3D 工作站的 DSA 设备。

2. 图像后处理工作站。

3. 干式激光胶片打印机。

4. 高压注射器。

5. 抢救器械(如氧气瓶、血压计、呼吸气囊、心电监护仪、除颤仪)和急救药品。

6. 工作人员的防护衣物及受检者的防护用品。

【实验注意事项】

1. DSA 检查为无菌手术,要有无菌观念。

2. 手术操作应由有资质的医师进行。

3. 注意对比剂的注射参数及造影延时。

4. 受检者的合作与造影图像关系。

5. 观看手术必须注意辐射防护。

6. 危重、老年体弱及婴幼儿受检者应有家属陪同,并注意非检查部位或性腺的辐射防护。

7. 手术结束时应注意穿刺点的压迫包扎,并制动 10~12h。

【实验方法及步骤】

1. 选择胸主动脉造影病例。

2. 技术人员进行病例资料的登记录入。

3. 对受检者进行无菌消毒,并进行心电、呼吸监控。

4. 由有资质的医师进行穿刺。

5. 应用 Seldinger 技术行股动脉穿刺,将所选用的猪尾导管插至升主动脉,透视下行定位,一般采用左前斜位 45°~60°,使主动脉弓展开,有利于头臂干、左颈总动脉及左锁骨下动脉的显示。

6. 造影前指导受检者做屏气动作,使造影时不因呼吸运动而影响图像质量。

7. 选择相应对比剂及一定的注射参数。胸主动脉的注射参数:流率 20~25ml/s,总量 30~40ml,限压 600~900psi(1psi=6.895kPa)。进行图像采集。

8. 必要时行正位或右前斜位造影(图 8-6)。

【实验总结】

1. 胸部 DSA 检查适用于胸廓内的血管性病变,肺部的良、恶性肿瘤病变及一些出血性病变。

2. DSA 检查为无菌手术,要有无菌观念。

3. 手术操作应由有资质的医师进行。

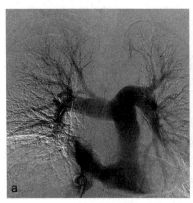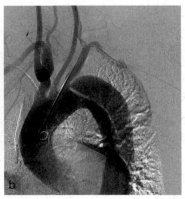

图 8-6　胸部血管 DSA 图像

a. 肺动脉造影；b. 主动脉造影（显示降主动脉夹层）。

4. 选择适宜的采集方式、对比剂注射参数，以及做好准备工作至关重要。

【实验思考】

1. 胸主动脉造影参数及注意事项。

2. 胸部 DSA 检查图像质量易受呼吸运动的影响，如何提高图像质量？

（高之振　姚飞荣　张修石）

第五节　心脏与冠状动脉造影检查技术

实验一　心脏与冠状动脉造影检查技术

【临床概述】

心脏与冠状动脉造影检查主要用于心脏疾病（先天性和获得性的心脏病变）和冠状动脉病变。在血管造影中一般不采用数字减影方式，而是采用数字采集的方式获得图像。

心血管造影（angiocardiography）是临床诊断心血管疾病的"金标准"之一。目前临床主要应用选择性心脏、血管造影，它能直接显示造影部位的血管病变情况，对心血管疾病的诊断、治疗起决定性作用。

选择性右心房、右心室及肺动脉造影，是经股静脉穿刺，插入 5F、6F、7F 猪尾导管或右心造影导管，按造影目的分别将导管置于右房中部流出道、右室流出道、肺动脉主干或左右分支等处并进行造影。左心房造影可在右心房、右心室或肺动脉内注射对比剂，经肺循环使左房显影，也可用穿刺房间隔的方法将导管送入左心房造影；左心室造影从股动脉、桡动脉或肱动脉穿刺，并插入猪尾导管进入左心室进行造影。

【实验目的】

1. 掌握心脏造影检查方法及步骤。

2. 熟悉心脏造影检查的适应证及禁忌证。

3. 熟悉心脏造影检查前准备。

4. 熟悉心脏的解剖及功能。

【实验要求】

1. 掌握心脏造影检查前准备（采集方式、对比剂注射参数及呼吸训练等）。

2. 熟悉 DSA 的工作状态及操作界面。

3. 根据病变情况，选择合理的采集方式。

4. 做好图像后处理，使影像质量达到影像诊断标准。

【实验器材】

1. 具有旋转造影功能及 3D 工作站的 DSA 设备。

2. 图像后处理工作站。

3. 干式激光胶片打印机。

4. 高压注射器。

5. 抢救器械（如氧气瓶、血压计、呼吸气囊、心电监护仪、除颤仪）和急救药品。

6. 工作人员的防护衣物及受检者的防护用品。

【实验注意事项】

1. 造影检查为无菌手术，要有无菌观念。

2. 手术操作应由有资质的医师进行。

3. 注意对比剂的注射参数及造影延时。

4. 受检者的合作与造影图像关系。

5. 观看手术必须注意辐射防护。

6. 危重、老年体弱及婴幼儿受检者应有家属陪同，并注意非检查部位或性腺的辐射防护。

7. 手术结束应注意穿刺点的压迫包扎，并制动 10~12h。

【实验方法及步骤】

1. 选择先天性心脏病造影病例。

2. 技术人员进行病例资料的登记录入。

3. 对受检者进行无菌消毒，并进行心电、呼吸监控。

4. 由有资质的医师进行穿刺。

5. 应用 Seldinger 技术行桡动脉或肱动脉穿刺，将所选用的猪尾导管插至左心室造影。

6. 造影参数：成人主动脉及左心室造影每次 35~40ml，流率 18~20ml/s，连续注射；右心室和/或肺动脉主干造影每次 25~30ml，流率 14~16ml/s。左、右心房造影每次 20~25ml，流率 10~12ml/s；儿童以 1.25~1.5ml/kg 体重计算，流率 10~16ml/s 连续注射。注射压力选用 600~900psi。以 15~30 帧/s 连续采集影像。

7. 成像体位

（1）长轴斜位：探测器置左前斜位（LAO）35°~65°，同时向头位（CRA）倾斜 25°~30°。此位置主要显示主动脉窗，室间隔前半部及二尖瓣环常呈切线位，左室流出道拉长显示，肺动脉主干及左下肺动脉延续部展开等。适用于选择性左、右心室造影。

（2）四腔位：又称肝锁位。取身体长轴向右斜与台面中线呈 20°~30°，探测器置左前斜位（LAO）40°~50°，同时足位（CAU）45°。此时，整个房间隔和室间隔的后半部呈切线位，四个房室互相分开，房室瓣也分开且呈正面观。适用于房室通道型室间隔缺损（如心内膜垫缺损）、二尖瓣骑跨及单心室等的选择性左心室造影；三尖瓣骑跨或三尖瓣闭锁时的选择性右心房造影；三尖瓣关闭不全、单心室或右室双出口的选择性右心室造影等。

8. 必要时行正位或侧位造影。

【实验总结】

1. 心脏造影检查适用于先天性和获得性的心脏病变。

2. DSA 检查为无菌手术，要有无菌观念。

3. 手术操作应由有资质的医师进行。

4. 采集方式、对比剂注射参数及准备工作至关重要。

【实验思考】

1. 心脏房室腔较大，压力高，简述对比剂的注射参数。

2. 心脏形态比较特殊，如何提高各房室造影的显示率?

（高之振　姚飞荣　张修石）

第六节　腹部 DSA 检查技术

实验一　腹部 DSA 检查技术

【临床概述】

胸主动脉经膈肌的主动脉裂孔（约胸 12 椎体平面）进入腹腔，改名为腹主动脉，在脊柱的左前方走行，至腰 4 椎体平面分为左、右髂总动脉，其直径约 20mm。腹主动脉的分支包括脏支和壁支。脏支有腹腔干、肠系膜上动脉、肠系膜下动脉、肾动脉、肾上腺中动脉和睾丸动脉（或卵巢动脉）。壁支有膈下动脉、腰动脉和骶正中动脉。

1. 腹腔干　腹腔干起自腹主动脉的腹侧，通常分为 3 支：胃左动脉、脾动脉和肝总动脉。胃左动脉较细，在胃小弯的幽门处与胃右动脉吻合，沿途分支至胃小弯附近的前后面。脾动脉来自腹腔干的左支，为 3 支中最粗大的 1 支，沿胰的上缘左行，经脾肾韧带达脾门，分数支入脾，脾动脉沿途发出许多胰支，分布于胰体和胰尾。肝总动脉一般起源于腹腔干右侧，沿胰头上缘向右前方走行，至十二指肠上缘分出胃十二指肠动脉后，改名为肝固有动脉，在肝门处分肝左、右动脉和胃右动脉。胃右动脉沿胃小弯左行与胃左动脉吻合，供应幽门、胃小弯及十二指肠，有时肝右动脉起源于肠系膜上动脉，肝左动脉起源于胃左动脉。肝右动脉入肝前发出一支胆囊动脉，入肝后分为肝前叶动脉和肝后叶动脉，之后又各自分出上段和下段动脉。

2. 肠系膜上动脉　肠系膜上动脉自腹主动脉的前壁发出，开口处相当于胸 12~ 腰 1 椎体间隙或腰 1 椎体的上部平面，位于腹腔干的开口下方，约 0.5~2.0cm 处。其主干向右下方斜行，并呈凸向左侧的弓形，末端至右髂窝。

3. 肠系膜下动脉　在腰 3 椎体水平自腹主动脉前壁偏左发出，分支有左结肠动脉、乙状结肠动脉、直肠上动脉，供应左半结肠及直肠。

4. 肾动脉和肾上腺中动脉　肾动脉在腰 1~ 腰 2 椎间盘高度起自腹主动脉，于肾静脉的后上方横行向外，经肾门入肾。因腹主动脉偏左，右肾动脉较长；受肝的影响，右肾低于左肾 1~2cm。肾动脉的分支为叶间动脉，穿行于肾柱内，上行至皮质与髓质交界处，形成与肾表面平行的弓状动脉。肾上腺动脉有上、中、下三支，分布于肾上腺的三个部分，肾上腺上动脉起自膈下动脉，肾上腺中动脉起自腹主动脉，肾上腺下动脉起自肾动脉。

5. 睾丸（卵巢）动脉　起自腹主动脉的前外侧壁，肾动脉稍下方，在腹膜后隙斜向外下方越过输尿管。睾丸动脉经腹股沟管深环进入腹股沟管，供应睾丸的血液；卵巢动脉在小骨盆上缘处进入卵巢悬韧带,供应卵巢的血液。

6. 膈下动脉　腹主动脉干胸 12 椎体处发出膈下动脉,向上分布于膈。膈下动脉起始点、支数有变异,有时可见同一起始点。

7. 腰动脉　起自腹主动脉的后壁,通常有 4 对,分别经第 1~4 腰椎椎体前面或侧面,在腰大肌的内侧面分出背侧支和腹侧支。

8. 骶正中动脉　起自腹主动脉的分叉处的后上方,经第 4~5 腰椎、骶骨、尾骨的前面下行,向两侧发出腰最下动脉。

(二) 静脉系统

静脉系统有下腔静脉系统、肝脏静脉系统和门静脉系统。

门静脉由肠系膜上静脉和脾静脉在腰 1~2 椎体平面汇合而成,主干向右上走行入肝门。门静脉主干分左、右支,再经 5~6 级分支终于肝窦。门静脉主干长约 6~8cm,直径约 1.0~1.2cm。收集脾静脉、胃左静脉、肠系膜上静脉和肠系膜下静脉的血液。脾静脉在脾门处由 3~5 支小静脉汇合而成,沿途收集胰静脉末端静脉、胃网膜左静脉的血液;胃左静脉引流食管下部、胃体、胃小弯及贲门附近的静脉血,汇入脾静脉或门静脉;胃左静脉的食管支与奇静脉的食管支吻合,形成食管静脉丛;肠系膜上静脉的血液由来自升结肠、横结肠和小肠的静脉血汇合而成,由下向上走行,与脾静脉汇合成门静脉;肠系膜下静脉由直肠、乙状结肠和左侧结肠的小静脉汇合而成,向上行,在脾静脉与肠系膜上静脉汇合处的左侧注入脾静脉。

【实验目的】

1. 掌握腹部 DSA 检查方法及步骤。

2. 熟悉腹部 DSA 检查的适应证及禁忌证。

3. 熟悉腹部 DSA 检查前准备。

4. 熟悉腹部相关的血管解剖及功能。

【实验要求】

1. 熟悉 DSA 的工作状态及操作界面。

2. 掌握腹部 DSA 检查前准备(采集方式、对比剂注射参数及造影延时等)。

3. 根据病变情况,选择合理的采集方式。

4. 做好图像后处理,使影像质量达到影像诊断标准。

【实验器材】

1. 具有旋转造影功能及 3D 工作站的 DSA 设备。

2. 图像后处理工作站。

3. 干式激光胶片打印机。

4. 高压注射器。

5. 抢救器械(如氧气瓶、血压计、呼吸气囊、心电监护仪、除颤仪)和急救药品。

6. 工作人员的防护衣物及受检者的防护用品。

【实验注意事项】

1. DSA 检查为无菌手术,要有无菌观念。

2. 手术操作应由有资质的医师进行。

3. 注意对比剂的注射参数及造影延时。

4. 受检者的合作与造影图像关系。

5. 观看手术必须注意辐射防护。

6. 危重、老年体弱及婴幼儿受检者应有家属陪同,并注意非检查部位或性腺的辐射防护。

7. 手术结束应注意穿刺点的压迫包扎,并制动 10~12h。

【实验方法及步骤】

1. 选择肝动脉造影病例。

2. 技术人员进行病例资料的登记录入。

3. 对受检者进行无菌消毒,并进行心电、呼吸监控。

4. 由有资质的医师进行穿刺。

5. 应用Seldinger技术行股动脉穿刺,将所选用的导管插至腹主动脉并在主动脉弓部塑形,透视下进入腹主动脉,约在胸 12 或腰 1 处探查腹腔干开口。当导管进入腹腔干时进行定位造影。

6. 造影前指导受检者做屏气动作,使造影时不因呼吸运动而影响图像质量。

7. 选择相应对比剂及一定的注射参数。腹腔干的注射参数:流率 6~8ml/s,总量 18~21ml,限压 200~600psi。进行图像采集(图 8-7)。

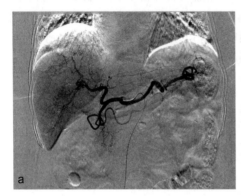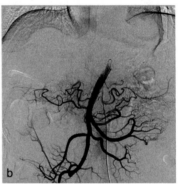

图 8-7 腹腔干 DSA 图像
a. 腹腔干造影;b. 肠系膜上动脉造影。

8. 造影延时到门静脉显示。

【实验总结】

1. 腹部 DSA 检查适用于腹部的血管性病变,良、恶性肿瘤及一些出血性病变。

2. DSA 检查为无菌手术,要有无菌观念。

3. 手术操作应由有资质的医师进行。

4. 腹腔动脉造影要达到门静脉显示期。

5. 其他血管造影应根据不同血管大小及病理情况不同,采取相应的注射参数和采集方式。

6. 腹部血管造影易受到肠腔气体和肠道蠕动的影响。

【实验思考】

1. 腹部血管很多,采用腹主动脉造影,能观测到哪些血管的开口?

2. 腹腔动脉造影为什么要显示门静脉?

(高之振　姚飞荣　张修石)

第七节　盆腔 DSA 检查技术

实验一　盆腔 DSA 检查技术

【临床概述】

腹主动脉在腰 4 椎体平面分成左、右髂总动脉,于骶髂关节平面处分成髂内和髂外动脉。髂内动脉从髂总动脉分出后即分为脏支和壁支,脏支供应盆腔内各脏器血液,其分支有膀胱上动脉、膀胱下动脉、子宫动脉、阴部内动脉以及直肠下动脉,其中阴部内动脉常是髂内动脉的延续支;壁支主要供应臀部肌肉血液,分出髂腰动脉、骶外侧动脉、臀上动脉、臀下动脉和闭孔动脉等。髂内动脉有丰富的吻合支,当髂内动脉闭塞后可见以下侧支循环形成:直肠上、下动脉沟通;直肠中、上动脉沟通;腹壁下动脉与闭孔动脉、骶正中动脉、骶外侧动脉沟通;腰动脉与髂腰动脉、股动脉的旋股支及其穿支沟通;两侧子宫动脉、卵巢动脉的沟通等。髂外动脉在骶髂关节前方自髂总动脉分出后,斜向下、外走行,主要分支有腹壁下动脉和旋髂深动脉两支。髂外动脉沿腰大肌内侧缘下降,经腹股沟韧带的深面至股前部,移行为股动脉。

髂总静脉是盆腔和下肢静脉血液回流的主干,双侧髂总静脉约于第 5 腰椎椎体平面的右侧,汇合成下腔静脉,沿脊柱右侧上行最终注入右心房。右髂总静脉位于骶髂关节前方,于同名动脉后方,几乎呈直线与下腔静脉连续;左髂总静脉较长,在腰 5 椎体前方与下腔静脉几乎呈直角,注入下腔静脉。髂内静脉起自坐骨大孔上方,至骶髂关节前与髂外静脉汇成髂总静脉。髂内静脉通常无瓣膜,接纳盆腔脏器和盆壁的静脉血,其属支与同名动脉伴行。髂外静脉延伸为股静脉,起自腹股沟韧带下缘的后方,沿小骨盆入口边缘与同名动脉伴行。右髂外静脉初始走行位于髂外动脉的内侧,向上逐渐转至动脉背侧;左侧髂外静脉全程位于髂外动脉的内侧。

【实验目的】

1. 掌握盆腔 DSA 检查方法及步骤。

2. 熟悉盆腔 DSA 检查的适应证及禁忌证。

3. 熟悉盆腔 DSA 检查前准备。

4. 熟悉盆腔相关的血管解剖及功能。

【实验要求】

1. 掌握盆腔 DSA 检查前准备(采集方式、对比剂注射参数及造影延时等)。

2. 熟悉 DSA 的工作状态及操作界面。

3. 根据病变情况,选择合理的采集方式。

4. 做好图像后处理,使图像质量达到影像诊断标准。

【实验器材】

1. 具有旋转造影功能及 3D 工作站的 DSA 设备。

2. 图像后处理工作站。

3. 干式激光胶片打印机。

4. 高压注射器。

5. 抢救器械(如氧气瓶、血压计、呼吸气囊、心电监护仪、除颤仪)和急救药品。

6. 工作人员的防护衣物及受检者的防护用品。

【实验注意事项】

1. DSA 检查为无菌手术,要有无菌观念。

2. 手术操作应由有资质的医师进行。

3. 注意对比剂的注射参数及造影延时。

4. 受检者的合作与造影图像关系。

5. 观看手术必须注意辐射防护。

6. 危重、老年体弱及婴幼儿受检者应有家属陪同,并注意非检查部位或性腺的辐射防护。

7. 手术结束应注意穿刺点的压迫包扎,并制动 10~12h。

【实验方法及步骤】

1. 选择子宫动脉造影病例。

2. 技术人员进行病例资料的登记录入。

3. 对受检者进行无菌消毒,并进行心电、呼吸监控。

4. 由有资质的医师进行穿刺。

5. 应用 Seldinger 技术行股动脉穿刺,将所选用的单弯导管插至髂内动脉,透视定位后造影,寻找子宫动脉的开口位置。

6. 采用超选择的方式将导管插入子宫动脉,透视定位后造影。

7. 选择相应对比剂及一定的注射参数。髂内动脉注射参数:流率 5~6ml/s,总量 10~15ml,限压 200~300psi;子宫动脉注射参数:流率 2~3ml/s,总量 6~8ml,限压 200~300psi。进行图像采集。

8. 必要时行斜位或侧位造影。

9. 手术结束应注意穿刺点的压迫包扎,并制动 10~12h。

【实验总结】

1. 盆腔 DSA 检查适用于盆腔的血管性病变,良、恶性肿瘤及一些出血性病变。

2. DSA 检查为无菌手术,要有无菌观念。

3. 手术操作应由有资质的医师进行。

4. 采集方式、对比剂注射参数及注射延时至关重要。

【实验思考】

盆腔除了动脉性病变之外,还有一些静脉性的病变,如何进行检查?

(张修石　高之振　姚飞荣)

第八节　四肢 DSA 检查技术

实验一　四肢 DSA 检查技术

【临床概述】

四肢 DSA 检查包括上、下肢的动静脉血管造影,其血管分支如下。

（一）上肢血管

1. 上肢动脉　双侧上肢动脉都是锁骨下动脉的延续。左锁骨下动脉起自主动脉弓,右侧起自头臂干。锁骨下动脉向上出胸廓上口,并沿第 1 肋上缘向外下方走行,至第 1 肋外侧缘续为腋动脉。锁骨下动脉自近至远分别发出椎动脉、胸廓内动脉、甲状颈干、肋颈干。腋动脉位于腋窝深部,系从第 1 肋外侧缘至背阔肌下缘之间的动脉段,出腋窝后移行为肱动脉。腋动脉主要分支有胸肩峰动脉、胸外侧动脉、肩胛下动脉等。

　　肱动脉于肱骨前内侧走行至肘窝中点分为桡动脉和尺动脉两大支,分别沿桡骨和尺骨走行并发出分支,最后在腕部,桡动脉末端与尺动脉的掌深支构成掌深弓,尺动脉末端与桡动脉的掌浅支构成掌浅弓,再由深、浅两弓分出掌心动脉、掌背动脉和掌指动脉。

　　2. 上肢静脉　上肢的浅静脉变异较大,深静脉的分支、走行与同名动脉伴行。深、浅静脉均有静脉瓣。头静脉自前臂的背侧、桡侧转至前臂掌侧,经上臂在锁骨下进入腋静脉或锁骨下静脉。

(二) 下肢血管

　　1. 下肢动脉　髂外动脉出腹股沟续为股动脉,股动脉的主要分支为股深动脉,还有旋髂浅动脉、旋股外侧动脉、穿动脉等。股动脉在腘窝处移行为腘动脉,主要分支有膝上内侧动脉、膝上外侧动脉、膝中动脉、膝下内侧动脉、膝下外侧动脉、胫前动脉和胫后动脉。胫前动脉下行延续为足背动脉,末端形成弓状动脉和足底深支;胫后动脉为腘动脉的直接延续,主要分支有腓动脉、足底内侧动脉、足底外侧动脉等。其中,足底外侧动脉与胫前动脉的足底深支吻合成足底动脉弓。

　　2. 下肢静脉　主要有浅静脉、深静脉和交通静脉。浅静脉位于皮下组织和深筋膜外,深静脉与同名动脉伴行,深、浅静脉之间有交通静脉连接。浅静脉主要由小隐静脉和大隐静脉构成:小隐静脉起自足外侧缘的足背静脉弓,沿外踝后方上行,在腘窝注入腘静脉;大隐静脉起自足内侧缘的足背静脉弓,沿大腿内侧上行注入股静脉。下肢静脉均有静脉瓣。

【实验目的】

1. 掌握四肢 DSA 检查方法及步骤。

2. 掌握四肢 DSA 检查的图像后处理。

3. 熟悉四肢 DSA 检查前准备。

4. 熟悉四肢的相关的血管解剖及功能。

5. 熟悉四肢 DSA 检查的适应证及禁忌证。

【实验要求】

1. 熟悉 DSA 的工作状态及操作界面。

2. 掌握四肢 DSA 检查前准备(采集方式、对比剂注射参数及造影延时等)。

3. 根据病变情况,选择合理的采集方式。

4. 做好图像后处理,使影像质量达到影像诊断标准。

【实验器材】

1. 具有旋转造影功能及 3D 工作站的 DSA 设备。

2. 图像后处理工作站。

3. 干式激光胶片打印机。

4. 高压注射器。

5. 抢救器械(如氧气瓶、血压计、呼吸气囊、心电监护仪、除颤仪)和急救药品。

6. 工作人员的防护衣物及受检者的防护用品。

【实验注意事项】

1. DSA 检查为无菌手术,要有无菌观念。

2. 手术操作应由有资质的医师进行。

3. 注意对比剂的注射参数及造影延时。

4. 受检者的合作与造影图像关系。

5. 观看手术必须注意辐射防护。

6. 危重、老年体弱及婴幼儿受检者应有家属陪同,并注意非检查部位或性腺的辐射防护。

7. 手术结束应注意穿刺点的压迫包扎,并制动 10~12h。

【实验方法及步骤】

1. 选择下肢动脉造影病例。

2. 技术人员进行病例资料的登记录入。

3. 对受检者进行无菌消毒,并进行心电、呼吸监控。

4. 由有资质的医师进行穿刺。

5. 应用 Seldinger 技术行股动脉穿刺,将所选用的单弯导管插至髂外动脉,透视定位后造影。

6. 分段造影或采用步进方式造影。

7. 选择相应对比剂及一定的注射参数。注射参数:流率 5~6ml/s,总量 10~15ml,限压 200~300psi。进行图像采集(图 8-8)。

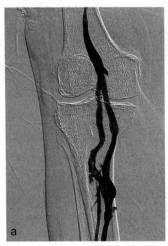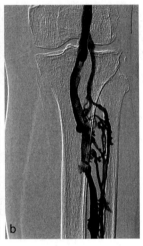

图 8-8　双下肢动脉 DSA 图像

a. 右下肢动脉 DSA 显示右侧胫骨前、后动脉多处充盈缺损;
b. 左下肢动脉 DSA 显示左侧胫骨前、后动脉多处充盈缺损。

8. 必要时行斜位或侧位造影。

9. 手术结束应注意穿刺点的压迫包扎,并制动 10~12h。

【实验总结】

1. 四肢 DSA 检查适用于四肢的血管性病变及一些血管外伤出血性病变。

2. DSA 检查为无菌手术,要有无菌观念。

3. 手术操作应由有资质的医师进行。

4. 采集方式、对比剂注射参数及注射延时至关重要。

【实验思考】

1. 四肢动脉血管较长,需要实行分段造影,注意注射参数的改变。

2. 四肢 DSA 检查图像质量易受长度与体位的影响,应如何提高图像质量?

3. 步进技术和图像拼接技术在四肢 DSA 检查中的优势有哪些?

（张修石　高之振　姚飞荣）

第九章 DSA 图像质量控制

实验一 DSA 图像质量控制

【临床概述】

DSA 的图像质量是 DSA 检查与诊疗的关键,而 DSA 图像经过复杂的成像链才能获得,其中不可避免地会因为丢失部分信息或产生伪影而降低影像质量。较高质量的 DSA 图像能给诊断提供有力的证据。检查中,医师、技师及相关人员间的密切配合、对设备操作的熟练程度、受检者的配合程度等都会对图像质量有一定影响。但从技术本身角度来看,图像采集的角度与体位,对比剂注射的速率、总量、注射压力以及造影血管的充盈情况等都对图像质量有很大影响。因此,影响 DSA 图像质量的主要因素有设备、成像方式、操作技术、造影方法及受检者本身等。

【实验目的】

1. 掌握 DSA 图像质量控制方法。

2. 熟悉 DSA 图像质量控制内容。

3. 熟悉影响 DSA 图像质量的因素。

【实验要求】

1. 熟悉 DSA 的工作状态及操作界面。

2. 掌握影响 DSA 图像质量的因素(设备因素、减影方式、对比剂注射参数及受检者因素等)。

3. 熟悉 DSA 图像质量控制内容与方法。

4. 做好图像后处理,使影像质量达到影像诊断标准。

【实验器材】

1. 具有旋转造影功能及 3D 工作站的 DSA 设备。

2. 图像后处理工作站。

3. 干式激光胶片打印机。

4. 高压注射器。

5. 抢救器械(如氧气瓶、血压计、呼吸气囊、心电监护仪、除颤仪)和急救药品。

6. 工作人员的防护衣物及受检者的防护用品。

【实验注意事项】

1. DSA 检查为无菌手术,要有无菌观念。

2. 手术操作应由有资质的医师进行。

3. 注意对比剂的注射参数及造影延时。

4. 受检者的合作与造影图像关系。

5. 观看手术必须注意辐射防护。

6. DSA 设备的基本结构与图像的关系。

7. 技术人员的因素与图像质量的关系。

【实验方法及步骤】

1. 选择假体或模型,进行动脉造影。

2. 技术人员进行病例资料的登记录入。

3. 应用 Seldinger 技术行股动脉穿刺,将所选用的导管插至动脉,透视下行定位、造影。

4. 造影时,因运动而影响图像质量。

5. 选择相应对比剂及一定的注射参数,观察不同对比剂造影的图像质量。

6. 观察技术人员因素(伪影、采集条件、体位及图像处理等)对图像质量的影响。

【实验总结】

1. 熟悉影响 DSA 图像质量的因素。

2. 掌握提高图像质量的方法。

3. 受检者因素对图像质量的影响。

4. 采集方式、对比剂注射参数及准备工作至关重要。

【实验思考】

1. 影响 DSA 图像质量的因素有哪些?

2. 技术人员的因素对图像质量的影响有哪些? 实际工作中如何改进?

(张修石　高之振　姚飞荣)

第十章 磁共振成像检查安全性及其检查前准备

实验一 MRI检查流程

【临床概述】

MRI是利用磁场与氢原子核的磁共振作用所产生的信号来成像的,MRI系统的强磁场和射频场有可能使心脏起搏器失灵,也容易使各种体内金属性植入物移位,在射频脉冲作用下,体内的金属还会因发热而造成伤害。因此,保证安全性和符合适应证是正常进行磁共振成像检查的前提;适应证与禁忌证是选择检查方法、确定检查技术的依据,也是确保磁共振成像质量的基础。耐心、细致的检查前准备不但体现了对受检者的人文关怀,而且也是得到满意影像质量的必要条件。

MRI检查安全性包括静磁场的安全性、梯度磁场安全性、射频磁场安全性、不良心理反应所致安全性、孕妇MRI检查安全性及MRI对比剂安全性等。MRI检查原则涉及受检者检查体位的选择、射频线圈的选择、MR成像中心的选择、检查平面的选择、扫描序列的选择及相位编码方向的设置等内容。

MRI检查具有绝对禁忌证和相对禁忌证。为此,在MRI检查前需要做好受检者的准备:①认真阅读并核对MRI检查申请单;②详细询问病史,询问体内是否有植入物,植入物类型及植入时间等;③确认受检者无禁忌证;④进入磁体室前,嘱受检者及陪同家属去除随身携带的金属物品;⑤详细介绍MRI检查过程,以取得受检者的配合。对于特殊检查,还要做相应的准备。

在以上内容准备充分的基础上,还应为受检者选择并连接合适的表面线圈,设置恰当检查体位,定位激光灯开启时务必嘱受检者闭眼;根据检查目的,确定最佳扫描方案,进行MRI扫描及扫描后处理;完成扫描后,务必帮助其离开检查床并安全撤离磁体室。

【实验目的】

1. 了解磁共振成像仪工作状态和操作界面。
2. 熟悉磁共振成像检查流程。
3. 掌握磁共振成像检查的安全性。
4. 掌握磁共振成像检查前准备。
5. 掌握磁共振成像检查流程的各个具体步骤。

【实验要求】

1. 做好磁共振成像检查前准备工作(包括采集临床病史、去除金属物品等)。
2. 掌握正确的体位设计方法。
3. 掌握磁共振成像检查原则及其检查步骤。

【实验器材】

1. 磁共振成像仪(模拟磁共振成像仪的电脑软件)。

2. 磁共振成像射频线圈。

3. 检查志愿者(受检者)。

4. 磁共振成像专用高压注射器及相应消毒物品。

5. 激光胶片和打印机。

【实验注意事项】

1. 严格遵守 MRI 设备操作流程。

2. 确认进入磁体间的所有人员(包括受检者)无磁共振成像检查禁忌证。

3. 做好受检者检查前准备并与其充分沟通以取得配合。

【实验方法及步骤】

1. 适应证和禁忌证的确定

(1)适应证:MRI 检查适用于人体任何部位的多种疾病的诊断,包括肿瘤性、感染性、结核性、寄生虫性、血管性、代谢性、中毒性、先天性、外伤性等疾病。

(2)禁忌证

1)绝对禁忌证:装有心脏起搏器、心脏铁磁性金属瓣膜、冠脉铁磁性金属支架、电子耳蜗者。装有 MRI 兼容心脏起搏器者除外。

2)相对禁忌证:检查部位有金属置入物、带有呼吸机及心电监护设备的危重受检者、体内有胰岛素泵等神经刺激器的受检者和妊娠三个月以内的早孕受检者。

2. 检查前准备

(1)启动计算机,开启射频单元及梯度放大器电源。

(2)启动扫描计算机进入扫描界面。

(3)认真核对 MRI 检查申请单,明确检查目的和要求。

(4)实验人员及受检者进入磁体间前应去除所有磁性物品(如硬币、钥匙、手表、手机、磁卡、发夹等)并妥善保管;再次确认实验人员与受检者无磁共振成像检查禁忌证。

(5)向受检者详细介绍检查过程,消除恐惧心理,争取检查时合作。

(6)对于婴幼儿及躁动受检者,应在临床医师指导下适当给予镇静处理。

(7)对于危重受检者,原则上不做 MRI 检查,如必须检查,应备齐抢救器械和药品,由有经验的临床医师陪同,并告知不能在磁体室内抢救。

(8)对于做 MRI 增强检查的受检者,必须做好增强检查前准备,包括高压注射器的准备及其静脉通道的准备,预埋留置针等。

3. 受检者登记　受检者登记时,先核对病史资料,根据 MRI 检查申请单进行登记,并询问有无 MRI 检查禁忌证。对有金属避孕环的受检者进行盆腔部位扫描时,应嘱其至妇科取环后再行检查;对育龄期妇女进行子宫、乳腺扫描时,建议在月经开始的 7~10d 进行;腹部、盆腔扫描的受检者,要求禁食 4h 以上。确认无禁忌证后,发给检查预约单,嘱受检者认真阅读。

4. 线圈选择与体位设计　按照不同的检查部位、检查范围和不同的检查目的应用相应线圈。

根据受检者的舒适度,以及与射频线圈的关系设计检查体位。大多数 MRI 检查时采用仰卧位,但对一些特殊部位检查时应采用其他体位,如乳腺 MRI 检查时采用俯卧位,腕关节 MRI 检查时采用侧卧位。

5. 定位与扫描技术选择　定位时,必须按照其标准解剖姿势如实输入受检者的真实体位和进床方向,绝不允许发生错误。在选择扫描序列和检查平面时,必须遵循 MRI 检查原则,做到既能显示正常、异常结构,又能反映病变特点。在设置扫描序列时,必须选择实际连接的线圈,严禁选择的线圈与其不匹配。在设置扫描参数时,注意从所选脉冲序列兼容的成像中选择对应选项,使信号噪声比(SNR)、空间分辨率、层数达到最优化,并减少运动伪影。

6. 扫描操作　在 MRI 扫描过程中,影像技术人员必须密切关注受检者的检查情况和 MRI 仪的工作状态:①对于生命体征不稳定的、注射对比剂后的受检者,尤要注意观察受检者的情况,并保持与受检者通话畅通;②倾听扫描时磁体室的各种声音;③对于自动预扫描未能完成的序列,要特别注意观察 MRI 仪控制面板上的信息提示。在确认达到相应检查要求后,结束扫描。

7. 结束检查　所有序列扫描完成后,检查 MR 图像,确保图像符合诊断要求后,结束当前检查。进磁体间,帮助受检者离开检查床并安全撤离磁体室,关上磁体间屏蔽门。

8. 图像显示与 PACS 传输　原始数据在图像阵列处理器完成图像重建后,MR 图像立刻通过 PACS 传送至主控计算机的硬盘中。随后,这些图像通过 PACS 可供放射科医师和技师在控制台上查询、检索、浏览、调节窗宽、窗位、标记、排版打印胶片,继续完成高级影像后处理等工作。这一系列过程均离不开 MR 图像的显示。

9. 图像后处理　图像后处理是在无须增加额外扫描时间的情况下,利用 MRI 后处理工作站将获得的原始图像或数据进行重组或重建。特殊扫描序列或 3D 扫描序列采集的数据或图像都应进行图像后处理。

【实验总结】

1. 通过实训,熟悉 MRI 检查流程。

2. 通过实训,掌握 MRI 检查安全性。

3. 通过实训,掌握 MRI 检查流程中的检查前准备、受检者登记、线圈选择、体位设计、定位与扫描技术选择、扫描操作、图像显示与 PACS 传输、图像后处理等步骤。

4. 书写实验报告和体会。

【实验思考】

1. MRI 检查安全性包括哪些内容?

2. MRI 检查原则包括哪些内容?

3. 磁共振成像检查前准备有哪些?

4. MRI 检查包括哪些步骤?

(周学军)

第十一章 颅脑、颈部与五官磁共振成像检查技术

第一节 颅脑 MRI 检查技术

实验一 颅脑 MRI 检查技术

【临床概述】

磁共振成像（MRI）的临床应用,进一步提高了颅脑疾病的诊断水平,并促进了神经影像学向着更高层次发展。MRI 对于检查颅脑疾病具有独特优势,对先天性脑发育异常、脑白质病变、血管性病变、颅内感染及其他炎症性病变、原发性或转移性肿瘤的检查明显优于 CT。MRI 的软组织对比度高,能准确分辨脑灰质、脑白质、神经核团等。MRI 无骨性及气体伪影的干扰,是诊断垂体、脑神经、脑干、小脑等病变的首选影像检查方法。MRI 能进行任意平面扫描,准确进行病灶定位。应用对比剂可鉴别肿瘤和水肿。

【实验目的】

1. 掌握颅脑 MRI 检查的适应证和禁忌证。

2. 熟悉颅脑 MRI 扫描前准备。

3. 掌握颅脑 MRI 线圈选择、定位方法、扫描方法及步骤。

4. 熟悉颅脑的大致解剖。

【实验要求】

1. 熟悉颅脑 MRI 的工作状态及操作界面。

2. 能做好颅脑 MRI 扫描前准备(包括采集临床病史、去除金属物品、准备对比剂、确定注射方式等)。

3. 能根据受检者申请单信息和要求,选择合理的扫描方案。

4. 获得符合诊断要求的高质量 MR 图像。

【实验器材】

1. 磁共振成像扫描仪。

2. 头部多通道相控阵线圈。

3. 15ml 钆对比剂 1 瓶。

4. 10ml 或 20ml 注射器 1 支及相应消毒物品。

5. 干式激光胶片打印机。

6. 激光胶片。

7. 磁共振成像专用抢救车。

【实验注意事项】

1. 严格遵守 MRI 设备操作流程。

2. 确认进入磁体间人员无磁共振成像检查禁忌证。

3. 做好受检者检查前准备,并与其充分沟通取得配合。

4. 增强 MRI 检查需要进行钆对比剂使用的安全性评估。

【实验方法及步骤】

1. 适应证 适用于颅脑外伤、脑血管性疾病、颅内占位性病变、颅内感染与炎症、脑部退行性病变、脑白质病变、颅脑先天性发育异常、脑积水、脑萎缩和颅骨骨源性疾病等。

2. 扫描前准备

(1)认真阅读检查申请单,了解检查的目的和要求,对检查目的、要求不清的申请单,应与临床申请医生核准确认。

(2)确认受检者没有 MRI 禁忌证。嘱受检者认真阅读检查注意事项,按要求准备。凡体内装有金属植入物(如心脏起搏器、金属关节、固定钢板、钢针、人工角膜、人工耳蜗等)的受检者及妊娠 3 个月以内的孕妇应严禁做此检查。嘱受检者除去随身携带的所有金属物品(如胰岛素泵、磁卡、手机、手表、刀具、硬币、钥匙、发卡、别针、推床、轮椅、助听器、活动义齿等)并妥善保管。让受检者脱掉有金属扣子和挂钩的衣裤。文身(文眉)、化妆品、染发等应事先去除,因其可能会引起灼伤。高热的受检者不适合行 MRI 检查。若受检者行动不便,可应用磁共振成像专用的转运床。

(3)进入扫描室前,向受检者详细介绍 MRI 扫描的目的、意义及全过程,消除受检者疑虑和恐惧,取得受检者的信任;告知受检者所需检查时间,以及扫描时机器会发出较大的噪声,并给受检者佩戴耳机或耳塞;嘱受检者在扫描过程中不随意运动,不睁眼;告知受检者若有不适,可通过配备的通信工具与工作人员联系。

3. 登记 仔细核对受检者信息与检查申请单信息是否一致,在操作界面输入受检者信息(包括姓名、性别、检查号、检查部位等)。

4. 线圈选择及体位设计 选择头部多通道相控阵线圈。受检者取仰卧位,头先进,头置于线圈头架中,取标准头颅正位,下颌内收,定位十字线对准眉间,并与线圈中心重合。特殊受检者的扫描体位须矫正,如婴幼儿应将肩部置于线圈内;颈短者将背部垫高;驼背者双腿蜷曲,臀部垫高,以尽量满足标准体位要求。

5. 检查方法

(1)平扫:先采用快速成像序列进行三平面定位扫描,后做横断面 T_1WI、T_2WI、T_2-FLAIR 扫描,辅以矢状面 T_1WI 或 T_2WI 扫描。横断面在矢状面和冠状面定位像上设置,以胼胝体嘴与压部的连线为基线,扫描范围从小脑下缘到颅顶;矢状面在横断面和冠状面定位像上设置,以正中矢状面为基线,扫描范围视病情包含病灶或全脑(图 11-1)。

(2)增强扫描:横断面、冠状面、矢状面 T_1WI。必要时,根据具体病变性质及部位合并采用脂肪抑制技术,以抑制脂肪高信号。增强前后横断面 T_1WI 序列成像参数应保持一致。

(3)对比剂注射方式:对比剂采用含钆磁共振对比剂,剂量为 0.1~0.2mmol/kg 体重,采用快速手推法静脉注入,注药时应遵循无菌操作原则。

(4)颅脑 MR 成像参数见表 11-1。

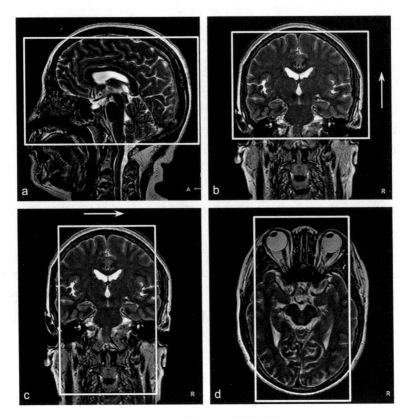

图 11-1　头颅 MRI 扫描定位

a、b,横断面定位;c、d,矢状面定位。

表 11-1　颅脑 MR 成像参数

脉冲序列	TR/ms	TE/ms	TI/ms	FA	ETL	矩阵	FOV/cm	层厚/间隔（mm）	NEX
FSE-T_1WI	300~600	10~15		90°	2~4	256×192	20~24	(5~6)/1.5	2~4
T_1-FLAIR	1 500~2 000	10~25	700~860	180°	6~8	256×192	20~24	(5~6)/1.5	2
FSE-T_2WI	≥2 500	90~120		90°	20~30	256×192	20~24	(5~6)/1.5	2
T_2-FLAIR	≥8 000	90~120	2 000~2 500	180°	15~30	256×192	20~24	(5~6)/1.5	2

6. 结束检查　所有序列完成后,确认 MR 图像符合诊断要求后,结束当前检查。进磁体间,帮助受检者离开检查床并安全撤离磁体室,关上磁体间屏蔽门。

7. 图像打印　扫描结束后,调节合适的窗宽、窗位,适当放大或缩小图像,使图像位于窗格中间位置,根据图像总数计算窗格(行 × 列),先将定位像输入打印窗格,然后依次输入平扫图像、增强图像,传送至激光打印机打印。

【实验总结】

1. 颅脑 MRI 扫描适用于颅脑肿瘤、脑梗死、脑血管病变、颅脑外伤、颅内感染、脑部退行性病变、颅脑先天性发育畸形受检者等(图 11-2)。

2. MRI 扫描方式、序列、参数、范围及特殊扫描的正确选择,能提高病变的检出率。

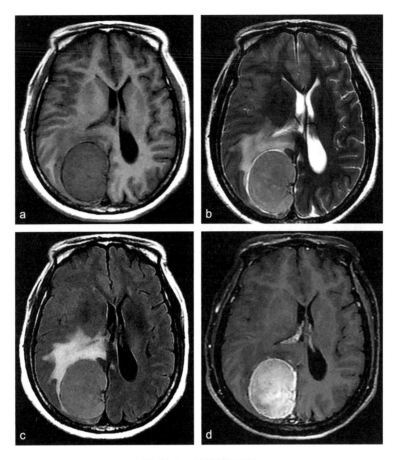

图 11-2 脑膜瘤 MRI

a. T_1WI；b. T_2WI；c. T_2-FLAIR；d. 增强 T_1WI。

【实验思考】

1. 颅脑 MRI 扫描的适应证和禁忌证。

2. 颅脑 MRI 扫描的注意事项。

3. 颅脑 MRI 扫描的常用序列。

实验二　颅脑 MRA 检查技术

【临床概述】

颅脑 MRA 就是颅脑磁共振血管成像。临床常用的 MRA 有三种：时间飞越法 MRA（time of flight MRA，TOF-MRA）、相位对比法 MRA（phase contrast MRA，PC-MRA）及对比增强 MRA（contrast enhanced MRA，CE-MRA），颅脑 MRA 主要选用前两种方法。基于 MRA 的无创伤性和安全性，其临床应用适应证包括：①老年、幼儿和不满足脑血管造影适应证的受检者；②寻找不明原因颅内出血的病因；③脑血管疾病的普查与筛选；④评价脑血管病治疗后血管再通、开放或狭窄情况；⑤脑血管解剖、变异和功能性研究。颅脑 MRA 具有较多优点：①方便快捷、无创伤，可以清晰显示绝大部分脑血管疾病；②适应证广泛；③可以多次重复检查，可操作性强；④可兼顾血管壁本身、管壁内外情况，以及脑实质病变，对伴有血栓疾病的诊断明显优于 DSA；⑤可以双侧同时显影。当然，它也存在局限性：①最大密度投影（MIP）过程中丢失部分信号，细小血管结构及病变不能充分显示;②可能会夸大血管狭窄程度;③对于低流速血管不能显示,涡流伪影导致血管显示失真。

【实验目的】

1. 掌握颅脑 MRA 检查的适应证。

2. 掌握颅脑 MRA 检查的扫描方法及步骤。

3. 掌握颅脑 MRA 图像的后处理。

4. 熟悉颅底动脉环的组成及分支。

【实验要求】

1. 熟悉颅底动脉环的组成及分支。

2. 进行颅脑 MRA 常规扫描。

3. 掌握 MRA 图像后处理及照片打印技术。

【实验器材】

1. 磁共振成像扫描仪及后处理工作站。

2. 头部多通道相控阵线圈。

3. 15ml 钆对比剂 1 瓶。

4. 双筒高压注射器及相应消毒物品。

5. 干式激光胶片打印机。

6. 激光胶片。

7. 磁共振成像专用抢救车。

【实验注意事项】

1. 严格遵守 MRI 设备操作流程。

2. 确认进入磁体间人员无磁共振成像检查禁忌证。

3. 做好受检者检查前准备,并与其充分沟通取得配合。

4. 增强 MRI 检查需要进行钆对比剂使用的安全性评估。

【实验方法及步骤】

1. 适应证　可用于颅内动脉瘤、脑血管狭窄和闭塞、颅内动静脉畸形及其供血动脉和引流静脉的显示。

2. 检查前准备

(1)认真阅读 MRI 检查申请单,了解病情,明确检查目的和要求。对检查目的、要求不清的申请单,应与临床申请医师核准确认。

(2)确认受检者没有 MRI 禁忌证,并嘱受检者认真阅读检查注意事项,按要求准备。凡体内装有铁磁性金属置入物者,应严禁 MRI 检查。

(3)进入扫描室前,嘱受检者及陪同家属去除随身携带的金属物品并妥善保管。

(4)向受检者详细介绍 MRI 检查过程,消除恐惧心理,争取其合作。

(5)CE-MRA 检查则要进行钆对比剂使用的安全性评估,包括不良反应的观察、肾功能的评估等,并预埋留置针。

3. 登记　仔细核对受检者信息与申请单信息是否一致,在操作界面输入受检者信息(包括姓名、性别、检查号、检查部位等)。

4. 线圈选择及体位设计　选择头部多通道相控阵线圈。受检者取仰卧位,头先进,头置于线圈头架中,取标准头颅正位,下颌内收,定位十字线对准眉间,并与线圈中心重合,特殊受检者的扫描体位需矫正。

5. 检查方法

（1）3D-TOF-MRA：选择 3D-TOF-FLASH 快速梯度回波序列。在矢状面定位像上设置 3D-TOF-MRA 横断面扫描块，扫描层面尽量与大多数动脉血管走向垂直或成角（图 11-3）。

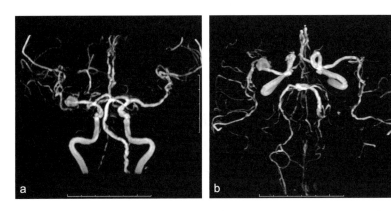

图 11-3 颅内动脉瘤 3D-TOF-MRA
a. 冠状位；b. 横断位。

（2）2D-TOF-MRA：采用斜矢状面 2D-TOF 成像序列。在横断面和冠状面定位像定位，成像层面尽量与颅内静脉成角。

（3）3D-PC-MRA：采用 3D-PC 序列，取颅脑矢状面成像。

（4）2D-PC-MRA：采用 2D-PC 序列，取颅脑冠状面成像。

（5）3D-CE-MRA：采用快速动态采集 3D-FLASH 序列，取矢状面或冠状面成像。定位方法同颅脑 MRI，扫描范围包含全颅外缘。先行矢状面或冠状面 3D 快速扫描（蒙片），然后用高压注射器静脉团注钆对比剂（如 Gd-DTPA），剂量为 0.2mmol/kg 体重，注射速率 2.0~3.0ml/s，完成连续 2 次以上的动态扫描（动脉期和静脉期）。能否控制好扫描开始时间是 CE-MRA 成败的关键。

（6）颅脑 MRA 成像参数见表 11-2。

表 11-2 颅脑 MRA 成像参数

脉冲序列	TR/ms	FA	TE/ms	矩阵	FOV/cm	层厚/间隔（mm）	NEX
3D-TOF-MRA	20~40	15°~25°	最短	256×224	20~24	（1.0~2.0）/0	2
2D-TOF-MRA	20~40	60°~70°	最短	256×224	20~24	（0.6~2.0）/0	2
3D-PC-MRA	20~60	10°~20°	最短	256×256	20~24	（0.6~2.0）/0	1~2
3D-CE-MRA	20~40	10°~20°	最短	256×224	20~32	（1.2~2.0）/0	0.5~1

6. 结束检查 所有序列完成后，确认 MR 图像符合诊断要求后，结束当前检查。进磁体间，帮助受检者离开检查床并安全撤离磁体室，关上磁体间屏蔽门。

7. 图像后处理 将所得原始图像进行最大密度投影（MIP），产生三维血管解剖图，2D-PC-MRA 直接获得血管影像，无须特殊处理。

8. 图像打印 调节合适的窗宽、窗位，适当放大或缩小图像，使图像位于窗格中间位置，根据图像总数计算窗格(行 × 列),先将定位像输入打印窗格,传送至激光打印机打印。

【实验总结】

1. 颅脑 MRA 能清晰显示常见脑血管疾病,尤其适合幼儿及体弱等不能做 CTA 或 DSA 的受检者。

2. 影响 MRA 成像质量的因素很多,如 TR、激励角、流速、成像体素的厚度及感兴趣血管走行方向等。

3. MIP 图像是重叠图像,会遮盖或丢失部分信息,故诊断时应结合原始图像进行分析。

【实验思考】

颅脑 MRA 扫描的常用成像方法及优缺点。

实验三　鞍区 MRI 检查技术

【临床概述】

鞍区即蝶鞍区,前界为前床突、交叉沟前缘,后界为后床突、鞍背,两侧界为颈动脉沟。垂体是内分泌器官,分腺垂体和神经垂体两部分,位于颅底蝶鞍垂体窝内,呈椭圆形,与周围的脑脊液形成良好对比。MRI 能清晰显示出垂体解剖结构和垂体分叶,尤其冠状面能更好反映垂体大小、高度和对称情况,有无垂体柄偏移和鞍底骨质改变等。鞍区 MRI 适应证包括垂体微腺瘤和垂体大腺瘤,鞍区肿瘤及感染性疾病、血管性病变、骨源性疾病,外伤等。如疑有垂体微腺瘤须做动态增强。

【实验目的】

1. 掌握垂体的解剖及构成。

2. 掌握鞍区 MRI 的扫描方法。

3. 熟悉鞍区的解剖及常见疾病。

4. 熟悉鞍区及鞍旁病变的鉴别诊断。

【实验要求】

1. 掌握鞍区 MRI 的扫描方法。

2. 熟悉鞍区的解剖、垂体的解剖及构成。

3. 能根据申请单的信息及临床要求制订合适的检查方案。

4. 能进行鞍区动态增强 MRI。

【实验器材】

1. 磁共振成像扫描仪。

2. 头部多通道相控阵线圈。

3. 15ml 钆对比剂 1 瓶。

4. 双筒高压注射器及相应消毒物品。

5. 干式激光胶片打印机。

6. 激光胶片。

7. 磁共振专用抢救车。

【实验注意事项】

1. 严格遵守 MRI 设备操作流程。

2. 确认进入磁体间人员无磁共振成像检查禁忌证。

3. 做好受检者检查前准备,并与其充分沟通取得配合。

4. 增强 MRI 检查需要进行钆对比剂使用的安全性评估。

【实验方法及步骤】

1. 适应证 垂体微腺瘤和垂体大腺瘤、鞍区肿瘤及感染性疾病、血管性病变、骨源性疾病、外伤等。

2. 检查前准备

（1）认真阅读 MRI 检查申请单，了解病情，明确检查目的和要求。对检查目的、要求不清的申请单，应与临床申请医师核准确认。

（2）确认受检者没有 MRI 禁忌证，并嘱受检者认真阅读检查注意事项，按要求准备。

（3）进入扫描室前，嘱受检者及陪同家属去除随身携带的金属物品并妥善保管。

（4）向受检者详细介绍 MRI 检查过程，消除恐惧心理，争取其合作。

（5）增强 MRI 检查需要进行钆对比剂使用的安全性评估，包括不良反应的观察、肾功能的评估等，并预埋留置针。

3. 登记 仔细核对受检者信息与申请单信息是否一致，在操作界面输入受检者信息（包括姓名、性别、检查号、检查部位等）。

4. 线圈选择及体位设计 选择头部多通道相控阵线圈。受检者取仰卧位，头先进，头置于线圈头架中，取标准头颅正位，下颌内收，定位十字线对准眉间，并与线圈中心重合，特殊受检者的扫描体位应矫正。

5. 检查方法

（1）平扫：鞍区 MRI 采用小视野、薄层扫描，以矢状面 T_1WI、冠状面 T_1WI 及 T_2WI 为主，矢状面与冠状面均垂直于鞍底。

（2）增强扫描：1cm 以上的垂体病变或鞍区病变进行普通增强扫描，增强层面与平扫保持一致，必要时增加横断面扫描。垂体微腺瘤以及小于 1cm 的垂体瘤常进行动态增强扫描，即多时相采集，冠状面或矢状面 T_1WI-fs 序列快速动态连续成像 6~10 个时相，单次采集时间 30s 以内。因 MRI 设备性能不同，在保证图像信噪比高的前提下时间越短，时间分辨率越高，动态效果越好。蒙片采集后，静脉团注钆对比剂（如 Gd-DTPA），剂量为 0.05mmol/kg 体重，注射速率 1.2~1.5ml/s，同步启动增强扫描，连续采集全部时相。

（3）鞍区 MR 成像参数见表 11-3。

表 11-3 鞍区 MR 成像参数

脉冲序列	TR/ms	FA	TE/ms	ETL	矩阵	FOV/cm	层厚/间隔（mm）	NEX
FSE-T_1WI	300~600	90°	15~20	4	288×224	18~20	（2~3）/0.3	4
FSE-T_2WI	≥2500	90°	90~120	10~20	256×224	18~20	（2~5）/0.3	2~4
Dyn*	200~300	90°	6~10	4	224×224	18~20	（2~3）/0.3	2

注：*Dyn（Dynamic）即动态扫描。

6. 结束检查 所有序列完成后，确认 MR 图像符合诊断要求后，结束当前检查。然后进磁体间，帮助受检者离开检查床并安全撤离磁体室，关上磁体间屏蔽门。

7. 图像打印 调节合适的窗宽、窗位，适当放大或缩小图像，使图像位于窗格中间位置，根据图像总数计算窗格（行 × 列），先将定位像输入打印窗格，然后依次输入平扫图像、增强图像。

【实验总结】

1. 鞍区 MRI 扫描适用于鞍区占位病变的扫描(图 11-4)。

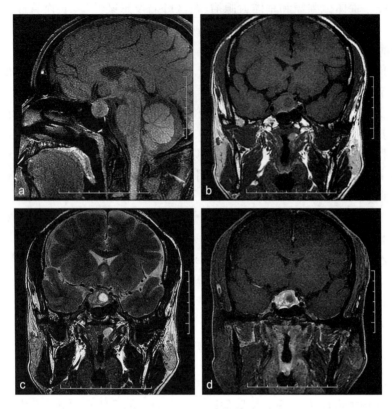

图 11-4　垂体瘤 MRI

a. 矢状面 T_1WI；b. 冠状面 T_1WI；c. 冠状面 T_2WI；d. 增强冠状面 T_1WI。

2. 正确体位和正确基线的选择有利于病变的最佳显示。

3. 动态增强 MRI 检查能提高微腺瘤的检出率。

【实验思考】

1. 鞍区 MRI 扫描的常用序列。

2. 简述动态 MRI 增强扫描在垂体微腺瘤检查中的意义。

实验四　脑桥小脑角区 MRI 检查技术

【临床概述】

　　脑桥小脑角区实际上是一锥形立体三角区,位于颅后窝的前外侧。由前内侧的脑桥外缘、前外侧的颞骨岩部内缘及后下方的小脑半球前外侧缘构成一个锥形狭小的空间,此区的重要性在于集中了听神经、面神经、三叉神经及岩静脉、小脑前上动脉等。此区若出现听神经瘤或脑膜瘤等,便会逐渐损害上述组织而产生桥小脑角区综合征。桥小脑角区综合征表现为:①患侧耳鸣,听力减退,呈感音神经性聋;②同侧三叉神经分布区内感觉减退、角膜反射减退或消失;③同侧周围性面瘫伴舌部麻木,有时味觉减退;④后期因舌咽神经(Ⅸ)、迷走神经(Ⅹ)、副神经(Ⅺ)麻痹引起吞咽困难,饮水呛咳;⑤颅内压增高表现;⑥同侧小脑受损症状,如步态蹒跚、共济失调、眼球震颤等。脑桥小脑角区 MRI 适应证包括:脑桥小脑角区病变,面、听神经颅内段病变,内耳道病变,颞骨岩部病变等。

【实验目的】

1. 掌握脑桥小脑角区 MRI 扫描的适应证。

2. 掌握脑桥小脑角区 MRI 扫描的注意事项。

3. 掌握脑桥小脑角区 MRI 扫描成像平面、序列选择及成像参数。

4. 熟悉脑桥小脑角区的大致解剖及常见疾病。

【实验要求】

1. 熟悉脑桥小脑角区的大致解剖。

2. 根据申请单信息及病变情况,选择合理的扫描方案。

3. 获得符合诊断要求的高质量 MR 图像。

【实验器材】

1. 磁共振成像扫描仪。

2. 头部多通道相控阵线圈。

3. 15ml 钆对比剂 1 瓶。

4. 双筒高压注射器及相应消毒物品。

5. 干式激光胶片打印机。

6. 激光胶片。

7. 磁共振专用抢救车。

【实验注意事项】

1. 严格遵守 MRI 设备操作流程。

2. 确认进入磁体间人员无磁共振成像检查禁忌证。

3. 做好受检者检查前准备,并与其充分沟通取得配合。

4. 增强 MRI 检查需要进行钆对比剂使用的安全性评估。

【实验方法及步骤】

1. 适应证 脑桥小脑角区病变,面、听神经颅内段病变,内耳道病变,颞骨岩部病变等。

2. 检查前准备

(1)认真阅读 MRI 检查申请单,了解病情,明确检查目的和要求。对检查目的、要求不清的申请单,应与临床申请医师核准确认。

(2)确认受检者没有 MRI 禁忌证,并嘱受检者认真阅读检查注意事项,按要求准备。

(3)进入扫描室前,嘱受检者及陪同家属除去随身携带的金属物品并妥善保管。

(4)向受检者详细介绍 MRI 检查过程,消除恐惧心理,争取其检查时的合作。

(5)MRI 增强检查需要进行钆对比剂使用的安全性评估,包括不良反应的观察、肾功能的评估等,并预埋留置针。

3. 登记 仔细核对受检者信息与申请单信息是否一致,在操作界面输入受检者信息(包括姓名、性别、检查号、检查部位等)。

4. 线圈选择及体位设计 选择头部多通道相控阵线圈。受检者取仰卧位,头先进,头置于线圈头架中,取标准头颅正位,下颌内收,定位十字线对准眉间,并与线圈中心重合,特殊受检者的扫描体位须矫正。

5. 检查方法

(1)常规平扫采用薄层横断面 T_2WI、T_1WI 序列及矢状面、冠状面 T_1WI/T_2WI 序列扫描。必要时（如胆脂瘤）添加脂肪抑制技术。需要观察神经与血管毗邻关系者，采用横断面3D-TOF-MRA、三维稳态采集快速成像（3D-FIESTA/3D-True-FISP/3D-Balance-FFE）序列成像。观察内耳道病变，采用 3D-T$_2$WI 水成像序列成像。

（2）增强 MRI 扫描按常规剂量（0.1mmol/kg 体重）静脉注射（注射速率 1.5~2.0ml/s）钆对比剂（如 Gd-DTPA）后，进行横断面、矢状面、冠状面 T$_1$WI-fs 序列扫描。其中，至少一个序列增强前后成像参数完全一致。

（3）脑桥小脑角区 MR 成像参数见表 11-4。

表 11-4　脑桥小脑角区 MR 成像参数

脉冲序列	TR/ms	FA	TE/ms	ETL	矩阵	FOV/cm	层厚/间隔（mm）	NEX
FSE-T$_1$WI	300~600	90°	10~20	2~4	256×256	18~22	3/（0~0.5）	2~4
FSE-T$_2$WI	≥2 500	90°	90~120	15~20	256×224	18~22	2/（0~0.5）	2
3D-TOF-MRA	20~30	15°	最短		320×224	18~20	（0.8~1.2）/0	2
3D-FIESTA	4~6	60°	1~3		512×512	16	（0.6~1.0）/0	4

6. 结束检查　所有序列完成后，确认 MR 图像符合诊断要求后，结束当前检查。进磁体间，帮助受检者离开检查床并安全撤离磁体室，关上磁体间屏蔽门。

7. 图像后处理　3D-TOF-MRA 序列原始图像可进行血管与神经后处理，观察血管与神经的关系；3D-T$_2$WI 水成像序列原始图像可进行内耳膜迷路水成像 MIP，观察半规管及耳蜗形态。

8. 图像打印　调节合适的窗宽、窗位，适当放大或缩小图像，使图像位于窗格中间位置，根据图像总数计算窗格（行 × 列），先将定位像输入打印窗格，然后依次输入平扫图像、增强图像和/或后处理图像。

【实验总结】

1. MRI 能显示出脑桥小脑角区肿瘤本身特征及其与邻近结构的关系，在该区肿瘤的诊断和鉴别诊断中有较高的实用价值，术前定性诊断率较高，是脑桥小脑角区肿瘤诊断的首选方法（图 11-5）。

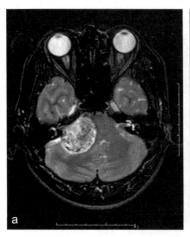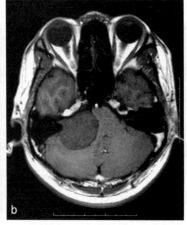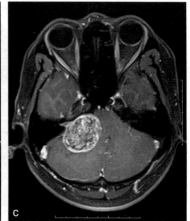

图 11-5　听神经瘤 MRI

a. 横断面脂肪抑制 T$_2$WI；b. 横断面 T$_1$WI；c. 横断面增强 T$_1$WI。

2. 脑桥小脑角区薄层 MRI 扫描有助于观察脑桥小脑角区脑神经与周围的关系。

3. MRI 在耳部疾病的诊断中具有重要的价值。

【实验思考】

1. 脑桥小脑角区 MRI 扫描的常用序列有哪些?

2. 如何根据病变选择合适成像序列?

实验五 MR 脑弥散加权成像检查技术

【临床概述】

弥散加权成像(diffusion weighted imaging,DWI)是通过施加两个及以上不同弥散敏感梯度(b 值),反映水分子弥散运动能力的磁共振成像方法,其只在 x、y、z 轴三个方向上施加扩散敏感梯度脉冲,通过单指数模型计算出扩散敏感梯度方向上水分子的表观扩散系数(ADC)。弥散张量成像(diffusion tensor imaging,DTI)是通过在 6 个及以上方向上施加弥散敏感梯度,以及采集 1 个不施加弥散敏感梯度(即 b 值为 0)的图像,定量地评价脑白质的各向异性。DWI 对早期、超早期脑梗死的诊断,脑肿瘤恶性级别的评估,脑转移瘤的鉴别诊断等具有非常重要的临床意义。DTI 对判断大脑发育不良、衰老、脑肿瘤、脑栓塞、脑白质变性等受检者的白质纤维束损伤情况有较大优势,对评估精神分裂症、慢性酒精中毒、弥漫性轴索损伤等也有一定价值。

【实验目的】

1. 掌握脑 MR 弥散加权成像的适应证和禁忌证。

2. 掌握脑 MR 弥散加权的扫描方法,两种成像方式的异同。

【实验要求】

1. 掌握 DWI 的适应证、扫描方法。

2. 掌握 DTI 的适应证、扫描方法和后处理方法。

3. 获得符合诊断要求的高质量 MR 图像。

【实验器材】

1. 磁共振成像扫描仪及后处理工作站。

2. 头部多通道相控阵线圈。

3. 干式激光胶片打印机。

4. 激光胶片。

5. 彩色打印机及相应彩打胶片。

【实验注意事项】

1. 严格遵守 MRI 设备操作流程。

2. 确认进入磁体间人员无磁共振成像检查禁忌证。

3. 做好受检者检查前准备,并与其充分沟通取得配合。

4. DWI 扫描时,相位编码取前-后方向以便最大限度减少磁敏感伪影。

5. DTI 扫描时,施加的弥散敏感梯度方向越多,扫描时间越长。

【实验方法及步骤】

1. 适应证 脑 DWI 对早期、超早期脑梗死的诊断,脑肿瘤恶性级别的评估,脑转移瘤的鉴别诊断等具有非常重要的临床意义。

2. 检查前准备

(1)认真阅读 MRI 检查申请单,了解病情,明确检查目的和要求。对检查目的、要求不清的申请单,应与临床申请医师核准确认。

（2）确认受检者没有禁忌证,并嘱受检者认真阅读检查注意事项,按要求准备。凡体内装有磁性金属置入物者,应严禁 MRI 检查。

（3）进入扫描室前,嘱受检者及陪同家属去除随身携带的金属物品并妥善保管。

（4）向受检者详细介绍检查过程,消除恐惧心理,争取其检查时的合作。

3. 登记 仔细核对受检者信息与申请单信息是否一致,在操作界面输入受检者信息(包括姓名、性别、检查号、检查部位等)。

4. 线圈选择及体位设计 选择头部多通道相控阵线圈。受检者取仰卧位,头先进,头置于线圈头架中,取标准头颅正位,下颌内收,定位十字线对准眉间,并与线圈中心重合,特殊受检者的扫描体位须矫正。

5. 检查方法

（1）DWI:采用 EPI-DWI 序列,选择 2 个弥散敏感梯度(b 值)脉冲,通常为 0 和 1 000s/mm²。

（2）DTI:采用 EPI-DTI 序列、3D-T_1WI 序列,3D-T_1WI 主要用于与 DTI 图作解剖影像融合。选择 2 个 b 值,通常为 0 和 1 000~1 500s/mm²,设置 6 个及以上弥散加权梯度方向(最多可达 128 个方向)。

（3）MR 脑弥散加权成像参数见表 11-5。

表 11-5　MR 脑弥散加权成像参数

脉冲序列	TR/ms	FA	TE/ms	b 值/(s/mm^2)	矩阵	FOV/cm	层厚/间隔(mm)	NEX
DWI	≥4 800	90°	80~90	0,1 000	128×128	20~25	(4~5)/1	2~6
DTI*	≥8 000	90°	80~90	0,1 000~1 500	128×128	20~25	(4~5)/0	2~6
3D T_1WI	5~10	15°	2.1~4.5		256×256	20~25	1.0/0	1

注:* 弥散敏感梯度施加方向一般选择 13~25 个。

6. 结束检查 所有序列完成,确认 MR 图像符合诊断要求后,结束当前检查。进磁体间,帮助受检者离开检查床并安全撤离磁体室,关上磁体间屏蔽门。

7. 图像后处理

（1）DWI:2 组 b 值的原始图像经 DWI 后处理软件处理,可生成 ADC 图像(图 11-6)。

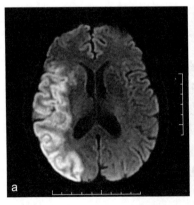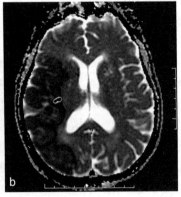

图 11-6　急性脑梗死
a. DWI;b. ADC。

（2）DTI：利用 DTI 后处理软件，将 3D-T_1WI 图像与 DTI 图像融合。在 DTI 图像上获取多个量化指标，如平均扩散系数（average diffusion coefficient，ADC）、部分各向异性（fractional anisotropy，FA）、相对各向异性（relative anistropy，RA）和容积比（volume ratio，VR）等，亦可获得 DTI 的彩色弥散张量图、白质纤维束示踪像。

8. 图像打印　调节合适的窗宽、窗位，适当放大或缩小图像，使图像位于窗格中间位置，根据图像总数计算窗格（行 × 列），然后依次输入 DWI 与 ADC 图，DTI 的彩色弥散张量图、白质纤维束示踪像适用彩色打印。

【实验总结】

1. 弥散加权成像是显示组织微观物理特性真正的定量方法。DWI 和 DTI 在中枢神经系统中有广泛应用。

2. 在缺血性疾病的早期诊断中，DWI 有非常大的价值。DWI 能在脑梗死发生后 0.5~4h 内发现病灶，远远早于 T_2WI 等常规序列。

3. DWI 可用于判断临床预后，明显的弥散下降预示着缺血发展为不可逆梗死的危险性增加。

4. DTI 是目前唯一一种可以无创跟踪脑内白质纤维，并反映其解剖连通性的有效方法。

【实验思考】

1. b 值的概念及其意义。

2. DWI 的适应证及优势。

3. DTI 的临床意义。

实验六　MR 脑灌注加权成像检查技术

【临床概述】

灌注加权成像（perfusion weighted imaging，PWI）通过测量一些血流动力学参数，来无创地评价组织的血流灌注情况。目前临床上最常用于脑部。PWI 分两大类，一类是依赖于外源性示踪剂的动态磁敏感对比（dynamic susceptibility contrast，DSC）成像，一类是内源性示踪剂即动脉自旋标记（arterial spin labeling，ASL）成像。DSC 适用于观察颅脑血管微循环的血流灌注情况，如脑梗死、脑出血、脑肿瘤等。3D-ASL 已被广泛应用于临床，如：脑血管疾病（脑缺血、脑梗死、脑出血、脑血管畸形、儿童甚至胎儿的脑血管疾病），脑肿瘤及肿瘤恶性分级，感染或炎症性疾病、癫痫等的研究。

【实验目的】

1. 掌握颅脑 MR 灌注加权成像的适应证。

2. 掌握颅脑 MR 灌注加权成像的扫描方法。

3. 掌握颅脑 MR 灌注加权成像的后处理。

【实验要求】

1. 能用两种不同的方法进行 MR 脑灌注扫描。

2. 用后处理软件进行图像后处理。

3. 获得符合诊断要求的高质量 MR 图像。

【实验器材】

1. 磁共振成像扫描仪及后处理工作站。

2. 头部多通道相控阵线圈。

3. 15ml 钆对比剂 2 瓶。

4. 双筒高压注射器及消毒物品。

5. 磁共振成像专用抢救车。

6. 彩色打印机及相应彩打胶片。

【实验注意事项】

1. 严格遵守 MRI 设备操作流程。

2. 确认进入磁体间人员无磁共振成像检查禁忌证。

3. 做好受检者检查前准备,并与其充分沟通取得配合。

4. 增强 MRI 检查需要进行钆对比剂使用的安全性评估。

【实验方法及步骤】

1. 适应证 DSC 利用外源性示踪剂(钆对比剂)的动态磁敏感效应进行成像,适用于观察颅脑血管微循环的血流灌注情况,如脑梗死、脑出血、脑肿瘤等。

2. 检查前准备

(1)认真阅读 MRI 检查申请单,了解病情,明确检查目的和要求。对检查目的、要求不清的申请单,应与临床申请医师核准确认。

(2)确认受检者没有禁忌证,并嘱受检者认真阅读检查注意事项,按要求准备。

(3)进入扫描室前,嘱受检者及陪同家属去除随身携带的金属物品并妥善保管。

(4)向受检者详细介绍检查过程,消除恐惧心理,争取检查时的合作。

(5)进行钆对比剂使用的安全性评估,包括不良反应的观察、肾功能的评估等,并预埋留置针。

3. 登记 仔细核对受检者信息与申请单信息是否一致,在操作界面输入受检者信息(包括姓名、性别、检查号、检查部位等)。

4. 线圈选择及体位设计 选择头部多通道相控阵线圈。受检者取仰卧位,头先进,头置于线圈头架中,取标准头颅正位,下颌内收,定位十字线对准眉间并与线圈中心重合,特殊受检者的扫描体位须矫正。

5. 检查方法

(1)DSC:采用 GRE-EPI-T$_2^*$WI 序列。在启动 2~3 期扫描后,快速静脉团注对比剂,对比剂剂量为 0.1mmol/kg 体重,注射速度 3~8ml/s,注射完对比剂后随即等速注射 15~20ml 生理盐水。

(2)3D-ASL:对流入动脉血进行连续式反转动脉自旋标记,基于三维全脑激励快速自旋回波序列采集,图像伪影小。在三维全脑定位后,先行非标记成像,再采集标记图像,最后将两组图像进行减影,则得到血流灌注图像。3D-ASL 序列中,随着标记延时时间(post label delay,PLD)延长,图像 SNR 会下降。脑血流速度快,选用 PLD 时间为 1.0~1.5s;脑血流速度慢,延长 PLD 时间,选用 1.5~2.5s。

(3)MR 脑灌注加权成像参数见表 11-6。

表 11-6 MR 脑灌注加权成像参数

脉冲序列	TR/ms	FA	PLD/ms	TE/ms	矩阵	FOV/cm	层厚/间隔(mm)	NEX
DSC-MRI[1]	1 500~2 000	90°		30	128×128	22~24	(3~6)/1	1
3D-ASL[2]	2 500~4 000	180°	1 500~2 500	10~20	64×64	22~24	(3~6)/0	3

注:①设定扫描时相为 40;②螺旋状 k 空间填充。

6. 结束检查 所有序列完成,确认 MR 图像符合诊断要求后,结束当前检查。进磁体间,帮助受检者离开检查床并安全撤离磁体室,关上磁体间屏蔽门。

7. 图像后处理

(1) DSC:在工作站用信号强度-时间变化曲线分析软件,分析血流灌注过程,并计算 T_2^* 图像信号变化率,根据 T_2^* 变化率计算出局部脑血容量(regional cerebral blood volume,rCBV)、平均通过时间(mean transit time,MTT)、局部脑血流量(regional cerebral blood flow,rCBF)和达峰时间(time to peak,TTP)等参数。选取合适的感兴趣区以获取相应的数据(见文末彩图 11-7)。

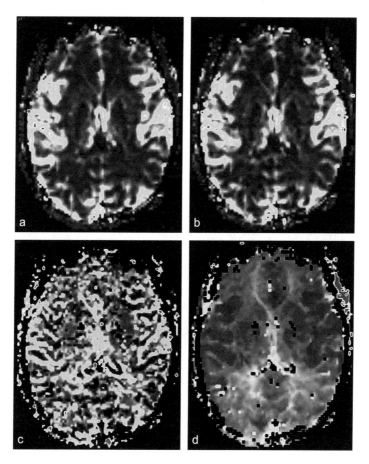

图 11-7 头颅 DSC-MRI
a. rCBF;b. rCBV;c. MTT;d. TTP。

(2) 3D-ASL:用 3D-ASL 后处理软件获取脑血流量 CBF 参数。

8. 图像打印 适当放大或缩小图像,使图像位于窗格中间位置,根据图像总数计算窗格(行 × 列),然后依次输入后处理图像,传送至彩色打印机打印。

【实验总结】

1. PWI 能快速、准确显示脑血管病患者脑微循环情况,能明确脑梗死区域微循环情况及责任血管,指导临床治疗、检测疗效。

2. PWI 与 DWI 的不匹配区域在某种程度上可作为诊断缺血半暗带存在的"金标准"。

3. PWI 能在神经系统的肿瘤及肿瘤性疾病的诊断中提供重要信息,如囊肿、脓肿及囊性转移瘤等病灶的鉴别诊断。淋巴瘤在 PWI 上呈低灌注改变,具有一定的特异性。

4. PWI 获取的参数值不仅与团注对比剂剂量、注射速度及其磁化率有关,还与个体的其他血流动力学参数有关。

【实验思考】

1. PWI 分为哪两大类?

2. 简述 PWI 的临床意义。

实验七　MR 脑活动功能扫描技术

【临床概述】

功能 MR 成像(function MRI,fMRI),广义上包括脑弥散加权成像、灌注加权成像、血氧水平依赖(blood oxygen level dependent,BOLD)测定,以及磁共振波谱(magnetic resonance spectroscopy,MRS),狭义上的 fMRI 指 BOLD-fMRI。BOLD-fMRI 主要用于功能皮层中枢的定位,包括视觉、运动、听觉、感觉、语言等皮层中枢的定位研究。这对于指导临床外科手术定位,以及术后随访评估预后具有重要的参考意义,目前已扩展至类似于记忆等认知功能的研究领域。fMRI 还应用于化学刺激研究以及癫痫的评价等。

【实验目的】

1. 掌握 BOLD 测定的适应证。

2. 掌握 BOLD 扫描前的特殊准备。

3. 熟悉 BOLD 扫描的原理和临床意义

4. 掌握 BOLD 的扫描方法及其后处理。

【实验要求】

1. 做好 BOLD 测定的检查前准备。

2. 掌握 BOLD 扫描的检查流程。

3. 获得满足诊断要求的高质量 BOLD 图像。

4. 能进行 BOLD 测定的图像后处理。

【实验器材】

1. 磁共振成像扫描仪。

2. 头部多通道相控阵线圈。

3. 刺激物。

4. 彩色打印机及相应彩打胶片。

【实验注意事项】

1. 严格遵守 MRI 设备操作流程。

2. 确认进入磁体间人员无磁共振成像检查禁忌证。

3. 做好受检者检查前准备,并与其充分沟通取得配合,使受检者熟悉刺激或任务过程,能正确完成设计的任务。

【实验方法及步骤】

1. 适应证　BOLD-fMRI 主要用于功能皮层中枢的定位,包括视觉、运动、听觉、感觉、语言等皮层中枢的定位研究,这对于指导临床外科手术定位,以及术后随访评估预后具有重要的参考意义;fMRI 的应用目前已扩展至类似于记忆等认知功能的研究领域;fMRI 还应用于化学刺激研究以及癫痫的评价等。

2. 检查前准备

（1）认真阅读 MRI 检查申请单,了解病情,明确检查目的和要求。对检查目的、要求不清的申请单,应与临床申请医师核准确认。

（2）确认受检者没有禁忌证,并嘱受检者认真阅读检查注意事项,按要求准备。

（3）进入扫描室前,嘱受检者及陪同家属去除随身携带的金属物品并妥善保管。

（4）向受检者详细介绍检查过程,消除恐惧心理,争取检查时的合作。

（5）与受检者充分沟通,使其熟悉刺激或任务过程,能正确完成设计的任务。

3. 登记　仔细核对受检者信息与申请单信息是否一致,在操作界面输入受检者信息(包括姓名、性别、检查号、检查部位等)。

4. 线圈选择及体位设计　选择头部多通道相控阵线圈。受检者取仰卧位,头先进,头置于线圈头架中,取标准头颅正位,下颌内收,定位十字线对准眉间,并与线圈中心重合,特殊受检者的扫描体位须矫正。

5. 检查方法

（1）确定扫描序列:采用标准横断面 GRE-EPI-T_2^*WI 序列进行 BOLD 成像;横断面 3D T_1WI 序列成像用于后处理时与脑功能图像融合。

（2）制订刺激方案:刺激如声、光、电、针刺等;任务如运动、阅读、计算、记忆、判断等。

（3）解剖像采集。

（4）BOLD 像扫描,数据获取:刺激/任务与成像同步进行。

（5）数据处理和激活区显示。

（6）脑 BOLD 成像参数见表 11-7。

表 11-7　脑 BOLD 成像参数

脉冲序列	TR/ms	FA	TE/ms	矩阵	FOV/cm	层厚/间隔（mm）	NEX
BOLD	3 000	90°	30~40	64×64	20~25	（5~6）/0.5	1~2
3D T_1WI	5~10	15°	2.1~4.5	256×224	20~25	1/0	1

6. 结束检查　所有序列完成,确认 MR 图像符合诊断要求后,结束当前检查。进磁体间,帮助受检者离开检查床并安全撤离磁体室,关上磁体间屏蔽门。

7. 图像后处理　采用 BOLD 后处理软件进行后处理(见文末彩图 11-8)。

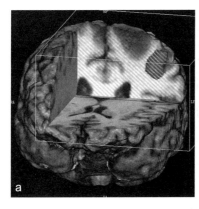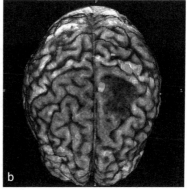

图 11-8　脑运动皮质脑功能图

8. 图像打印 适当放大或缩小图像,使图像位于窗格中间位置,根据图像总数计算窗格(行 × 列),然后依次输入后处理图像,传送至彩色打印机打印。

【实验总结】

1. BOLD 可以对脑功能激活区进行准确定位,对于指导临床外科手术定位及术后随访评估预后具有重要的参考意义。

2. BOLD 扫描前与受检者良好沟通,取得配合是获得高质量图像的重要保证。

【实验思考】

1. BOLD 成像扫描前需要做什么准备?

2. 简述 BOLD 扫描的大致步骤。

实验八 MR 脑波谱扫描技术

【临床概述】

磁共振波谱(magnetic resonance spectroscopy,MRS)是目前唯一能无创性观察活体组织代谢及生化变化的成像技术。目前应用于临床的 MRS 主要是 ^1H、^{31}P 的波谱,一般用于:①脑肿瘤的诊断和鉴别诊断;②代谢性疾病的脑改变;③脑肿瘤治疗后复发与肉芽组织的鉴别;④脑缺血疾病的诊断和鉴别诊断;⑤前列腺癌的诊断和鉴别诊断;⑥弥漫性肝病;⑦肾脏功能分析和肾移植排斥反应等。脑 ^1H-MRS 分析的主要代谢产物有:①N- 乙酰天冬氨酸(NAA),主要位于 2.02ppm(化学位移位置;注:在 MRI 设备中,磁场均匀性是以主磁场的 10^{-6} 作为一个偏差单位来定量表示的,这种偏差单位习惯上被称为 ppm),主要存在于神经元及其轴突,可作为神经元的内标物,其含量可反映神经元的功能状态,含量降低表示神经元受损。②肌酸(Cr),主要位于 3.05ppm,是能量代谢产物,在脑组织中其浓度相对稳定,一般作为脑组织 ^1H-MRS 的内参物,常用其他代谢产物与 Cr 的比值,反映其他代谢产物的变化。③胆碱(Cho),主要位于 3.20ppm,主要存在于细胞膜,其含量变化反映细胞膜代谢变化,在细胞膜降解或合成旺盛时其含量增加。脑肿瘤常有 Cho 升高和 NAA 降低,因此 Cho/NAA 升高,恶性肿瘤更为明显;多发性硬化等脱髓鞘病变如 Cho 升高,往往提示病变处于活动期。④乳酸(Lac),位于 1.33~1.35ppm,为糖酵解的终产物,一般情况下 ^1H-MRS 无明显的 Lac 峰,但在脑缺血或恶性肿瘤时,糖无氧酵解过程加强,Lac 含量增高。⑤脂质(Lip),位于 0.9~1.3ppm,正常脑组织中不可见,细胞膜崩解时脂质形成,其出现可能早于组织学所能观察到的坏死,升高见于高级别的肿瘤、脓肿、急性炎症和急性脑卒中等。

【实验目的】

1. 掌握脑 MRS 检查的适应证。

2. 掌握 MRS 的定位方法及后处理。

3. 熟悉脑 MRS 的谱线各波峰的意义。

【实验要求】

1. 熟悉脑正常组织的 MRS 波谱形态。

2. 能根据受检者情况,合理选择感兴趣区的位置。

3. 获得符合诊断要求的高质量波谱图像。

【实验器材】

1. 磁共振成像扫描仪

2. 头部多通道相控阵线圈

3. 干式激光胶片打印机

4. 激光胶片

【实验注意事项】

1. 严格遵守 MRI 设备操作流程。

2. 确认进入磁体间人员无磁共振成像检查禁忌证。

3. 做好受检者检查前准备,并与其充分沟通取得配合。

【实验方法及步骤】

1. 适应证　　主要用于评价脑发育成熟程度、脑肿瘤代谢、感染性病变、脱髓鞘病变、缺血性病变等。

2. 检查前准备

(1)认真阅读 MRI 检查申请单,了解病情,明确检查目的和要求。对检查目的、要求不清的申请单,应与临床申请医师核准确认。

(2)确认受检者没有禁忌证,并嘱受检者认真阅读检查注意事项,按要求准备。

(3)进入扫描室前,嘱受检者及陪同家属去除随身携带的金属物品(如手机、手表、刀具、硬币、钥匙、发卡、别针、磁卡、推床、轮椅等)并妥善保管。

(4)向受检者详细介绍检查过程,消除恐惧心理,争取检查时的合作。

3. 登记　　仔细核对受检者信息与申请单信息是否一致,在操作界面输入受检者信息(包括姓名、性别、检查号、检查部位等)。

4. 线圈选择及体位设计　　选择头部多通道相控阵线圈。受检者取仰卧位,头先进,头置于线圈头架中,取标准头颅正位,下颌内收,定位十字线对准眉间,并与线圈中心重合,特殊受检者的扫描体位须矫正。

5. 检查方法

(1)选择序列:根据需要选择点分辨波谱成像(point resolved spectroscopy,PRESS)或激励回波采集模式(stimulated echo acquisition mode,STEAM)成像。

(2)感兴趣区选择:感兴趣区大小直接影响波谱曲线的准确性,过小信号相对较低,过大信号容易受周围组织干扰,产生部分容积效应。感兴趣区大小应依据病灶的大小决定,通常单体素大小约 15~20mm。一般在横断面、矢状面及冠状面 T_2WI 上进行 MRS 定位,也可以在增强横断面、矢状面及冠状面 T_1WI 上进行 MRS 定位。

(3)自动预扫描后,出现波谱预扫描结果,波谱预扫描结果直接影响谱线质量。一般要求:①单体素波谱预扫描水峰半高线宽(LnWidth)<7;②二维多体素波谱预扫描水峰半高线宽(LnWidth)<10;③三维多体素波谱预扫描水峰半高线宽(LnWidth)<15。

(4)MRS 需要自动水抑制优化,以改善波谱扫描水抑制的效果。但使用多通道线圈时,建议关闭该技术。

(5)资料采集和后处理:原始资料采集后,所有资料用工作站的 MRS 专用软件处理。

(6)脑 MRS 成像参数见表 11-8。

表 11-8　脑 MRS 成像参数

脉冲序列	TR/ms	FA	TI/ms	TE/ms	ETL	矩阵	FOV/cm	层厚/间隔(mm)	NEX
T_1-FLAIR	1 500~2 000	180°	720~860	10~20	6~8	256×224	20~25	(5~6)/0	2
PRESS	1 000	90°		35,144,288		18×18	20~25	10/0	128
STEAM	1 500	90°		30~35			20~25	20/0	128

6. 技术要点

（1）由于磁共振波谱技术是场强依赖性技术，最好选用 1.5T 及以上场强的磁共振成像仪。

（2）感兴趣区定位应注意避开血管、脑脊液、空气、脂肪、坏死区、金属、钙化区和骨骼。当受检者病变为囊性病变时，若考虑为囊性肿瘤，感兴趣区需选择在肿瘤边缘区域；而对于怀疑是脑脓肿的囊性病变，则感兴趣区要放在液性区域。

（3）病灶区和对侧非病变区应对称采集，便于对比。

（4）因为乳酸峰与脂质峰化学位移区域接近，当 TE 35ms/288ms 时，若 1.3ppm 显示正向双峰，则需加做 TE 144ms（此时乳酸峰倒置），鉴别乳酸峰和脂质峰。

7. 结束检查　所有序列完成，检查波谱图像符合诊断要求后，结束当前检查。进磁体间，帮助受检者离开检查床并安全撤离磁体室，关上磁体间屏蔽门。

8. 波谱后处理　获得波谱信息后主要进行：①选择感兴趣波段；②过滤杂波；③基线、相位校正；④测量各代谢物的峰下面积，进行分析评价（图 11-9）。

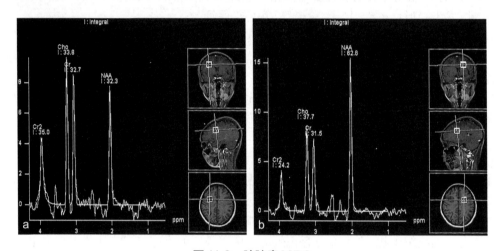

图 11-9　脑肿瘤 MRS
a. 病灶区 MRS 定位图及波谱图；b. 正常区域 MRS 定位图及波谱图。

9. 图像打印　依次输入后处理图像，使图像位于窗格中间位置，根据图像总数计算窗格（行 × 列），传送至激光打印机打印。

【实验总结】

1. 必要的硬件和软件是获得好的 MRS 的基础，包括均匀的静磁场、稳定的射频脉冲及后处理软件。

2. 序列、方法、参数和感兴趣区位置的合理选择，是波谱检查成功的保证。

【实验思考】

1. 脑 MRS 的谱线各波峰代表何种物质，分别又代表什么意义？

2. 简述 MRS 感兴趣区选择的注意事项。

3. 乳酸峰与脂质峰化学位移位置接近，如何鉴别？

（周学军　徐绍忠）

第二节 五官及颈部 MRI 检查技术

实验一 眼部 MRI 普通检查技术

【临床概述】

眼部包括眼眶及其内容物,内容物为视器,视器由眼球及眼副器两部分组成。眼球位于眼眶的前部,借筋膜与眶壁相连,并有眶脂体垫衬。眼球前面有眼睑保护,后面有视神经连于间脑,周围附有泪器、眼球外肌等眼副器。MRI 具有软组织分辨率高、无电离辐射、无骨性伪影、病变具有特征性表现等优势,是比较常用的眼部疾病检查方法,适用于眼眶壁及其周围组织,包括眼球、视神经、视网膜及眶内组织的检查,病变主要包括占位性病变、外伤、炎症等。

【实验目的】

1. 掌握眼部 MRI 检查的适应证和禁忌证。

2. 熟悉眼部 MRI 检查前准备。

3. 掌握眼部 MRI 线圈选择、定位方法、扫描方法及步骤。

4. 熟悉眼部的影像解剖。

【实验要求】

1. 熟悉磁共振成像设备的工作流程及操作界面。

2. 做好眼部 MRI 检查前准备(包括采集临床病史、去除金属物品、准备对比剂、确定注射方式等)。

3. 能根据检查申请单信息和要求,选择合理的扫描方案。

4. 能获得达到诊断目的的高质量 MR 图像。

【实验器材】

1. 磁共振成像扫描仪。

2. 头颅多通道相控阵或表面环形线圈。

3. 15ml 钆对比剂 1 瓶。

4. 10ml 或 20ml 注射器 1 支及相应消毒物品。

5. 干式激光胶片打印机。

6. 激光胶片。

7. 磁共振成像专用抢救车。

【实验注意事项】

1. 严格遵守 MRI 设备操作流程。

2. 确认进入磁体间人员无磁共振成像检查禁忌证。

3. 做好受检者检查前准备,并与其充分沟通取得配合。

4. 增强检查前要进行钆对比剂使用的安全性评估。

【实验方法及步骤】

1. 适应证 适用于眼眶壁及其周围组织,包括眼球、视神经、视网膜等在内的眶内组织的检查,病变主要包括占位性病变、外伤、炎症等。

2. 扫描前准备

(1)认真阅读检查申请单,了解检查目的和要求,对检查目的、要求不清的申请单,应与临床申请医师核准确认。

（2）确认受检者无 MRI 禁忌证。并嘱受检者认真阅读检查注意事项,按要求准备。

（3）向受检者详细介绍 MRI 扫描的目的、意义及全过程,消除受检者疑虑和恐惧。

（4）增强检查前要进行钆对比剂使用的安全性评估,包括不良反应的观察、肾功能的评估等,并预埋留置针。

3. 登记 仔细核对受检者信息与申请单信息是否一致,在操作界面输入受检者信息(包括姓名、性别、检查号、检查部位等)。

4. 线圈选择及体位设计 选择头部多通道相控阵或表面环形线圈,使用环形线圈时应尽量将线圈贴近眼部,但不能使线圈和受检者皮肤直接接触。受检者头先进,取仰卧位,双手自然放置于身体两侧,双眼自然闭合,眼球保持平视前方。成像中心对准鼻根,并与线圈中心重合。

5. 检查方法

（1）平扫:先采用快速成像序列进行三平面定位扫描,后采用横断面 T_2WI-fs、T_1WI 及 T_2WI 序列,冠状面 T_2WI、T_1WI 序列,斜矢状面 T_2WI-fs 序列扫描。横断面定位在矢状面定位像上设置,扫描基线平行于视神经眶内段,在冠状面定位像上成像基线平行于两侧眼球晶状体中点连线,扫描范围包含眼眶上、下壁(图 11-10)。冠状面在横断面定位像上设置,扫描基线平行于两侧眼球晶状体中点连线,在矢状面定位像上则使扫描基线垂直于视神经,调节扫描视野以保证左右眼球对称。斜矢状面扫描以横断面作为定位像,双侧眼球分别进行单独扫描,扫描基线平行于该侧视神经眶内段,扫描范围包括眼眶内、外侧壁。

（2）增强扫描:横断面、冠状面、斜矢状面 T_1WI。必要时,根据具体病变性质及部位,合并采用脂肪抑制技术,以抑制脂肪高信号。增强前后横断面 T_1WI 序列成像参数应保持一致。

（3）对比剂注射方式:采用含钆磁共振对比剂,剂量为 0.1~0.2mmol/kg 体重,采用快速手推法静脉注入,注药时应遵循无菌操作原则。

（4）眼眶 MR 成像参数见表 11-9。

表 11-9 眼眶 MR 成像参数

脉冲序列	TR/ms	TE/ms	FA	层厚/层间距（mm）	ETL	矩阵	FOV/cm	NEX
T_1WI	300~600	10~30	90°	（2~3）/0.5	2~3	320×256	16~20	2~4
T_2WI	≥3 000	80	90°	（2~3）/0.5	16~20	320×256	16~20	2~4

6. 检查结束 所有序列完成,确认 MR 图像符合诊断要求后,结束当前检查。进磁体间,帮助受检者离开检查床并安全撤离磁体室,关上磁体间屏蔽门。

7. 图像打印 扫描结束后,调节合适的窗宽、窗位,适当放大或缩小图像,使图像位于窗格中间位置,根据图像总数计算窗格(行 × 列),先将定位像输入打印窗格,然后依次输入平扫图像、增强图像,传送至激光打印机打印。

【实验总结】

1. 磁共振成像对眼眶壁及其周围组织,包括眼球、视神经、视网膜等在内的眶内组织的病变的检出具有优越性(图 11-11)。

2. 疑为脉络膜黑色素瘤的受检者应在平扫时加扫 T_1WI 压脂序列,而 T_2WI 可以不加扫脂肪抑制序列。

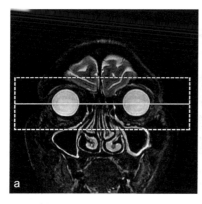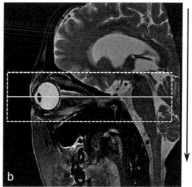

图 11-10　眼眶 MRI 横断面扫描定位

a. 冠状面定位；b. 矢状面定位。

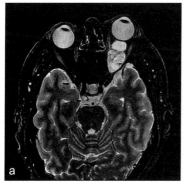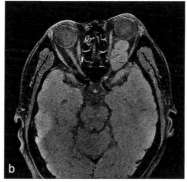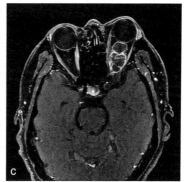

图 11-11　视神经胶质瘤 MR 图像

a. T_2WI；b. T_1WI；c. 增强 T_1WI。

【实验思考】

1. 眼部磁共振成像定位原则及技术要点。

2. 眼部磁共振成像 T_2WI 常规加脂肪抑脂技术，为什么脉络膜黑色素瘤 T_2WI 可以不加脂肪抑制技术，而 T_1WI 加脂肪抑制技术？

实验二　鼻及鼻窦、鼻咽部、颌面部 MRI 检查技术

【临床概述】

　　鼻由外鼻、鼻腔和鼻旁窦组成。鼻旁窦是鼻腔周围骨内的含气空腔，有黏膜覆盖，共有 4 对，即上颌窦、额窦、蝶窦和筛窦。由于鼻腔黏膜与鼻旁窦黏膜连续，故鼻腔炎症常伴发鼻旁窦炎症。鼻咽部是鼻腔向后方的直接延续，上达颅底，下至软腭平面，向前经鼻后孔与鼻腔相通，其上壁后部黏膜有丰富的淋巴组织聚集，称为咽扁桃体。鼻咽部侧壁上有咽鼓管咽口，位于下鼻甲后方约 1cm 处，其前、上、后方的明显隆起称为咽鼓管圆枕，咽鼓管圆枕后方与咽后壁之间有纵行凹陷，称咽隐窝，是鼻咽癌的好发部位之一，其底部恰在破裂孔下方，鼻咽癌癌细胞可经此孔转移至颅腔。颌面部由脂肪、肌肉、血管、淋巴组织、腺体、神经及骨组织等组成，根据其解剖特点和临床应用的需要可分为眶部、颧部、耳部、鼻部、眶下部、唇部、颊部、咬肌部、腮腺部、颏部、颏下部和颌下部。MRI 具有高软组织分辨率及多方位成像等优势，能清晰显示鼻及鼻窦、

鼻咽部、颌面部的正常解剖和病理解剖,已成为鼻及鼻窦、鼻咽部、颌面部病变的首选影像检查方法。

【实验目的】

1. 掌握鼻及鼻窦、鼻咽部、颌面部 MRI 检查适应证和禁忌证。

2. 掌握鼻及鼻窦、鼻咽部、颌面部 MRI 线圈选择、定位方法、扫描方法及步骤。

3. 熟悉鼻及鼻窦、鼻咽部、颌面部的 MRI 检查前准备。

4. 熟悉鼻及鼻窦、鼻咽部、颌面部的影像解剖。

【实验要求】

1. 熟悉 MRI 设备的工作状态及操作界面。

2. 做好鼻及鼻窦、鼻咽部、颌面部的 MRI 检查前准备(包括采集临床病史、去除金属物品、准备对比剂、确定注射方式等)。

3. 能根据检查申请单信息和要求,选择合理的扫描方案。

4. 能获得达到诊断目的的高质量 MR 图像。

【实验器材】

1. 磁共振成像扫描仪。

2. 头颅多通道相控阵线圈。

3. 15ml 钆对比剂 1 瓶。

4. 10ml 或 20ml 注射器 1 支及相应消毒物品。

5. 干式激光胶片打印机。

6. 激光胶片。

7. 磁共振成像专用抢救车。

【实验注意事项】

1. 严格遵守 MRI 设备操作流程。

2. 确认进入磁体间人员无磁共振成像检查禁忌证。

3. 做好受检者检查前准备,并与其充分沟通取得配合。

4. 增强检查前要进行钆对比剂使用的安全性评估。

【实验方法及步骤】

1. 适应证 适用于鼻咽部及颌面部炎性病变、肉芽肿性病变、肿瘤,包括鼻窦炎、鼻息肉、鼻窦囊肿、鼻咽癌、腮腺及颌面部肿瘤等。

2. 扫描前准备

(1)认真阅读检查申请单,了解检查的目的和要求,对检查目的要求不清的申请单,应与临床申请医生核准确认。

(2)确认受检者没有 MRI 禁忌证。

(3)进入扫描室前,向受检者详细介绍 MRI 扫描的目的、意义及全过程,消除受检者疑虑和恐惧,取得受检者的信任。

3. 登记 仔细核对受检者信息与申请单信息是否一致,在操作界面输入受检者信息(包括姓名、性别、检查号、检查部位等)。

4. 线圈选择及体位设计 选择头颈多通道相控线圈。仰卧位,头先进,取标准头颅正位,以两眼眶下缘连线中点作为成像中心,并与线圈中心重合。

5. 检查方法

（1）平扫：先采用快速成像序列进行三平面定位扫描，后采用横断面 T_1WI、T_2WI 序列，矢状面 T_1WI 或 T_2WI 序列，冠状面 T_2WI-fs 序列扫描。横断面在矢状面和冠状面定位图像上设置，扫描基线平行于硬腭，成像范围自额窦至软腭下缘，或根据受检者实际病变情况进行调整（图 11-12）。矢状面在横断面和冠状面图像上设置，扫描基线在横断面定位像上平行于大脑中线结构，冠状面上则与硬腭平面垂直，扫描范围从一侧颞骨到另一侧颞骨，或根据实际病变调整。冠状面在横断面和矢状面图像上设置，扫描基线在矢状面定位像上垂直于硬腭平面，并在横断面进行调节以保证左右对称，扫描范围从鼻尖到枕骨大孔前缘。

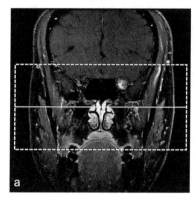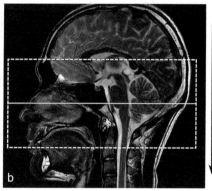

图 11-12　鼻及鼻窦 MRI 横断面定位

a. 冠状面定位；b. 矢状面定位。

（2）增强扫描：横断面、冠状面、矢状面 T_1WI。必要时，根据具体病变性质及部位，合并采用脂肪抑制技术，以抑制脂肪高信号。增强前后横断面 T_1WI 序列成像参数应保持一致。

（3）对比剂注射方式：采用含钆磁共振对比剂，剂量为 0.1~0.2mmol/kg 体重，采用快速手推法静脉注入，注药时应遵循无菌操作原则。

（4）鼻及鼻窦、鼻咽部、颌面部 MR 成像参数见表 11-10。

表 11-10　鼻及鼻窦、鼻咽部、颌面部 MR 成像参数

脉冲序列	TR/ms	TE/ms	FA	层厚/层间距（mm）	ETL	矩阵	FOV/cm	NEX
T_1WI	300~600	10~30	90°	（4~5）/0.5	2~3	320×256	16~22	2~4
T_2WI	≥3 000	80	90°	（4~5）/0.5	16~20	320×256	16~22	2~3

6. 结束检查　所有序列完成后，确认 MR 图像符合诊断要求后，结束当前检查。进磁体间，帮助受检者离开检查床并安全撤离磁体室，关上磁体间屏蔽门。

7. 图像打印　扫描结束后，调节合适的窗宽、窗位，适当放大或缩小图像，使图像位于窗格中间位置，根据图像总数计算窗格（行 × 列），先将定位像输入打印窗格，然后依次输入平扫图像、增强图像，传送至激光打印机打印。

【实验总结】

1. 磁共振成像适合于鼻腔、鼻甲、上颌窦、筛窦、额窦、蝶窦、鼻咽部及颌面部等部位的病变的检查，包括鼻窦炎、鼻息肉、鼻窦囊肿、鼻咽癌、腮腺肿瘤等（图 11-13）。

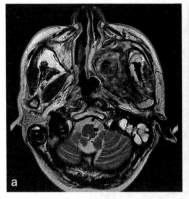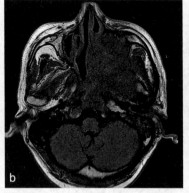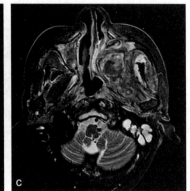

图 11-13　鼻咽癌 MR 图像

a. T$_2$WI；b. T$_1$WI；c. T$_2$WI-fs。

2. MRI 扫描方式、序列、参数、范围及特殊扫描的正确选择,能提高病变的检出率。

【实验思考】

1. 鼻及鼻窦、鼻咽部、颌面部 MRI 检查适应证。

2. 简述脂肪抑制技术原理及其在鼻及鼻窦、鼻咽部、颌面部的 MRI 中的应用。

3. 鼻及鼻窦、鼻咽部、颌面部 MRI 检查的成像方位、序列选择及技术要点。

4. 鼻咽癌受检者鼻咽部冠状面为什么须覆盖整个颈部?

5. 鼻及鼻窦、鼻咽部、颌面部疑有肿瘤时为何要加扫 DWI 序列?

实验三　咽喉部及颈部 MRI 检查技术

【临床概述】

咽腔喉部即喉咽,位于喉的后方,是咽的最下部,稍狭窄。上起自会厌上缘平面,下至第 6 颈椎椎体下缘平面与食管相续。喉咽部的前壁上份有喉口通入喉腔,在喉口两侧各有一个深窝,叫梨状隐窝,是异物易滞留的部位。颈部的上界为头部的下界,下界即胸骨上缘、锁骨、肩峰和第 7 颈椎棘突间的连线。该局部以斜方肌前缘为界,分为前方的固有颈部和后方的项部;固有颈部以胸锁乳突肌为界,区分为颈前区、颈外侧区及胸锁乳突肌区。MRI 适用于口咽、喉咽、气管、甲状腺、甲状旁腺、颈部肌肉、软组织以及颈部淋巴结的检查,包括喉癌、淋巴瘤等肿瘤性病变以及相关组织炎症性病变等。

【实验目的】

1. 掌握咽喉部及颈部 MRI 检查的适应证和禁忌证。

2. 熟悉咽喉部及颈部 MRI 检查的扫描前准备。

3. 掌握咽喉部及颈部 MRI 线圈选择、定位方法、扫描方法及步骤。

4. 熟悉咽喉部及颈部的大致解剖。

【实验要求】

1. 熟悉咽喉部及颈部 MRI 的工作状态及操作界面。

2. 做好咽喉部及颈部 MRI 检查前准备(包括采集临床病史、去除金属物品、准备对比剂、确定注射方式等)。

3. 能根据受检者申请单信息和要求,选择合理的扫描方案。

4. 能获得达到诊断目的的高质量 MR 图像。

【实验器材】

1. 磁共振成像扫描仪。

2. 头颈部联合线圈或颈部表面线圈。

3. 15ml 钆对比剂 1 瓶。

4. 10ml 或 20ml 注射器 1 支及相应消毒物品。

5. 干式激光胶片打印机。

6. 激光胶片。

7. 磁共振成像专用抢救车。

【实验注意事项】

1. 严格遵守 MRI 设备操作流程。

2. 确认进入磁体间人员无磁共振成像检查禁忌证。

3. 做好受检者检查前准备,并与其充分沟通取得配合。

4. 增强检查前要进行钆对比剂使用的安全性评估。

【实验方法及步骤】

1. 适应证　适用于喉部及颈部良、恶性肿瘤,颈部肉芽肿性病变,颈部血管病变,颈部淋巴结及甲状腺病变。

2. 扫描前准备

（1）认真审阅检查申请单,了解检查的目的和要求,对检查目的要求不清的申请单,应与临床申请医生核准确认。

（2）确认受检者没有 MRI 禁忌证。并嘱受检者认真阅读检查注意事项,按要求准备。

（3）进入扫描室前,向受检者详细介绍 MRI 扫描的目的、意义及全过程,消除受检者疑虑和恐惧,取得受检者的信任。

3. 登记　仔细核对受检者信息与申请单信息是否一致,在操作界面输入受检者信息(包括姓名、性别、检查号、检查部位等)。

4. 线圈选择及体位设计　选择头颈联合线圈或颈部表面线圈。仰卧位,头先进,取标准头颈部正位,下颌内收。成像中心对准喉结或下颌下缘,并与线圈中心重合,嘱受检者在检查过程中保持平静呼吸,自然闭口,避免吞咽或咳嗽动作。

5. 检查方法

（1）平扫:先采用快速成像序列进行三平面定位扫描,后采用横断面 T_2WI-fs、T_1WI、T_2WI 序列,矢状面 T_2WI 序列,冠状面 T_2WI-fs 或 T_1WI 序列扫描。横断面在矢状面和冠状面定位图像上设置,扫描基线在矢状面定位像上垂直于喉及气管长轴,扫描范围根据检查要求及实际病变情况具体确定,如覆盖口咽、喉咽、甲状腺或整段颈部等,保持图像左右对称(图 11-14)。矢状面在横断面和冠状面图像上定位,扫描基线在横断面定位像上位于气管中心,并在冠状面图像上平行于咽喉、气管的长轴,扫描范围根据要求可为覆盖整个咽喉或整个颈部。冠状面在横断面和矢状面定位像上设置,扫描基线在矢状面定位像上平行于咽喉、气管的长轴,并在横断面图像上进行调节以保证左右对称,颈部冠状面扫描时,范围应覆盖全部颈部,以利于观察颈部淋巴结的情况。

（2）增强扫描:横断面、冠状面、矢状面 T_1WI。必要时,根据具体病变性质及部位,合并采用脂肪抑制技术,以抑制脂肪高信号。增强前后横断面 T_1WI 序列成像参数应保持一致。

（3）对比剂注射方式:采用含钆磁共振对比剂,剂量为 0.1~0.2mmol/kg 体重,采用快速手

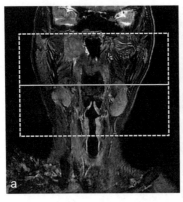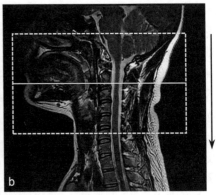

图 11-14　咽喉部 MRI 横断面定位
a. 冠状面定位；b. 矢状面定位。

推法静脉注入，注药时应遵循无菌操作原则。

（4）咽喉部及颈部 MR 成像参数见表 11-11。

表 11-11　咽喉部及颈部 MR 成像参数

脉冲序列	TR/ms	TE/ms	FA	层厚/层间距（mm）	ETL	矩阵	FOV/cm	NEX
T_1WI	300~600	10~30	90°	（4~5）/0.5	2~4	320×256	16~22	1~4
T_2WI	≥3 000	80	90°	（4~5）/0.5	16~20	320×256	16~22	1~2

6. 结束检查　所有序列完成后，确认 MR 图像符合诊断要求后，结束当前检查。进磁体间，帮助受检者离开检查床并安全撤离磁体室，关上磁体间屏蔽门。

7. 图像打印　扫描结束后，调节合适的窗宽、窗位，适当放大或缩小图像，使图像位于窗格中间位置，根据图像总数计算窗格（行 × 列），先将定位像输入打印窗格，然后依次输入平扫图像、增强图像，传送至激光打印机打印。

【实验总结】

1. MRI 适用于口咽、喉咽、气管、甲状腺、甲状旁腺、颈部肌肉、软组织以及颈部淋巴结的检查，包括喉癌、淋巴瘤等肿瘤性病变以及相关组织的炎症性病变等（图 11-15）。

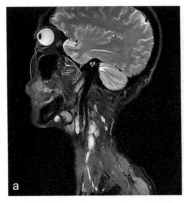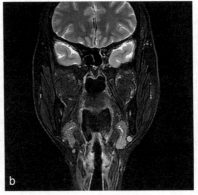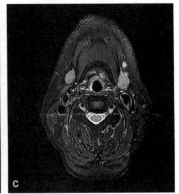

图 11-15　喉癌 MR 图像
a. 矢状面 T_2WI-fs；b. 冠状面 T_2WI-fs；c. 横断面 T_2WI-fs。

2. MRI 扫描方式、序列、参数、范围及特殊扫描的正确选择,能提高病变的检出率。

【实验思考】

1. 简述咽喉部及颈部 MRI 检查适应证。

2. 为什么要求受检者在行咽喉部及颈部 MRI 检查时保持平静呼吸,自然闭口,避免吞咽或咳嗽动作?

3. 简述咽喉及颈部 MR 成像平面、序列选择及技术要点。

实验四　耳部及 MR 内耳膜迷路成像检查技术

【临床概述】

内耳由一系列构造复杂的管道组成,亦称迷路。迷路分为骨迷路和膜迷路。骨迷路是颞骨岩部内的骨性隧道,膜迷路是包含于骨迷路内的膜性管和囊,由上皮和结缔组织构成,与骨迷路的形态基本一致,可分为椭圆囊、球囊、膜半规管和蜗管。膜迷路是封闭的,内含内淋巴,膜迷路与骨迷路之间的间隙内有外淋巴。内、外淋巴互不交通。淋巴液在 MR 图像上表现为长 T_1、长 T_2 信号,利用水成像技术使膜迷路内淋巴液与周围的骨质形成极强的对比,从而显影,称之为 MR 内耳膜迷路成像。

【实验目的】

1. 掌握耳部及 MR 内耳膜迷路成像检查的适应证和禁忌证。

2. 熟悉耳部及 MR 内耳膜迷路成像检查前准备。

3. 掌握耳部及 MR 内耳膜迷路成像检查技术。

4. 熟悉耳部及内耳膜迷路的影像解剖。

【实验要求】

1. 熟悉耳部及内耳膜迷路 MRI 的工作状态及操作界面。

2. 做好耳部及内耳膜迷路 MRI 检查前准备(包括采集临床病史、去除金属物品、对比剂准备、确定注射方式等)。

3. 能根据受检者申请单信息和要求,选择合理的扫描方案。

4. 能获得达到诊断目的的高质量 MR 图像。

【实验器材】

1. 磁共振成像扫描仪。

2. 头颅多通道相控阵线圈或多通道小视野环形线圈。

3. 15ml 钆对比剂 1 瓶。

4. 10ml 或 20ml 注射器 1 支及相应消毒物品。

5. 干式激光胶片打印机。

6. 激光胶片。

7. 磁共振成像专用抢救车。

【实验注意事项】

1. 严格遵守 MRI 设备操作流程。

2. 确认进入磁体间人员无磁共振成像检查禁忌证。

3. 做好受检者检查前准备,并与其充分沟通取得配合。

4. 增强检查前要进行钆对比剂使用的安全性评估。

【实验方法及步骤】

1. 适应证 适用于耳部各种炎症性、肿瘤性病变及先天发育异常,包括中耳炎、迷路炎、听神经瘤、神经性耳聋、耳蜗先天发育异常,以及人工耳蜗植入术前评估检查。

2. 扫描前准备

(1)认真审阅检查申请单,了解检查的目的和要求,对检查目的、要求不清的申请单,应与临床申请医生核准确认。

(2)确认受检者没有 MRI 禁忌证。并嘱受检者认真阅读检查注意事项,按要求准备。

(3)进入扫描室前,向受检者详细介绍 MRI 扫描的目的、意义及全过程,消除受检者疑虑和恐惧,取得受检者的信任。

3. 登记 仔细核对受检者信息与申请单信息是否一致,在操作界面输入受检者信息(包括姓名、性别、检查号、检查部位等)。

4. 线圈选择及体位设计 选择头颅多通道相控阵线圈或多通道小视野环形线圈。受检者取仰卧位,头先进,取标准头颅正位。成像中心对准双眼连线中心,并与线圈中心重合。

5. 检查方法

(1)平扫:先采用快速成像序列进行三平面定位扫描;后采用横断面 T_2WI-fs、T_1WI 及 T_2WI 序列,冠状面 T_2WI-fs 序列,横断面 3D FIESTA 序列扫描。横断面在冠状面定位像上设置,成像层面平行于两侧颞叶底部连线,在矢状面定位像上,成像平面与胼胝体嘴压部的连线平行,扫描范围包括两侧中耳和内耳道区域,保持两侧对称,覆盖蝶窦和双侧乳突(图 11-16)。冠状面在横断面定位像上设置,成像层面与两侧内耳道连线平行,在矢状面定位像上成像层面与脑干平行,扫描范围包括两侧乳突和内耳。横断面 3D FIESTA 序列,在冠状面定位像上设置,成像层面平行于两侧颞叶底部连线,扫描范围包含半规管及耳蜗。

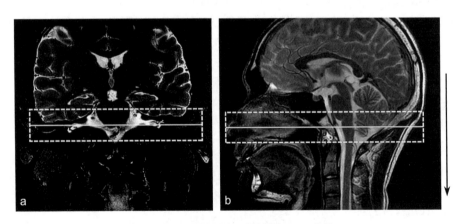

图 11-16 耳部及内耳膜迷路 MRI 定位

a. 冠状面定位;b. 矢状面定位。

(2)增强扫描:横断面、冠状面 T_1WI 序列。必要时,根据具体病变性质及部位,合并采用脂肪抑制技术,以抑制脂肪高信号。增强前、后横断面 T_1WI 序列成像参数应保持一致。

(3)对比剂注射方式:采用含钆磁共振对比剂,剂量为 0.1~0.2mmol/kg 体重,采用快速手推法静脉注入,注药时应遵循无菌操作原则。

(4)耳部及内耳膜迷路 MR 成像参数见表 11-12。

表 11-12 耳部及内耳膜迷路 MR 成像参数

脉冲序列	TR/ms	TC/ms	FA	层厚/层间距（mm）	ETL	矩阵	FOV/cm	NEX
T₁WI	300~600	10~30	90°	（4~5）/0.5	2~4	320×256	16~22	2~4
T₂WI	≥3 000	80~120	90°	（4~5）/0.5	16~20	320×256	16~22	2~4
3D-FIESTA	4~6	1~3	50°~60°	（0.8~1）/0		320×224	16~20	2~4

6. 结束检查　所有序列完成后,确认 MR 图像符合诊断要求后,结束当前检查。然后去磁体间将受检者移出,引导至室外休息,关上磁体间屏蔽门。

7. 图像打印　调节合适的窗宽、窗位,适当放大或缩小图像,使图像位于窗格中间位置,根据图像总数合理安排胶片打印格式（行 × 列）,依次将定位像、平扫图像输入打印窗格。

【实验总结】

1. MRI 适用于耳部各种炎症性、肿瘤性病变及先天发育异常,包括中耳炎、迷路炎、听神经瘤、耳蜗先天发育异常,以及人工耳蜗植入术前评估检查,如 MR 膜迷路成像（图 11-17）。

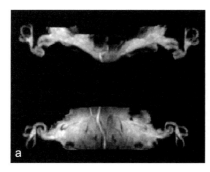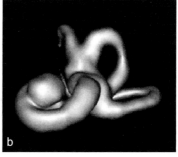

图 11-17　内耳 3D-FIESTA 图像
a. MIP 图像；b. VR 图像。

2. MRI 扫描方式、序列、参数、范围及特殊扫描的正确选择,能提高病变的检出率。

【实验思考】

1. 简述耳部及内耳膜迷路 MR 成像检查的扫描平面、成像序列和技术要点。

2. 简述内耳膜迷路 MR 成像原理。

实验五　颈部 MRA 检查技术

【临床概述】

颈部动脉由主动脉弓发出,由右向左依次为头臂干、左颈总动脉和左锁骨下动脉。头臂干发出右颈总动脉、右锁骨下动脉。颈总动脉在平对甲状软骨上缘处分为颈内动脉和颈外动脉,锁骨下动脉发出椎动脉。颈部动脉病变以颈动脉斑块导致血管狭窄最为常见,以往主要通过彩色多普勒超声诊断。颈部 MRA 成像能直观显示血管形态、走行,甚至可以评价斑块性质,在颈动脉病变诊断中发挥越来越重要的作用。

【实验目的】

1. 掌握颈部 MRA 检查的适应证和禁忌证。

2. 熟悉颈部 MRA 检查前准备。

3. 掌握颈部 MRA 检查的线圈选择、定位方法、扫描方法及步骤。

4. 熟悉颈部血管的影像解剖。

【实验要求】

1. 熟悉颈部动脉 MRA 检查的工作状态及操作界面。

2. 做好颈部动脉 MRA 扫描前准备(包括采集临床病史、去除金属物品、准备对比剂、确定注射方式等)。

3. 根据受检者申请单信息和要求,选择合理的扫描方案。

4. 获得达到诊断目的的高质量 MR 图像。

【实验器材】

1. 磁共振成像扫描仪。

2. 头颈联合线圈或颈部表面线圈。

3. 15ml 钆对比剂 1 瓶。

4. 10ml 或 20ml 注射器 1 支及相应消毒物品。

5. 干式激光胶片打印机。

6. 激光胶片。

7. 磁共振成像专用抢救车。

【实验注意事项】

1. 严格遵守 MRI 设备操作流程。

2. 确认进入磁体间人员无磁共振成像检查禁忌证。

3. 做好受检者检查前准备,并与其充分沟通取得配合。

4. 增强检查前要进行钆对比剂使用的安全性评估。

【实验方法及步骤】

1. 适应证 适用于动脉瘤、动静脉畸形、动脉斑块、动脉狭窄及闭塞等颈部血管病变的检查,颈部肿瘤的检查。

2. 扫描前准备

(1)认真审阅检查申请单,了解检查的目的和要求,对检查目的、要求不清的申请单,应与临床申请医生核准确认。

(2)确认受检者没有 MRI 禁忌证,并嘱受检者认真阅读检查注意事项,按要求准备。

(3)进入扫描室前,向受检者详细介绍 MRI 扫描的目的、意义及全过程,消除受检者疑虑和恐惧,取得受检者的信任。

3. 登记 仔细核对受检者信息与申请单信息是否一致,在操作界面输入受检者信息(包括姓名、性别、检查号、检查部位等),登记检查。

4. 线圈选择及体位设计 选择头颈联合线圈或颈部表面线圈。受检者头先进,取仰卧位,双手放置于身体两侧,双眼自然闭合。成像中心对准颈部中点,并与线圈中心重合。

5. 检查方法

(1)平扫:采用快速成像序列进行三平面定位扫描。TOF-MRA 有 2D-TOF-MRA 和 3D-TOF-MRA 两种;PC-MRA 有 2D-PC-MRA 和 3D-PC-MRA 两种。采用横断面 2D-TOF 和 3D-TOF 序列进行薄层扫描,扫描方向自上而下。冠状面 3D-PC-MRA 成像在矢状面 2D-PC 图像上进行定位,扫描平面与血管平行并保证覆盖全部颈部血管。

(2)增强扫描:采用冠状面 3D-CE-MRA 序列扫描。以矢状面 2D-PC 血管像为参考定位像,成像平面与颈部大血管平行；在横断面定位像上，成像平面与颈部中线垂直，在冠状面上调整扫描中心及视野范围，扫描范围包括颅底至主动脉弓处。以 2D-PC 矢状位图像作为定位像，保证冠状位成像范围覆盖颈部血管（图 11-18）。

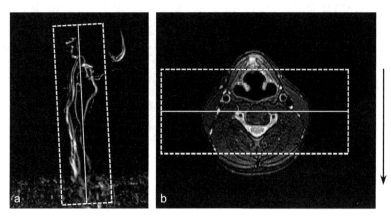

图 11-18　颈部 3D-CE-MRA 定位
a. 2D-PC 矢状面图像定位；b. 横断面定位。

（3）对比剂注射方式：采用含钆磁共振对比剂，剂量为 0.1~0.2mmol/kg 体重，采用双筒高压注射器静脉注入，注射速率 2.2~3ml/s，对比剂注射完毕后以同样流速注入生理盐水 15~20ml。3D-CE-MRA 单期扫描时间≤20s，至少扫描 2 个时相（颈部动脉及静脉期像）。

（4）颈部 MRA 成像参数见表 11-13。

表 11-13　颈部 MRA 成像参数

脉冲序列	TR/ms	TE/ms	FA	层厚/层间距（mm）	矩阵	FOV/cm	NEX
2D-PC-MRA	30~40	7	20°	60/0	320×192	26~36	1~2
3D-PC-MRA	30~40	2~8	12°	（1.6~2）/0	384×256	26~36	1
2D-TOF-MRA	16~20	2~4	80°	（4~5）/0	288×196	20~22	1~2
3D-TOF-MRA	30~40	2~4	20°	（1.4~2.4）/0	288×196	20~22	1
3D-CE-MRA	5~8	最短	25°	（0.8~1.2）/0	384×256	32~36	1

6. 结束检查　所有序列完成后，确认 MR 图像符合诊断要求后，结束当前检查。然后去磁体间将受检者移出，引导至室外休息，关上磁体间屏蔽门。

7. 图像打印　调节合适的窗宽、窗位，放大或缩小图像，使图像位于窗格中间位置，根据图像总数合理安排胶片打印格式（行 × 列），将经过 MIP、MPR 重建后的图像输入打印窗格。

【实验总结】

1. 颈部 MRA 可以直观地显示颈部动脉的狭窄、闭塞。

2. 颈部 MRA 扫描方式、序列、参数、范围及特殊扫描的正确选择，能提高病变的检出率。

3. 所有方法获得的原始图像均需进行 MIP、MPR 重建，以便从不同视角观察颈部动脉的显示状况（图 11-19）。

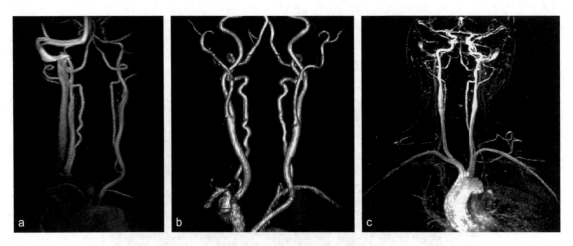

图 11-19　颈部 MRA 图像

a. 3D-PC-MRA；b.3D-TOF-MRA；c.3D-CE-MRA。

【实验思考】

1. 简述颈部 MRA 的成像方法及各自特点。

2. 简述 3D-CE-MRA 的技术要点。

（周学军　徐绍忠）

第十二章 胸部磁共振检查技术

第一节 胸部 MRI 检查技术

实验一 纵隔 MRI 检查技术

【临床概述】

纵隔的"四分法"是以胸骨角与第4胸椎椎体下缘的水平连线为界,把纵隔分为上、下纵隔;下纵隔又以心包为界分为前、中、后纵隔。胸骨后与心包前的间隙为前纵隔;中纵隔包括心包、心脏及出入心脏的大血管的根部;心包后方与脊柱之间的间隙称后纵隔。MRI 软组织对比度好,在纵隔发生肿瘤病变时,既可观察纵隔肿瘤及其与周围血管的解剖关系,也可清晰显示肿瘤对腋下、臂丛、椎管的侵犯和胸膜病变。

【实验目的】

1. 掌握纵隔 MRI 检查的适应证和禁忌证。

2. 掌握纵隔 MRI 检查的扫描前准备。

3. 掌握纵隔 MRI 检查的线圈选择、定位方法、扫描方法及步骤。

4. 熟悉纵隔的影像解剖。

【实验要求】

1. 熟悉纵隔 MRI 的工作状态及操作界面。

2. 做好纵隔 MRI 检查前准备(包括采集临床病史、去除金属物品、准备对比剂、呼吸训练、确定注射方式等)。

3. 根据受检者申请单信息和要求,选择合理的扫描方案。

4. 获得满足诊断要求的高质量 MR 图像。

5. 了解各种伪影产生的原因和解决办法。

【实验器材】

1. 磁共振成像扫描仪。

2. 体部多通道相控阵线圈。

3. 15ml 钆对比剂 1 瓶。

4. 高压注射器及相应消毒物品。

5. 干式激光胶片打印机。

6. 激光胶片。

7. 磁共振专用抢救车。

【实验注意事项】

1. 严格遵守 MRI 设备的操作流程。

2. 确认进入磁体间人员无磁共振成像检查禁忌证。

3. 做好受检者检查前准备,并与其充分沟通取得配合。

4. 增强检查则要进行钆对比剂使用的安全性评估。

【实验方法及步骤】

1. 适应证 ①CT 扫描难以确定性质的纵隔病变,或受检者由于对碘过敏而无法进行 CT 增强的情况;②确定病变的范围,如是否累及血管、椎体、骨髓等;③纵隔囊性病变的诊断;④胸腺瘤及胸腺增生的鉴别;⑤纤维性纵隔炎与纵隔肿块的鉴别;⑥纵隔淋巴瘤治疗后残存/复发与放疗后纤维化的鉴别。

2. 扫描前准备

(1)认真阅读检查申请单,了解检查的目的和要求,对检查目的、要求不清的申请单,应与临床申请医生核准确认。

(2)确认受检者没有 MRI 禁忌证。嘱受检者认真阅读检查注意事项,按要求准备。

(3)进入扫描室前,向受检者详细介绍 MRI 扫描的目的、意义及全过程,消除受检者疑虑和恐惧,取得受检者的信任。

(4)与受检者充分沟通,确保检查时规律呼吸,能听从并执行屏气(呼气末屏气)指令,连接呼吸门控感应器。

3. 登记 仔细核对受检者信息与申请单信息是否一致,在操作界面输入受检者信息(包括姓名、性别、检查号、检查部位等)。

4. 线圈选择及体位设计 一般使用体部多通道相控阵线圈。受检者头先进或足先进,取仰卧位,双手一般上举,置于头、颈部两侧,如果受检者手臂无法上举,可将双臂置于身体两侧。呼吸门控感应器应该放在呼吸起伏最明显处,如果使用呼吸导航,则把导航条放在膈肌最高点。线圈覆盖整个胸部,成像中心对准第 5 肋间水平连线,并与线圈中心重合。

5. 检查方法

(1)平扫:先采用快速成像序列进行三平面定位扫描,后采用冠状面单次激发 T_2WI 序列,横断面 T_1WI、T_2WI 序列,合并使用脂肪抑制技术。根据病变情况,辅以矢状面或任意平面 MRI。结合序列特点,上纵隔病变由于受呼吸运动影响较小,一般应用快速自旋回波(FSE/TSE)T_1WI、T_2WI 序列;下纵隔病变受呼吸运动影响较大,一般应用 GRE-T_1WI 序列。为鉴别纵隔肿块性质,增加横断面 DWI 序列。呼吸门控触发横断面和矢状面采用前后方向,心脏搏动伪影影响病变观察时,可以改变为左右方向;冠状面采用左右方向。

(2)增强扫描:采用横断面脂肪抑制 GRE-T_1WI 序列。注射对比剂前,先行横断面脂肪抑制 GRE-T_1WI 扫描,增强前后成像参数保持一致。根据病变情况增加矢状面、冠状面 T_1WI。

(3)对比剂注射方式:采用含钆磁共振对比剂,剂量为 0.1mmol/kg 体重,以 1.5~3ml/s 速度静脉注射,注射完对比剂后随即等速注射 15~20ml 生理盐水。注药时应遵循无菌操作原则。

(4)纵隔 MR 成像参数见表 12-1。

表 12-1　纵隔 MR 成像参数

脉冲序列	TR/ms	TE/ms	FA	ETL	矩阵	FOV/cm	层厚/间隔（mm）	NEX
VIBE/LAVA/THRIVE	5.5	Minimum	8°		320×256	30~40	2.5/0	1
FSE/TSE T₂WI	≥4 000	80	90°	20~30	320×256	30~40	（5~8）/1.5	2
DWI*	≥5 000	70~80			128×132	34	（5~8）/1.5	2

注:*b 值取 0,800~1 000s/mm²。

6. 结束检查　所有序列完成后,确认 MR 图像符合诊断要求后,结束当前检查。进磁体间,帮助受检者离开检查床并安全撤离磁体室,关上磁体间屏蔽门。

7. 图像打印　扫描结束后,调节合适的窗宽、窗位,适当放大或缩小图像,使图像位于窗格中间位置,根据图像总数计算窗格(行 × 列),先将定位像输入打印窗格,然后依次输入平扫图像、增强图像,传送至激光打印机打印。

【实验总结】

1. 受检者的呼吸配合程度直接影响图像质量;检查前与受检者充分沟通,确保检查时规律呼吸,能听从并执行屏气指令。

2. 磁共振成像对纵隔及血管性病变的检出具有优越性。

【实验思考】

1. 磁共振检查为什么应严格做好检查前准备?

2. 简述纵隔磁共振成像定位原则及技术要点。

实验二　肺部 MRI 检查技术

【临床概述】

肺位于胸腔内,左、右两肺分别位于纵隔两侧、膈的上方。左、右主支气管在肺门附近分出肺叶支气管,肺叶支气管入肺后再分为肺段支气管,并在肺内反复分支形成支气管树。肺具有两套血管系统,一是组成肺循环的肺动脉,负责气体交换,是肺的功能性血管。二是参与体循环的支气管动脉,供给氧气和营养物质,属于肺的营养性血管。肺部 MRI 虽然会受呼吸运动及心脏血管搏动的影响,但通过选择合适的扫描序列及伪影抑制技术也可获得满意的肺部 MR 图像。

【实验目的】

1. 掌握肺部 MRI 检查的适应证和禁忌证。

2. 掌握肺部 MRI 检查前准备。

3. 掌握肺部 MRI 检查的线圈选择、定位方法、扫描方法及其步骤。

4. 熟悉肺部的影像解剖。

【实验要求】

1. 熟悉肺部 MRI 的工作状态及操作界面。

2. 做好肺部 MRI 扫描前准备(包括采集临床病史、去除金属物品、准备对比剂、呼吸训练、确定注射方式等)。

3. 根据受检者申请单信息和要求,选择合理的扫描方案。

4. 能获得满足诊断要求的高质量 MR 图像。

5. 了解各种伪影产生的原因和解决办法。

【实验器材】

1. 磁共振成像扫描仪。

2. 体部多通道相控阵线圈。

3. 15ml 钆对比剂 1 瓶。

4. 高压注射器及相应消毒物品。

5. 干式激光胶片打印机。

6. 激光胶片。

7. 磁共振专用抢救车。

【实验注意事项】

1. 严格遵守设备的操作流程。

2. 确认进入磁体间人员无磁共振检查禁忌证。

3. 做好受检者检查前准备,并与其充分沟通取得配合。

4. 增强检查则要进行钆对比剂使用的安全性评估。

【实验方法及步骤】

1. 适应证 ①CT 扫描难以确定性质的肺部病变,或受检者由于对碘过敏而无法进行 CT 增强扫描;②确定病变的范围,如是否累及血管、椎体、骨髓等;③肺部肿块。

2. 扫描前准备

(1)认真审阅检查申请单,了解检查的目的和要求,对检查目的、要求不清的申请单,应与临床申请医生核准确认。

(2)确认受检者没有 MRI 禁忌证。嘱受检者认真阅读检查注意事项,按要求准备。

(3)进入扫描室前,向受检者详细介绍 MRI 扫描的目的、意义及全过程,消除受检者疑虑和恐惧,取得受检者的信任。

(4)与受检者充分沟通,确保检查时规律呼吸,能听从并执行屏气(呼气末屏气)指令,连接呼吸门控感应器。

3. 登记 仔细核对受检者信息与申请单信息是否一致,在操作界面输入受检者信息(包括姓名、性别、检查号、检查部位等)。

4. 线圈选择及体位设置 一般使用体部多通道相控阵线圈。受检者头先进或足先进,取仰卧位,双手一般上举置于头颈部两侧,如果受检者手臂无法上举,可将双臂置于身体两侧。呼吸门控感应器应放在呼吸起伏最明显处,如果使用呼吸导航,则把导航条放在膈肌最高点。线圈覆盖整个胸部,成像中心对准第 5 肋间水平连线,并与线圈中心重合。

5. 检查方法

(1)平扫:先采用快速成像序列进行三平面定位扫描,后采用冠状面单次激发 T_2WI 序列,横断面 T_1WI、T_2WI 序列,合并使用脂肪抑制技术。根据病变情况,辅以矢状面或任意平面 MRI,且至少有一个序列包括整个胸部。结合序列特点,上纵隔及肺尖部病变,由于受呼吸运动影响较小,一般应用快速自旋回波(FSE/TSE)T_1WI、T_2WI 序列;下纵隔及肺中、下部等受呼吸运动影响较大的病变,一般应用 GRE-T_1WI 序列。为鉴别肺部肿块性质,增加横断面 DWI 序列。呼吸门控触发横断面和矢状面采用前后方向,心脏搏动伪影影响病变观察时,可以改变为左右方向;冠状面采用左右方向。

(2)增强扫描:采用横断面脂肪抑制 GRE-T_1WI 序列。注射对比剂前,先行横断面脂肪抑制 GRE-T$_1$WI 扫描,增强前后成像参数保持一致。根据病变情况增加矢状面、冠状面 T$_1$WI。

（3）对比剂注射方式·采用含钆磁共振对比剂,剂量为 0.1mmol/kg 体重,以 1.5~3ml/s 速度静脉注射,注射完对比剂后随即等速注射 15~20ml 生理盐水,注药时应遵循无菌操作原则。

（4）肺部及纵隔 MR 成像参数见表 12-1。

6. 结束检查　所有序列完成后,确认 MR 图像符合诊断要求后,结束当前检查。进磁体间,帮助受检者离开检查床并安全撤离磁体室,关上磁体间屏蔽门。

7. 图像打印　扫描结束后,调节合适的窗宽、窗位,适当放大或缩小图像,使图像位于窗格中间位置,根据图像总数计算窗格(行 × 列),先将定位像输入打印窗格,然后依次输入平扫图像、增强图像,传送至激光打印机打印。

【实验总结】

1. MRI 扫描方式、序列、参数、范围及特殊扫描的正确选择,能提高病变的检出率。

2. 扫描时应注意临床医生申请检查的目的和要求,若怀疑骨转移或胸膜转移,应包括整个胸廓。

【实验思考】

1. 肺部及纵隔磁共振成像屏气和呼吸导航的优缺点。

2. 呼吸门控摆放位置与受检者体型的关系。

（周学军　周高峰　欧阳雪晖）

第二节　心脏大血管 MRI 检查技术

实验一　心脏大血管形态学 MRI 检查技术

【临床概述】

心脏位于胸腔的中纵隔内,外面裹以心包。前方平对胸骨体和第 2~6 肋软骨,后方平对第 5~8 胸椎,约 2/3 位于正中线的左侧,1/3 位于正中线的右侧,有右心房、右心室、左心房和左心室 4 个腔。营养心脏的动脉有左、右冠状动脉。冠状动脉的分布分为 3 型,即右优势型、均衡型及左优势型,人群中以右优势型较多。右冠状动脉起于主动脉右窦,在右心耳与肺动脉干根部之间进入冠状沟,绕行至房室交点处形成一个倒 U 形弯曲,并分为两支:后室间支较粗,是主干的延续,沿后室间沟走行,分支分布于后室间沟两侧的心室壁和室间隔后 1/3;右旋支向左行,可与左侧冠状动脉吻合。右冠状动脉分布于右心房、右心室、室间隔后 1/3、部分左心室壁。左冠状动脉起于主动脉左窦,在肺动脉干和左心耳之间左行,随即分为前降支和旋支。前降支沿前室间沟走行,绕心尖切迹至后室间沟,与右冠状动脉的后室间支吻合。前降支向左侧、右侧和深面发出 3 组分支,分布于左心室前壁、部分右心室前壁及室间隔前 2/3。因 50% 以上的心肌梗死是前降支闭塞所致,故常将该支称为"猝死动脉"。当前降支闭塞时,可发生左室前壁和室间隔前部心肌梗死,并可发生束支传导阻滞。旋支沿冠状沟走行,绕过心左缘至左心室隔面,多在心左缘与后室间沟之间的中点附近分支而终。旋支分布于左心房、左心室侧壁及左心室后壁。旋支闭塞时,常引起左室侧壁心肌梗死。

MRI 无电离辐射,无须注射对比剂,利用黑血技术及亮血技术,能很好地显示心脏大血管的形态。

273

【实验目的】

1. 掌握心脏大血管形态学成像定位技巧。

2. 熟悉心脏大血管形态学成像检查前准备。

3. 掌握心脏大血管形态学成像线圈选择、定位方法、扫描方法及步骤。

4. 熟悉心脏大血管的影像解剖。

5. 了解各种伪影产生的原因和解决办法。

【实验要求】

1. 熟悉心脏大血管形态学成像设备的工作状态及操作界面。

2. 能做好心脏大血管形态学成像扫描前准备(包括采集临床病史、去除金属物品、准备对比剂、确定注射方式等)。

3. 能根据受检者申请单信息和要求,选择合理的扫描方案。

4. 能获得达到诊断目的的高质量 MR 图像。

【实验器材】

1. 磁共振成像扫描仪

2. 多通道心脏或体部专用相控阵线圈

3. 干式激光胶片打印机

4. 激光胶片

5. 磁共振成像专用抢救车

【实验注意事项】

1. 严格遵守 MRI 设备操作流程。

2. 确认进入磁体间人员无磁共振成像检查禁忌证。

3. 做好受检者检查前准备,并与其充分沟通取得配合。

4. 增强检查则要进行钆对比剂使用的安全性评估。

【实验方法及步骤】

1. **适应证**　①缺血性心脏病的诊断及治疗,评估有无心肌缺血、坏死,评估有无心肌内出血和微循环障碍,评估有无左室重构、左室心肌瘢痕形成及弥漫性纤维化,以及进行危险度分层;②非缺血性心肌病(肥厚型心肌病、扩张型心肌病等)的诊断及鉴别诊断,评估心脏结构、心功能及心肌组织学特征,以及评估治疗效果;③诊断心肌炎;④心脏占位性病变;⑤先天性心脏病;⑥心包疾病;⑦指导心脏装置的植入等。

2. **检查前准备**

(1) 认真审阅检查申请单,了解检查的目的和要求,对检查目的、要求不清的申请单,应与临床申请医生核准确认。

(2) 确认受检者没有 MRI 禁忌证。嘱受检者认真阅读检查注意事项,按要求准备。

(3) 进入扫描室前,向受检者详细介绍 MRI 扫描的目的、意义及全过程,消除受检者疑虑和恐惧,取得受检者的信任。

(4) 训练受检者呼吸(呼气末屏气),连接呼吸门控和心电门控。

3. **登记**　仔细核对受检者信息与申请单信息是否一致,在操作界面输入受检者信息(包括姓名、性别、检查号、检查部位等)。

4. **线圈选择及体位设计**　采用多通道心脏或体部相控阵线圈。受检者取仰卧位,头先进,双上肢置于身体两侧。心电门控或心电向量门控电极粘贴于胸前导联相应位置,粘贴前须清洁相应位置皮肤,如有体毛,应将体毛剃除,推荐使用耦合剂,增强电信号;脉搏门控感应器夹于手指指腹。将呼吸门控感应器绑在受检者随呼吸运动起伏最明显的腹壁或胸壁处。线圈覆盖于胸前,适度绑紧,长轴与人体及检查床长轴方向一致,覆盖心脏及大血管起始部。定位线对准线圈中心和第 3 肋间水平连线。

5. 检查方法

（1）平扫:心脏专用成像方位有左心室垂直长轴位、左心室水平长轴位、短轴位、四腔心、两腔心、三腔心。根据疾病的不同情况,可增加扫描体位,包括左室流出道、右室两腔心、右室流出道、主动脉瓣、肺动脉瓣、二尖瓣、三尖瓣等方位。

1）左心室垂直长轴位（vertical long axis,VLA）:在显示左、右心室及室间隔最佳的横断面图像上,设定扫描层面与二尖瓣中点和心尖连线平行,获得"假两腔心"图像。

2）左心室水平长轴位（horizontal long axis,HLA）:又称"假四腔心",在"假两腔心"图像上设定扫描线平行于心尖和二尖瓣中点连线,获得"假四腔心"图像。

3）短轴位（short axis,SA）:以"假两腔心"和"假四腔心"图像为定位像,使成像层面垂直于二尖瓣中点和心尖连线,同时平行于二尖瓣和三尖瓣连线,范围覆盖二、三尖瓣后方至心尖前方,主要显示左室诸节段心肌、心包、乳头肌,适用于心功能分析,以及评价室壁厚度、心肌质量、室壁运动、心肌血供及心肌组织学特征。

4）四腔心（4-chamber,4-CH）:以"假两腔心"和基底层短轴图像为定位像,使成像层面通过二尖瓣中点和心尖连线,定位线同时在短轴通过前乳头肌和右心膈角连线（经过左室中心）,获得"真四腔心"（4-CH）,可显示双侧心房、心室及二尖瓣、三尖瓣,结合电影成像技术用于显示房间隔、室间隔缺损及二尖瓣、三尖瓣疾病,以及左、右心室和心房的占位性病变。

5）两腔心（2-chamber,2-CH）:在"真四腔心"图像上连接二尖瓣中心与心尖,在基底层短轴图像上经过左心室中心,平行于室间隔,获得"真两腔心"（2-CH）。该方位可观察左心房、左心室、二尖瓣。

6）三腔心（3-chamber,3-CH）:在同时显示左心室和主动脉瓣的短轴位基底层面,扫描线通过左室和主动脉瓣中点并通过主动脉,平行于二尖瓣中点与心尖的连线,显示左室流入道、流出道,主动脉瓣和二尖瓣情况,还可显示左心室最大长轴径线以及测量左室前间隔壁及下侧壁厚度。

7）左室流出道（left ventricular outflow tract,LVOT）冠状位:在三腔心的左室流出道,将定位线放在左室流出道中心并垂直于主动脉瓣,即可得到 LVOT 冠状位,主要显示左室、左室流出道及主动脉瓣和升主动脉情况。

8）右室流出道（right ventricular outflow tract,RVOT）:显示肺动脉主干,扫描基线平行肺动脉主干并通过右室流出道,必要时在冠状位肺动脉层面上设置角度,主要显示右室及其流出道和肺动脉瓣的情况。

9）主动脉弓位:在同时显示升主动脉和降主动脉的横断面作斜矢状面,扫描基线尽可能同时通过升主动脉、主动脉弓和降主动脉,显示主动脉弓全程的情况,用于主动脉疾病,如主动脉夹层的显示。

心脏大血管形态学 MR 成像序列包括黑血成像和亮血成像。黑血成像包括快速自旋回波 T_1WI 和 T_2WI 序列,T_1WI 序列必要时采用脂肪抑制技术,根据受检者的心率、心功能调整重复时间（TR）及反转时间（TI）,保证黑血效果,主要用于观察解剖结构、鉴别脂肪与周围结构,特别是对致心律失常右室心肌病的检查,可了解右室有无脂肪浸润。T_2WI 序列通常进行脂肪抑制,为保证脂肪抑制效果,应添加局部匀场。结构成像通常采用前瞻性心电门控,应根据受检者的心率实时调整采集时相,可观察心肌水肿情况,并与脂肪鉴别,用于心肌炎和急性心肌梗死;亮血成像基于梯度回波序列,包括稳态自由进动(SSFP)序列和扰相梯度回波(FSPGR)序列,以稳态自由进动序列最常用。稳态自由进动序列利用心肌和血池 T_2^*/T_1 比值不同形成的血池高信号、心肌低信号进行成像;扰相梯度回波序列利用血液流入增强效应形成的血池较高信号、心肌低信号进行成像。

（2）心脏大血管 MR 成像参数见表 12-2。

表 12-2 心脏大血管 MR 成像参数

脉冲序列	TR/ms	TE/ms	FA	矩阵	FOV/cm	层厚/间隔（mm）	NEX
SSFP	36~330	1~1.5	30°~80°	192×256	30~40	（6~8）/（2~4）	1
FSE/TSE T₂WI	800	52	110°	192×256	30~40	（6~8）/（2~4）	1

6. 结束检查　所有序列完成后,确认 MR 图像符合诊断要求后,结束当前检查。进磁体间,帮助受检者离开检查床并安全撤离磁体室,关上磁体间屏蔽门。

7. 图像打印　扫描结束后,调节合适的窗宽、窗位,适当放大或缩小图像,使图像位于窗格中间位置,根据图像总数计算窗格(行 × 列),先将定位像输入打印窗格,然后依次输入平扫图像、增强图像,传送至激光打印机打印。

【实验总结】

1. 检查前做好充分准备,心电门控技术的准确运用及呼吸方式的控制是心脏大血管形态学 MRI 质量的保证。

2. 心脏大血管形态学 MR 成像序列包括黑血成像和亮血成像。

3. 心脏专用成像方位包括常规的左心室垂直长轴位、左心室水平长轴位、短轴位、四腔心、两腔心、三腔心,和根据病情需要增加的左室流出道、右室两腔心、右室流出道、主动脉瓣、肺动脉瓣、二尖瓣、三尖瓣等(图 12-1)。

【实验思考】

1. 心脏大血管 MR 成像定位原则及技术要点。

2. 对于婴幼儿及需要镇静的受检者,如何调节扫描参数?

实验二　心血管 MRA 成像技术

【临床概述】

胸段主动脉及肺动脉 MRA 可以采用非对比剂增强及对比剂增强血管成像技术。非对比剂增强血管成像包括亮血技术和黑血技术。对比剂增强血管成像采用超短 TR、超短 TE 的三维梯度回波序列,静脉注射对比剂 Gd-DTPA 后,血液 T_1 值明显缩短,而血管周围背景组织由于短 TR 而明显饱和,加上脂肪抑制技术或者减影技术,二者形成鲜明对比。它克服了血液的饱和效应及相位效应引起的信号丢失,不受血流方向的影响。超短 TR 采用屏气技术,去除运动伪影,三维成像提高了空间分辨率,可进行多期扫描。

【实验目的】

1. 掌握胸段主动脉及肺动脉 MRA 成像的成像方位、序列选择和成像参数。

2. 能初步进行胸段主动脉及肺动脉 MRA 成像检查。

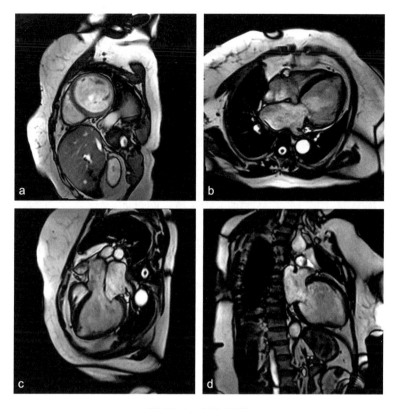

图 12-1 心脏 MRI
a. 短轴位；b. 四腔心；c. 三腔心；d. 两腔心。

3. 了解胸段主动脉及肺动脉 MRA 成像的适应证和检查前的准备。

4. 了解各种伪影产生的原因和解决办法。

【实验要求】

1. 熟悉心血管 MRA 成像设备的工作状态及操作界面。

2. 能做好心血管 MRA 成像技术扫描前准备（包括采集临床病史、去除金属物品、准备对比剂、确定注射方式等）。

3. 能根据受检者申请单信息和要求，选择合理的扫描方案。

4. 能获得达到诊断目的的高质量 MR 图像。

【实验器材】

1. 磁共振成像扫描仪。

2. 多通道心脏线圈或体部相控阵线圈。

3. 15ml 钆对比剂 2 瓶。

4. 高压注射器及相应消毒物品。

5. 干式激光胶片打印机。

6. 激光胶片。

7. 磁共振成像专用抢救车。

【实验注意事项】

1. 严格遵守 MRI 设备操作流程。

2. 确认进入磁体间人员无磁共振成像检查禁忌证。

3. 做好受检者检查前准备,并与其充分沟通取得配合。

4. 增强检查则要进行钆对比剂使用的安全性评估。

【实验方法及步骤】

1. 适应证　心脏大血管的各种病变,如动脉夹层、动脉瘤、动脉狭窄,先天性心脏病等。

2. 扫描前准备

(1)认真审阅检查申请单,了解检查的目的和要求,对检查目的、要求不清的申请单,应与临床申请医生核准确认。

(2)确认受检者没有 MRI 禁忌证。嘱受检者认真阅读检查注意事项,按要求准备。

(3)进入扫描室前,向受检者详细介绍 MRI 扫描的目的、意义及全过程,消除受检者疑虑和恐惧,取得受检者的信任。

3. 登记　仔细核对受检者信息与申请单信息是否一致,在操作界面输入受检者信息(包括姓名、性别、检查号、检查部位等)。

4. 线圈选择及体位设计　采用多通道心脏线圈或体部相控阵线圈。受检者取仰卧位,头先进,双上肢置于身体两侧。心电门控或心电向量门控电极粘贴于胸前导联相应位置,粘贴前须清洁相应位置皮肤,如有体毛,应将体毛剃除,推荐使用耦合剂,增强电信号;脉搏门控感应器夹于手指指腹。将呼吸门控感应器绑在受检者随呼吸运动起伏最明显的腹壁或胸壁处。线圈覆盖于胸前,适度绑紧,长轴与人体及检查床长轴方向一致,覆盖心脏及大血管起始部。定位线对准线圈中心和第 3 肋间水平连线。

5. 检查方法

(1)非对比剂增强血管成像:通常采用横断面及矢状面;心脏大血管 MRI 形态学成像基于快速自旋回波序列和梯度回波序列的黑血成像和亮血成像序列配合心电(或脉搏)触发,k 空间填充采用节段填充和单次激发填充。

(2)对比剂增强血管成像:胸段主动脉及肺动脉 MRA 一般采用冠状面脂肪抑制屏气三维扰相梯度回波 T_1WI 序列(3D-FLASH/3D-SPGR/3D-T_1-FFE)。该序列超短 TR、超短 TE(如 TR/TE=5/2ms)的参数设置使血管周围背景组织饱和,静脉注射钆对比剂后,血液 T_1 值明显缩短,二者形成鲜明的对比。k 空间填充方式为中心优先填充,靶血管对比剂达到峰值浓度时触发扫描,得到更好的血管与周围组织的对比,三维成像提高了胸部大血管的空间分辨率。对比剂增强肺动脉 MRA 常用冠状面 CE-MRA 及 4D-MRA 序列,对比剂剂量及注射速率同胸段主动脉,增强扫描时常用小剂量测试法和智能血管追踪法 2 种扫描方案,前者以 2~3ml/s 的速度注射 1~2ml 钆对比剂,再以相同速度注射 20ml 盐水,通常进行 2~3 期扫描。

(3)对比剂采用含钆磁共振对比剂,剂量为 0.2~0.3mmol/kg 体重,采用高压注射器静脉注射,注射速度 3ml/s,随后等速注射 20~30ml 生理盐水,注药时应遵循无菌操作原则。

(4)心脏大血管 MRA 成像参数见表 12-3。

表 12-3　心脏大血管 MRA 成像参数

脉冲序列	TR/ms	TE/ms	FA	矩阵	FOV/cm	层厚/间隔(mm)	NEX
CE-MRA	2.9~4.4	Minimum	20°~45°	416×224	40~48	(1~3)/0	0.5~1
4D-MRA(TRICKS)	2.8~4.0	Minimum	20°~45°	384×170	34~48	(1~3)/0	0.5~1

6. 图像后处理　根据兴趣区血管的不同情况采用 MIP、MPR 等进行后处理。

7. 结束检查　所有序列完成后,确认 MR 图像符合诊断要求后,结束当前检查。进磁体间,帮助受检者离开检查床并安全撤离磁体室,关上磁体间屏蔽门。

8. 图像打印　扫描结束后,调节合适的窗宽、窗位,适当放大或缩小图像,使图像位于窗格中间位置,根据图像总数计算窗格(行 × 列),先将定位像输入打印窗格,然后依次输入平扫图像、增强图像,传送至激光打印机打印。

【实验总结】

1. 非对比剂增强血管成像采用横断面及矢状面;对比剂增强血管成像采用冠状面。

2. 由于肺动、静脉循环时间很短,在行肺动脉对比剂增强 MRA 成像时,为避免静脉污染和呼吸运动伪影干扰,常规采用小剂量测试法(test-bolus)来确定正式扫描开始时间。注射对比剂与计时同时开始,到达确定的扫描开始时间时启动扫描,通常进行 2~3 期扫描。

【实验思考】

1. 简述胸段主动脉及肺动脉 MRA 定位原则及技术要点。

2. 简述非对比剂增强血管成像和对比剂增强血管成像的优缺点。

实验三　磁共振心功能分析技术

【临床概述】

心脏电影成像是评估心功能最常用的序列。它可以无创地、直观地观察心脏解剖结构,了解其运动幅度等特点,且误差小,测量精确。

【实验目的】

1. 掌握磁共振心功能成像检查的适应证和禁忌证。

2. 熟悉磁共振心功能成像扫描前准备。

3. 掌握磁共振心功能成像线圈选择、定位方法、扫描方法及步骤。

4. 熟悉心脏的大致解剖。

【实验要求】

1. 熟悉磁共振心功能成像设备的工作状态及操作界面。

2. 做好磁共振心功能成像扫描前准备(包括采集临床病史、去除金属物品、准备对比剂、呼吸准备、确定注射方式等)。

3. 根据受检者申请单信息和要求,选择合理的扫描方案。

4. 获得满足诊断要求的高质量 MR 图像。

【实验器材】

1. 磁共振成像扫描仪。

2. 多通道心脏或体部专用相控阵线圈。

3. 干式激光胶片打印机。

4. 激光胶片。

5. 磁共振成像专用抢救车。

【实验注意事项】

1. 严格遵守 MRI 设备操作流程。

2. 确认进入磁体间人员无磁共振成像检查禁忌证。

3. 做好受检者检查前准备,并与其充分沟通取得配合。

4. 增强检查则要进行钆对比剂使用的安全性评估。

【实验方法及步骤】

1. 适应证　各种心脏疾病的心脏结构和心功能评估,以及心肌组织学特征评估,包括心肌病(如肥厚型心肌病、扩张型心肌病),缺血性心脏病等。

2. 扫描前准备

(1)认真审阅检查申请单,了解检查的目的和要求,对检查目的、要求不清的申请单,应与临床申请医生核准确认。

(2)确认受检者没有 MRI 禁忌证。嘱受检者认真阅读检查注意事项,按要求准备。

(3)进入扫描室前,向受检者详细介绍 MRI 扫描的目的、意义及全过程,消除受检者疑虑和恐惧,取得受检者的信任。

3. 登记　仔细核对受检者信息与申请单信息是否一致,在操作界面输入受检者信息(包括姓名、性别、检查号、检查部位等)。

4. 线圈选择及体位设计　采用多通道心脏线圈或体部相控阵线圈。受检者取仰卧位,头先进,双上肢置于身体两侧。心电门控或心电向量门控电极粘贴于胸前导联相应位置,粘贴前须清洁相应位置皮肤,如有体毛,应将体毛剃除,推荐使用耦合剂,增强电信号;脉搏门控感应器夹于手指指腹。将呼吸门控感应器绑在受检者随呼吸运动起伏最明显的腹壁或胸壁处。线圈覆盖于胸前,适度绑紧,长轴与人体及检查床长轴方向一致,覆盖心脏及大血管起始部。定位线对准线圈中心和第 3 肋间水平连线。

5. 检查方法

(1)平扫:先完成横断面、矢状面及冠状面定位扫描,然后在横断面图像上获得假四腔心,再依次获得假两腔心、短轴位、真四腔心、真两腔心及三腔心位置,短轴范围需要从心底即二尖瓣口、三尖瓣口至心尖,包括左、右心房及左、右心室。心功能成像(电影成像)采用亮血技术,配合回顾性心电门控(或脉搏门控)采集。亮血序列及电影亮血序列基于梯度回波序列,包括稳态自由进动序列(1.5T 磁共振推荐)和扰相梯度回波序列(3.0T 磁共振推荐)。

(2)MR 心功能成像参数见表 12-4。

表 12-4　MR 心功能成像参数

脉冲序列	TR/ms	TE/ms	FA	矩阵	FOV/cm	层厚/间隔(mm)	NEX
SSFP	5.6	1.3	40°~60°	192×256	30~40	(6~8)/(2~4)	1

6. 图像后处理　心脏磁共振成像的功能分析包括左心功能和右心功能。心功能分析需要在专用后处理软件上进行。因心房较心室形态不规则且心肌血池不易分辨,所以在临床工作中主要对心室功能进行定量分析。

心室的整体收缩功能是指心室的泵功能,由心肌的收缩能力和负荷状态决定。左心室和右心室心功能参数包括绝对值和相对值。绝对值有射血分数(ejection fraction,EF)、舒张末期容积(end diastolic volume,EDV)、收缩末期容积(end systolic volume,ESV)、每搏输出量(stroke volume,SV)、心输出量(cardiac output,CO)、左室质量(LV mass)等,相对值由绝对值除以受检者体表面积(body surface area,BSA)获得,BSA 可由受检者的身高、体重数据经公式运算获得,即 BSA(m²)=0.006 1×身高(cm)+0.012 8×体重(kg)−0.152 9。

7. 结束检查　所有序列完成后,确认 MR 图像符合诊断要求后,结束当前检查。进磁体间,帮助受检者离开检查床并安全撤离磁体室,关上磁体间屏蔽门。

8. 图像打印 扫描结束后,调节合适的窗宽、窗位,适当放大或缩小图像,使图像位于窗格中间位置,根据图像总数计算窗格(行 × 列),先将定位像输入打印窗格,然后依次输入平扫图像、增强图像,传送至激光打印机打印。

【实验总结】

1. 磁共振成像心功能分析技术可以对心功能进行评估。

2. 磁共振成像心功能分析技术使用亮血技术,常使用短轴位及长轴位(两腔心、三腔心、四腔心),短轴位范围从心底到心尖,包括左、右心室舒张期最大容积。

【实验思考】

1. MR 心功能分析检查成像定位原则及技术要点。

2. 简述受检者心律不齐对心功能分析检查结果的影响。

实验四　心血管系统 MR 血流定量分析技术

【临床概述】

心血管系统 MR 血流定量分析不但可以无创评价瓣膜的狭窄和反流,估算先心病的异常分流,还可以无创评价冠脉的血流储备、总流量及桥血管的血流情况。

【实验目的】

1. 掌握心血管系统 MR 血流定量分析的适应证和禁忌证。

2. 熟悉心血管系统 MR 血流定量分析扫描前准备。

3. 掌握心血管系统 MR 血流定量分析的线圈选择、定位方法、扫描方法及步骤。

4. 熟悉心血管的影像解剖。

【实验要求】

1. 熟悉心血管系统 MR 血流定量分析设备的工作状态及操作界面。

2. 做好心血管系统 MR 血流定量分析的扫描前准备(包括采集临床病史、去除金属物品、准备对比剂、呼吸准备、确定注射方式等)。

3. 根据受检者申请单信息和要求,选择合理的扫描方案。

4. 获得满足诊断要求的高质量 MR 图像。

【实验器材】

1. 磁共振成像扫描仪。

2. 多通道心脏或体部专用相控阵线圈。

3. 干式激光胶片打印机。

4. 激光胶片。

5. 磁共振成像专用抢救车。

【实验注意事项】

1. 严格遵守 MRI 设备操作流程。

2. 确认进入磁体间人员无磁共振成像检查禁忌证。

3. 做好受检者检查前准备,并与其充分沟通取得配合。

4. 增强检查则要进行钆对比剂使用的安全性评估。

【实验方法及步骤】

1. 适应证 主动脉瓣、二尖瓣、三尖瓣、肺动脉瓣狭窄或关闭不全等瓣膜类疾病,大血管动脉瘤、大血管夹层、动静脉瘘或者血管畸形等。

2. 扫描前准备

（1）认真阅读检查申请单，了解检查的目的和要求，对检查目的、要求不清的申请单，应与临床申请医生核准确认。

（2）确认受检者没有 MRI 禁忌证。嘱受检者认真阅读检查注意事项，按要求准备。

（3）进入扫描室前，向受检者详细介绍 MRI 扫描的目的、意义及全过程，消除受检者疑虑和恐惧，取得受检者的信任。

3. 登记　仔细核对受检者信息与申请单信息是否一致，在操作界面输入受检者信息（包括姓名、性别、检查号、检查部位等）。

4. 线圈选择及体位设计　采用多通道心脏线圈或体部多通道相控阵线圈。受检者取仰卧位，头先进，双上肢置于身体两侧。心电门控或心电向量门控电极粘贴于胸前导联相应位置，粘贴前须清洁相应位置皮肤，如有体毛，应将体毛剃除，推荐使用耦合剂，增强电信号；脉搏门控感应器夹于手指指腹。将呼吸门控感应器绑在受检者随呼吸运动起伏最明显的腹壁或胸壁处。线圈覆盖于胸前，适度绑紧，长轴与人体及检查床长轴方向一致，覆盖心脏及大血管起始部。定位线对准线圈中心和第3肋间水平连线。

5. 检查方法

（1）平扫：相位对比法（PC）采用专用的双极流动编码的梯度回波序列，一般首先选择与目标血管平行的成像平面，in-plane PC 内含多个流速编码，把扫描图像导入 Flow 分析软件包，预估目标血管的流速，把这个最大值写入 through-plane PC，然后在垂直目标血管的平面扫描，再导入 Flow 分析软件包，测量出真实的即时血流动力学信息。2D PC 一般需要受检者屏气配合，需要回顾性心电门控（或脉搏门控），4D Flow 一般只要求受检者自由呼吸即可。定位时，在应用三平面定位法的基础上，找到和目标血管平行和垂直的层面。

（2）2D PC 成像参数见表 12-5。

表 12-5　2D PC 成像参数

脉冲序列	TR/ms	TE/ms	FA	矩阵	编码流速/ （cm/s）	FOV/ cm	层厚/间隔 （mm）	NEX
2D PC	20~40	5~10	20°~30°	160×256	1~300*	30~40	（6~8）/（2~4）	1

注：* 根据目标血管的流速确定最大值。

6. 图像后处理　选择相应的序列及分析软件，在需要分析的血管相应部位画上感兴趣区，相应的血流参数就会显示出来。

7. 结束检查　所有序列完成后，确认 MR 图像符合诊断要求后，结束当前检查。进磁体间，帮助受检者离开检查床并安全撤离磁体室，关上磁体间屏蔽门。

8. 图像打印　扫描结束后，调节合适的窗宽、窗位，适当放大或缩小图像，使图像位于窗格中间位置，根据图像总数计算窗格（行 × 列），先将定位像输入打印窗格，然后依次输入平扫图像、增强图像，传送至激光打印机打印。

【实验总结】

1. 心血管系统 MR 血流定量分析可以分析瓣膜狭窄或关闭不全导致的射流或反流，以及大血管的流速异常。

2. 定位需准确,尤其垂直目标血管的层面要求在 2 个正交平面双垂直,以保证测量准确性。

3. 预估编码流速时,过大则血流的相位变化太小,信号较弱;过小则容易出现反向血流的假象。

【实验思考】

1. 简述心血管系统 MR 血流定量分析技术定位原则及技术要点。

2. 心血管系统 MR 血流定量分析技术如何准确定位?

实验五 磁共振成像心肌灌注及心肌活性评价

【临床概述】

心脏发生冠脉狭窄时,可以在出现临床症状或功能异常之前出现心肌灌注下降。灌注成像检查利用顺磁性造影剂首次通过心肌血管床导致的弛豫增强效应所形成的信号变化,判断心肌的血流灌注状态,通常包括静息灌注(首过灌注)和负荷灌注。灌注是毛细血管床水平微观运动过程,反映毛细血管床的血流状况,如心肌梗死区域心肌已经死亡,则无灌注;而低灌注区在冠状动脉搭桥或者介入治疗之后功能可以恢复。灌注成像识别局部可诱发缺血的区域,此区域通常只在应力条件下出现,故灌注扫描应该包括负荷灌注和静息灌注。静息灌注在正常生理状态下进行,负荷灌注在药物或运动负荷下进行。

MRI 心肌活性成像的机制是基于 Gd-DTPA 为细胞外对比剂,不能通过正常细胞膜;正常心肌细胞排列紧密,占据心肌组织的绝大部分空间,细胞间质组织所占比例很小,因而 Gd-DTPA 在正常心肌中分布稀少,而坏死的心肌内会有大量对比剂停留在细胞外。在注入对比剂(Gd-DTPA)后,正常心肌表现为快进快出的状态,而异常的心肌则表现为慢进慢出的状态,所以延迟 10~20min 后,正常的心肌信号降低,而有异常的心肌强化,在相位敏感翻转恢复(phase sensitive inversion recovery,PSIR)序列找到正常心肌的 TI 值,利用翻转脉冲,并选择正常心肌的翻转时间,这样可使抑制正常心肌信号,因此正常心肌表现为低信号,而异常心肌因为有强化而表现为高信号,从而形成二者之间的对比度最大化。

【实验目的】

1. 掌握磁共振心肌灌注成像、心肌活性评价检查的适应证和禁忌证。

2. 熟悉磁共振心肌灌注成像、心肌活性评价的扫描前准备。

3. 掌握磁共振心肌灌注成像、心肌活性评价的线圈选择、定位方法、扫描方法及步骤。

4. 熟悉心脏的大致解剖。

【实验要求】

1. 熟悉磁共振心肌灌注成像、心肌活性评价设备的工作状态及操作界面。

2. 做好磁共振心肌灌注成像、心肌活性评价扫描前准备(包括采集临床病史、去除金属物品、准备对比剂、呼吸准备、确定注射方式等)。

3. 根据受检者申请单信息和要求,选择合理的扫描方案。

4. 能获得达到诊断目的的高质量 MR 图像。

【实验器材】

1. 磁共振成像扫描仪。

2. 采用多通道心脏或体部专用相控阵线圈。

3. 15ml 钆对比剂 1 瓶。

4. 高压注射器及相应消毒物品。

5. 干式激光胶片打印机。

6. 激光胶片。

7. 磁共振成像专用抢救车。

【实验注意事项】

1. 严格遵守 MRI 设备操作流程。

2. 确认进入磁体间人员无磁共振成像检查禁忌证。

3. 做好受检者检查前准备,并与其充分沟通取得配合。

4. 增强检查则要进行钆对比剂使用的安全性评估。

【实验方法及步骤】

1. 适应证 各种心脏疾病的心脏结构和心功能评估,以及心肌组织学特征评估,包括心肌病(如肥厚型心肌病、扩张型心肌病),缺血性心脏病等。

2. 扫描前准备

(1)认真审阅检查申请单,了解检查的目的和要求,对检查目的要求不清的申请单,应与临床申请医生核准确认。

(2)确认受检者没有 MRI 禁忌证。嘱受检者认真阅读检查注意事项,按要求准备。

(3)进入扫描室前,向受检者详细介绍 MRI 扫描的目的、意义及全过程,消除受检者疑虑和恐惧,取得受检者的信任。

3. 登记 仔细核对受检者信息与申请单信息是否一致,在操作界面输入受检者信息(包括姓名、性别、检查号、检查部位等)。

4. 线圈选择及体位设计 采用多通道心脏或体部专用相控阵线圈。受检者取仰卧位,头先进,双上肢置于身体两侧。心电门控或心电向量门控电极粘贴于胸前导联相应位置,粘贴前须清洁相应位置皮肤,如有体毛,应将体毛剃除,推荐使用耦合剂,增强电信号;脉搏门控感应器夹于手指指腹。将呼吸门控感应器绑在受检者随呼吸运动起伏最明显的腹壁或胸壁处。线圈覆盖于胸前,适度绑紧,长轴与人体及检查床长轴方向一致,覆盖心脏及大血管起始部。定位线对准线圈中心和第 3 肋间水平连线。

5. 检查方法

(1)心肌灌注成像:采用施加饱和准备脉冲的快速梯度成像(FGRE-ET/DYN_sTFE/Turbo Flash)序列进行短轴位成像。该序列在快速 T_1WI 序列基础上,采用反转恢复快速小角度激励序列即时成像。

(2)延迟强化:注射对比剂延迟 10~20min 后扫描,延迟强化基础序列包括快速扰相梯度回波序列和稳态自由进动序列,k 空间填充方式包括节段性 k 空间填充和单次激发 k 空间填充。根据受检者的具体情况选择适当的组合。在该组合的基础上,可以采用相位敏感反转恢复,纠正反转时间误差导致的图像伪影。通常为与电影成像序列一致的短轴位层面,增加长轴位(二、三、四腔心位)层面成像。

(3)对比剂注射方式:采用含钆磁共振对比剂,剂量为 0.1mmol/kg 体重,使用高压注射器,注射速率 3~5ml/s,注射完对比剂后随即等速注射 20~30ml 生理盐水,注药时应遵循无菌操作原则。

(4)MR 心肌灌注及延迟强化成像参数见表 12-6。

表 12-6　MR 心肌灌注及延迟强化成像参数

脉冲序列	TR/ms	TE/ms	TI/ms	FA	矩阵	FOV/cm	层厚/间隔（mm）	NEX
FGRE-ET/DYN_sTFE/Turbo Flash	7.2	1.7		25°	207×240	30~40	（6~8）/(2-4)	1
PSIR	700	1.36	250~400	45°	141×256	30~40	（6~8）/2	1

6. 图像后处理　心肌活性成像后处理分析方法目前大致有三种,半自动的正常心肌信号阈值与参考平均值(signal threshold versus reference mean,STRM),全宽半峰(full width half max,FWHM)及 Otsu 算法的自动阈值(auto-threshold)。

7. 结束检查　所有序列完成后,确认 MR 图像符合诊断要求后,结束当前检查。进磁体间,帮助受检者离开检查床并安全撤离磁体室,关上磁体间屏蔽门。

8. 图像打印　扫描结束后,调节合适的窗宽、窗位,适当放大或缩小图像,使图像位于窗格中间位置,根据图像总数计算窗格(行 × 列),先将定位像输入打印窗格,然后依次输入平扫图像、增强图像,传送至激光打印机打印。

【实验总结】

1. 在注射对比剂扫描之前,可设置 5 个时相,自由呼吸扫描,观察图像质量是否符合要求。心肌首过灌注一般扫描 30~40 个时相,一个时相扫描时间相当于 2 个 RR 间期,扫描时长 1min 左右。注射开始,立即嘱病人吸气、呼气、屏住。至无法屏气时,减小呼吸幅度。

2. MR 心肌活性成像检查可对心肌血供及心肌活性进行评估。

3. 心肌延迟强化图像能清晰显示正常心肌和病变心肌,正常心肌信号为低信号,病变区域可见强化(图 12-2)。

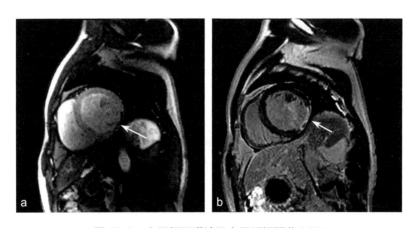

图 12-2　心肌梗死灌注及心肌延迟强化 MRI
a. 左心室中间段下壁、下侧壁灌注显示心肌低信号(↑);b. 心肌延迟强化显示微循环障碍(↑)。

【实验思考】

1. 简述 MRI 心肌灌注成像、MR 心肌延迟强化检查定位原则及技术要点。

2. 简述常见伪影的识别及处理。

3. 延迟强化检查序列 TI 如何确定,怎么调整?

(周学军　周高峰　欧阳雪晖)

第三节　乳腺 MRI 检查技术

实验一　乳腺 MRI 检查技术

【临床概述】

乳房位于胸前部,胸大肌和胸肌筋膜的表面。乳房由皮肤、乳腺和脂肪组成。乳腺 MRI 检查使用乳腺专用线圈,无须对乳腺进行压迫,即可对乳腺进行多平面成像,获得很高软组织分辨率的图像,能发现较小的病灶。不同的序列及组织抑制技术,特别是动态增强 MRI 及弥散加权成像技术的应用,使乳腺 MRI 检查已成为乳腺病变不可或缺的检查手段之一。

【实验目的】

1. 掌握乳腺 MRI 检查的适应证和禁忌证。

2. 熟悉乳腺 MRI 检查的扫描前准备。

3. 掌握乳腺 MRI 检查的线圈选择、定位方法、扫描方法及步骤。

4. 熟悉乳腺的大致解剖。

【实验要求】

1. 熟悉乳腺 MRI 的工作状态及操作界面。

2. 做好乳腺 MRI 检查前准备(包括采集临床病史、去除金属物品、准备对比剂、确定注射方式等)。

3. 根据受检者申请单信息和要求,选择合理的扫描方案。

4. 获得符合诊断要求的高质量 MR 图像。

【实验器材】

1. 磁共振成像扫描仪。

2. 双侧乳腺专用相控阵线圈。

3. 15ml 钆对比剂 1 瓶。

4. 高压注射器及相应消毒物品。

5. 干式激光胶片打印机。

6. 激光胶片。

7. 磁共振成像专用抢救车。

【实验注意事项】

1. 严格遵守 MRI 设备操作流程。

2. 确认进入磁体间人员无磁共振成像检查禁忌证。

3. 做好受检者检查前准备,并与其充分沟通取得配合。

4. 增强检查则要进行钆对比剂使用的安全性评估。

【实验方法及步骤】

1. 适应证　①乳腺癌高危人群筛查;②乳腺癌的分期;③乳腺癌新辅助化疗疗效评估;④腋窝淋巴结转移癌;⑤原发灶不明,辅助诊断其他影像学检查手段不能确定的病灶;⑥MRI

引导下穿刺活检;⑦乳房内假体情况评估等。

2. 扫描前准备

（1）认真审阅检查申请单,了解检查的目的和要求,对检查目的、要求不清的申请单,应与临床申请医生核准确认。

（2）确认受检者没有 MRI 禁忌证。嘱受检者认真阅读检查注意事项,按要求准备。

（3）进入扫描室前,向受检者详细介绍 MRI 扫描的目的、意义及全过程,消除受检者疑虑和恐惧,取得受检者的信任。

3. 登记　仔细核对受检者信息与申请单信息是否一致,在操作界面输入受检者信息(包括姓名、性别、检查号、检查部位等)。

4. 线圈选择及体位设计　采用乳腺专用线圈,受检者足先进,取俯卧位,双臂弯曲前伸支撑身体,伏于乳腺线圈和坡垫上,线圈中心及定位中心对准双乳头连线中点。

5. 检查方法

（1）平扫:采用横断面和矢状面脂肪抑制 FSE-T_2WI 序列或 STIR 序列,横断面 FSE-T_1WI 序列、DWI 序列。根据病变情况,有时增加冠状面脂肪抑制 FSE-T_2WI 序列。

（2）增强扫描:采用横断面三维容积内插快速扰相梯度回波 T_1WI（VIBE/VIBRANT/THRIVE-fs）序列进行动态增强,动态扫描结束后再行矢状位高分辨各向同性三维容积内插快速扰相梯度回波 T_1WI 序列单期扫描。

（3）对比剂注射方式:对比剂采用含钆磁共振对比剂,常规剂量为 0.1~0.2mmol/kg,使用高压注射器,注射速率 2~3ml/s,注射完对比剂后随即等速注射 20~30ml 生理盐水,注药时应遵循无菌操作原则。

（4）乳腺 MR 成像参数见表 12-7。

表 12-7　乳腺 MR 成像参数

脉冲序列	TR/ms	TE/ms	FA	ETL	矩阵	FOV/cm	层厚/间距（mm）	NEX
STIR[①]	≥5 000	85	180°	10	320×200	30~32	4/(0.5~1)	2
FSE/TSE T_2WI	≥4 000	90	90°	20	320×256	30~32	4/(0.5~1)	1~2
FSE/TSE T_1WI	400	10	90°	2~5	320×256	30~32	4/(0.5~1)	2
DWI[②]	≥4 000	70~80	90°		128×128	30~32	4/(0.5~1)	6
VIBE/VIBRANT/THRIVE-fs	9.4	2.2	8°		256×256	26~32	2/0	1
PRESS	2000	155 或 270	90°			32	20/0	28~32

注:①TI 取 180~220ms;②b 值取 0,1 000s/mm²。

6. 图像后处理　将原始数据导入工作站,利用专用软件做时间-信号强度曲线（time-intensity curve,TIC）,多平面重组（MPR）,最大密度投影（MIP）,容积再现（VR）等图像后处理（图 12-3）。

287

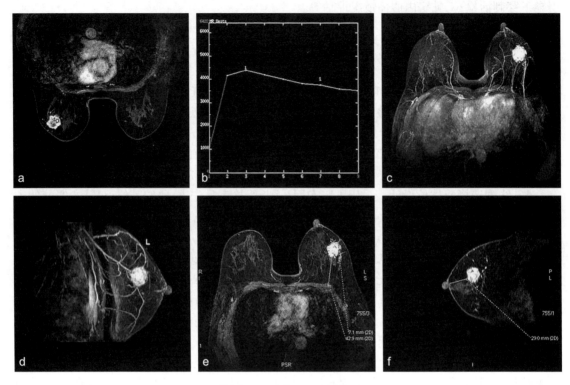

图 12-3　乳腺 MRI 后处理

a. 横断面增强图像；b. 感兴趣区时间-信号强度曲线；c、d. 乳腺最大密度投影（MIP）：从不同方位显示乳腺肿瘤与血管关系；e、f. 多平面重组（MPR）：从不同方向测量距离。

7. 结束检查　所有序列完成后，确认 MR 图像符合诊断要求后，结束当前检查。进磁体间，帮助受检者离开检查床并安全撤离磁体室，关上磁体间屏蔽门。

8. 图像打印　扫描结束后，调节合适的窗宽、窗位，适当放大或缩小图像，使图像位于窗格中间位置，根据图像总数计算窗格（行 × 列），先将定位像输入打印窗格，然后依次输入平扫图像、增强图像，传送至激光打印机打印。

【实验总结】

1. 乳腺专用线圈的使用是图像质量的保证。

2. 受检者的检查前准备和体位的设计是不可忽视的因素。

3. 常规 MR 序列扫描结合 3D 动态 MR 增强扫描能清晰显示乳腺病变（图 12-4）。

4. 腋窝淋巴结转移受检者进行乳腺 MRI 检查时扫描范围应尽量包括整个腋窝。

【实验思考】

1. 简述各种脂肪抑制技术在乳腺 MRI 扫描中的优缺点。

2. 简述病变的时间-信号曲线分型及意义。

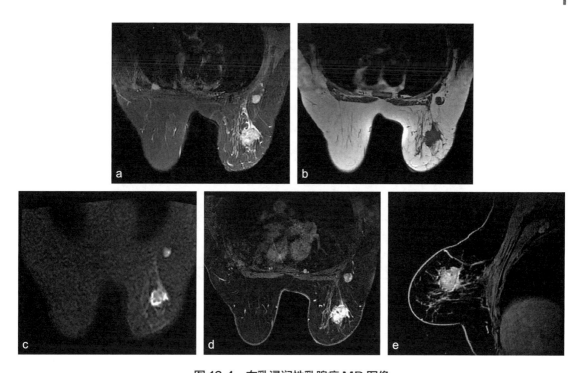

图 12-4　右乳浸润性乳腺癌 MR 图像

a. 脂肪抑制横断面 T_2WI；b. 横断面 T_1WI；c. 横断面 DWI；d. 横断面增强 T_1WI；e. 矢状面增强 T_1WI。

（周高峰　周学军　欧阳雪晖）

第十三章 腹部与盆腔磁共振检查技术

第一节 腹部MRI检查技术

实验一 肝、胆、脾MRI检查技术

【临床概述】

肝脏位于上腹部,肝脏有双重血液供应,肝动脉是肝脏的营养血管,供给肝脏的物质代谢,其血流量约占肝全部血流量的20%~30%,压力较门静脉高30~40倍。门静脉是肝脏的机能血管,其血流量占肝全部血流量的70%~80%,压力较低,其血液富含来自消化道及胰腺的营养物质。胆囊位于胆囊窝内,分为胆囊底、体、颈、管4部分。脾脏位于腹腔左上方。肝、胆、脾多序列、多参数MR成像可以从不同方面反映组织和病变的内在特性。充分的检查前准备和综合应用MRI扫描序列,能为肝、胆、脾的临床问题提供更多、更准确的信息。上腹部动态增强MRI检查可用于明确病变性质、病变范围及分期,对疾病的诊断及鉴别诊断有重要意义。

【实验目的】

1. 熟悉肝、胆、脾MRI检查的适应证及禁忌证。

2. 熟悉肝脏MRI扫描前准备;熟悉减少腹式呼吸伪影干扰的方法。

3. 掌握肝脏MRI线圈选择、定位方法、扫描方法及步骤。

4. 了解各类型MRI对比剂,上肢肘静脉团注方法;掌握肝脏MRI增强扫描各期相的时间、强化特征及图像后处理。

【实验要求】

1. 熟悉磁共振操作界面及高压注射器的使用方法。

2. 掌握肝脏MRI检查前准备(包括临床病史采集、对比剂准备、注射方式的确定、呼吸训练等)。

3. 根据受检者申请单信息和要求,选择合理的肝脏扫描方案。

4. 图像质量满足肝脏影像的诊断标准。

【实验器材】

1. 磁共振成像扫描仪及后处理工作站。

2. 腹部相控阵线圈或心脏相控阵线圈。

3. 钆对比剂1瓶、生理盐水及双筒MR专用高压注射器。

4. 激光打印机和激光胶片。

5. 磁共振成像专用抢救车。

【实验注意事项】

1. 严格遵守设备的操作流程。

2. 确认进入磁体间人员无磁共振检查禁忌证。

3. 做好受检者检查前准备，并与其充分沟通取得配合。

4. 增强检查则要进行 MR 对比剂使用的安全性评估。

【实验方法及步骤】

1. 适应证　肝脏占位性病变，如肝癌、肝血管瘤等；肝内弥散性病变，如肝硬化、脂肪肝等；胰胆管病变；脾脏病变。

2. 扫描前的准备

（1）认真阅读 MRI 检查申请单，了解病情，明确检查目的和要求。

（2）至少禁食禁饮 4h。

（3）确认受检者没有禁忌证，并嘱其认真阅读检查注意事项，按要求准备，最后由受检者签名确认检查安全。

（4）进入扫描室前，嘱受检者及陪同家属去除随身携带的金属物品并妥善保管。

（5）向受检者讲述检查过程，消除恐惧心理，争取检查时的合作。

（6）增强检查则要进行钆对比剂或肝脏特异性对比剂使用的安全性评估，包括不良反应的观察、肾功能的评估，受检者使用对比剂安全须知的签名确认等。

3. 登记　仔细核对受检者信息与申请单信息是否一致，在操作界面输入受检者信息（包括姓名、性别、检查号、检查部位等）。

4. 线圈选择及体位设计　选择腹部相控阵线圈或心脏相控阵线圈。受检者取仰卧位，足先进，身体左右居中，双臂上举于头两侧或放于身体两侧，双手不交叉。成像中心对准剑突下缘，并与线圈中心重合，扫描范围覆盖肝、胆、脾所在区域。

5. 检查方法

（1）平扫：采用快速成像序列进行三平面定位扫描，采用横断面呼吸触发快速自旋回波（FSE）脂肪抑制 T_2WI 序列、屏气快速梯度回波水-脂同反相位（双回波）T_1WI 序列，冠状面呼吸触发快速自旋回波脂肪抑制 T_2WI 序列、自由稳态进动（FIESTA）序列。观察占位性病变时，增加横断面弥散加权成像（DWI）序列（$b=600\sim800s/mm^2$）；对于呼吸不规则的受检者，增加横断面屏气单次激发快速自旋回波或快速自旋回波 T_2WI 序列；对于不能屏气的受检者，可以采用自由呼吸下呼吸触发技术进行横断面同反相位 T_1WI 序列的检查。

横断面在冠状面定位像上设置，扫描层面垂直于身体正中矢状面，在冠状面、矢状面定位像上调整扫描范围（图 13-1），成像范围自膈顶至肝下缘。扫描层面上下方添加预饱和带，以消除血流搏动伪影。

（2）增强扫描

1）成像平面和扫描序列：采用横断面快速梯度回波三维容积屏气脂肪抑制 T_1WI 序列（3D-VIBE/3D-LAVA/3D-THRIVE）进行动态增强扫描。必要时，增加冠状面或矢状面三维容积屏气脂肪抑制 T_1WI 序列，以重建门静脉高压侧支循环及门静脉内栓子情况。

2）对比剂剂量及其注射速率：采用钆对比剂，剂量为 0.1mmol/kg 体重，静脉注射速率为 $2\sim2.5ml/s$，随后等速续以 $10\sim20ml$ 生理盐水。

3）扫描时相：常规进行动脉期、门脉期及肝实质平衡期三期扫描。成人正常循环状态下，肝脏动脉期为注射对比剂后 $23\sim25s$，门脉期扫描时间为注射对比剂后 $50\sim70s$，肝实质平衡期为注射对比剂后 $3\sim5min$。

如采用肝脏特异性对比剂进行增强扫描，在完成动脉期、门脉期、肝实质平衡期三期扫描

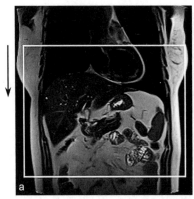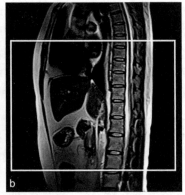

图13-1 肝脏横断面定位

a. 冠状面 T_2WI;b. 矢状面 T_2WI。

后,仍需在注射对比剂后 10min、15min、20min 进行肝胆期延迟扫描,肝功能不全受检者可延迟至 60min 扫描。

(3)肝脏 MR 成像参数见表 13-1。

表 13-1 肝脏 MR 成像参数

脉冲序列	TR/ms	TE/ms	FA	ETL	矩阵	FOV/cm	层厚/间隔（mm）	NEX	脂肪抑制
FSE-T_2WI	2 000~6 000	80~120	90°	23~43	384×224	36~38	（5~7）/1	2~4	是
GRE-T_1WI	100~250	同/反相位	20°		256×192	36~38	（5~7）/1	≤1	否
FIESTA	3.5~6	1.5~3.2	45°		320×192	36~38	（5~7）/1	1~2	否
3D-VIBE-T_1WI	≤5	≤2	9°		256×192	36~38	（3~5）/0	≤1	是
DWI	4 000~6 000	60~80		104	120×100	36~38	（5~7）/1	1~2	是

各类型对比剂多期动态增强扫描影像完整且时相准确(图 13-2)。

6. 结束检查 所有序列完成,确认 MR 图像符合诊断要求后,结束当前检查。然后去磁体间将受检者移出,引导至室外休息,关上磁体间屏蔽门。

7. 图像打印 调节合适的窗宽、窗位,适当放大或缩小图像,使图像位于窗格中间位置,根据图像总数计算窗格(行×列),先将定位像输入打印窗格,然后依次输入平扫图像、增强图像和/或后处理图像。

【实验总结】

1. 肝、胆、脾 MRI 检查的适用范围及扫描前准备。

2. 腹部 MR 成像方式、增强多期扫描时相的正确选择以及注意事项。

3. 对于不同年龄、不同呼吸情况的受检者采取不同的扫描方式。

【实验思考】

1. 肝、胆、脾 MRI 扫描前有何准备工作?

2. 肝、胆、脾多期增强扫描时,如何把握扫描时间?

3. 对于呼吸不配合的小孩或老人,应该采取什么样的扫描方式?

4. 对于肝癌及肝血管瘤受检者,进行 MRI 检查时要注意些什么?

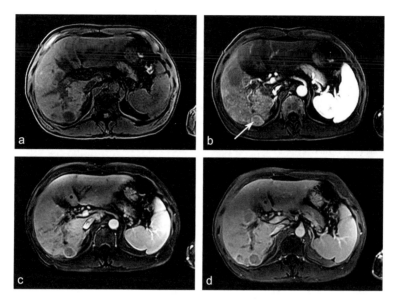

图 13-2　肝癌伴有子灶转移多期动态增强 MRI

a. 脂肪抑制 T_1WI；b. 动脉期明显不均匀强化（↑所示为癌灶）；c. 门脉期癌灶
中央区见减退；d. 平衡期癌灶中央区消退，但肝内多个子灶有环形强化征。

实验二　胰腺、胃肠道和腹膜后 MRI 检查技术

【临床概述】

　　胰腺是位于腹后壁的一个狭长腺体，位于腹上区和左季肋区，平对第 1~2 腰椎椎体。MRI 具有良好的组织分辨率，能清晰显示胰腺的解剖学结构和病理改变，对疾病的诊断及鉴别诊断有重要意义。胃肠道 MRI 检查由于呼吸运动、肠道蠕动及肠内容物的影响易形成伪影。高场 MRI 设备超快速序列的不断涌现，各种脂肪抑制技术和钆对比剂的使用，使得胃肠道 MRI 的时间和空间分辨率日益提高。它既可以显示胃肠道内、外病变，也能对病变的性质、范围和分期做出全面评价。MRI 亦能明确诊断腹膜后原发或继发性肿瘤、腹膜后淋巴结病变等。

【实验目的】

　　1. 熟悉胰腺、胃肠道及腹膜后 MRI 检查前准备，特别是胃肠道。

　　2. 了解胃肠道检查前准备，以及目前临床所用胃肠道对比剂，如阳性对比剂（钆剂和铁剂）、阴性对比剂（SPIOs 或 USPIOs）及双向对比剂（水、甘露醇、硫酸钡）。

　　3. 熟悉胰腺、胃肠道及腹膜后 MRI 检查的适应证及图像所显示的解剖结构。

　　4. 掌握胰腺、胃肠道及腹膜后 MRI 检查的成像方位、序列选择和成像参数。

　　5. 掌握胰腺、胃肠道及腹膜后 MRI 检查的技术要点。

　　6. 了解胃肠道扫描过程中各种伪影产生的原因和解决办法。

【实验要求】

　　1. 熟悉磁共振设备的工作界面及高压注射器的使用方法。

　　2. 做好胰腺、胃肠道及腹膜后 MRI 的检查前准备。

　　3. 掌握胰腺、胃肠道及腹膜后 MRI 的检查流程，熟悉胰腺、胃肠道及腹膜后结构的大体解剖。

　　4. 根据临床申请单的要求制订合适的胰腺、胃肠道及腹膜后 MRI 检查方案。

　　5. 胰腺、胃肠道及腹膜后的 MR 图像满足诊断要求。

6. 了解避免胃肠道生理运动伪影的方法,选择合适的扫描方案。

【实验器材】

1. 磁共振成像扫描仪及后处理工作站。
2. 腹部相控阵线圈或心脏相控阵线圈。
3. 钆对比剂 1 瓶、生理盐水及双筒 MR 专用高压注射器。
4. 激光相机和激光胶片。
5. 磁共振成像专用抢救车。

【实验注意事项】

1. 严格遵守 MRI 检查的操作流程。
2. 确认进入磁体间人员无磁共振成像检查禁忌证。
3. 做好受检者检查前准备,并与其充分沟通取得配合。
4. 增强检查则要进行 MR 对比剂使用的安全性评估。

【实验方法及步骤】

1. 适应证　胰腺及胃肠道肿瘤;胰腺炎性病变,急腹症炎性病变等;腹膜后占位性病变。

2. 检查前准备

(1)认真核对 MRI 检查申请单,了解病情,明确检查目的和要求。

(2)嘱受检者认真阅读检查注意事项,并嘱其确认没有禁忌证,并按要求准备,最后由受检者签名确认检查安全。凡体内装有顺磁性金属置入物者,应严禁 MRI 检查。

(3)进入扫描室前,嘱受检者及陪同家属去除随身携带的金属物品并妥善保管。

(4)向受检者讲述检查过程,消除恐惧心理,争取检查时的合作。

(5)增强检查则要进行钆对比剂使用的安全性评估,包括不良反应的观察、肾功能的评估,受检者使用对比剂安全须知的签名确认等。

3. 登记　仔细核对受检者信息与申请单信息是否一致,在操作界面输入受检者信息(包括姓名、性别、检查号、检查部位等)。

4. 线圈选择及体位选择　选用腹部相控阵线圈或心脏相控阵线圈。受检者取仰卧位,足先进,身体左右居中,双臂上举于头两侧或置于身体两侧,双手不交叉。观察胰腺时,成像中心对准胸骨剑突与脐连线中点;观察胃肠道和腹膜后时,成像中心对准脐,并与线圈中心重合。

5. 检查方法

(1)平扫:采用快速成像序列进行三平面定位扫描,采用横断面呼吸触发快速自旋回波 T_2WI 序列,若受检者呼吸不均匀时,可采用单激发快速自旋回波 T_2WI 序列;横断面屏气快速梯度回波水-脂同反相位(双回波)T_1WI 序列及三维容积快速梯度回波(如 3D-VIBE/3D-LAVA/3D-THRIVE)序列;冠状面平衡式自由稳态进动(FIESTA)序列、单次激发快速自旋回波(SS-FSE)T_2WI 序列及呼吸触发快速自旋回波重 T_2WI 序列;辅以矢状面 T_1WI 或 T_2WI 序列。呼吸触发 FSE-T_2WI 用于胃成像时一般不采用压脂技术,低信号胃壁在胃腔高信号水和胃周高信号脂肪的衬托下常可清晰显示。

横断面在冠状面定位像上设置,扫描层面垂直于身体正中矢状面,在冠状面、矢状面定位像上调整扫描范围(图 13-3)。胰腺成像范围覆盖其走行区域(胃底至肾下极)。在扫描层面上下方设置预饱和带,消除血流搏动伪影。

冠状面在矢状面定位像上设置,扫描层面垂直于身体正中矢状面,在定位像上调整扫描范围(图 13-4)。胃部检查范围自贲门至胃窦,胃肠道检查范围自胃底至盆底,横断面可分三

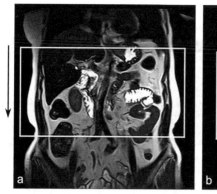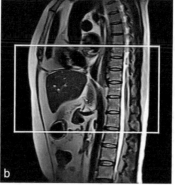

图 13-3　胰腺横断面定位
a. 冠状面 T_2WI；b. 矢状面 T_2WI。

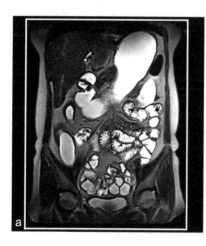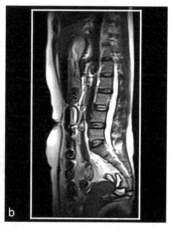

图 13-4　肠道冠状面定位
a. 冠状面 T_2WI；b. 矢状面 T_2WI。

段/三次完成全腹和盆腔扫描。

（2）增强扫描

1）成像平面和扫描序列：采用横断面屏气快速梯度回波三维容积（3D-VIBE/3D-LAVA/3D-THRIVE）T_1WI 序列为主，辅以矢状面及冠状面 T_1WI 序列。胃肠道和腹膜后增强采用冠状面屏气快速梯度回波三维容积（3D-VIBE/3D-LAVA/3D-THRIVE）T_1WI 序列为主，辅以矢状面及横断面 T_1WI 序列。

2）对比剂剂量及其注射速率：采用钆对比剂，剂量为 0.1mmol/kg 体重，静脉注射速率为 2~2.5ml/s，随后等速续以 10~20ml 生理盐水。

3）扫描时相：一般采集三期，即动脉期、静脉期及延迟期（图 13-5），三期分别为注射对比剂后 30~35s、80~90s 及 180~200s 开始扫描。

胃以横断面 MR 动态增强扫描为主。全腹部胃肠道以冠状面动态增强扫描为主（图 13-6），至少采集三期（动脉期、静脉期及延迟期）动态增强影像，辅以横断面及矢状面扫描。高场 MRI 设备具备快速成像功能，动态序列须行多期扫描，一定程度上可以反映癌肿的病理学特征。动脉期影像数据进行 MIP，层厚≥20mm，获取 MRA 像，观察肿瘤血管与周围组织或病灶

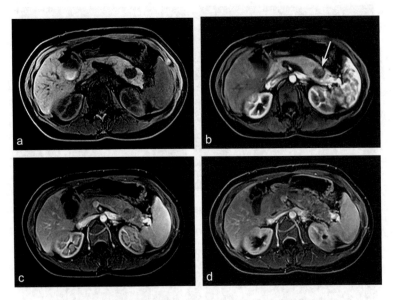

图 13-5　胰腺尾部实性假乳头状瘤多期动态增强 MRI

a.脂肪抑制 T_1WI；b.动脉期周边轻度强化(↑)；c.静脉期轻度持续性强化；
d.平衡期轻度持续不均匀强化。

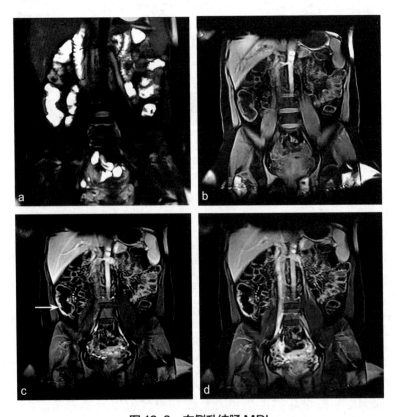

图 13-6　右侧升结肠 MRI

a.脂肪抑制 T_2WI；b.脂肪抑制 T_1WI；c.动脉期明显全层强化(↑)；d.静脉期持续强化。

的关系。冠状面主要用于观察小肠全景图像,平衡式自由稳态进动序列运动伪影少,小肠浆膜面和腹腔脂肪之间可见连续线状无信号带,通常可判断浆膜面的完整性,肠道内高信号液体可与肠壁产生清晰对比。

（3）胰腺、胃部、肠道 MR 成像参数见表 13-2。

表 13-2　胰腺、胃部、肠道 MR 成像参数表

脉冲序列	TR/ms	TE/ms	FA	ETL	矩阵	FOV/cm	层厚/间隔（mm）	NEX	脂肪抑制
FSE-T$_2$WI	2 000~6 000	80~120	90°	23~43	384 × 224	30~38	（4~5）/1	2~4	是
GRE-T$_1$WI	100~250	同/反相位	20°		256 × 192	30~38	（4~5）/1	≤1	否
FIESTA	3.5~6	1.5~3.2	45°		320 × 192	30~38	（4~5）/1	1~2	否
3D-VIBE-T$_1$WI	≤5	≤2	9		256 × 192	30~38	（3~4）/0	≤1	是

6. 结束检查　所有序列完成后,确认 MR 图像符合诊断要求后,结束当前检查。然后去磁体间将受检者移出,引导至室外休息,关上磁体间屏蔽门。

7. 图像打印　扫描结束后,调节合适的窗宽、窗位,适当放大或缩小图像,使图像位于窗格中间位置,根据图像总数计算窗格(行 × 列),先将定位像输入打印窗格,然后依次输入平扫图像、增强图像,传送至激光打印机打印。

【实验总结】
1. 胰腺、胃肠道和腹膜后 MRI 检查的适应证及扫描前准备。
2. 胰腺、胃肠道和腹膜后 MR 成像方式、增强多期扫描时相的正确选择以及注意事项。
3. 全腹部胃肠道检查以冠状面动态增强扫描为主。

【实验思考】
1. 胰腺、胃肠道和腹膜后 MRI 扫描前分别有何准备工作?
2. 全胃肠道 MRI 检查时,如何清洁和充盈胃肠道?
3. 针对胃肠道蠕动影响,采取什么样的方法抑制肠道蠕动伪影干扰?

实验三　MR 胰胆管成像（MRCP）检查技术

【临床概述】
胰胆管系统主要由胆道系统、胰管系统及胰胆管汇合组成。磁共振胰胆管成像（MRCP）是一种非侵袭性的,且可以多方位显示胰胆管树的影像学检查方法,目前已广泛用于临床评价胰胆管系统疾病。

【实验目的】
1. 熟悉 MRCP 检查的适应证和禁忌证。
2. 熟悉 MRCP 检查 MRI 扫描前准备。
3. 掌握 MRCP 的线圈选择、定位方法、扫描方法及步骤。
4. 熟悉胰胆管系统的大致解剖。

【实验要求】
1. 熟悉磁共振操作界面。
2. 掌握 MRCP 的扫描前准备(包括临床病史采集、呼吸训练等)。

3. 熟悉胰胆管系统的大体解剖。

4. 根据受检者申请单信息和要求,选择合理的胰胆管系统扫描方案。

5. 图像质量达到 MRCP 图像诊断标准。

【实验器材】

1. 磁共振扫描仪及后处理工作站。

2. 腹部相控阵线圈/心脏专用相控阵线圈。

3. 激光打印机和激光胶片。

【实验注意事项】

1. 严格遵守 MRI 设备的操作流程。

2. 确认进入磁体间人员无磁共振成像检查禁忌证。

3. 做好受检者检查前准备,并与其充分沟通取得配合。

【实验方法及步骤】

1. 适应证　胆道系统病变,如肿瘤、结石、炎症等;明确肝脏、胰腺等占位性病变与胆道的关系;上消化道手术重建者;不适宜行经内镜逆行胆胰管成像(ERCP)检查或 ERCP 检查失败者。

2. 检查前准备

(1)认真核对 MRI 检查申请单,了解病情,明确检查目的和要求。对检查目的、要求不清的申请单,应与临床申请医师核准确认。

(2)确认受检者没有禁忌证,并嘱受检者认真阅读检查注意事项,按要求准备。凡体内装有磁性金属置入物者,应严禁 MRI 检查。

(3)进入扫描室前,嘱受检者及陪同家属去除随身携带的金属物品并妥善保管。

(4)向受检者讲述检查过程,消除恐惧心理,争取检查时的合作。

3. 登记　仔细核对受检者信息与申请单信息是否一致,在操作界面输入受检者信息(包括姓名、性别、检查号、检查部位等)。

4. 线圈选择及体位选择　腹部相控阵线圈/心脏专用相控阵线圈,体位同肝、脾检查。

5. 检查方法

(1)水成像序列平扫:采用快速成像序列进行三平面定位扫描,采用冠状面单激发 2D-MRCP,3D 呼吸触发快速自旋回波重 T_2WI 序列。

2D 冠状面在横断面定位像上设置,以胆总管末端为中心呈放射状定位(图 13-7a),扫描范围覆盖胆囊、胆总管、肝内胆管及胰管。3D 冠状面在横断面定位像上设置,扫描平面平行于胰腺长轴(图 13-7b),扫描范围覆盖胆囊、胆总管、肝内胆管及胰管。

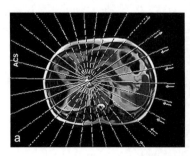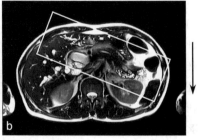

图 13-7　MRCP 定位

a. 2D 厚层 MRCP 定位;b. 3D 薄层 MRCP 定位。

（2）技术要点：受检者准备及呼吸训练，检查前须禁食禁水 6h 以上，必要时可口服胃肠道阴性对比剂（枸橼酸铁铵）以突出胰胆管信号，良好的胃肠道准备可获得高质量的胰胆管图像。

（3）MRCP 成像参数见表 13-3。

表 13-3　MRCP 成像参数

脉冲序列	TR/ms	TE/ms	FA	ETL	矩阵	FOV/cm	层厚/间隔（mm）	NEX	脂肪抑制
2D-MRCP	≥6 000	≥500	90°	224~269	384×224	30~35	（40~60）/0	1	是
3D-MRCP	2 000~6 000	200~600	90°	180	384×224	30~35	（1~2）/0	2~4	是

3D-MRCP 作 MIP，剪切与胆道重叠的组织，如胃肠、椎管及肾盂等，并多角度旋转，充分暴露显示胰胆管（图 13-8）。

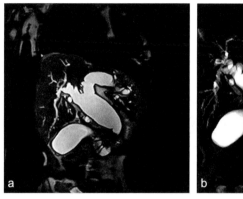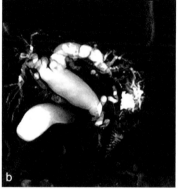

图 13-8　胆总管下段结石 MRCP
a. 2D-MRCP；b. 3D-MRCP MIP 图像。

6. 结束检查　所有序列完成，确认 MR 图像符合诊断要求后，结束当前检查。然后去磁体间将受检者移出，引导至室外休息，关上磁体间屏蔽门。

7. 图像打印　调节合适的窗宽、窗位，适当放大或缩小图像，使图像位于窗格中间位置，根据图像总数计算窗格（行×列），先将定位像输入打印窗格，然后依次输入 2D 平扫图像和/或 3D 后处理图像。

【实验总结】

1. 磁共振成像对胰胆道疾病解剖结构的显示以及胆道疾病的检出具有优越性。

2. 由于 MRCP 检查的特殊性，检查前要做好充分准备，禁食禁水 6h 以上，必要时口服胃肠道阴性对比剂。

3. 2D 单激发厚层 MRCP 有利于观察胰胆管全貌，但细微结构难以显示，小病灶常被高信号液体掩盖，因此必要时可减薄层厚（5~8mm），行 2D 连续薄层 MRCP 扫描。

【实验思考】

1. MRCP 扫描前的准备。

2. 2D-MRCP 与 3D-MRCP 的区别。

实验四 肾脏及肾上腺 MRI 检查技术

【临床概述】

肾位于脊柱两侧,腹膜后间隙内,属腹膜外位器官。左肾在第 11 胸椎椎体下缘至第 2~3 腰椎椎间盘之间;右肾则在第 12 胸椎椎体上缘至第 3 腰椎椎体上缘之间。肾上腺位于两肾上方,二者虽共为肾筋膜包绕,但其间被疏松的结缔组织所分隔。MRI 具有软组织分辨率高、无电离辐射、某些病变具有特征性表现等优势,是比较理想的肾脏疾病检查方法,适用于肾实质、肾上腺占位性病变;肾脏血管性病变,如肾癌侵犯周围血管、血管内癌栓形成。

【实验目的】

1. 熟悉肾脏及肾上腺 MRI 检查的适应证及禁忌证。

2. 熟悉肾脏及肾上腺 MRI 扫描前准备。

3. 掌握肾脏及肾上腺 MRI 检查的线圈选择及体位摆放。

4. 掌握肾脏及肾上腺 MRI 检查的成像方位、序列选择和成像参数。

5. 掌握肾脏 MRI 增强各期相的时间、强化特征及图像后处理。

【实验要求】

1. 熟悉磁共振设备的工作界面。

2. 熟悉肾脏及肾上腺的大体解剖。

3. 掌握肾脏及肾上腺 MRI 检查流程。

4. 能根据申请单的信息和要求,制订合适的肾脏及肾上腺 MRI 检查方案。

5. 获得满足肾脏及肾上腺诊断要求的 MR 图像。

【实验器材】

1. 磁共振成像扫描仪及后处理工作站。

2. 腹部相控阵线圈或心脏相控阵线圈。

3. 钆对比剂 1 瓶、生理盐水及双筒 MR 专用高压注射器。

4. 激光打印机和激光胶片。

5. 磁共振成像专用抢救车。

【实验注意事项】

1. 严格遵守 MRI 设备的操作流程。

2. 确认进入磁体间人员无磁共振成像检查禁忌证。

3. 做好受检者检查前准备,并与其充分沟通取得配合。

4. 增强检查则要进行 MR 对比剂使用的安全性评估。

【实验方法及步骤】

1. 适应证 肾实质、肾上腺占位性病变;肾脏血管性病变,如肾癌侵犯周围血管、血管内癌栓形成。

2. 检查前准备

(1)认真核对 MRI 检查申请单,了解病情,明确检查目的和要求。

(2)确认受检者没有禁忌证,并嘱受检者认真阅读检查注意事项,按要求准备。凡体内装有磁性金属置入物者,应严禁 MRI 检查。

(3)进入扫描室前,嘱受检者及陪同家属去除随身携带的金属物品并妥善保管。

(4)向受检者讲述检查过程,消除恐惧心理,争取检查时的合作。

（5）增强检查则要进行钆对比剂使用的安全性评估,包括不良反应的观察、肾功能的评估,并由受检者签名确认等。

3. **登记**　仔细核对受检者信息与申请单信息是否一致,在操作界面输入受检者信息(包括姓名、性别、检查号、检查部位等)。

4. **线圈选择及体位设计**　选择腹部相控阵线圈或心脏相控阵线圈。受检者取仰卧位,足先进,身体左右居中,双臂上举于头两侧,双手不交叉。成像中心对准剑突与脐连线中点,并与线圈中心重合。

5. **检查方法**

（1）平扫:采用快速成像序列进行三平面定位扫描,采用横断面呼吸触发快速自旋回波（FSE）T_2WI 序列、屏气快速梯度回波水-脂同反相位(双回波)T_1WI 序列、屏气快速梯度回波脂肪抑制 T_1WI 序列,冠状面呼吸触发快速自旋回波 T_2WI 序列。观察占位性病变时,增加横断面弥散加权成像（DWI）序列（$b=600\sim800s/mm^2$）;对于呼吸不规则受检者,增加横断面屏气单次激发快速自旋回波、平衡式自由稳态进动（FIESTA）序列或快速自旋回波 T_2WI 序列;对于不能屏气的受检者,可以采用自由呼吸下呼吸触发技术进行横断面同反相位 T_1WI。低场 MRI 设备由于性能受限可采用自旋回波 T_1WI 序列。

横断面在冠状面定位像上设置(图 13-9),扫描层面垂直于身体正中矢状面,肾脏扫描范围覆盖两侧肾上极至肾下极和肾脏前后缘,肾上腺扫描范围从胃底上缘至肾门水平。在扫描层面上下方设置预饱和带,消除血流搏动伪影。

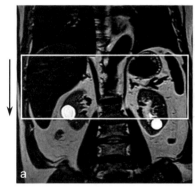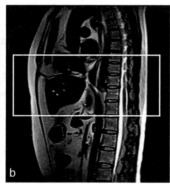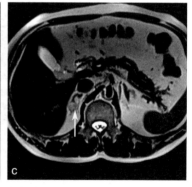

图 13-9　肾上腺横断面定位
a. 冠状面 T_2WI;b. 矢状面 T_2WI;c. 右侧肾上腺腺瘤横断面 T_2WI。

（2）增强扫描

1）对比剂剂量及其注射速率、扫描序列和成像平面:同肝、胆、脾 MRI。

2）扫描时相:常规需完成肾皮质期、肾髓质期、肾盂期三期扫描。成人正常循环状态下,动脉期(肾皮质期)、肾髓质期及延迟期(肾盂期)分别为:静脉注射对比剂后 $20\sim25s$、$90\sim120s$、$300\sim400s$。低场 MRI 不具备快速成像及三维成像功能的,可行普通增强扫描。

（3）肾脏、肾上腺 MR 成像参数见表 13-4。

6. **结束检查**　所有序列完成,确认 MR 图像符合诊断要求后,结束当前检查。然后去磁体间将受检者移出,引导至室外休息,关上磁体间屏蔽门。

7. **图像打印**　调节合适的窗宽、窗位,适当放大或缩小图像,使图像位于窗格中间位置,

表 13-4　肾脏、肾上腺 MR 成像参数表

脉冲序列	TR/ms	TE/ms	FA	ETL	矩阵	FOV/cm	层厚/间隔（mm）	NEX	脂肪抑制
FSE-T$_2$WI	2 000~6 000	80~120	90°	23~43	384×224	30~38	（3~5）/1	2~4	是
GRE-T$_1$WI	100~250	同/反相位	20°		320×192	30~38	（3~5）/1	≤1	否
FIESTA	3.5~6	1.5~3.2	45°		320×192	30~38	（3~5）/1	1~2	否
3D-VIBE-T$_1$WI	≤5	≤2	9°		320×192	30~38	（2~4）/0	≤1	是

根据图像总数计算窗格（行×列），先将定位像输入打印窗格，然后依次输入平扫图像、增强图像和/或后处理图像。

【实验总结】

1. 磁共振成像对肾脏及肾上腺的病变的检出具有优越性（图 13-10）。

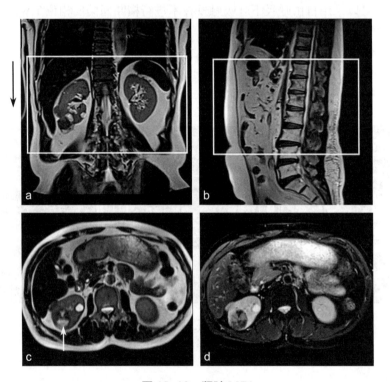

图 13-10　肾脏 MRI

a. 冠状面 T$_2$WI；b. 矢状面 T$_2$WI；c. 横断面 T$_2$WI（↑所指为高信号影）；
d. 脂肪抑制 T$_2$WI（信号降低）。

2. 由于磁共振成像的特殊性，检查前要做好充分准备，包括禁忌证筛查、铁磁性物品禁入、充分沟通、钆对比剂使用安全性的评估等。

3. 肾脏及肾上腺 MRI 应进行横断面、矢状面、冠状面成像。

4. 怀疑异位嗜铬细胞瘤或肾上腺的恶性肿瘤，扫描范围应加大，以便发现肾上腺以外的病变。

【实验思考】

1. 肾脏及肾上腺在 MR 图像中的解剖结构及位置。

2. 肾脏及肾上腺 MRI 定位原则及技术要点。

3. 压脂与非压脂 FSE 序列对肾上腺疾病显示的区别。

4. 常见肾细胞癌的影像学特点。

实验五　腹部 MRA 检查技术

【临床概述】

　　腹部 MRA 检查可以清晰显示腹主动脉、腹腔干、肾动脉及门静脉系统等血管性病变。3D-CE-MRA 具有简便、安全、无创、无辐射的优点,对可疑血管病变进行筛查,以便早期发现病变,给临床诊断和治疗提供更多信息,在很大范围内可替代创伤性的血管造影。

【实验目的】

1. 熟悉腹部 MRA 检查的适应证及禁忌证。

2. 熟悉腹部 MRA 扫描前准备。

3. 掌握腹部 MRA 扫描的线圈选择及体位摆放。

4. 掌握腹部 MRA 扫描的成像方位、序列选择和成像参数。

5. 了解腹部 MRA 对比剂团注剂量、流速、扫描方法。

【实验要求】

1. 熟悉磁共振设备的工作界面及高压注射器的使用方法。

2. 熟悉腹部血管的分支走行及正常变异。

3. 能根据申请单的信息及临床要求制订合适的 MRA 扫描方案。

4. 掌握腹部 MRA 检查流程。

5. 获得满足诊断要求的 MRA 图像。

【实验器材】

1. 磁共振扫描仪及后处理工作站。

2. 腹部相控阵线圈/心脏专用相控阵线圈。

3. 钆对比剂 1 瓶、生理盐水及双筒 MR 专用高压注射器。

4. 激光打印机和激光胶片。

5. 磁共振成像专用抢救车。

【实验注意事项】

1. 严格遵守设备的操作流程。

2. 确认进入磁体间人员无磁共振检查禁忌证。

3. 做好受检者检查前准备,并与其充分沟通取得配合。

4. 增强检查则要进行钆对比剂使用的安全性评估。

【实验方法及步骤】

1. 适应证　主要应用于腹主动脉、腹腔干、肾动脉及门静脉系统等血管性病变的检查。

2. 检查前准备

(1)认真核对 MRI 检查申请单,了解病情,明确检查目的和要求。

(2)确认受检者没有禁忌证,并嘱受检者认真阅读检查注意事项,按要求准备。

(3)进入扫描室前,嘱受检者及陪同家属去除随身携带的金属物品并妥善保管。

（4）向受检者讲述检查过程,消除恐惧心理,争取检查时的合作。

（5）增强检查则要进行钆对比剂使用的安全性评估,包括不良反应的观察、肾功能的评估,并由受检者签名确认使用对比剂安全等。

3. 登记 仔细核对受检者信息与申请单信息是否一致,在操作界面输入受检者信息（包括姓名、性别、检查号、检查部位等）。

4. 线圈选择及体位选择 选择腹部相控阵线圈或心脏专用相控阵线圈。取仰卧位,足先进,身体左右居中,双臂上举于头两侧,双手不交叉。成像中心对准靶血管中心,并与线圈中心重合。

5. 检查方法

（1）对比剂增强 MRA:采用快速成像序列进行三平面定位扫描,采用冠状面三维快速梯度回波序列进行对比剂增强 MRA。

1）冠状面在矢状面定位像上设置,扫描层面垂直于身体正中矢状面,并平行于腹部大血管,扫描范围包括腹主动脉及其分支、门静脉、肾动脉。横断面在矢状面和冠状面定位像上设置,扫描层面垂直于身体正中矢状面,扫描范围包括肝脏、肾脏,腹主动脉及其分支。

2）对比剂剂量及其注射速率:采用钆对比剂,剂量为 0.1~0.2mmol/kg 体重,静脉注射速率为 2~2.5ml/s,随后等速续以 10~20ml 生理盐水。

3）扫描时相:一般注药前先扫描蒙片,注药后采集三期,即动脉期、门脉期及静脉期。延迟时间的确定,有经验估计法、团注测试法、自动触发法、透视触发法等。常规使用透视触发法,即在注射对比剂后同时开启透视序列,对靶血管进行监测,当观察到对比剂到达靶血管时立即嘱受检者屏气并同时启动扫描序列。

（2）腹部 MRA 成像参数见表 13-5。

表 13-5 腹部 MRA 成像参数

脉冲序列	TR/ms	TE/ms	FA	ETL	矩阵	FOV/cm	层厚/间隔（mm）	NEX	脂肪抑制
3D-CE-MRA	≤5	≤2	25°		384×224	40~45	（1~2)/0	≤1	是
True-FISP	1 299.3	1.59	90°		256×256	32~34	（1~2)/0	≤1	是

6. 结束检查 所有序列完成后,确认 MR 图像符合诊断要求后,结束当前检查。然后去磁体间将受检者移出,引导至室外休息,关上磁体间屏蔽门。

7. 图像处理 3D 血管成像（包括 IFIR 序列）:采用 MIP 得到血管矢状面、冠状面、横断面图像,并旋转显示。

8. 图像打印 调节合适的窗宽、窗位,适当放大或缩小图像,使图像位于窗格中间位置,根据图像总数计算窗格（行×列）,先将定位像输入打印窗格,然后依次输入增强 MRA 后处理图像。

【实验总结】

1. 磁共振成像对腹部血管性病变,比如腹主动脉瘤、门脉系统血栓或瘤栓、血管狭窄等疾病的检出具有优越性。

2. 由于磁共振成像的特殊性,检查前要做好充分准备,包括禁忌证筛查、铁磁性物品禁入、充分沟通,钆对比剂使用安全性的评估等。

3. 腹部血管磁共振成像应根据机器型号、受检者情况选择合适的扫描方案。

4. 目前腹部血管磁共振检查主要是 3D-CE-MRA 检查。3D-CE-MRA 应清晰显示腹部大血管及其分支血管,包括腹主动脉、腹腔干、肝动脉、肾动脉、门静脉系统,以及上、下腔静脉系统血管,血管外背景组织信号抑制应良好。三维容积 T_1WI 序列增强扫描,应清晰显示靶区域(如肝脏)增强灌注与相应血管血流的情况,无背景组织信号抑制。

5. 扫描范围覆盖腹主动脉后缘、前缘分支血管及靶脏器血管所在的整个腹腔。

【实验思考】

1. 磁共振检查为什么应严格做好检查前准备?

2. 腹部 MRA 磁共振扫描技术有哪些?

3. 简述腹部 MRA 磁共振扫描与 DSA、CT 腹部血管检查的区别,有哪些优越性?

4. 简述腹部 3D-CE-MRA 检查的注意事项。

实验六　MR 尿路成像(MRU)检查技术

【临床概述】

MR 尿路成像(MRU)是利用重 T_2WI 加权时水分子呈高信号的原理,收集尿路内水分子信号,成为水成像,是诊断尿道梗阻性病变的一种无创的影像方法。克服以往临床上通过静脉使用碘对比剂尿路造影、CT 增强等手段来查找梗阻部位、病因的局限性。MRU 检查无辐射,无须注射对比剂,相对安全,无疑为尿路梗阻受检者的解剖、病因诊断提供更多依据。

【实验目的】

1. 熟悉 MRU 检查的适应证及禁忌证。

2. 掌握 MRU 的线圈选择及体位摆放。

3. 掌握 MRU 检查的成像方位、序列选择和成像参数。

4. 掌握 MRU 检查的检查前准备及检查技术要点。

【实验要求】

1. 熟悉磁共振设备的工作界面。

2. 熟悉尿道的大体解剖。

3. 掌握 MRU 检查前准备和检查流程。

4. 能根据申请单的信息和要求制订合适的 MRU 检查方案。

5. 获得满足诊断要求的 MRU 图像。

【实验器材】

1. 磁共振扫描仪及后处理工作站。

2. 腹部相控阵线圈/心脏专用相控阵线圈。

3. 激光打印机和激光胶片。

【实验注意事项】

1. 严格遵守 MRI 设备的操作流程。

2. 确认进入磁体间人员无磁共振成像检查禁忌证。

3. 做好受检者检查前准备,并与其充分沟通取得配合。

【实验方法及步骤】

1. 适应证　符合静脉肾盂造影(IVP)或逆行肾盂造影适应证的患者均可行 MRU 检查。腹膜后占位累及输尿管者。肾功能损害的受检者,MRU 效果明显优于 IVP。

2. 检查前准备

（1）认真核对 MRI 检查申请单，了解病情，明确检查目的和要求。

（2）确认受检者没有禁忌证，并嘱受检者认真阅读检查注意事项，按要求准备，最后由受检者签名确认检查安全。凡体内装有磁性金属置入物者，应严禁 MRI 检查。

（3）进入扫描室前，嘱受检者及陪同家属去除随身携带的金属物品并妥善保管。

（4）向受检者讲述检查过程，消除恐惧心理，争取检查时的合作。

3. 登记　仔细核对受检者信息与申请单信息是否一致，在操作界面输入受检者信息（包括姓名、性别、检查号、检查部位等）。

4. 线圈选择及体位设计　选择腹部相控阵线圈或心脏专用相控阵线圈。受检者取仰卧位，足先进，身体左右居中，双臂上举于头两侧，双手不交叉。成像中心对准剑突与脐连线中点，并与线圈中心重合。

5. 检查方法

（1）水成像平扫：采用快速成像序列进行三平面定位扫描，采用屏气 2D 斜冠状面单激发厚层 MRU 序列和 3D 斜冠状面薄层 MRU 序列。

2D 斜冠状面在矢状面定位像上设置（图 13-11a），3D 薄层 MRU 在冠状面定位像上设置（图 13-11b）；扫描范围上缘包括肾脏，下缘包括膀胱。怀疑先天性畸形或异位输尿管开口者，扫描范围应包括整个膀胱及尿道。

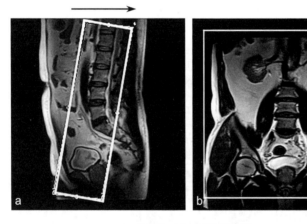

图 13-11　MRU 定位

a. 2D 厚层 MRU 定位；b. 3D 薄层 MRU 定位。

（2）技术要点：①检查前应禁食禁水 6h 以上，必要时可口服阴性对比剂（枸橼酸铁铵），或于检查前 15min 口服红茶（内含锰），使胃肠道内液体呈低信号，防止胃肠内液体影响病变显示和观察。扫描前尽量不排尿，确保膀胱中度充盈。②扫描范围依病情而定，如有梗阻，应包括梗阻部位以下，疑先天性畸形或异位输尿管开口者，扫描范围应包括整个膀胱及尿道。

（3）尿路 MRU 成像参数见表 13-6。

6. 结束检查　所有序列完成后，确认 MR 图像符合诊断要求后，结束当前检查。然后去磁体间将受检者移出，引导至室外休息，关上磁体间屏蔽门。

表13-6 尿路MRU成像参数

脉冲序列	TR/ms	TE/ms	FA	ETL	矩阵	FOV/cm	层厚/间隔（mm）	NEX	脂肪抑制
FSE-T$_2$WI	≥3 000	100~120	90°	23~43	384×224	36~38	（5~6）/2	2~4	是
2D-MRU	≥6 000	≥600	90°	224~269	448×224	38~42	（40~60）/0	≤1	是
3D-MRU	≥6 000	≥600	90°	180	448×256	38~42	（1~3）/0	2~4	是

7. 图像处理 2D扫描无须后处理。3D序列作MPR，获取任意方向图像替代2D扫描序列。3D-重T$_2$WI水成像序列图像作MIP，剪切与尿路重叠的背景组织影像，并绕头-足轴旋转多角度，充分显示肾盂、肾盏、输尿管及膀胱造影图像（图13-12）。

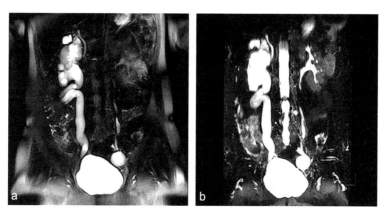

图13-12 右侧输尿管扩张MRU
a. 2D厚层MRU；b. 3D薄层MRU的MIP。

8. 图像打印 调节合适的窗宽、窗位，适当放大或缩小图像，使图像位于窗格中间位置，根据图像总数计算窗格（行×列），先将定位像输入打印窗格，然后依次输入后处理的3D MRU图像。

【实验总结】

1. 磁共振检查前要做好充分安全评估准备，包括禁忌证筛查、铁磁性物品禁入、充分沟通呼吸控制等。

2. 对呼吸不规则受检者，增加横断面单激发快速自旋回波屏气T$_2$WI序列。

3. 2D序列有利于观察泌尿系统全貌，但细微结构难以显示，小病灶易被高信号液体掩盖，须结合3D序列原始图像观察细节。

【实验思考】

1. 简述磁共振尿路成像技术检查前注意事项。

2. 2D序列及3D序列观察尿路成像有何区别？

3. 磁共振尿路成像扫描范围包括哪些？对于梗阻及肿瘤性病变，扫描过程中应注意哪些方面？

（周学军 赵应满 孙 静）

第二节　盆腔 MRI 检查技术

实验一　膀胱 MRI 检查技术

【临床概述】

膀胱前方为耻骨联合,在男性,膀胱后方与精囊、输精管壶腹和直肠相毗邻;在女性,膀胱后方与子宫和阴道相毗邻。膀胱是储存尿液的肌性囊状器官,其形态、大小、位置和壁的厚度随尿液充盈程度而异。膀胱壁分为三层:即外膜、肌层和黏膜层。MRI 具有软组织分辨率高、多参数、多方位成像等优势,已经成为膀胱及膀胱周围占位性病变的常规检查。

【实验目的】

1. 熟悉膀胱 MRI 检查的适应证及禁忌证。

2. 掌握膀胱 MRI 检查的线圈选择及体位摆放。

3. 掌握膀胱 MRI 检查的成像方位、序列选择和成像参数。

4. 熟悉膀胱 MRI 扫描前准备及检查技术要点。

【实验要求】

1. 熟悉磁共振操作界面。

2. 掌握膀胱的解剖位置。

3. 掌握膀胱 MRI 检查前准备及检查流程。

4. 根据申请单的信息和要求制订合适的膀胱 MRI 检查方案。

5. 获得满足诊断要求的膀胱 MR 图像。

【实验器材】

1. 磁共振扫描仪及后处理工作站。

2. 体部矩形相控阵线圈/心脏专用相控阵线圈。

3. 钆对比剂 1 瓶、生理盐水及双筒 MR 专用高压注射器。

4. 激光打印机和激光胶片。

5. 磁共振成像专用抢救车。

【实验注意事项】

1. 严格遵守 MRI 设备的操作流程。

2. 确认进入磁体间人员无磁共振成像检查禁忌证。

3. 做好受检者膀胱检查前准备,并与其充分沟通取得配合。

4. 膀胱增强检查则要进行 MR 对比剂使用的安全性评估。

【实验方法及步骤】

1. 适应证　膀胱及膀胱周围占位性病变。

2. 检查前准备

(1)认真核对 MRI 检查申请单,了解病情,明确检查目的和要求。

(2)确认受检者没有禁忌证,并嘱受检者认真阅读检查注意事项。

(3)进入扫描室前,嘱受检者及陪同家属去除随身携带的金属物品并妥善保管。

(4)向受检者讲述检查过程,消除恐惧心理,争取检查时的合作。

(5)增强检查则要进行钆对比剂使用的安全性评估,包括不良反应的观察、肾功能的评估,并由受检者签名确认使用对比剂安全等。

3. 登记　仔细核对受检者信息与申请单信息是否一致,在操作界面输入受检者信息(包括姓名、性别、检查号、检查部位等)。

4. 线圈选择及体位设计　选择体部矩形相控阵线圈或心脏专用相控阵线圈。受检者取仰卧位,足先进,身体左右居中,双臂上举于头两侧,手不交叉。成像中心对准耻骨联合上缘上方 2cm 处,并与线圈中心重合。

5. 检查方法

(1)平扫:采用快速成像序列进行三平面定位扫描,采用横断面、冠状面、矢状面快速自旋回波 T_2WI 序列;横断面、冠状面或矢状面脂肪抑制 T_2WI 序列;横断面快速梯度回波三维容积脂肪抑制 T_1WI 序列;观察占位性病变时,增加横断面 DWI 序列,b 值取 $600\sim800s/mm^2$。

膀胱定位像设置,横断面扫描层面垂直于盆腔正中矢状面,扫描范围自膀胱上缘至膀胱下缘。扫描层面上、下方添加预饱和带,消除血流搏动伪影。矢状面在横断面定位像上设置,扫描层面平行于盆腔正中矢状面,扫描范围包括整个膀胱及邻近结构。

(2)增强扫描

1)成像平面和扫描序列:采用横断面快速梯度回波三维容积脂肪抑制 T_1WI(3D-VIBE/3D-LAVA/3D-THRIVE)序列;辅以冠状面,必要时可增加矢状面 T_1WI 序列。

2)对比剂剂量及其注射速率:采用钆对比剂,剂量为 0.1mmol/kg 体重,静脉注射速率为 $2\sim2.5ml/s$,随后等速续以 $10\sim20ml$ 生理盐水。

3)扫描时相:至少采集 3 期,即动脉期、静脉期及延迟期,分别在对比剂注入后 $30\sim35s$、$80\sim90s$ 及 $300\sim400s$ 开始扫描。动态增强可采用灌注(DCE)扫描序列,每期控制在 10s 以内,25 期以上,整个动态扫描时长 $\geqslant5min$;多期动态增强扫描可获取组织血流灌注信息。

(3)膀胱 MR 成像参数见表 13-7。

表 13-7　膀胱 MR 成像参数

脉冲序列	TR/ms	TE/ms	FA	ETL	矩阵	FOV/cm	层厚/间隔 (mm)	NEX	脂肪抑制
FSE-T_2WI	$\geqslant3\,000$	$80\sim120$	90°	$25\sim30$	256×224	$16\sim24$	$(3\sim4)/0.5$	$2\sim4$	是/否
FSE-T_1WI	$300\sim600$	$8\sim15$	90°	$3\sim5$	256×224	$16\sim24$	$(3\sim4)/0.5$	$\leqslant1$	否
3D-VIBE-T_1WI	4	1.4	9°		320×256	$24\sim30$	$(2\sim3)/0$	$\leqslant1$	是
GRE-T_1WI	$100\sim250$	$2\sim5$	20°		256×224	$16\sim24$	$(3\sim4)/0.5$	$\leqslant1$	是

6. 结束检查　所有序列完成,确认 MR 图像符合诊断要求后,结束当前检查。然后去磁体间将受检者移出,引导至室外休息,关上磁体间屏蔽门。

7. 图像打印　调节合适的窗宽、窗位,适当放大或缩小图像,使图像位于窗格中间位置,根据图像总数计算窗格(行×列),先将定位像输入打印窗格,然后依次输入平扫图像、增强图像和/或后处理图像。

【实验总结】

1. 膀胱 MRI 适用范围及扫描前准备,膀胱要适度充盈。

2. 膀胱 MR 扫描时应注意,斜横轴位成像方位在矢状位上与前列腺上下长轴线垂直;斜冠状位成像方位在矢状位上与前列腺上下长轴线平行。

3. 膀胱 MRI 增强多期扫描时相的正确选择以及注意事项。

【实验思考】

1. 磁共振膀胱检查时为什么膀胱内尿液要适度充盈?

2. 膀胱磁共振成像定位原则及技术要点。

3. 膀胱动脉增强时期如何把握,为何需要延迟时间扫描?

实验二　前列腺 MRI 检查技术

【临床概述】

前列腺位于膀胱颈的下方,尿生殖膈的上方,其形态与栗子相似。前方为耻骨联合,两侧有前列腺肌绕过,前列腺后面与直肠壶腹相对。前列腺大小约 4cm×3cm×2cm。前列腺一般分为 5 叶(Lowsley 前列腺分叶):前叶、中叶、后叶和两侧叶。中叶呈楔形,位于尿道与射精管之间。前列腺增生的好发部位主要是尿道周围的移行区,外周区是前列腺癌的好发部位。MR成像具有多参数、多平面成像及良好的组织分辨能力等优势,各种功能 MRI 在诊断前列腺疾病的敏感性及特异性上均明显提高。

【实验目的】

1. 熟悉前列腺 MRI 检查的适应证及禁忌证。

2. 熟悉前列腺 MRI 扫描前准备。

3. 掌握前列腺 MRI 检查的线圈选择及体位摆放。

4. 掌握前列腺 MRI 检查的成像方位、序列选择和成像参数。

5. 了解前列腺占位性病变功能 MRI 检查:DWI、DCE、MRSI。

6. 了解前列腺功能成像的图像后处理。

【实验要求】

1. 熟悉磁共振成像设备的工作界面。

2. 熟悉前列腺的解剖结构。

3. 掌握前列腺 MRI 检查流程和技术要点。

4. 能根据申请单的信息和要求制订合适的前列腺 MRI 检查方案。

5. 获得满足诊断目的的前列腺 MR 图像。

【实验器材】

1. 磁共振扫描仪及后处理工作站。

2. 体部矩形相控阵线圈/心脏相控阵线圈。

3. 钆对比剂 1 瓶、生理盐水及双筒 MR 专用高压注射器。

4. 激光打印机和激光胶片。

5. 磁共振成像专用抢救车。

【实验注意事项】

1. 严格遵守设备的操作流程。

2. 确认进入磁体间人员无磁共振检查禁忌证。

3. 做好受检者检查前准备,并与其充分沟通取得配合。

4. 增强检查则要进行钆对比剂使用的安全性评估。

【实验方法及步骤】

1. 适应证　前列腺占位、增生等病变。

2. 检查前准备

（1）认真核对 MRI 检查申请单，了解病情，明确检查目的和要求。

（2）确认受检者没有禁忌证，并嘱受检者认真阅读检查注意事项，按要求准备。

（3）进入扫描室前，嘱受检者及陪同家属去除随身携带的金属物品并妥善保管。

（4）给受检者讲述检查过程，消除恐惧心理，争取检查时的合作。

（5）增强检查则要进行钆对比剂使用的安全性评估，包括不良反应的观察、肾功能的评估，并由受检者签名确认使用对比剂安全等。

3. 登记　仔细核对受检者信息与申请单信息是否一致，在操作界面输入受检者信息（包括姓名、性别、检查号、检查部位等）。

4. 线圈选择及体位设计　选择体部矩形相控阵线圈或心脏相控阵线圈。受检者头先进/足先进，取仰卧位，双手自然放置于身体两侧或双臂上举（不能交叉）。线圈中心及定位中心对准耻骨联合上缘上方 2cm 处。

5. 检查方法

（1）平扫：采用快速成像序列进行三平面定位扫描，采用矢状面、横断面和冠状面小视野、高分辨率快速自旋回波 T_2WI 序列；横断面、冠状面或矢状面脂肪抑制 T_2WI 序列；盆腔大范围横断面快速自旋回波 T_1WI 序列；横断面快速梯度回波三维容积 T_1WI 序列；横断面 DWI 序列。

横断面在矢状面定位像上设置，扫描层面垂直于前列腺长轴；冠状面在矢状面定位像上设置，扫描层面平行于前列腺长轴；矢状面在三维定位像上设置，扫描层面垂直于前列腺横轴；在冠状面和/或矢状面定位像上，扫描层面上、下方添加预饱和带，消除血流搏动伪影（图 13-13）。

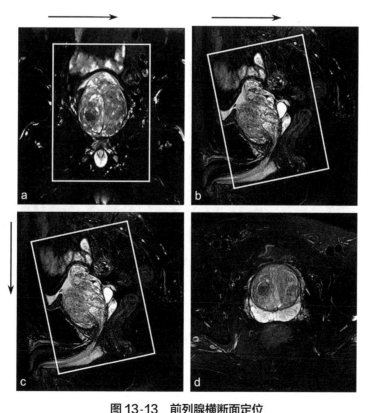

图 13-13　前列腺横断面定位

a. 矢状面定位；b. 冠状面定位；c. 横断面定位；d. 横断面脂肪抑制 T_2WI。

（2）增强扫描

1）成像平面和扫描序列：横断面快速梯度回波三维容积（3D-VIBE/3D-LAVA/3D-THRIVE）脂肪抑制 T_1WI 序列；辅以矢状面和/或冠状面脂肪抑制 T_1WI 序列。

2）对比剂剂量及其注射速率：采用钆对比剂，剂量为 0.1mmol/kg 体重，静脉注射速率为 2~2.5ml/s，随后等速续以 10~20ml 生理盐水。

3）扫描时相：至少采集三期，即动脉期、静脉期及延迟期，分别在对比剂注入后 30~35s、80~90s 及 300~400s 开始扫描。动态增强可采用灌注（DCE）扫描序列，每期控制在 10s 以内，25 期以上，整个动态扫描时长≥5min；多期动态增强扫描可获取组织血流灌注信息。

（3）前列腺 MR 成像参数见表 13-8。

表 13-8　前列腺 MR 成像参数

脉冲序列	TR/ms	TE/ms	FA	ETL	矩阵	FOV/cm	层厚/间隔（mm）	NEX	脂肪抑制
FSE-T_2WI	≥3 000	80~120	90°	25~30	384×224	16~24	（3~4）/0.5	2~4	是/否
FSE-T_1WI	300~600	8~15	90°	3~5	256×224	16~24	（3~4）/0.5	2~4	否
DWI*	4 000~6 000	80~120		110	160×128	16~24	（3~4）/0.5	2~6	是
3D-VIBE-T_1WI	4	1.4	9°		320×256	24~30	（2~3）/0	≤1	是
GRE-T_1WI	100~250	2~5	20°		256×192	16~20	（3~4）/0.5	≤1	是

注：*b 值取 0~50,1 000~1 500s/mm^2。

（4）对比剂多期动态增强扫描影像完整且时相准确（图 13-14）。

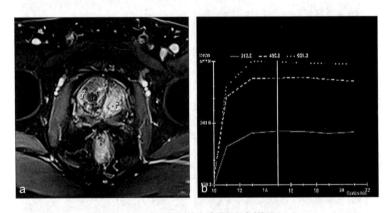

图 13-14　前列腺增生多期动态增强 MRI
a.横断面脂肪抑制多期动态增强 T_1WI；b.右侧增生结节和左侧正常腺体多期动态增强曲线。

（5）使用高场 MRI 设备进行小视野高清弥散成像（如 ZOOMit/FOCUS/iZOOM DWI），获得前列腺横断面高分辨率、高信噪比的 DWI（图 13-15）。

6. 结束检查　所有序列完成后，确认 MR 图像符合诊断要求后，结束当前检查。然后去磁体间将受检者移出，引导至室外休息，关上磁体间屏蔽门。

7. 图像后处理　快速梯度回波三维容积 T_1WI 序列（3D-VIBE/3D-LAVA/3D-THRIVE）

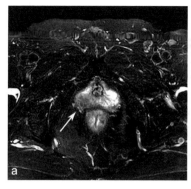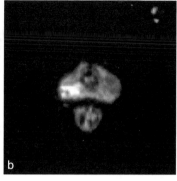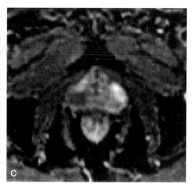

图 13-15　前列腺右侧外周带结节 DWI

a. 脂肪抑制 T_2WI（↑所指为低信号）；b. DWI（稍高信号）；c. ADC（低信号）。

可作 MPR 处理以及 MRS 重建。DWI、DCE、MRSI 须做后处理，以获得前列腺组织 ADC 值，组织血流灌注信息，组织生物代谢物信息等，从而进行定量分析处理。

8. 图像打印　调节合适的窗宽、窗位，适当放大或缩小图像，使图像位于窗格中间位置，根据图像总数计算窗格（行×列），先将定位像输入打印窗格，然后依次输入平扫图像、增强图像和/或后处理图像。

【实验总结】

1. 磁共振成像对前列腺癌与前列腺增生的鉴别具有优越性。

2. 前列腺体积较小，扫描层厚较薄，前列腺 T_2 加权成像对诊断价值很大，须保证足够的空间分辨率和信噪比，应采用增加激励次数等措施提高信噪比。

3. 前列腺扫描方位上应注意与前列腺本身解剖结构相平行或垂直。

4. 前列腺增强检查至少要行三期扫描，必要时加扫功能成像 DWI、DCE、MRSI。

【实验思考】

1. 前列腺磁共振成像定位原则及技术要点。

2. 前列腺影像学上的解剖结构如何划分？

3. 简述前列腺增生、前列腺癌的好发部位。

实验三　子宫及附件 MRI 检查技术

【临床概述】

子宫位于小骨盆中央、膀胱与直肠之间，下端接阴道，两侧有输卵管和卵巢（二者合称子宫附件）。子宫呈倒置的梨形，前后略扁，由上而下分为底、体、峡、颈 4 部分。子宫壁分 3 层：外层为浆膜，中层为肌层，内层为黏膜，即子宫内膜。磁共振扫描无电离辐射，无骨性伪影，可以多参数、多角度成像，具备软组织的高分辨率，能清楚显示子宫及附件的组织结构，对病变的定位、定性具有无可比拟的优势。子宫及附件病变动态增强可以通过曲线强化方式对肿瘤进行鉴别，而弥散加权成像信号及 ADC 值分析对肿瘤的诊断和鉴别诊断具有非常重要的临床意义。

【实验目的】

1. 熟悉子宫及附件检查的适应证及禁忌证。

2. 熟悉子宫及附件 MRI 扫描前准备。

3. 掌握子宫及附件 MRI 检查的线圈选择及体位摆放。

4. 掌握子宫及附件 MRI 检查的成像方位、序列选择和成像参数。

5. 掌握子宫及附件 MRI 小视野、高分辨率的技术要点。

【实验要求】

1. 熟悉磁共振操作界面及高压注射器使用方法。

2. 熟悉子宫及附件影像的大体解剖,子宫及附件 MRI 扫描前准备及检查流程。

3. 根据申请单的信息和要求制订合适的子宫及附件 MRI 检查方案。

4. 掌握子宫及附件 MRI 小视野、高分辨率检查的技术要点。

5. 获得满足诊断要求的子宫及附件 MR 图像。

【实验器材】

1. 磁共振扫描仪及后处理工作站。

2. 体部矩形相控阵线圈/心脏专用相控阵线圈。

3. 钆对比剂、生理盐水及双筒 MR 专用高压注射器。

4. 激光打印机和激光胶片。

5. 磁共振成像专用抢救车。

【实验注意事项】

1. 严格遵守设备的操作流程。

2. 确认进入磁体间人员无磁共振检查禁忌证。

3. 做好受检者检查前准备,并与其充分沟通取得配合。

4. 增强检查则要进行钆对比剂使用的安全性评估。

【实验方法及步骤】

1. 适应证 子宫及附件占位性病变。

2. 检查前准备

(1)认真核对 MRI 检查申请单,了解病情,明确检查目的和要求。

(2)确认受检者没有禁忌证,并嘱受检者认真阅读检查注意事项,按要求准备。

(3)进入扫描室前,嘱受检者及陪同家属去除随身携带的金属物品并妥善保管。

(4)给受检者讲述检查过程,消除恐惧心理,争取检查时的合作。

(5)增强检查则要进行钆对比剂使用的安全性评估,包括不良反应的观察、肾功能的评估,受检者使用对比剂安全须知签名确认等。

3. 登记 仔细核对受检者信息与申请单信息是否一致,在操作界面输入受检者信息(包括姓名、性别、检查号、检查部位等)。

4. 线圈选择及体位设计 选择体部矩形相控阵线圈/心脏专用相控阵线圈。受检者取仰卧位,足先进/头先进。定位中心对耻骨联合中点上缘上方 2cm 处。

5. 检查方法

(1)平扫:采用快速成像序列进行三平面定位扫描,采用横断面、矢状面及冠状面小视野、高分辨率快速自旋回波 T_2WI 序列;横断面、冠状面或矢状面脂肪抑制 T_2WI 序列;盆腔大范围横断面快速自旋回波 T_1WI 序列;横断面快速梯度回波三维容积 T_1WI 序列;横断面 DWI 序列。

如图 13-16 所示,横断面在矢状面和冠状面定位像上设置,扫描基线垂直于子宫长轴线,扫描范围覆盖子宫及附件区域;冠状面在矢状面和横断面定位像上设置,扫描基线平行于子宫长轴,成像范围包括整个子宫前后缘。矢状面在横断面和冠状面定位像上设置,扫描基线平行

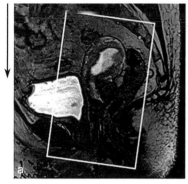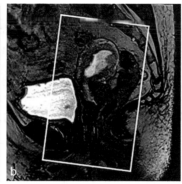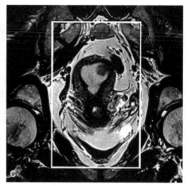

图 13-16　子宫及附件 MRI 定位
a. 横断面定位；b. 冠状面定位；c. 矢状面定位。

于子宫正中矢状面，扫描范围覆盖子宫及附件所在区域。扫描层面上、下方添加预饱和带，消除血流搏动伪影。

（2）增强扫描

1）成像平面和扫描序列：采用横断面或矢状面快速梯度回波三维容积脂肪抑制 T1WI（3D-VIBE/3D-LAVA/3D-THRIVE）序列。

2）对比剂剂量及其注射速率：采用钆对比剂，剂量为 0.1mmol/kg 体重，静脉注射速率为 2~2.5ml/s，随后等速续以 10~20ml 生理盐水。

3）扫描时相：至少采集三期，即动脉期、静脉期及延迟期，三期分别在对比剂静脉注入后 30~35s、80~90s 及 300~400s 开始扫描，延迟期要求达 5~6min。动态增强可采用灌注（DCE）扫描序列，每期控制在 10s 以内，25 期以上，整个动态扫描时长≥5min；多期动态扫描可获取子宫组织血流灌注信息。

（3）子宫及附件 MR 成像参数见表 13-9。

表 13-9　子宫及附件 MR 成像参数

脉冲序列	TR/ms	TE/ms	FA	ETL	矩阵	FOV/cm	层厚/间隔（mm）	NEX	脂肪抑制
FSE-T$_2$WI	≥3 000	80~120	90°	25~30	384×224	16~24	（3~4）/0.5	2~4	是/否
FSE-T$_1$WI	400~600	8~15	90°	3~5	256×224	16~24	（3~4）/0.5	2~4	否
3D-VIBE-T$_1$WI	4	1.4	9°		320×256	24~30	（2~3）/0	≤1	是
GRE-T$_1$WI	100~250	2~5	20°		256×224	16~24	（3~4）/0.5	≤1	是

6. 结束检查　所有序列完成后，确认 MR 图像符合诊断要求后，结束当前检查。然后去磁体间将受检者移出，引导至室外休息，关上磁体间屏蔽门。

7. 图像处理　2D 序列一般不作后处理。快速梯度回波三维容积 T$_1$WI 序列（3D-VIBE/3D-LAVA/3D-THRIVE）可作 MPR 处理。

8. 图像打印　调节合适的窗宽、窗位，适当放大或缩小图像，使图像位于窗格中间位置，根据图像总数计算窗格（行×列），先将定位像输入打印窗格，然后依次输入平扫图像、增强图像和/或后处理图像。

【实验总结】

1. 小视野、高分辨率快速自旋回波 T_2WI 序列成像对子宫附近及其周围组织的病变的检出具有优越性,能清楚地看清子宫组织学分层,从而对占位性病变进行分期。

2. 由于磁共振成像的特殊性,检查前要做好充分准备,适当充盈膀胱,询问有无宫内节育器,对育龄妇女应询问月经情况。

3. 子宫磁共振横轴位扫描时扫描基线要垂直于子宫长轴,冠状位扫描时扫描基线要与子宫长轴平行。

【实验思考】

1. 子宫及附件磁共振检查为什么要询问月经周期的阶段?

2. 简述子宫及附件磁共振扫描定位原则及技术要点。

3. 如何区分子宫肌层、内膜在磁共振图像上的表现?

实验四 直肠及盆底肌 MRI 检查技术

【临床概述】

直肠是消化管位于盆腔下部的一段,全长 10~14cm,直肠在第 3 骶椎前方起自乙状结肠,沿骶、尾骨前面下行,穿过盆膈移行于肛管。解剖学,直肠分为三部分:下 1/3(7~10cm),中 1/3(4~5cm),上 1/3(4~5cm)。直肠上端与乙状结肠交接处管径较细,向下肠腔显著膨大,称直肠壶腹。直肠壁可分为黏膜层、黏膜下层、肌层和外膜。MRI 在直肠癌的诊断优势在于:①多方位成像,可从多方位观察病变的发生部位及周围的侵犯扩散情况,对确定手术切除范围很有价值;②扫描范围大,不仅能显示肠壁病灶、邻近器官的浸润及较大范围的淋巴结转移,还能显示肝、骨等远处转移;③多参数成像;④良好的软组织分辨率,在辨别肛周肌肉、前列腺、阴道有无受侵方面具有优势。

【实验目的】

1. 熟悉直肠及盆底肌 MRI 检查的适应证及禁忌证。

2. 熟悉直肠及盆底肌 MRI 扫描前准备。

3. 掌握直肠及盆底肌 MRI 检查的线圈选择及体位摆放。

4. 掌握直肠及盆底肌 MRI 检查的成像方位、序列选择和成像参数。

5. 掌握直肠及盆底肌 MRI 小视野、高分辨率检查的技术要点。

6. 获得满足诊断要求的直肠及盆底肌 MR 图像。

【实验要求】

1. 熟悉磁共振设备的工作界面。

2. 熟悉直肠及盆底肌的位置及邻近组织的关系。

3. 做好直肠及盆底肌 MRI 检查前准备,熟悉直肠 MRI 检查流程。

4. 根据申请单的信息和要求制订合适的直肠 MRI 检查方案。

5. 熟悉直肠及盆底肌影像的大体解剖,以及直肠 MRI 小视野、高分辨率检查的技术要点。

6. 获得满足诊断要求的直肠及盆底肌 MR 图像。

【实验器材】

1. 磁共振扫描仪及后处理工作站。

2. 体部矩形相控阵线圈/心脏专用相控阵线圈。

3. 钆对比剂、生理盐水及双筒 MR 专用高压注射器。

4. 激光打印机和激光胶片。

5. 磁共振成像专用抢救车。

【实验注意事项】

1. 严格遵守磁共振成像设备的操作流程。

2. 确认进入磁体间人员无磁共振检查禁忌证。

3. 做好受检者检查前准备,并与其充分沟通取得配合。

4. 增强检查则要进行钆对比剂使用的安全性评估。

【实验方法及步骤】

1. 适应证 直肠占位性病变及肛瘘,盆底肌撕裂,盆底器官脱垂,排便功能障碍等。

2. 检查前准备

(1)认真核对 MRI 检查申请单,了解病情,明确检查目的和要求。

(2)确认受检者没有禁忌证,并嘱受检者认真阅读检查注意事项,按要求准备。

(3)进入扫描室前,嘱受检者及陪同家属去除随身携带的金属物品并妥善保管。

(4)向受检者讲述检查过程,消除恐惧心理,争取检查时的合作。

(5)增强检查则要进行钆对比剂使用的安全性评估,包括不良反应的观察、肾功能的评估,受检者使用对比剂安全须知签名确认等。

3. 登记 仔细核对受检者信息与申请单信息是否一致,在操作界面输入受检者信息(包括姓名、性别、检查号、检查部位等)。

4. 线圈选择及体位设计 选择体部矩形相控阵线圈/心脏专用相控阵线圈。受检者取仰卧位,足先进/头先进。定位中心对耻骨联合中点。

5. 检查方法

(1)平扫:先采用快速成像序列进行三平面定位扫描,采用横断面、矢状面及冠状面小视野、高分辨率快速自旋回波 T_2WI 序列;横断面、冠状面或矢状面脂肪抑制 T_2WI 序列;盆腔大范围横断面快速自旋回波 T_1WI 序列;横断面快速梯度回波三维容积 T_1WI 序列,横断面 DWI 序列。

横断面、冠状面在矢状面定位像上设置,矢状面在冠状面定位像上设置,横断面垂直于病变直肠的长轴,冠状面平行于病变直肠的长轴,矢状面平行于病变直肠的长轴(图 13-17),在定位像上调整扫描范围,包括直肠或病灶所在区域。

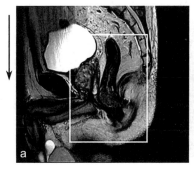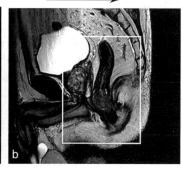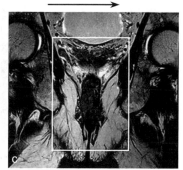

图 13-17 低位直肠癌高分辨率 T_2WI 定位
a. 横断面定位;b. 冠状面定位;c. 矢状面定位。

（2）增强扫描

1）成像平面和扫描序列：以横断面快速梯度回波三维容积脂肪抑制 T_1WI（3D-VIBE/3D-LAVA/3D-THRIVE）序列斜横断面扫描为主，辅以矢状面、冠状面脂肪抑制 T_1WI 序列。

2）对比剂剂量及其注射速率：采用钆对比剂，剂量为 0.1mmol/kg 体重，静脉注射速率为2~2.5ml/s，随后等速续以 10~20ml 生理盐水。

3）扫描时相：至少采集三期，即动脉期、静脉期及延迟期，三期分别在对比剂注入后30~35s、80~90s 及 300~400s 开始扫描。动态增强检查可采用灌注（DCE）扫描序列，每期控制在 10s 以内，25 期以上，整个动态扫描时长≥5min；多期动态扫描可获取组织血流灌注信息。

（3）盆底器官脱垂或排便功能障碍的动态电影扫描：采用盆底正中矢状面超快序列（HASTE）或单次激发快速自旋回波（SS-FSE）序列进行不同期相扫描。分别采集静息期、最大收缩期和最大拉紧期（受检者做 Valsalva 动作，即深吸气后屏气，腹壁用力，做呼气动作至可忍受的最大腹压状态）的盆底肌图像。检查技师在每个分开的序列开始之前给出指令，受检者接到指令后做 Valsalva 动作至少 10s，重复该过程以获得最理想的收缩、拉紧效果。

（4）直肠及盆底肌 MR 成像参数见表 13-10。

表 13-10　直肠及盆底肌 MR 成像参数

脉冲序列	TR/ms	TE/ms	FA	ETL	矩阵	FOV/cm	层厚/间隔（mm）	NEX	脂肪抑制
FSE-T_2WI	≥3 000	80~120	90°	25~30	384×224	16~20	（3~4）/0.5	2~4	是/否
FSE-T_1WI	400~600	8~15	90°	3~5	256×224	16~20	（3~4）/0.5	2~4	否
3D-VIBE-T_1WI	4	1.4	9°		320×256	24~30	（2~3）/0	≤1	是
GRE-T_1WI	100~250	2~5	20°		256×192	16~20	（3~4）/0.5	≤1	是
HASTE	1 400~2 000	100~200	160°	256	320×288	30~38	（8~10）/2	1	否

（5）高分辨率 T_2WI 能清晰显示直肠、肛门、盆底肌等解剖结构，是明确肿瘤病变分期的影像学依据（图 13-18）。

6. 结束检查　所有序列完成，确认 MR 图像符合诊断要求后，结束当前检查。然后去磁体间将受检者移出，引导至室外休息，关上磁体间屏蔽门。

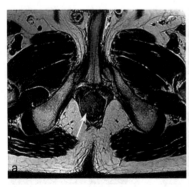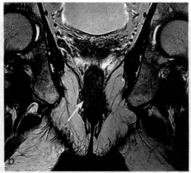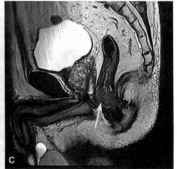

图 13-18　低位直肠癌高分辨率 T_2WI

a. 横断面；b. 冠状面；c. 矢状面。

7. 图像后处理 2D序列一般不需后处理。3D容积采集快速梯度回波T_1加权序列（3D-VIBE/3D LAVA/3D-THRIVE）可作MPR、MIP。

8. 图像打印 调节合适的窗宽、窗位，适当放大或缩小图像，使图像位于窗格中间位置，根据图像总数计算窗格（行×列），先将定位像输入打印窗格，然后依次输入平扫图像、增强图像和/或后处理图像。

【实验总结】

1. 磁共振成像可以对直肠癌进行术前分期，从而指导临床治疗。

2. 由于磁共振成像的特殊性，检查前要做好充分准备，包括禁忌证筛查、铁磁性物品禁入、充分沟通、钆对比剂使用安全性的评估，受检者磁共振检查安全或使用对比剂安全须知签名确认等。

3. 直肠管壁分层主要是在T_2WI图像上观察，须行横轴位、斜矢状位、冠状位三个方位成像。

【实验思考】

1. 简述直肠管壁的解剖结构及如何在影像图像上区分？

2. 直肠病变的影像学方法有哪些？磁共振检查有哪些优势？

3. 直肠磁共振检查前准备事项有哪些？

（周学军　赵应满　孙　静）

第十四章 肌肉骨骼系统、脊柱脊髓与外周神经血管 MRI 检查技术

第一节 肌肉骨骼系统 MRI 检查技术

实验一 肩关节 MRI 检查技术

【临床概述】

肩关节由肩胛骨关节盂及肱骨头构成,是一个关节盂较浅的球窝关节,是人体全身关节中活动度最大、活动方位最多的关节。肩关节疾病是困扰现代人,尤其是中老年人的常见关节疾病之一。MRI 具有较高的软组织分辨率,能够多平面显示肩关节损伤情况,并能够反映其相关病理变化。MRI 对于关节韧带及软骨病变的显示,优于其他影像学检查,对肩关节疾病诊断具有十分重要的价值,已被广泛应用于临床。

【实验目的】

1. 掌握肩关节 MRI 检查特点。

2. 掌握肩关节 MRI 检查方法及步骤。

3. 熟悉肩关节 MRI 检查前准备。

4. 熟悉肩关节的相关解剖及体表定位。

【实验要求】

1. 熟悉 MRI 的工作状态及操作界面。

2. 熟悉肩关节 MRI 检查前准备(包括临床病史采集、磁共振成像检查安全注意事项等)。

3. 根据受检者申请单信息和要求,选择合理的扫描方案。

4. 图像质量满足影像诊断要求。

【实验器材】

1. 磁共振成像扫描仪及图像后处理工作站。

2. 肩关节专用线圈或包绕式表面线圈。

3. 降噪对讲耳机、臂托、沙袋、固定绑带。

4. 体模或志愿者。

5. 干式激光胶片打印机及胶片。

【实验注意事项】

1. 认真阅读检查申请单,明确检查要求及目的,确定检查范围和设计体位。

2. 检查前准备 嘱受检者去除检查部位的金属物品、腰围、有金属物质的女性胸衣、腹带以及外敷药物等,避免伪影产生。对于婴幼儿、外伤、意识不清及躁动不安等躁动受检者,可依据情况给予药物镇静。

3. 尽量使肩关节靠近磁场中心，以获得最佳图像。

4. 扫描范围覆盖肩关节及周围软组织。

【实验方法及步骤】

1. 适应证

（1）外伤导致的各种急性或慢性关节内结构或功能紊乱，以及关节周围软组织的损伤。

（2）骨髓病变、早期骨软骨缺血性坏死、感染性病变及肿瘤性病变。

2. 扫描前准备

（1）认真阅读检查申请单，了解病情，明确检查部位和成像要求，对检查部位描述不清的申请单，应与临床医师核准确认。

（2）做好解释工作，消除受检者的紧张心理，给其佩戴降噪对讲耳机。

（3）检查前去除受检者随身携带的铁磁性物品，签署磁共振检查安全协议。

3. 登记　仔细核对受检者信息与申请单信息是否一致，在操作界面输入受检者信息（包括姓名、性别、检查号、检查部位等）。

4. 线圈选择及体位选择　选择肩关节专用线圈或包绕式表面线圈。受检者取仰卧位，头先进，身体移向对侧，尽量将被检侧肩关节置于磁场中心，身体呈侧斜位，被检侧肩关节贴近床面，对侧身体抬高 30°，并在其下放置海绵垫，上臂用臂托垫高，与肩平，手掌向上，用沙袋固定，以减少运动伪影。打开定位灯，成像中心对准被检侧肩胛骨喙突，与线圈中心重合，移床至磁场中心。

5. 检查方法

（1）定位像：采用快速成像序列进行三平面定位扫描，必要时进行第二次定位扫描，获得被检侧肩关节横断面、斜冠状面、斜矢状面定位像。

（2）扫描平面与成像序列：采用横断面 PDWI-fs 序列，斜冠状面 T_1WI、PDWI-fs 或 T_2WI 序列，斜矢状面 PDWI-fs 序列，辅以横断面、斜矢状面 T_1WI 序列。

横断面在冠状面定位像上设置，成像平面垂直于关节盂，在矢状面上垂直于肱骨长轴，扫描范围自肩锁关节到关节盂下缘。斜冠状面在横断面定位像上设置，成像平面垂直于关节盂或平行于冈上肌腱，在矢状面上平行于肱骨长轴，扫描范围包含肩关节。斜矢状面在横断面定位像上设置，成像平面平行于关节盂或垂直于冈上肌腱，在冠状面定位像上平行于肱骨长轴，扫描范围内侧包括关节盂，外侧要超过肱骨头外软组织。

（3）肩关节 MR 成像扫描参数见表 14-1。

表 14-1　肩关节 MR 成像扫描参数

脉冲序列	TR/ms	TE/ms	FA	ETL	FOV/cm	矩阵	层厚/间隔（mm）	NEX
FSE-T_1WI	300~600	8~15	90°	2~4	16~18	320 × 247	4/0.8	2~4
FSE-PDWI-fs	≥2 500	30~40	90°	10~20	16~18	248 × 208	4/0.8	2~4
FSE-T_2WI-fs	≥3 000	50~70	90°	15~20	16~18	248 × 208	4/0.8	2~4

6. 结束检查　所有序列完成后，确认 MR 图像符合诊断要求后，结束当前检查。进磁体间，帮助受检者离开检查床并安全撤离磁体室，关上磁体间屏蔽门。

7. 打印与图像传输

（1）调节窗宽、窗位，适当放大或缩小图像，使图像位于窗格中间位置并尽量满格，根据图像总数计算,依次输入图像,一般选择 14×17 激光胶片分格排版打印。

（2）利用 PACS 进行数字化存储和管理,并通过网络上传至云端服务器,实现影像信息本地及远程查询、浏览、下载、打印等功能。

【实验总结】

1. 合适的扫描平面及序列有利于病变的检出及定性诊断。肩关节成像平面包括横断面、斜冠状面、斜矢状面,成像序列包括 PDWI-fs、T_2WI-fs、T_1WI。

2. MRI 检查前准备及体位设置至关重要。

3. 肩关节 MRI 能清晰显示关节盂、肱骨头、肩锁关节、冈上肌腱、冈下肌腱及肱二头肌长头腱等结构(图 14-1)。

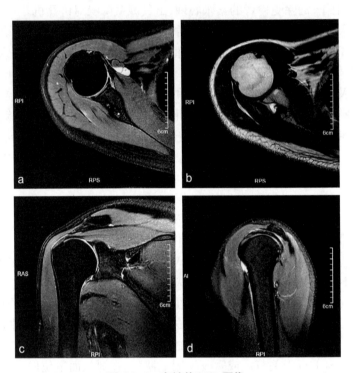

图 14-1　肩关节 MR 图像

a. 横断面 PDWI-fs;b. 横断面 T_1WI;c. 斜冠状面 PDWI-fs;d. 斜矢状面 PDWI-fs。

【实验思考】

1. 肩关节 MRI 检查前准备有哪些?

2. 肩关节 MRI 检查常用平面和序列有哪些?

实验二　肘关节 MRI 检查技术

【临床概述】

肘关节由肱骨下端和尺骨与桡骨上端构成,包括三个关节,即肱尺关节、肱桡关节和桡尺近侧关节。三个关节共同包裹在一个关节囊内,关节囊附着于各关节面附近的骨面上,肱骨内、外上髁均位于囊外。关节囊前、后壁松弛薄弱,两侧壁紧张增厚形成侧副韧带。MRI 能清晰显示肘关节内、外结构,区分五个主要滑膜隐窝。

【实验目的】

1. 掌握肘关节 MRI 检查特点。

2. 掌握肘关节 MRI 检查方法及步骤。

3. 熟悉肘关节 MRI 检查前准备。

4. 熟悉肘关节的相关解剖。

【实验要求】

1. 熟悉 MRI 的工作状态及操作界面。

2. 熟悉肘关节 MRI 检查前准备(包括临床病史采集、磁共振检查安全注意事项等)。

3. 根据申请单信息和要求,选择合理的扫描方案。

4. 保证图像质量达到影像诊断标准。

【实验器材】

1. 磁共振成像扫描仪及图像后处理工作站。

2. 关节正交线圈、柔性线圈、体部或心脏相控阵线圈。

3. 降噪对讲耳机、臂托、沙袋、固定绑带。

4. 干式激光胶片打印机及胶片。

5. 体模或志愿者。

【实验注意事项】

1. 认真阅读申请单,明确检查要求及目的,确定检查范围和设计体位。

2. 检查前准备　嘱受检者去除随身金属物品、腹带及外敷药物等。对于婴幼儿、外伤、意识不清及躁动不安等躁动受检者,可依据情况给予药物镇静。

3. 尽量使肘关节靠近磁场中心以获得最佳图像。

4. 扫描范围覆盖肘关节及周围软组织。

【实验方法及步骤】

1. **适应证**　适用于肘关节创伤性疾病,退行性骨关节病,感染性、肿瘤性病变等疾病的诊断与鉴别诊断。

2. **扫描前准备**

(1)认真阅读检查申请单,了解病情,明确检查部位和成像要求,对检查部位描述不清的申请单,应与临床医师核准确认。

(2)做好解释工作,消除受检者的紧张心理,给受检者佩戴降噪对讲耳机。

(3)去除受检者随身携带的铁磁性物品,签署磁共振操作检查安全协议。

3. **登记**　仔细核对受检者信息与申请单信息是否一致,在操作界面输入受检者信息(包括姓名、性别、检查号、检查部位等)。

4. **线圈选择及体位选择**　选择肘关节专用线圈或柔性线圈。仰卧位为首选体位,足先进或头先进,上肢自然伸直置于躯体旁,掌心向上,身体可斜卧于检查床上,使被检侧肘关节尽量靠近检查床中心,手掌可适当垫高并固定。打开定位灯,定位像对准被检侧肘关节中心,并与线圈中心重合,按归零键,移床至磁场中心。

5. **检查方法**

(1)定位像:采用快速成像序列进行三平面定位扫描,必要时进行二次定位扫描,获得被检侧肘关节横断面、冠状面、矢状面定位像。

(2)扫描平面与成像序列:采用横断面 PDWI-fs 序列,冠状面 PDWI-fs 序列,矢状面

T_1WI、PDWI-fs 或 T_2WI 序列,辅以横断面或冠状面 T_1WI 序列。

横断面在矢状面和冠状面定位像上设置,成像平面垂直于尺、桡骨长轴,扫描范围自肱骨干骺端至桡骨粗隆。冠状面在矢状面和横断面定位像上设置,成像平面平行于尺、桡骨长轴,在横断面定位像上平行于肱骨内、外上髁的连线,扫描范围前缘达肱肌中份,后缘含肱三头肌腱。矢状面在冠状面和横断面定位像上设置,成像平面平行于尺、桡骨长轴,在横断面定位像上垂直于肱骨内、外上髁的连线,扫描范围自桡侧副韧带至肱骨内上髁外缘。

（3）肘关节 MR 成像参数见表 14-2。

表 14-2　肘关节 MR 成像参数

脉冲序列	TR/ms	TE/ms	FA	ETL	FOV/cm	矩阵	层厚/间隔（mm）	NEX
FSE-T_1WI	300~600	8~20	90°	2~4	13~15	280×224	3/0.6	1~2
FSE-PDWI-fs	≥2 500	30~40	90°	10~20	13~15	280×208	3/0.6	1~2
FSE-T_2WI	≥3 000	50~70	90°	15~20	13~15	248×208	3/0.6	2~4

6. 结束检查　所有序列完成后,确认 MR 图像符合诊断要求后,结束当前检查。进磁体间,帮助受检者离开检查床并安全撤离磁体室,关上磁体间屏蔽门。

7. 打印与图像传输

（1）调节窗宽、窗位,适当放大或缩小图像,使图像位于窗格中间位置,根据图像总数计算窗格,依次输入图像。

（2）利用 PACS 进行数字化存储和管理,实现影像信息本地及远程查询、浏览、打印等功能。

【实验总结】

1. MRI 能够明确肘关节、前臂骨骼、软组织解剖及其病变（图 14-2）。

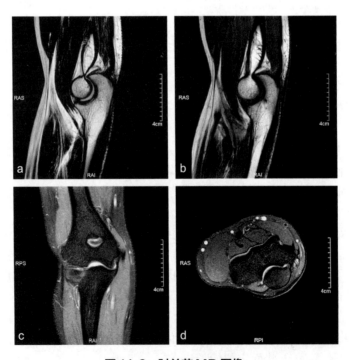

图 14-2　肘关节 MR 图像

a. 矢状面 T_2WI；b. 矢状面 T_1WI；c. 冠状面 PDWI-fs；d. 横断面 PDWI-fs。

2. 肘关节临床症状及体征等临床资料与拟诊病变,对制订 MRI 检查计划非常重要。

3. 合适的体位设置及最佳的序列选择有助于显示病变。为显示肱二头肌附着处病变,肘关节应屈曲摆放。

【实验思考】

1. 肘关节 MRI 检查前准备有哪些?

2. 肘关节 MRI 检查常用平面和序列有哪些?

实验三　腕关节 MRI 检查技术

【临床概述】

腕关节广义上是一组由多关节组成的复杂关节,包括桡腕关节、腕骨间关节和腕掌关节,三个关节相互关联(除拇指的腕掌关节外),统称为腕关节。狭义上看,腕关节单指桡腕关节,由手的舟骨、月骨和三角骨的近侧关节面作为关节头,桡骨的腕关节面和尺骨头下方的关节盘作为关节窝而构成。腕关节囊附着于腕关节的边缘,各方均有韧带加强。腕关节是完成上肢功能的主要关节,日常生活中容易引起损伤。

【实验目的】

1. 掌握腕关节 MRI 检查步骤。

2. 掌握腕关节 MRI 检查特点。

3. 熟悉腕关节 MRI 检查前准备。

4. 熟悉腕关节 MRI 检查方法。

5. 熟悉腕关节的相关解剖及体表定位。

【实验要求】

1. 熟悉 MRI 的工作状态及操作界面。

2. 掌握腕关节 MRI 检查前准备(包括临床病史采集、磁共振检查安全注意事项等)。

3. 根据受检者申请单信息和要求,选择合理的扫描方案。

4. 图像质量满足影像诊断要求。

【实验器材】

1. 磁共振成像仪及图像后处理工作站。

2. 腕关节线圈、手腕关节线圈、柔性线圈、头线圈、膝关节线圈。

3. 降噪对讲耳机、臂托、沙袋、固定绑带。

4. 干式激光胶片打印机及胶片。

5. 体模或志愿者。

【实验注意事项】

1. 危重、老年体弱及婴幼儿受检者应有家属陪同。

2. 认真阅读申请单,明确检查要求及目的,确定检查范围和设计体位。

3. 检查前准备　嘱受检者去除检查部位的金属物品、腰围以及外敷药物等,避免伪影产生。对于婴幼儿、外伤、意识不清及躁动不安等躁动受检者,可依据情况给予药物镇静。

4. 急危重症受检者进行 MRI 检查时,应由临床医师陪同,密切观察受检者情况,所有抢救器械、药品必须扫描室外备齐。

【实验方法及步骤】

1. 适应证　适用于腕关节创伤性病变、早期类风湿关节炎、感染性病变、肿瘤性病变等疾病的诊断与鉴别诊断。

2. 扫描前准备

（1）认真阅读检查申请单，了解病情，明确检查部位和成像要求，对检查部位描述不清的申请单，应与临床医师核准确认。

（2）做好解释工作，消除受检者的紧张心理，取得受检者的合作，给受检者佩戴降噪对讲耳机。

（3）检查前去除受检者随身携带的铁磁性物品，签署磁共振检查安全协议。

3. 登记 仔细核对受检者信息与申请单信息是否一致，在操作界面输入受检者信息（包括姓名、性别、检查号、检查部位等）。

4. 线圈选择及体位选择 选择腕关节专用线圈或柔性线圈。可取俯卧位，被检侧上肢上举伸过头侧，掌心向下，固定腕关节于检查床中央；或取仰卧位，足先进，被检侧上肢放身体侧边并尽量靠近检查床中心，掌心向上或向内侧放。成像中心对尺、桡骨茎突连线中点，并与线圈中心重合。

5. 检查方法

（1）定位像：采用快速成像序列进行三平面定位扫描，必要时进行二次定位扫描，获得被检侧肘关节横断面、冠状面、矢状面定位像。

（2）扫描平面和序列：采用横断面 PDWI-fs 序列，冠状面 T_1WI、PDWI-fs 或 T_2WI-fs 序列，矢状面 PDWI-fs 序列，辅以横断面或矢状面 T_1WI 序列。

横断面在矢状面和冠状面定位像上设置，成像平面垂直于尺、桡骨长轴，扫描范围自桡骨茎突至掌骨近端。冠状面在横断面和矢状面定位像上设置，成像平面平行于尺、桡骨茎突的连线，在矢状面定位像上平行于尺、桡骨长轴，扫描范围包括腕关节前、后皮肤或病变。矢状面在横断面和冠状面定位像上设置，成像平面垂直于尺、桡骨茎突的连线，在冠状面定位像上平行于尺、桡骨长轴，扫描范围包括腕关节内、外侧。

（3）腕关节 MR 成像参数见表 14-3。

表 14-3 腕关节 MR 成像参数

脉冲序列	TR/ms	TE/ms	FA	ETL	FOV/cm	矩阵	层厚/间隔（mm）	NEX
FSE-T_1WI	300~600	8~15	90°	2~4	10~15	280×208	3/0.6	2~4
FSE-PDWI-fs	≥2 500	30~40	90°	10~20	10~15	280×208	3/0.6	1~2
FSE-T_2WI-fs	≥3 000	50~70	90°	15~20	10~15	280×208	3/0.6	1~2

6. 结束检查 所有序列完成后，确认 MR 图像符合诊断要求后，结束当前检查。进磁体间，帮助受检者离开检查床并安全撤离磁体室，关上磁体间屏蔽门。

7. 打印与图像传输

（1）调节窗宽、窗位，适当放大或缩小图像，使图像位于窗格中间位置，根据图像总数计算窗格，依次输入图像。

（2）利用 PACS 进行数字化存储和管理，实现影像信息本地及远程查询、浏览、打印等功能。

【实验总结】

1. 腕关节专用线圈可提高腕关节 MR 图像的信噪比和空间分辨率，避免表面软线圈所产生的伪影。

2. 类风湿关节炎 MRI 检查首选俯卧位,配合软线圈完成双手腕冠状面及横断面同一序列的扫描,能清晰显示其解剖结构。

3. 扫描方案采用小 FOV、薄层、高分辨率扫描(图 14-3)。

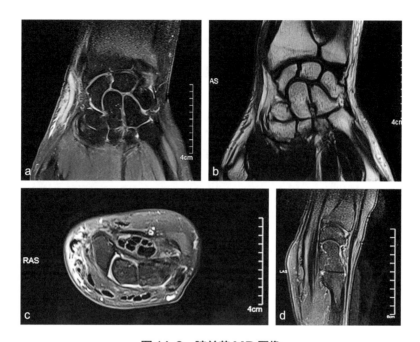

图 14-3　腕关节 MR 图像

a. 冠状面 PDWI-fs;b. 冠状面 T_1WI;c. 横断面 PDWI-fs;d. 矢状面 PDWI-fs。

【实验思考】

1. 腕关节 MRI 检查方案。

2. 简述腕关节的正常 MRI 表现。

3. 影响 MR 图像质量的因素有哪些?

实验四　手与手指关节 MRI 检查技术

【临床概述】

双手部的骨骼约占人体全身 206 块骨的 1/4,手骨有 54 块(含腕部组成骨),有几十个关节,数条肌肉和韧带。

腕骨,属于短骨,共 8 块,排成两列。近侧列由桡侧向尺侧依次为手舟骨、月骨、三角骨、豌豆骨。远侧列依次为大多角骨、小多角骨、头状骨、钩骨。8 块腕骨并未排在一个冠状平面上,而是构成了掌面凹陷的腕骨沟。各骨相邻的关节面形成腕骨间关节。近侧列腕骨由于豌豆骨位于三角骨的掌侧面,故又由手舟骨、月骨和三角骨近端共同构成一椭圆形的关节面,与桡骨腕关节面及尺骨下端的关节盘构成桡腕关节。远侧列腕骨中,大多角骨与第 1 掌骨的关节面是鞍状关节面。

掌骨,共 5 块,由桡侧向尺侧,分别称为第 1~5 掌骨。掌骨的近端为底,接腕骨;远端为头,接指骨;头、底之间的部分为体。第 1 掌骨最短、最粗,第 2 掌骨最长。

指骨是长骨,共 14 块,拇指有 2 块指骨,其余各指都有 3 块,由近侧至远侧依次为近节指骨、中节指骨和远节指骨。每块指骨可分指骨底、指骨体、指骨滑车3部分。远节指骨远端掌面粗糙,称为远节指骨粗隆。

【实验目的】

1. 掌握手与手指关节MRI检查方法及步骤。

2. 掌握手与手指关节MRI检查特点。

3. 熟悉手与手指关节MRI检查前准备。

4. 熟悉手与手指关节的相关解剖及体表定位范围。

【实验要求】

1. 熟悉MRI的工作状态及操作界面。

2. 掌握手与手指关节MRI扫描前准备(包括临床病史采集、磁共振检查安全注意事项等)。

3. 根据受检者申请单信息和要求,选择合理的扫描方案。

4. 图像质量满足影像诊断要求。

【实验器材】

1. 磁共振扫描仪及图像后处理工作站。

2. 腕关节线圈、手腕关节线圈、柔性线圈、头线圈、膝关节线圈。

3. 干式激光胶片打印机及胶片。

4. 体模或志愿者。

5. 降噪对讲耳机、臂托、沙袋、固定绑带。

【实验注意事项】

1. 危重、老年体弱及婴幼儿受检者应有家属陪同。

2. 认真阅读检查要求及目的,确定检查范围和设计体位。

3. 检查前准备 嘱受检者去除全身金属物品、腰围以及外敷药物等,避免伪影产生。对于婴幼儿、外伤、意识不清及躁动不安等躁动受检者,可依据情况给予药物镇静。

4. 急危重症受检者进行MRI检查时,应由临床医师陪同,密切观察受检者情况,所有抢救器械、药品必须在扫描室外备齐。

【实验方法及步骤】

1. 适应证

(1)急性软组织损伤;可触及的包块,如腱鞘囊肿、脂肪瘤、腱鞘巨细胞瘤、血管球瘤、异物所致肉芽肿及其他软组织肿块。

(2)可疑感染及早期关节炎造成的骨细微变化,如骨髓水肿及细小侵蚀。

(3)系统性疾病,如类风湿关节炎等。

(4)肿瘤性病变。

2. 检查前准备

(1)认真阅读检查申请单,了解病情,明确检查部位和成像要求,对检查部位描述不清的申请单,应与临床医师核准确认。

(2)做好解释工作,消除受检者的紧张心理,取得受检者的合作,给受检者佩戴降噪对讲耳机。

(3)检查前去除受检者随身携带的铁磁性物品,签署磁共振检查安全协议。

3. 登记 仔细核对受检者信息与申请单信息是否一致,在操作界面输入受检者信息(包括姓名、性别、检查号、检查部位等),登记检查。

4. 线圈选择及体位选择 选择专用线圈、软线圈或环形线圈。双手或单手 MRI 检查,取俯卧位,双上肢或被检侧上肢上举伸过头侧,掌心向下,固定双手于检查床中央。单手 MRI 检查,还可取仰卧位,足先进,被检侧上肢放身体侧边并尽量靠近检查床中心,掌心向上或向内侧放。手指或指间关节 MRI 检查,检查体位可以和单手 MRI 检查相同;用环形线圈时,可取仰卧位,足先进,被检侧上肢放身体侧边并尽量靠近检查床中心,掌心向上,被检测手指或指间关节固定于环形线圈中心,以实现手指或指间关节高分辨率、高信噪比和小视野成像。双手、单手、手指或指间关节中心固定在线圈中心。被检测前臂用沙袋或绑带固定,减少运动伪影。打开定位灯,定位线对准被检侧双手、单手、手指或指间关节中心,并与线圈中心重合,按归零键,移床至磁场中心。

5. 检查方法

(1)定位像:采用快速成像序列进行三平面定位扫描,必要时进行二次定位扫描,获得被检侧手与手指关节横断面、冠状面、矢状面定位像。

(2)扫描平面和序列:采用横断面 PDWI-fs 序列,冠状面 T_1WI、PDWI-fs 或 T_2WI-fs 序列,矢状面 PDWI-fs 或 T_2WI-fs 序列,辅以横断面、矢状面 T_1WI 序列。

横断面在矢状面和冠状面定位像上设置,成像平面垂直于掌骨、指骨长轴,扫描范围包括全部腕骨、掌骨、指骨远端皮肤,或局部病灶。冠状面在矢状面和横断面定位像上设置,成像平面平行于掌骨、指骨长轴,在横断面定位像上平行于掌骨或指骨连线,扫描范围包括腕骨、掌骨、指骨前后皮肤,或局部病灶。矢状面在冠状面和横断面定位像上设置,成像平面平行于掌骨、指骨长轴,在横断面定位像上垂直于掌骨或指骨连线,扫描范围包括腕骨、掌骨、指骨左右皮肤,或局部病灶。

(3)手 MR 成像参数见表 14-4。

表 14-4 手 MR 成像参数

脉冲序列	TR/ms	TE/ms	FA	ETL	FOV/cm	矩阵	层厚/间隔(mm)	NEX
FSE-T_1WI	300~600	8~15	90°	2~4	10~20	256×208	3/0.6	2~4
FSE-PDWI-fs	≥2 500	30~40	90°	10~20	10~20	256×208	3/0.6	2
FSE-T_2WI-fs	≥3 000	50~70	90°	15~20	10~20	256×208	3/0.6	2

6. 结束检查 所有序列完成后,确认 MR 图像符合诊断要求后,结束当前检查。进磁体间,帮助受检者离开检查床并安全撤离磁体室,关上磁体间屏蔽门。

7. 打印与图像传输

(1)调节窗宽、窗位,适当放大或缩小图像,使图像位于窗格中间位置,根据图像总数计算窗格,依次输入图像。

(2)利用 PACS 进行数字化存储和管理,实现影像信息本地及远程查询、浏览、打印等功能。

【实验总结】

1. 扫描方案以显示关节细微结构及病灶兴趣区为目的,设计小 FOV、薄层、高分辨率扫描(图 14-4)。

2. 用专用线圈行手及手指关节 MRI 检查,提高了小关节图像的信噪比和图像的空间分辨率,避免了表面软线圈易致的卷褶伪影。用环形线圈还能实现手指或指间关节的高分辨率、高信噪比和小视野成像。

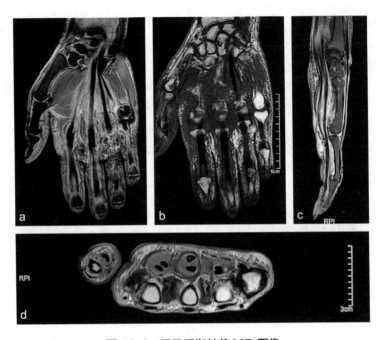

图 14-4　手及手指关节 MR 图像

a. 冠状面 PDWI-fs；b. 冠状面 T_1WI；c. 矢状面 T_2WI-fs；d. 横断面 PDWI-fs。

3. 小关节病变的软线圈 MRI 能同时清晰显示双手关节及软组织的解剖结构，有利于病变的诊断与鉴别诊断。

【实验思考】

1. 手与手指关节 MRI 检查前准备有哪些？

2. 手与手指关节 MRI 检查时怎么选择线圈？

3. 简述手与手指 MRI 检查的定位方法。

4. 简述手与手指关节 MRI 检查的特点。

5. 影响手与手指关节 MR 图像质量的因素。

实验五　髋关节与骨盆 MRI 检查技术

【临床概述】

髋关节由髋臼和股骨头组成，髋臼中央凹陷为髋臼窝，内被脂肪组织填充，在其下部有一宽而深的髋臼切迹，被髋臼横韧带封闭。股骨头呈半圆形，其关节面约为圆球的 2/3，几乎全部纳入髋臼内，周围有韧带加强，是人体关节中最稳定的球窝关节。骨盆前面以耻骨联合上缘、耻骨结节、腹股沟与髂嵴前份的连线与腹部为界，后面以髂嵴后份和髂后上棘至尾骨尖的连线与腰区及骶、尾区分界。骨盆的内腔为盆腔，向上续接腹腔，下方由会阴的软组织封闭。盆部与会阴含消化、泌尿和生殖系统的末端及外生殖器。在断层解剖学中，男性盆部和会阴上界为第 5 腰椎间盘平面，下界为阴囊消失平面，女性盆部和会阴上界为第 5 腰椎间盘平面，下界为女阴消失平面。

【实验目的】

1. 掌握髋关节与骨盆 MRI 检查方法及步骤。

2. 掌握髋关节与骨盆 MRI 检查特点。

3. 熟悉髋关节与骨盆的相关解剖及体表定位。

4. 熟悉髋关节与骨盆 MRI 检查前准备。

【实验要求】

1. 熟悉 MRI 设备的工作状态及操作界面。

2. 掌握髋关节与骨盆 MRI 检查前准备（包括临床病史采集、磁共振成像检查安全注意事项等）。

3. 根据受检者申请单信息和要求，选择合理的扫描方案。

4. 图像质量满足影像诊断要求。

【实验器材】

1. 磁共振成像仪及图像后处理工作站。

2. 体部或心脏多通道相控阵线圈。

3. 干式激光胶片打印机及胶片。

4. 体模或志愿者。

5. 降噪对讲耳机、沙袋、固定绑带。

【实验注意事项】

1. 认真阅读检查申请单。

2. 检查前的准备　嘱受检者去除检查部位的金属物品、腰围以及外敷药物等。对于婴幼儿、外伤、意识不清及躁动不安等躁动受检者，可依据情况给予药物镇静。

3. 急危重症受检者进行 MRI 检查　应由临床医师陪同观察，所有抢救器械、药品必须在扫描室外备齐。

4. 确认没有检查禁忌证，女性受检者体内有宫内节育器者、体内有人工髋关节者不建议检查。

【实验方法与步骤】

1. 适应证　适用于早期股骨头缺血性坏死；骨盆、髋关节的骨髓性病变；骨盆、髋关节周围软组织病变；骨盆、髋关节创伤性病变，如应力性骨折、隐匿性骨折、撕脱性骨折及软组织损伤；骨盆的良、恶性肿瘤。

2. 扫描前准备

（1）认真阅读检查申请单，了解病情，明确检查部位和成像要求，对检查部位描述不清的申请单，应与临床医师核准确认。

（2）做好解释工作，消除受检者的紧张心理，取得受检者的合作，给受检者佩戴降噪对讲耳机。

（3）检查前去除受检者随身携带的铁磁性物品，签署磁共振检查安全协议。

3. 登记　仔细核对受检者信息与申请单信息是否一致，在操作界面输入受检者信息（包括姓名、性别、检查号、检查部位等），登记检查。

4. 线圈选择及体位选择　选择多通道相控阵线圈。受检者取仰卧位，头先进，双手放于胸部不交叉，人体长轴与床面长轴一致，双下肢伸直，双足并拢，脚尖朝上，尽量保持髋关节对称。髋关节成像中心对准两侧髂前上棘连线中点与耻骨联合连线中点下 2.5cm，并与线圈中心重合；骨盆成像中心对准两侧髂嵴连线中点与耻骨联合连线中点，并与线圈中心重合。

5. 检查方法

（1）定位像：采用快速成像序列进行三平面定位扫描，获得冠状面、矢状面及横断面定位像。

（2）扫描平面和成像序列：双侧髋关节采用横断面 T_2WI-fs、T_1WI 序列，冠状面 T_2WI-fs 序列。单侧髋关节采用斜冠状面、斜矢状面及横断面 PDWI-fs 序列。

双侧髋关节横断面在冠状面定位像上设置，成像平面平行于两侧股骨头中心连线，在矢状面定位像上垂直于身体长轴，扫描范围自髋臼上缘至股骨大转子。

单侧髋关节斜冠状面在横断面定位像上设置，成像平面平行于被检侧股骨颈长轴或垂直于髋臼口前后缘连线，在矢状面定位像上平行于被检测股骨长轴，扫描范围自被检侧股骨头前缘至被检侧股骨大转子后缘。单侧髋关节斜矢状面在斜冠状面定位像上设置，成像平面平行于被检侧股骨颈长轴或垂直于髋臼前后缘连线，在横断面定位像上垂直于股骨颈长轴，扫描范围自被检侧股骨大转子外缘至被检侧髋臼关节面内侧。单侧髋关节斜横断面在单侧髋关节斜冠状面定位像上设置，成像平面垂直于股骨颈长轴，在斜矢状面定位像上垂直于股骨颈长轴，扫描范围自髋臼关节面内侧至股骨大转子外缘。

骨盆横断面在冠状面定位像上设置，成像平面平行于两侧股骨头中心连线，在矢状面定位像上垂直于身体长轴，扫描范围自双侧髂骨翼上缘至坐骨下缘。骨盆冠状面在横断面定位像上设置，成像平面平行于两侧股骨头中心连线，在矢状面定位像上平行于身体长轴，扫描范围自髂骨翼前缘至骶、尾骨后缘。

（3）骨盆、髋关节 MR 成像参数见表 14-5。

表 14-5　骨盆、髋关节 MR 成像参数

脉冲序列	TR/ms	TE/ms	FA	ETL	FOV/cm	矩阵	层厚/间隔（mm）	NEX
FSE-T1WI	300~600	10~15	90°	2~4	30~40	448 × 320	4/0.8	2~4
FSE-PDWI-fs	≥2 500	30~40	90°	10~20	16~20	320 × 320	4/0.8	1~2
FSE-T2WI-fs	≥3 000	50~70	90°	10~20	30~40	448 × 320	4/0.8	1~2

6. 结束检查　所有序列完成后，确认 MR 图像符合诊断要求后，结束当前检查。进磁体间，帮助受检者离开检查床并安全撤离磁体室，关上磁体间屏蔽门。

7. 打印与图像传输

（1）调节窗宽、窗位，适当放大或缩小图像，使图像位于窗格中间位置，根据图像总数计算窗格，依次输入图像。

（2）利用 PACS 进行数字化存储和管理，来实现影像信息的本地及远程查询、浏览、打印等功能。

【实验总结】

1. 骨盆扫描包括全部髂骨，坐骨，耻骨，骶、尾骨，以及股骨头和股骨颈。

2. 单侧髋关节扫描适用于股骨头缺血性坏死，先天性髋关节脱位，股髋撞击综合征等病变。

3. MRI 检查前准备至关重要。

4. 扫描参数的正确选择，有利于病变的检出及定性诊断（图 14-5）。

【实验思考】

1. 髋关节与骨盆 MRI 检查有哪些注意事项？

2. 髋关节与骨盆 MRI 检查平面与成像序列怎么选择？

3. 影响髋关节与骨盆 MR 图像质量的因素有哪些？

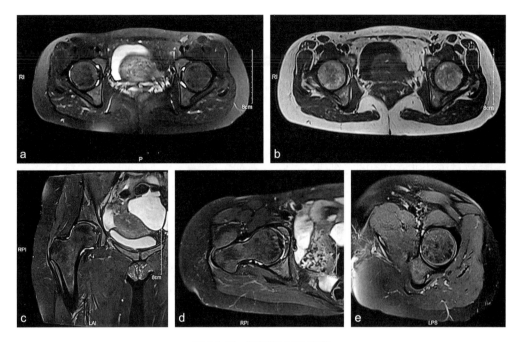

图 14-5　髋关节 MR 图像

a. 双侧髋关节横断面 T$_2$WI-fs；b. 双侧髋关节横断面 T$_1$WI；c. 单侧髋关节斜冠状面 PDWI-fs；d. 单侧髋关节斜矢状面 PDWI-fs；e. 单侧髋关节斜横断面 PDWI-fs。

实验六　骶髂关节 MRI 检查技术

【临床概述】

骶髂关节由骶骨与髂骨的耳状面构成。骶骨的耳状面在上位 3 个骶骨的侧部，朝向后外，其前面较后面宽。髂骨的耳状面朝向前内。相对关节面凹凸不平，二者之间靠结缔组织结合得十分紧密。骶髂关节面上覆有关节软骨，两侧参差不齐的关节面相互交错，借以稳定关节。骶髂关节的前后有长短不等的韧带保护，在髂骨粗隆与骶骨粗隆之间有骶髂骨间韧带加强。

骶髂关节活动范围极小，是人体躯干向下肢传递重量与支撑的关节，双足或两侧坐骨结节所受的外力，通过骶髂关节传到躯干。因此，骶髂关节具有承上启下的作用。骶髂关节是基座，若骶髂关节解剖结构发生改变，上可导致脊柱内外平衡的失调而引起全身多种疾病，下可引起臀部与下肢的疼痛与活动异常，并可造成盆腔脏器的功能紊乱，而这些问题可通过整复骨盆而得到治愈。

【实验目的】

1. 掌握骶髂关节 MRI 检查方法及步骤。

2. 掌握骶髂关节 MRI 增强扫描特点及图像后处理技术。

3. 熟悉骶髂关节的相关解剖及体表定位。

4. 熟悉骶髂关节 MRI 检查前准备。

【实验要求】

1. 熟悉 MRI 设备的工作状态及操作界面。

2. 掌握骶髂关节 MRI 检查前准备（包括临床病史采集、磁共振检查安全注意事项、注射方式的确定等）。

3. 根据检查申请单信息和要求,选择合理的扫描方案。

4. 图像质量满足影像诊断要求。

【实验器材】

1. 磁共振成像扫描仪及图像后处理工作站。

2. 体部或心脏多通道相控阵线圈。

3. 干式激光胶片打印机及胶片。

4. 体模或志愿者。

5. 降噪对讲耳机、沙袋、固定绑带。

6. 抢救器械(如氧气瓶、血压计、呼吸气囊、心电监护仪、除颤仪)和急救药品。

【实验注意事项】

1. 认真阅读检查申请单,明确检查要求及目的,确定检查范围和设计体位。

2. 检查前的准备　嘱受检者去除检查部位的金属物品、腰围以及外敷药物等,避免伪影产生。对于婴幼儿、外伤、意识不清及躁动不安等躁动受检者,可依据情况给予药物镇静。

3. 急危重症受检者进行 MRI 检查时,应由临床医师陪同,密切观察受检者情况,所有抢救器械、药品必须在扫描室外备齐。

【实验方法与步骤】

1. 适应证　适用于非特异性关节炎、早期急性骨髓感染、骨髓肿瘤或侵犯骨髓的转移瘤、骨关节的肉瘤及良性骨关节肿瘤的诊断及鉴别诊断。

2. 扫描前准备

(1)认真阅读检查申请单,了解病情,明确检查部位和成像要求,对检查部位描述不清的申请单,应与临床医师核准确认。

(2)做好解释工作,消除受检者的紧张心理,取得受检者的合作,给受检者佩戴降噪对讲耳机。

(3)检查前去除受检者随身携带的铁磁性物品,签署磁共振检查安全协议。

3. 登记　仔细核对受检者信息与申请单信息是否一致,在操作界面输入受检者信息(包括姓名、性别、检查号、检查部位等),登记检查。

4. 线圈选择及体位选择　选择多通道相控阵线圈。受检者取仰卧位,头先进,双手放于胸部不交叉,人体长轴与床面长轴一致,尽量保持两侧髂前上棘对称。打开定位灯,定位线对准两侧髂前上棘连线中点,并于线圈中心重合,按归零键,移床至磁场中心。

5. 检查方法

(1)平扫:采用快速成像序列进行三平面定位扫描,获得冠状面、矢状面及横断面定位像。平扫采用横断面 T_2WI-fs 序列,冠状面 T_2WI-fs、T_1WI 序列,辅以横断面 T_1WI 序列。

横断面在冠状面和矢状面定位像上设置,成像平面平行于两侧髂前上棘连线,矢状面定位像上垂直于骶骨长轴,扫描范围包含骶髂关节上、下缘。冠状面在矢状面和横断面定位像上设置,成像平面平行于骶骨长轴,以及两侧髂前上棘连线,扫描范围包含骶髂关节前、后缘(图 14-6)。

(2)增强扫描

1)扫描平面和成像序列:横断面、冠状面,T_1WI、T_1WI-fs 序列。成像参数与平扫一致。

2)对比剂剂量及注射速率:采用钆对比剂,剂量为 0.1mmol/kg 体重,高压注射器推注或手推,静脉注射速率为 1.5~2.2ml/s。

3)扫描时相:静脉注射完钆对比剂后即开始增强扫描。

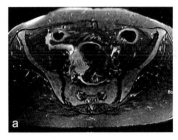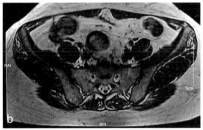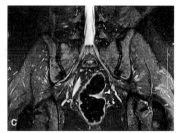

图 14-6　骶髂关节 MR 图像

a. 横断面 T_2WI-fs；b. 横断面 T_1WI；c. 冠状面 T_2WI-fs。

（3）骶髂关节 MR 成像参数见表 14-6。

表 14-6　骶髂关节 MR 成像参数

脉冲序列	TR/ms	TE/ms	FA	ETL	FOV/cm	矩阵	层厚/间隔（mm）	NEX
FSE-T_1WI	300~600	10~15	90°	2~4	20~24	320×224	4/0.8	2~4
FSE-T_1WI-fs	300~600	10~15	90°	2~4	20~24	320×224	4/0.8	2~4
FSE-T_2WI-fs	≥3 000	50~70	90°	15~20	20~24	320×224	4/0.8	2~4

6. 结束检查　所有序列完成后，确认 MR 图像符合诊断要求后，结束当前检查。进磁体间，帮助受检者离开检查床并安全撤离磁体室，关上磁体间屏蔽门。

7. 打印与图像传输

（1）调节窗宽、窗位，适当放大或缩小图像，使图像位于窗格中间位置，根据图像总数计算窗格数，依次输入平扫图像、增强图像。平扫和增强测量信号值时，原则上应在同一平面测量，以便分析对照。

（2）利用 PACS 进行数字化存储和管理，来实现影像信息的本地及远程查询、浏览、打印等功能。

【实验总结】

1. 骶髂关节 MRI 检查尤其适于强直性脊柱炎。

2. 骶髂关节 MRI 检查中应采用脂肪抑制技术。

3. MR 图像空间分辨率的提高有助于细小解剖结构的显示。

【实验思考】

1. 骶髂关节 MRI 增强扫描前有哪些准备？

2. 简述骶髂关节的 MRI 增强扫描方案。

3. 简述骶髂关节 MRI 扫描平面和成像序列。

4. 简述骶髂关节 MR 成像参数对图像质量的影响。

实验七　膝关节 MRI 检查技术

【临床概述】

膝关节是人体最大且最复杂的关节。膝关节的主要结构包括股骨下端、胫骨上端和髌骨。膝关节之所以能活动自如又不会发生脱位，主要是前交叉韧带、后交叉韧带、胫侧副韧带、腓侧副韧带、关节囊及附着于关节附近的肌腱保证了关节稳定性。关节内、外侧半月板除了可以吸收部分关节承受的负重外，也可增加关节的稳定性。另外，借助关节前、后肌肉群的拉动，关节也可以弯曲及伸直。

膝关节囊的滑膜层是全身关节中最宽阔、最复杂的,附着于该关节各骨的关节面周缘,覆盖关节内除了关节软骨和半月板以外的所有结构。滑膜在髌骨上缘的上方,向上突起形成深达 5cm 左右的髌上囊,于股四头肌腱和股骨体下部之间。在髌骨下方的中线两侧,部分滑膜层突向关节腔内,形成一对翼状襞,襞内含有脂肪组织,充填关节腔内的空隙。还有不与关节腔相通的滑液囊,如位于髌韧带与胫骨上端之间的髌下深囊。整个关节有关节囊包裹关节腔,为独立的小环境,正常膝关节液体很少,一旦受伤可有血性积液,时间较长变成黄色黏稠的液体;关节内疾病往往伴有滑膜炎,活动多了就会肿胀。积液多时浮髌试验阳性;滑膜有时会在关节缝隙处嵌顿引发疼痛,在关节负重屈曲到某个角度时疼痛,需要与髌软骨软化症鉴别。

【实验目的】

1. 掌握膝关节 MRI 检查方法及步骤。

2. 掌握膝关节 MRI 检查特点。

3. 熟悉膝关节的相关解剖及体表定位。

4. 熟悉膝关节 MRI 检查前准备。

【实验要求】

1. 熟悉 MRI 设备的工作状态及操作界面。

2. 掌握膝关节 MRI 检查前准备(包括临床病史采集、MRI 检查安全注意事项等)。

3. 根据检查申请单信息和要求,选择合理的扫描方案。

4. 图像质量满足影像诊断要求。

【实验器材】

1. 磁共振成像扫描仪及图像后处理工作站。

2. 膝关节专用线圈、柔性线圈、体部或心脏多通道相控阵线圈。

3. 干式激光胶片打印机及胶片。

4. 体模或志愿者。

5. 降噪对讲耳机、肢体托、沙袋、固定绑带。

【实验注意事项】

1. 认真阅读检查申请单　明确要求及目的,确定检查范围和设计体位。

2. 检查前的准备　嘱受检者去除全身金属物品、腰围以及外敷药物等,避免伪影产生。对于婴幼儿、外伤、意识不清及躁动不安等躁动受检者,可依据情况给予药物镇静。

3. 急危重症受检者进行 MRI 检查　应由临床医师陪同,密切观察受检者情况,所有抢救器械、药品必须在扫描室外备齐。

【实验方法与步骤】

1. 适应证　适用于外伤导致的各种急性或慢性关节内结构或功能紊乱、关节周围软组织的损伤,退行性骨关节病,骨髓病变,感染性病变,肿瘤性病变,关节周围软组织病变的影像诊断。

2. 检查前准备

(1)认真阅读检查申请单,了解病情,明确检查部位和成像要求,对检查部位描述不清的申请单,应与临床医师核准确认。

(2)做好解释工作,消除受检者的紧张心理,取得受检者的合作,给受检者佩戴降噪对讲耳机。

（3）检查前去除受检者随身携带的铁磁性物品,签署磁共振检查安全协议。

3. 登记　仔细核对受检者信息与申请单信息是否一致,在操作界面输入受检者信息(包括姓名、性别、检查号、检查部位等),登记检查。

4. 线圈选择及体位选择　选择膝关节专用线圈或柔性线圈。受检者取仰卧位,足先进,双手自然放在身体两侧,人体长轴与床面长轴一致,脚尖向前。被检测膝关节屈曲 10°~15°,使前交叉韧带处于拉直状态。打开定位灯,定位线对准髌骨下缘,并与线圈中心重合,按归零键,移床至磁场中心。

5. 检查方法

（1）定位像:先采用快速成像序列进行三平面定位扫描,获得冠状面、矢状面及横断面定位像。

（2）扫描平面和成像序列:采用横断面 PDWI-fs 序列,冠状面 PDWI-fs 或 T_2WI-fs 序列,矢状面 T_1WI、PDWI-fs 或 T_2WI-fs 序列,辅以横断面、冠状面 T_1WI-fs 序列。对于关节软骨病变,采用矢状面三维扰相梯度回波(3D-FSPGR/3D-FLASH/3D-T_1-FFE)序列。

横断面在冠状面和矢状面定位像上设置,成像平面平行于股骨与胫骨的关节面,扫描范围自髌骨上缘至腓骨头。冠状面在横断面和矢状面定位像上设置,成像平面平行于股骨内、外侧髁后缘的连线,在矢状面定位像上平行于股骨的长轴,扫描范围自髌骨前缘至腘窝后软组织。矢状面在横断面和冠状面定位像上设置,成像平面垂直于股骨内、外侧髁后缘的连线,在冠状面定位像上平行于股骨与胫骨的长轴,扫描范围包括股骨内侧髁和股骨外侧髁。

（3）膝关节 MR 成像参数见表 14-7。

表 14-7　膝关节 MR 成像参数

脉冲序列	TR/ms	TE/ms	FA	ETL	FOV/cm	矩阵	层厚/间隔（mm）	NEX
FSE-T_1WI	300~600	8~15	90°	2~3	16~18	356×290	3/0.6	2~4
FSE-PDWI-fs	≥2 500	30~40	90°	11~20	16~18	280×208	3/0.6	1~2
FSE-T_2WI	≥3 000	50~70	90°	15~20	16~18	280×208	3/0.6	2~4

6. 结束检查　所有序列完成后,确认 MR 图像符合诊断要求后,结束当前检查。进磁体间,帮助受检者离开检查床并安全撤离磁体室,关上磁体间屏蔽门。

7. 打印与图像传输

（1）调节窗宽、窗位,适当放大或缩小图像,使图像位于窗格中间位置,根据图像总数计算窗格,然后依次输入图像。

（2）利用 PACS 进行数字化存储和管理,实现影像信息本地及远程查询、浏览、打印等功能。

【实验总结】

1. 膝关节 MRI 检查可适用于髌骨和髌后软骨损伤,膝关节损伤和股骨下端骨髓损伤,前、后交叉韧带损伤,膝关节半月板损伤等疾病。

2. 常规膝关节 MRI 检查包括横断面、冠状面和矢状面,半月板病变主要在矢状面及冠状面显示优越;矢状面还能较好地显示交叉韧带;内、外侧胫股关节在冠状面和矢状面显示较好;而髌股关节在横断面和矢状面显示最好(图 14-7)。

【实验思考】

1. 膝关节 MRI 检查前应做哪些准备?

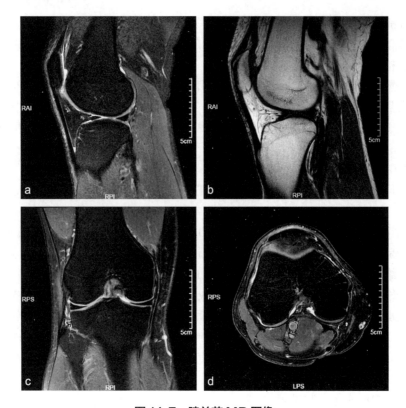

图 14-7　膝关节 MR 图像

a. 矢状面 PDWI-fs；b. 矢状面 T_1WI；c. 冠状面 PDWI-fs；d. 横断面 PDWI-fs。

2. 简述膝关节的 MRI 检查步骤。

3. 简述膝关节的 MRI 扫描平面和成像序列。

实验八　踝关节 MRI 检查技术

【临床概述】

踝关节由胫骨远端、腓骨远端和距骨滑车构成。踝关节的稳定性由骨结构、韧带、关节囊所决定。胫骨远端内侧突出部分为内踝，后缘呈唇状突起为后踝，腓骨远端突出部分为外踝。内踝、外踝和胫骨下端关节面构成踝穴，容包距骨体。距骨体前宽后窄，踝关节背伸，距骨体和踝穴适应性较好，踝关节稳定，反之，踝关节跖屈，踝关节不稳定，容易扭伤，引起踝关节骨折。踝关节骨折是最常见的关节骨折，多见于青壮年。

【实验目的】

1. 掌握踝关节 MRI 检查方法及步骤。

2. 熟悉踝关节的相关解剖及体表定位。

3. 熟悉踝关节 MRI 检查前准备。

【实验要求】

1. 熟悉 MRI 设备的工作状态及操作界面。

2. 掌握踝关节 MRI 检查前准备（包括临床病史采集、MRI 检查安全注意事项等）。

3. 根据检查申请单信息和要求，选择合理的扫描方案。

4. 图像质量满足影像诊断要求。

【实验器材】

1. 磁共振成像仪及图像后处理工作站。

2. 踝关节专用线圈、柔性线圈、体部或心脏多通道相控阵线圈。

3. 干式激光胶片打印机及胶片。

4. 体模或志愿者。

5. 降噪对讲耳机、肢体托、沙袋、固定绑带。

【实验注意事项】

1. 认真阅读检查申请单　明确检查要求及目的,确定检查范围和设计体位。

2. 检查前准备　嘱受检者去除全身的金属物品、腰围以及外敷药物等,避免伪影产生。对于婴幼儿、外伤、意识不清及躁动不安等躁动受检者,可依据情况给予药物镇静。

3. 急危重症受检者进行 MRI 检查　应由临床医师陪同,密切观察受检者情况,所有抢救器械、药品必须在扫描室外备齐。

【实验方法与步骤】

1. 适应证　适用于外伤导致的韧带、肌腱、骨及关节软骨的损伤,退行性骨关节病,骨髓病变,感染性病变,肿瘤性病变及关节周围软组织病变的影像诊断。

2. 扫描前准备

(1)认真阅读检查申请单,了解病情,明确检查部位和成像要求,对检查部位描述不清的申请单,应与临床医师核准确认。

(2)做好解释工作,消除受检者的紧张心理,取得受检者的合作,给受检者佩戴降噪对讲耳机。

(3)检查前去除受检者随身携带的铁磁性物品,签署磁共振检查安全协议。

3. 登记　仔细核对受检者信息与申请单信息是否一致,在操作界面输入受检者信息(包括姓名、性别、检查号、检查部位等),登记检查。

4. 线圈选择及体位选择　选择踝关节专用线圈或软线圈。受检者取仰卧位,足先进,双手自然放在身体两侧,踝关节自然放松,脚尖向前,足跖屈约20°。打开定位灯,定位像对准内、外踝连线中点向上 1cm,并与线圈中心重合,按归零键,移床至磁场中心。

5. 检查方法

(1)定位像:先采用快速成像序列进行三平面定位扫描,获得冠状面、矢状面及横断面定位像。

(2)扫描平面和成像序列:采用横断面 PDWI-fs、T_1WI 序列,冠状面 T_1WI-fs、PDWI-fs 或 T_2WI-fs 序列,矢状面 PDWI-fs 或 T_2WI-fs 序列,辅以横断面、矢状面 T_1WI 或 T_1WI-fs 序列。

横断面在矢状面和冠状面定位像上设置,成像平面平行于距骨胫骨关节面,冠状面定位像上平行于内、外踝连线或距骨胫骨关节面,扫描范围自胫腓关节至跟骨下缘。冠状面在横断面和矢状面定位像上设置,成像平面平行于内、外踝的连线,矢状面定位像上平行于胫骨长轴,扫描范围自距骨前缘至跟骨后缘。矢状面在横断面和冠状面定位像上设置,成像平面垂直于胫骨内、外踝连线,冠状面定位像上平行于胫骨长轴,扫描范围包括内、外踝。

(3)踝关节 MR 成像参数见表 14-8。

6. 结束检查　所有序列完成后,确认 MR 图像符合诊断要求后,结束当前检查。进磁体间,帮助受检者离开检查床并安全撤离磁体室,关上磁体间屏蔽门。

表 14-8　踝关节 MR 成像参数

脉冲序列	TR/ms	TE/ms	FA	ETL	FOV/cm	矩阵	层厚/间隔（mm）	NEX
FSE-T₁WI	300~600	10~17	90°	2~4	16~18	356 × 290	3/0.6	2~4
FSE-PDWI-fs	≥2 500	30~40	90°	10~20	16~18	280 × 228	3/0.6	1~2
FSE-T₂WI	≥3 000	50~70	90°	15~20	16~18	280 × 208	3/0.6	2~4

7. 打印与图像传输

（1）调节窗宽、窗位，适当放大或缩小图像，使图像位于窗格中间位置，根据图像总数计算窗格（行 × 列），依次输入图像。

（2）利用 PACS 进行数字化存储和管理，实现影像信息本地及远程查询、浏览、打印等功能。

【实验总结】

1. 踝关节 MRI 检查前准备至关重要。

2. 踝关节 MRI 能清晰显示胫、腓骨下端，跟骨，距骨，跟腓韧带，胫腓前、后韧带及跟腱等结构（图 14-8）。

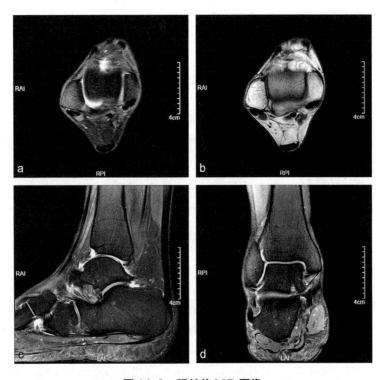

图 14-8　踝关节 MR 图像
a. 横断面 PDWI-fs；b. 横断面 T₁WI；c. 矢状面 PDWI-fs；d. 冠状面 PDWI-fs。

【实验思考】

1. 踝关节 MRI 检查时应注意哪些问题？

2. 踝关节 MRI 检查前须做哪些准备？

3. 简述踝关节的 MRI 扫描平面和成像序列。

实验九　足 MRI 检查技术

【临床概述】

足由 26 块骨骼、20 多条肌肉及 100 多条韧带构成。足掌是身体的根基部分,如足出现问题,身体整体都会受到影响。

足的骨骼包括跗骨、跖骨和趾骨。跗骨共 7 块,属短骨。分前、中、后三列。后列包括上方的距骨和下方的跟骨,中列为位于距骨前方的足舟骨;前列为内侧楔骨、中间楔骨、外侧楔骨,以及跟骨前方的骰骨。跖骨共 5 块,为第 1~5 跖骨。每一跖骨近端与跗骨相接,中间为体,远端与近节趾骨形成关节。第 5 跖骨底向后突出,称第 5 跖骨粗隆,在体表可扪及。趾骨共 14 块。蹬趾为 2 节,其余各趾为 3 节。形态和命名与指骨相同,蹬趾骨粗壮,其余趾骨细小,第 5 趾的远节趾骨甚小,往往与中节趾骨融合。

足关节有距小腿关节(踝关节)、跗骨间关节、跗跖关节、跖骨间关节、跖趾关节、趾骨间关节。跗骨间关节为跗骨诸骨之间的关节,数目较多,以距跟关节(距下关节)、距跟舟关节和跟骰关节较为重要。距跟关节和距跟舟关节在功能上是联合关节。跟骰关节和距跟舟关节联合构成跗横关节,其关节线越过跗骨中份,呈横位的"S"形。跗跖关节又名 Lisfranc 关节,由 3 块楔骨和骰骨的前端与 5 块跖骨的底构成,可作轻微滑动及屈、伸运动。跖骨间关节由 2~5 跖骨底毗邻面借韧带连结构成,活动甚微。跖趾关节由跖骨头与近节趾骨底构成,可作轻微的屈、伸、收、展运动。

【实验目的】

1. 掌握足 MRI 检查方法及步骤。

2. 掌握足 MRI 扫描特点。

3. 熟悉足的相关解剖及体表定位。

4. 熟悉足 MRI 检查前准备。

【实验要求】

1. 熟悉 MRI 设备的工作状态及操作界面。

2. 掌握足 MRI 扫描前准备(包括临床病史采集、磁共振检查安全注意事项等)。

3. 根据检查申请单信息和要求,选择合理的扫描方案。

4. 图像质量满足影像诊断要求。

【实验器材】

1. 磁共振扫描仪及图像后处理工作站。

2. 关节正交线圈、柔性线圈、头线圈、体部或心脏矩形相控阵线圈。

3. 干式激光胶片打印机及胶片。

4. 体模或志愿者。

5. 降噪对讲耳机、肢体托、沙袋、固定绑带。

【实验注意事项】

1. 认真阅读检查申请单　明确检查要求及目的,确定检查范围和设计体位。

2. 检查前准备　检查前嘱受检者去除全身金属物品、腰围以及外敷药物等,避免伪影产生。对于婴幼儿、外伤、意识不清及躁动不安等躁动受检者,可依据情况给予药物镇静。

3. 急危重症受检者进行 MRI 检查　应由临床医师陪同,密切观察受检者情况,所有抢救器械、药品必须在扫描室外备齐。

【实验方法与步骤】

1. 适应证 适用于外伤导致的韧带、肌腱、骨及关节软骨的损伤,退行性骨关节病,骨髓病变,感染性病变,肿瘤性病变,关节周围软组织病变及痛风等的影像诊断。

2. 扫描前准备

(1)认真阅读检查申请单,了解病情,明确检查部位和成像要求,对检查部位描述不清的申请单,应与临床医师核准确认。

(2)做好解释工作,消除受检者的紧张心理,取得受检者的合作,给受检者佩戴降噪对讲耳机。

(3)检查前去除受检者随身携带的铁磁性物品,签署磁共振检查安全协议。

3. 登记 仔细核对受检者信息与申请单信息是否一致,在操作界面输入受检者信息(包括姓名、性别、检查号、检查部位等)。

4. 线圈选择及体位选择 选择足专用线圈或柔性线圈。受检者取仰卧位,足先进,双手自然放在身体两侧,人体长轴与床面长轴一致。足部伸直或自然放松,沙袋固定。打开定位灯,定位线对准足背中部或病灶感兴趣区,并与线圈中心重合,按归零键,移床至磁场中心。

5. 检查方法

(1)定位像:先采用快速成像序列进行三平面定位扫描,获得冠状面、矢状面及横断面定位像。

(2)扫描平面和成像序列:采用横断面 PDWI-fs 序列,冠状面 T_1WI、PDWI-fs 或 T_2WI-fs 序列,矢状面 T_2WI-fs 或 PDWI-fs 序列。

横断面在冠状面和矢状面定位像上设置,成像平面垂直于第 3 跖骨长轴,扫描范围自足跟部至足尖,或病灶感兴趣区。冠状面在横断面和矢状面定位像上设置,成像平面平行于第 1~5 跖骨的连线,矢状面定位像上平行于第 3 跖骨长轴,扫描范围自足底至足背软组织,或病灶感兴趣区。矢状面在冠状面和横断面定位像上设置,成像平面平行于第 3 跖骨长轴,横断面上垂直于第 1~5 跖骨的连线,扫描范围包括足内外侧软组织,或病灶感兴趣区(图 14-9)。

(3)足 MR 成像参数见表 14-9。

表 14-9 足 MR 成像参数

脉冲序列	TR/ms	TE/ms	FA	ETL	FOV/cm	矩阵	层厚/间隔(mm)	NEX
FSE-T_1WI	300~600	10~17	90°	2~4	16~22	488 × 392	3/0.6	2~4
FSE-PDWI-fs	≥2 500	30~40	90°	10~20	16~22	280 × 208	3/0.6	1~2
FSE-T_2WI-fs	≥3 000	50~70	90°	15~20	16~22	280 × 208	3/0.6	1~2

6. 结束检查 所有序列完成后,确认 MR 图像符合诊断要求后,结束当前检查。进磁体间,帮助受检者离开检查床并安全撤离磁体室,关上磁体间屏蔽门。

7. 打印与图像传输

(1)调节窗宽、窗位,适当放大或缩小图像,使图像位于窗格中间位置,根据图像总数计算窗格(行×列),依次输入图像。

(2)利用 PACS 进行数字化存储和管理,实现影像信息本地及远程查询、浏览、打印等功能。

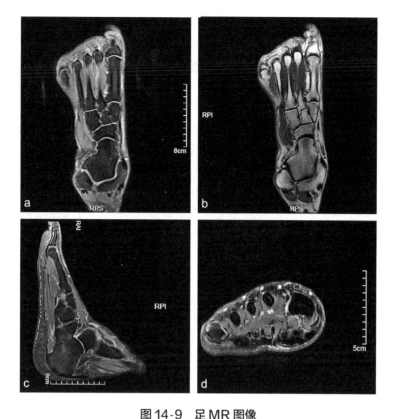

图 14-9　足 MR 图像
a. 冠状面 PDWI-fs；b. 冠状面 T_1WI；c. 矢状面 PDWI-fs；d. 横断面 PDWI-fs。

【实验总结】

1. 熟悉足 MR 图像伪影及其对策。
2. 掌握足 MR 图像后处理技术，能很好地显示病变。

【实验思考】

1. 足部 MRI 扫描平面及其成像序列的选择有哪些？
2. 足 MRI 检查前应做哪些准备？
3. 简述足的 MR 图像后处理。

实验十　上肢 MRI 检查技术

【临床概述】

　　自由上肢骨包括肱骨、尺骨、桡骨和手骨。肱骨是臂部的长管状骨，分为一体两端。上端膨大，向内上方突出的半球形的关节面，为肱骨头，与肩胛骨的关节盂构成关节。头的下方稍细，称为解剖颈。从肱骨头向外侧的一个粗糙的隆起，称大结节。肱骨头的下方有向前方的骨突，称小结节。由大、小结节向下延续的骨嵴，分别叫作大结节嵴与小结节嵴。大、小结节之间的沟称为结节间沟，内有肱二头肌长头肌通过。肱骨上端与体的移行处稍细，称外科颈，是骨折的好发部位。肱骨体的中部前外侧面上有一粗面，叫作三角肌粗隆，是同名肌的止点。肱骨体的后面中部有一条自内上斜向外下，并略转向前方的螺旋形浅沟，因桡神经在此通过，故名桡神经沟。肱骨下端外侧部膨大，前后略扁，呈半球形，叫作肱骨小头，与桡骨头近端构成关

343

节。内侧部较大,为一滑车状关节面,故名肱骨滑车,与尺骨近端的滑车切迹构成关节。肱骨滑车前上方有一冠突窝,肱骨小头前上方有桡窝,当肘关节屈曲时,分别容纳尺骨的冠突和桡骨头。滑车后上方有一深窝叫鹰嘴窝,伸肘时尺骨的鹰嘴突入窝内。肱骨小头外侧和滑车内侧各有一结节样隆起,分别称内上髁和外上髁。内上髁后面有一纵行浅沟,因尺神经在此通过,故名尺神经沟。

尺骨和桡骨两骨借桡尺近侧关节、桡尺远侧关节以及前臂骨间膜相连,桡尺近侧和远侧关节是前臂旋转运动的基础。桡骨近侧细小,远端较近端逐渐变宽膨大,远端横截面略呈梯形。远端掌侧骨面平滑,背侧骨面不平,有数条纵沟,其内有背侧伸肌腱通过,沟间纵嵴为伸肌支持带附着部。背侧中线稍偏内侧有一不明显结节,称 Lister 结节,为重要骨性标志。桡骨头上方的杯状面与肱骨小头构成关节,其周边部也有关节面,称柱状唇,与尺骨的桡切迹构成桡尺近侧关节。尺骨近端粗大,远端细小,远端变成圆形,构成尺骨头。

【实验目的】

1. 掌握上肢 MRI 检查方法及步骤。

2. 掌握上肢 MRI 增强扫描特点及图像后处理技术。

3. 熟悉上肢的相关解剖及体表定位。

4. 熟悉上肢 MRI 检查前准备。

【实验要求】

1. 熟悉 MRI 设备的工作状态及操作界面。

2. 掌握上肢 MRI 检查前准备(包括病史采集、磁共振成像检查安全注意事项、注射方式的确定等)。

3. 根据检查申请单信息和要求,选择合理的扫描方案。

4. 图像质量满足影像诊断要求。

【实验器材】

1. 磁共振成像扫描仪及图像后处理工作站。

2. 四肢正交线圈、包绕式柔性线圈、体部或心脏多通道相控阵线圈。

3. 干式激光胶片打印机及胶片。

4. 体模或志愿者。

5. 降噪对讲耳机、肢体托、沙袋、固定绑带。

6. 抢救器械(如氧气瓶、血压计、呼吸气囊、心电监护仪、除颤仪)和急救药品。

【实验注意事项】

1. 认真阅读检查申请单　明确检查要求及目的,确定检查范围和设计体位。

2. 检查前准备　嘱受检者去除检查部位的金属物品、腰围以及外敷药物等,避免伪影产生。对于婴幼儿、外伤、意识不清及躁动不安等躁动受检者,可依据情况给予药物镇静。

3. 急危重症受检者进行 MRI 检查　应由临床医师陪同,密切观察受检者情况,所有抢救器械、药品必须在扫描室外备齐。

【实验方法及步骤】

1. **适应证**　适用于四肢长骨外伤;骨髓病变;感染性病变;肿瘤性病变;肌肉损伤,如急性肌腱损伤、肌肉出血、骨化性肌炎、肌肉疝形成、肌肉坏死、横纹肌溶解等疾病的影像诊断。

2. **扫描前准备**

(1)认真阅读检查申请单,了解病情,明确检查部位和成像要求,对检查部位描述不清的申请单,应与临床医师核准确认。

（2）做好解释工作,消除受检者的紧张心理,取得受检者的合作,给受检者佩戴降噪对讲耳机。

（3）检查前去除受检者随身携带的铁磁性物品,签署磁共振检查安全协议。

3. 登记 仔细核对受检者信息与申请单信息是否一致,在操作界面输入受检者信息(包括姓名、性别、检查号、检查部位等),登记检查。

4. 线圈选择及体位选择 选择体部多通道相控阵线圈或软线圈。受检者取仰卧位,头先进,被检侧手自然放于身旁且掌心向上,尽量置于床面中心,身体可适当偏斜于检查床,使被检侧靠近床面。打开定位灯,定位线对准肱骨,尺、桡骨长轴中心或病灶感兴趣区中心,并与线圈中心重合,按归零键,移床至磁场中心。

5. 检查方法

（1）平扫

1）扫描平面和成像序列:采用横断面 T_2WI-fs、T_1WI 序列,冠状面 T_2WI-fs、T_1WI 序列,矢状面 T_2WI-fs、T_1WI 序列。

2）定位像:先采用快速成像序列进行三平面定位扫描,获得冠状面、矢状面及横断面定位像。横断面在冠状面及矢状面定位像上设置,成像平面垂直于被检长骨长轴,扫描范围包含被检长骨全长或病灶感兴趣区。冠状面在矢状面及横断面定位像上设置,成像平面平行于被检长骨长轴,在横断面定位像上平行于被检长骨左、右径线,扫描范围包含被检长骨及其前后软组织或病灶感兴趣区,至少应包括一个邻近关节。矢状面在冠状面及横断面定位像上设置,成像平面平行于被检长骨长轴,在横断面定位像上垂直于被检长骨左右径线,范围包含被检长骨及其左、右软组织或病灶感兴趣区,至少应包括一个邻近关节。

（2）增强扫描:按常规剂量静脉注射(0.1mmol/kg 体重,注射速率 1.5~2.2ml/s)钆对比剂(如 Gd-DTPA)后,进行横断面、矢状面、冠状面 T_1WI-fs 序列扫描。其中,至少一个序列增强前后成像参数完全一致。

（3）上肢 MR 成像参数见表 14-10。

表 14-10　上肢 MR 成像参数

脉冲序列	TR/ms	TE/ms	FA	ETL	FOV/cm	矩阵	层厚/间隔(mm)	NEX
FSE-T_1WI-fs	300~600	10~20	90°	2~3	30~45	448×320	5/1	2~4
FSE-T_1WI	300~600	10~20	90°	2~3	30~45	448×320	5/1	2~4
FSE-T_2WI-fs	≥3 000	50~70	90°	10~20	30~45	448×320	5/1	2~4

6. 结束检查 所有序列完成后,确认 MR 图像符合诊断要求后,结束当前检查。进磁体间,帮助受检者离开检查床并安全撤离磁体室,关上磁体间屏蔽门。

7. 打印与图像传输

（1）调节窗宽、窗位,适当放大或缩小图像,使图像位于窗格中间位置,根据图像总数计算窗格(行×列),依次输入平扫图像、增强图像和/或后处理图像。平扫和增强测量信号值,原则上应在同一平面测量,以便分析对照。

（2）利用 PACS 进行数字化存储和管理,实现影像信息本地及远程查询、浏览、打印等功能。

【实验总结】

1. MRI图像能清晰显示长骨及软组织,包括皮肤、皮下脂肪、肌肉、肌间隙、血管和神经(图14-10)。

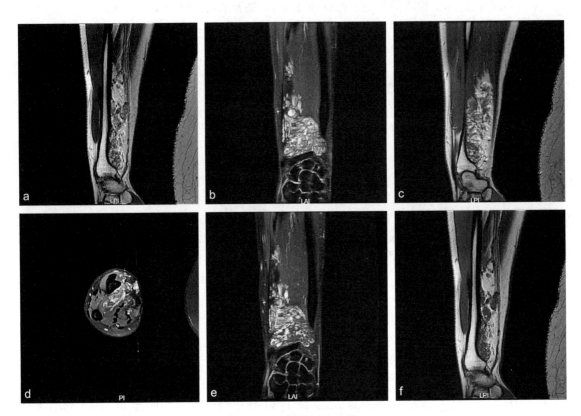

图 14-10　前臂 MR 图像

a. 矢状面 T_2WI;b. 冠状面 T_2WI-fs;c. 矢状面 T_1WI;d. 横断面 T_1WI-fs+c;e. 冠状面 T_1WI-fs 增强;f. 矢状面 T_1WI 增强。

2. 成像范围应至少包括一个邻近关节。

3. 特殊病变,如肱二头肌附着病变,采用肘关节屈曲体位。

4. 做好检查前准备。

【实验思考】

1. 上肢的 MRI 平扫及增强图像表现如何?

2. 简述上肢 MRI 检查扫描序列及定位方法。

3. 简述上肢 MRI 扫描线圈选择。

(毛德旺　周学军　尚　滔)

第二节　脊柱与脊髓 MRI 检查技术

实验一　脊柱、脊髓 MRI 检查技术

【临床概述】

脊椎退行性疾病(如椎管狭窄症、椎间盘突出症)、脱髓鞘疾病(如多发性硬化),脊髓空洞症、脊椎和脊髓外伤等采用 MRI 平扫检查,对于病变的检出效果优于 CT;尤其是椎管内肿瘤、椎骨肿瘤、椎管炎性病变等,MRI 平扫加增强检查更易发现病灶,观察病灶大小、轮廓,以及确定周围软组织有无病变。

【实验目的】

1. 掌握颈椎,胸椎,腰椎及骶、尾椎 MRI 检查方法。

2. 掌握脊柱、脊髓 MRI 扫描序列及扫描注意事项。

3. 熟悉 MRI 技术在诊断脊柱、脊髓疾病中的临床应用价值。

【实验要求】

1. 掌握脊柱、脊髓 MRI 检查适应证。

2. 掌握脊柱、脊髓 MRI 检查前准备。

3. 认真阅读 MRI 检查申请单,了解病情,明确检查目的和要求。

4. 能获得达到诊断目的的高质量 MR 图像。

【实验器材】

1. 磁共振成像扫描仪。

2. 头颈联合线圈、脊柱相控阵线圈、全景成像矩阵线圈。

3. 15ml 钆对比剂 1 瓶。

4. 10ml 或 20ml 注射器 1 支及相应消毒物品。

5. 干式激光胶片打印机。

6. 激光胶片。

7. 磁共振成像专用抢救车。

【实验注意事项】

1. 严格遵守 MRI 设备操作流程。

2. 确认进入磁体间人员无磁共振成像检查禁忌证。

3. 做好受检者检查前准备,并与其充分沟通取得配合。

4. 增强检查则要进行钆对比剂使用的安全性评估。

【实验方法及步骤】

1. 适应证　适用于椎管内肿瘤、椎骨肿瘤、椎管炎性病变、脊椎退行性疾病(如椎管狭窄症、椎间盘突出症)、脊椎和脊髓外伤、脱髓鞘疾病(如多发性硬化),脊髓空洞症、脊椎和脊髓的先天性疾病的诊断,以及脊髓及椎管内病变术后复查。

2. 扫描前准备

(1)认真阅读检查申请单,了解检查的目的和要求,对检查目的、要求不清的申请单,应与临床申请医生核准确认。

（2）确认受检者没有 MRI 禁忌证,并嘱受检者认真阅读检查注意事项,按要求准备。

（3）向受检者详细介绍 MRI 检查全过程。

3. 登记 仔细核对受检者信息与申请单信息是否一致,在操作界面输入受检者信息(包括姓名、性别、检查号、检查部位等)。

4. 线圈选择及体位选择 选择头颈联合线圈,脊柱相控阵线圈,全景成像矩阵(total imaging matrix,Tim)线圈。受检者仰卧于检查床面中间,肩部紧贴线圈,下颌内收,双手置于身体两侧。成像中心在颈椎对准舌骨水平(甲状软骨或喉结上方);胸椎对准双乳头连线(平第6胸椎);腰椎对准第3腰椎。若受检者头不能放平,可适当垫高头部,将三角垫置于大腿下;若受检者由于脊柱后凸畸形不能平卧,可侧卧,将表面线圈置于扫描段脊柱上。

5. 检查方法

（1）平扫:通常选择矢状面 T_2WI、T_1WI 序列和横断面 T_2WI 序列,根据病变特点,增加冠状面 T_2WI 及脂肪抑制 T_1WI 序列,以了解神经根受压情况。

（2）增强扫描:采用矢状面、冠状面、横断面 T_1WI-fs 序列;至少有一个序列增强前后成像参数完全一致。

（3）对比剂注射方式:对比剂采用含钆磁共振对比剂,剂量为 0.1~0.2mmol/kg 体重,采用快速手推法静脉注入,注药时应遵循无菌操作原则。

（4）颈椎、胸椎、腰椎 MR 成像参数见表 14-11。

表 14-11　颈椎、胸椎、腰椎 MR 成像参数

脉冲序列	TR/ms	TE/ms	FA	ETL	FOV/cm	矩阵	层厚/间隔(mm)	NEX
FSE-T_1WI	300~600	10~17	90°	2~5	22~32	384×269	3/0.3	2~3
FSE-T_2WI	≥3 000	70~100	90°	10~20	15~35	384×269	3/0.3	1~3
FSE-T_2WI-fs	≥3 000	70~100	90°	10~20	22~32	384×269	3/0.3	1~3

6. 结束检查 所有序列完成后,确认 MR 图像符合诊断要求后,结束当前检查。进磁体间,帮助受检者离开检查床并安全撤离磁体室,关上磁体间屏蔽门。

7. 图像打印 扫描结束后,调节合适的窗宽、窗位,适当放大或缩小图像,使图像位于窗格中间位置,根据图像总数计算窗格(行×列),先将定位像输入打印窗格,然后依次输入平扫图像、增强图像,传送至激光打印机打印。

【实验总结】

1. 脊柱、脊髓 MRI 扫描适用于椎管内肿瘤、椎骨肿瘤、椎管炎性病变、脊椎退行性疾病(如椎管狭窄症、椎间盘突出症)、脊椎和脊髓外伤、脱髓鞘疾病(如多发性硬化)、脊髓空洞症等(图 14-11)。

2. 矢状面、横断面成像时,在成像范围脊柱前方设置饱和带,以消除因吞咽、呼吸运动、动脉搏动引起的伪影。

【实验思考】

1. 脊柱、脊髓 MRI 扫描序列怎么选择?

2. 在 T_1WI 和 T_2WI 序列上,脑脊液信号具有什么特点?

3. 脊柱常见病变有哪些?

4. 正常椎间盘髓核在 T_2WI 序列上是什么信号? 当其信号减低,常提示什么?

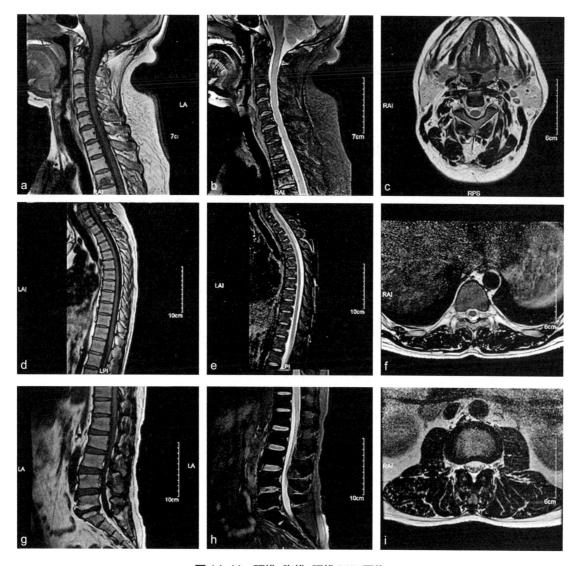

图 14-11　颈椎、胸椎、腰椎 MR 图像

a. 颈椎矢状面 T_1WI；b. 颈椎矢状面 T_2WI-fs；c. 颈椎横断面 T_2WI-fs；d. 胸椎矢状面 T_1WI；e. 胸椎矢状面 T_2WI-fs；f. 胸椎横断面 T_2WI；g. 腰椎矢状面 T_1WI；h. 腰椎矢状面 T_2WI-fs；i. 腰椎横断面 T_2WI。

实验二　MR 脊髓成像（MRM）检查技术

【临床概述】

MR 脊髓成像（MRM）属于磁共振水成像技术。它是通过延长 TR、TE 时间实现重 T_2 加权成像的技术，因此蛛网膜下腔中流动缓慢的脑脊液信号强度明显增高。采用脂肪抑制技术，脂肪信号得到抑制，使脊髓蛛网膜下腔中的脑脊液，以及向椎间孔延伸出去的神经根能清晰显示，从而达到与 X 线椎管造影相近的影像学效果。

【实验目的】

1. 掌握 MR 脊髓成像优点。

2. 掌握 MR 脊髓成像对椎管内疾病的诊断价值。

3. 掌握 MR 脊髓成像的扫描方法。

4. 了解 MR 脊髓成像扫描中应注意的问题。

【实验要求】

1. 认真核对检查申请单,了解病情,明确检查目的和要求。对检查目的、要求不清的申请单,应与临床申请医生核准确认。

2. 确认受检者没有禁忌证,嘱受检者认真阅读检查注意事项,按要求准备。

3. 急危重症受检者进行 MRI 检查时应有临床医师陪同。

【实验器材】

1. 磁共振成像设备。

2. 根据检查部位选用相应的专用线圈或特殊线圈。

3. 体模及志愿者。

【实验注意事项】

脊柱内留有金属异物者不宜做此检查。该项检查不能动态观察脑脊液流动情况,无法获得蛛网膜下腔压力信息。影像质量与 MRI 扫描设备的性能有密切关系。

【实验方法及步骤】

1. **适应证** 适用于椎间盘疝、椎管狭窄症、蛛网膜及神经根囊肿、神经纤维瘤、神经源性肿瘤、椎管内占位性病变等。

2. **扫描前准备、登记、线圈选择及体位选择** 同实验一。

3. **检查方法**

(1)定位像:先行脊柱常规 MRI 检查,得到矢状面、冠状面、横断面定位像。

(2)定位:单激发 2D 快速自旋回波 T_2WI 序列以椎管长轴为纵轴,做绕椎管的圆周辐射扫描。冠状面单激发薄层 3D 快速自旋回波重 T_2WI 序列,扫描基线平行于脊髓,在横断图像上扫描基线垂直于脊髓正中矢状面,在冠状面图像上调整扫描野大小,扫描范围覆盖椎体及两侧附件。

(3)MR 脊髓成像参数见表 14-12。

表 14-12 MR 脊髓成像参数

脉冲序列	TR/ms	TE/ms	FA	ETL	FOV/cm	矩阵	层厚/间隔(mm)	NEX
FSE-T_2WI-fs	≥3 000	600~700	90°	269	25~35	384 × 260	5/0	1~2
3D-FSE-T_2WI-fs	≥3 000	200~300	90°	128	25~35	320 × 256	1/0	1~2

4. **结束检查** 所有序列完成后,确认 MR 图像符合诊断要求后,结束当前检查。进磁体间,帮助受检者离开检查床并安全撤离磁体室,关上磁体间屏蔽门。

5. **图像打印** 扫描结束后,将采集到的重 T_2 加权图像在工作站软件上进行三维(3D)最大密度投影(maximum intensity projection,MIP),对感兴趣区进行 3D 旋转,可观察到不同角度的立体影像。调节合适的窗宽、窗位,适当放大或缩小图像,使图像位于窗格中间位置,根据图像总数计算窗格(行×列),先将定位像输入打印窗格,然后依次输入平扫图像、增强图像,传送至激光打印机打印。

【实验总结】

1. MRM 适用于椎间盘退变、骨质增生、椎体滑脱等各种原因所致的椎管狭窄。

2. MRM 能够清晰显示蛛网膜囊肿及神经根囊肿,可清楚地看到其大小、形状及有无神经根的压迫,利用立体旋转的影像可从各个角度观察病变。

3. 由于 MRM 能从不同角度显示神经根,故在表现神经根的各种走行变异方面,较常规 MRI 更具诊断价值,特别是对椎管内走行较长的腰椎神经根显示更清晰(图 14-12)。

【实验思考】

1. 磁共振脊髓成像注意事项有哪些?

2. MRM 临床应用价值有哪些?

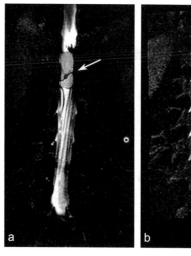
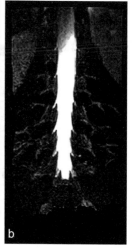

图 14-12　腰髓 MRM
a. 腰髓内占位(↑);b. 正常腰髓。

（毛德旺　周学军　尚　滔）

第三节　外周神经与外周血管成像技术

实验一　臂丛神经 MRI 检查技术

【临床概述】

臂丛神经由 $C_{5\sim8}$ 脊神经前支和 T_1 脊神经前支的大部分纤维组成。臂丛神经根穿出相应椎间孔,在下颈区呈扇形向前、下、外约 45° 展开,进入锁骨上窝之前形成上、中、下 3 干。$C_{5\sim6}$ 神经根汇合形成上干,C_8 和 T_1 汇合形成下干,C_7 自成中干。臂丛神经与锁骨下动脉伴行,穿行于锁骨上窝;在锁骨中部水平,每条神经干分别分出前、后股,共 6 股。上、中干的前股合成外侧束,下干前股自成内侧束,3 干的后股合成后束。临床上为了治疗方便,将神经节之前的硬膜囊内神经根称为臂丛神经节前部分,神经节之后、椎管以外者称为臂丛神经节后部分。

【实验目的】

1. 探讨臂丛神经磁共振成像技术的临床应用价值。

2. 掌握臂丛神经的正常磁共振表现。

3. 掌握臂丛神经磁共振的扫描方案。

4. 熟悉臂丛神经解剖。

【实验要求】

1. 认真阅读检查申请单　了解病情,明确检查目的和要求。对检查目的、要求不清的申请单,应与临床申请医生核准确认。

2. 确认没有禁忌证　嘱受检者认真阅读检查注意事项,按要求准备。婴幼儿、焦躁不安及患有幽闭恐惧症的受检者,根据情况给予适量的镇静剂或麻醉药物。

3. 进入检查室之前,除去受检者身上携带的一切铁磁性物质及电子器件。

4. 急危重症受检者进行 MRI 检查　应有临床医师陪同。

【实验器材】

1. 磁共振成像扫描仪。

2. 头颈线圈或脊柱相控阵线圈。

3. 15ml 钆对比剂 2 瓶。

4. 10ml 或 20ml 注射器 1 支及相应消毒物品。

5. 体模或志愿者。

6. 干式激光胶片打印机及激光胶片。

【实验注意事项】

1. 严格遵守 MRI 设备操作流程。

2. 确认进入磁体间人员无磁共振成像检查禁忌证。

3. 做好检查前准备并与其充分沟通取得配合。

4. 增强检查则要进行钆对比剂使用的安全性评估。

【实验方法及步骤】

1. 适应证　适用于臂丛神经外伤、肿瘤、局部压迫、炎症、免疫性疾病等病变的定位与定性诊断,以及术后评估神经有无卡压存在。

2. 扫描前准备

（1）认真阅读检查申请单,了解检查的目的和要求,对检查目的、要求不清的申请单,应与临床申请医生核准确认。

（2）确认受检者没有 MRI 禁忌证。

（3）进入扫描室前,向受检者详细介绍 MRI 检查全过程。

3. 登记　仔细核对受检者信息与申请单信息是否一致,在操作界面输入受检者信息(包括姓名、性别、检查号、检查部位等)。

4. 线圈选择及体位选择　受检者取仰卧位,头先进,下颌内收,可适当垫高头部,尽量使颈椎伸直,表面线圈贴近颈根部,覆盖双肩。中心对准舌骨水平(甲状软骨或喉结上方)。

5. 检查方法

（1）平扫:采用矢状面、横断面 FSE-T$_2$WI 序列;斜冠状面 T$_2$WI-fs 序列;斜冠状面 3D-STIR、3D-FSE-T$_2$WI-fs 序列及横断面 DWIBS 序列。斜冠状面在正中矢状面上定位,扫描基线与第 5、6 颈椎椎体后缘平行,扫描范围上下覆盖第 3 颈椎上缘至第 4 胸椎下缘,前后包括颈椎前气管至椎管后缘,左右包括两侧腋窝。

（2）增强扫描:采用斜冠状面 3D-FSE-T$_2$WI-fs 序列。采用含钆 MRI 对比剂,剂量为 0.1~0.2mmol/kg 体重,静脉注射速率为 2ml/s,注射完 2min 后开始扫描,双倍剂量背景抑制更好。

（3）臂丛 MR 成像参数见表 14-13。

表 14-13　臂丛 MR 成像参数

脉冲序列	TR/ms	TE/ms	FA	ETL	FOV/cm	矩阵	层厚/间隔（mm）	NEX
FSE-T$_1$WI	300~600	10~15	90°	2~5	15~28	259 × 216	3/0.6	1~2
FSE-T$_2$WI	≥3 000	50~80	90°	10~20	15~28	267 × 264	3/0.6	1~2
3D-FSE-T$_2$WI-fs	≥3 000	200~300	90°	148	25~35	320 × 256	（1~1.6 ）/0	1~2

6. 结束检查 所有序列完成后,确认 MR 图像符合诊断要求后,结束当前检查。进磁体间,帮助受检者离开检查床并安全撤离磁体室,关上磁体间屏蔽门。

7. 图像打印 扫描结束后,将采集到的图像数据在工作站软件上进行多平面重组(MPR)或曲面重组(CPR),对感兴趣区进行 3D 旋转,可观察到不同角度的立体影像。调节合适的窗宽、窗位,适当放大或缩小图像,使图像位于窗格中间位置,根据图像总数计算窗格(行 × 列),先将定位像输入打印窗格,然后依次输入平扫图像、增强图像,传送至激光打印机打印。

【实验总结】

1. 臂丛神经 MRI 检查适用于臂丛神经外伤、肿瘤、局部压迫、炎症、免疫性疾病等。

2. 在两侧肩部、颈根处放置米袋,可减少空气和组织之间的磁化率影响。

3. 3D 薄层图像经 MIP,能连续显示臂丛神经(图 14-13)。

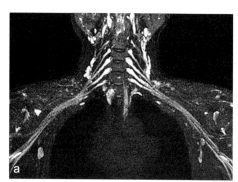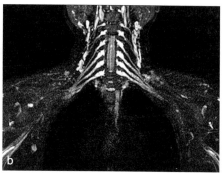

图 14-13 臂丛神经图像
a. CPR 薄层 MIP 图像;b. 薄层 MIP 图像。

【实验思考】

1. 臂丛神经 MR 图像正常表现是什么?扫描方案是什么?

2. 臂丛神经的正常解剖是怎样的?

实验二 腰、骶丛神经的 MRI 检查技术

【临床概述】

腰丛由第 12 胸神经前支的一部分、第 1~3 腰神经前支和第 4 腰神经前支的一部分组成。位于腰大肌的深面、腰椎横突之前。腰丛除就近发出分支支配腰方肌和髂腰肌之外,还发出髂腹下神经、髂腹股沟神经、股神经、闭孔神经、生殖股神经、股外侧皮神经等分支,支配大腿的前部、内侧部,以及腹股沟区。

骶丛由腰骶干以及全部骶神经和尾神经的前支组成。骶丛位于盆腔内,在骶骨及梨状肌前面,髂血管的后方。骶丛分支分布于盆壁、臀部、会阴、股后部、小腿以及足的肌群和皮肤。骶丛除直接发出许多短小的肌支支配梨状肌、闭孔内肌、股方肌等以外,还发出臀上神经、臀下神经、股后皮神经、阴部神经、坐骨神经等分支。

【实验目的】

1. 掌握腰、骶丛神经的正常解剖。

2. 掌握腰、骶丛神经 MRI 正常表现。

3. 熟悉腰、骶丛神经 MRI 常规扫描技术。

【实验要求】

1. 认真阅读检查申请单,了解病情,明确检查目的和要求。对检查目的、要求不清的申请单,应与临床申请医生核准确认。

2. 确认没有禁忌证,嘱受检者认真阅读检查注意事项,按要求准备。婴幼儿、焦躁不安及患有幽闭恐惧症的受检者,根据情况给予适量的镇静剂或麻醉药物。

3. 进入检查室之前,除去受检者身上携带的一切铁磁性物质及电子器件。

4. 急危重症受检者进行 MRI 检查时应有临床医师陪同。

【实验器材】

1. 磁共振成像扫描仪。

2. 头颈线圈或脊柱相控阵线圈。

3. 15ml 钆对比剂 2 瓶。

4. 10ml 或 20ml 注射器 1 支及相应消毒物品。

5. 体模或志愿者。

6. 干式激光胶片打印机及激光胶片。

【实验注意事项】

1. 严格遵守 MRI 设备操作流程。

2. 确认进入磁体间人员无磁共振成像检查禁忌证。

3. 做好检查前准备并与其充分沟通取得配合。

4. 增强检查则要进行钆对比剂使用的安全性评估。

【实验方法及步骤】

1. 适应证 适用于腰椎间盘突出症、神经根鞘膜囊肿、神经根变异、肿瘤、局部外伤等。

2. 检查前准备及登记 同实验一。

3. 线圈选择及体位选择 采用脊柱相控阵线圈,取仰卧位,将三角垫置于双膝下,使腰部曲线平坦,更贴近线圈,成像中心对准脐上 3cm(平第 3 腰椎)。

4. 检查方法

(1)平扫:采用矢状面、横断面 FSE-T$_2$WI 序列;斜冠状面 3D-FSE-T$_2$WI-fs 序列。先行矢状面定位,扫描范围覆盖第 12 胸椎至尾椎;再行横断面定位,扫描范围覆盖第 1 腰椎至第 5 腰椎下缘;斜冠状面在正中矢状面图像上定位,扫描基线与第 3、4 腰椎椎体后缘平行,扫描范围覆盖第 12 胸椎上缘至尾椎,包括腰椎椎体前缘至棘突,左右包括两侧股骨头。

(2)增强扫描:采用斜冠状面 3D-FSE-T$_2$WI-fs 序列。采用含钆 MRI 对比剂,剂量为 0.1~0.2mmol/kg 体重,静脉注射速率为 2ml/s,注射完 2min 后开始扫描,双倍剂量背景抑制更好。

(3)腰丛 MR 成像参数同臂丛 MRI。

5. 结束检查 所有序列完成后,确认 MR 图像符合诊断要求后,结束当前检查。进磁体间,帮助受检者离开检查床并安全撤离磁体室,关上磁体间屏蔽门。

6. 图像打印 扫描结束后,将采集到的图像数据在工作站软件上进行多平面重组(MPR)或曲面重组(CPR),对感兴趣区进行 3D 旋转,可观察到不同角度的立体影像。调节合适的窗宽、窗位,适当放大或缩小图像,使图像位于窗格中间位置,根据图像总数计算窗格(行 × 列),先将定位像输入打印窗格,然后依次输入平扫图像、增强图像,传送至激光打印机打印。

【实验总结】

1. 腰、骶丛神经 MRI 检查适用神经根鞘膜囊肿、神经根变异、肿瘤、局部外伤等。

2. 腰、骶丛 MRI 扫描时，双膝屈曲，并在膝下加垫，以减少肢体活动产生的运动伪影。

3. 3D 薄层图像经 MIP、MPR 和 CPR，能连续显示腰、骶丛神经（图 14-14）。

【实验思考】

1. 腰、骶丛神经的解剖位置是怎样的？

2. 腰、骶丛神经 MRI 扫描序列有哪些？

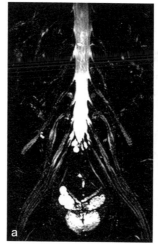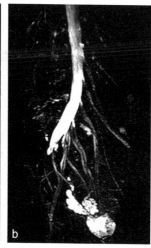

图 14-14　腰、骶丛神经 MR 图像

实验三　全身血管 MR 检查技术

【临床概述】

磁共振血管成像（MRA）以其无创性和图像的直观清晰性，越来越受到临床的重视。近年来磁共振血管成像技术发展迅速，可供选择的磁共振血管成像技术有多种，充分理解 MRA 技术的原理及其特性，有利于日常工作中恰当地应用这些技术。

【实验目的】

1. 掌握全身血管 MR 成像技术。

2. 熟悉全身血管 MR 成像的图像特点。

3. 熟悉常见血管 MR 成像技术的优缺点。

【实验要求】

1. 熟悉 MRI 设备工作状态、操作界面及后处理系统。

2. 通过 WORKLIST 或手动输入受检者一般信息。

3. 掌握 MRI 检查前准备（包括去除身上携带的金属异物及电子仪器、确定受检者病史，明确扫描部位等）。

4. 认真阅读 MRI 检查申请单，了解病情，明确检查目的和要求。对检查目的、要求不清的申请单，应与临床申请医生核准确认。

5. 根据检查目的和要求选择恰当的扫描序列。

6. 能获得达到诊断目的的高质量 MR 图像。

【实验器材】

1. 磁共振成像扫描仪。

2. 头颈联合线圈加全身一体化表面线圈，体线圈加表面线圈组合。

3. 15ml 钆对比剂 2 瓶。

4. 10ml 或 20ml 注射器 1 支及相应消毒物品。

5. 体模或志愿者。

6. 干式激光胶片打印机及激光胶片。

【实验注意事项】

1. 严格遵守 MRI 设备操作流程。

2. 确认进入磁体间人员无磁共振成像检查禁忌证。

3. 做好检查前准备并与其充分沟通取得配合。

4. 增强检查则要进行钆对比剂使用的安全性评估。

【实验方法及步骤】

1. 适应证 适用于糖尿病、动脉硬化症以及大动脉炎等可能累及全身动脉的疾病,以了解全身的动脉情况,包括有无血管的狭窄、梗阻等。

2. 检查前准备、登记 同实验一。

3. 线圈选择及体位选择 头颈联合线圈加全身一体化表面线圈;体线圈加表面线圈组合。受检者取仰卧位,头放平,腿抬高 5~10cm。将全身血管分为颈胸段、腹盆段、大腿段、小腿段,成像中心对准每段中心。

4. 检查方法

(1)平扫:采用矢状面 2D-TOF 序列;冠状面 3D-GRE-T_1WI 序列。分别扫腹盆段、大腿段、小腿段 2D 图像,经过 MIP 后拼接成矢状面和冠状面定位图,确定扫描野前后、左右大小范围。3D-GRE-T_1WI 序列分别依次行颈胸段、腹盆段、大腿段、小腿段冠状扫描,每段上下重叠 5cm。

(2)增强扫描:采用冠状面 3D-GRE-T_1WI 序列。对比剂总量为 0.2mmol/kg;注射速率分两挡,前一挡注射量为 0.1mmol/kg 体重对比剂,注射速率为 2.0ml/s;后一挡注射完余下对比剂,注射速率为 0.5ml/s。注射完对比剂后再以同样速率注射等量生理盐水,以减少外周静脉血管中对比剂残留对成像的影响。采用透视技术,透视下见颈动脉显影即开始颈胸段、腹盆段、大腿段、小腿段的依次扫描。

5. 结束检查 所有序列完成后,确认 MR 图像符合诊断要求后,结束当前检查。进磁体间,帮助受检者离开检查床并安全撤离磁体室,关上磁体间屏蔽门。

6. 图像打印 扫描结束后,将采集到的图像数据在工作站软件上进行最大密度投影(MIP)、多平面重组(MPR)或曲面重组(CPR),对感兴趣区进行 3D 旋转,可观察不同角度的立体影像。调节合适的窗宽、窗位,适当放大或缩小图像,使图像位于窗格中间位置,根据图像总数计算窗格(行 × 列),先将定位像输入打印窗格,然后依次输入平扫图像、增强图像,传送至激光打印机打印。

【实验总结】

1. 全身血管 MR 适用糖尿病、动脉硬化症以及大动脉炎等可能累及全身动脉的疾病等。

2. 扫描颈胸段和腹盆段时,时间控制在 15~18s,表面线圈放置于小腿部,小腿段扫描时间在 30s 以上,便于细小血管的显示。

3. 2D 定位像经过 MIP 后得到矢状面图像,可精确定位前后扫描范围。冠状面图像注意相邻每段重叠 5cm(图 14-15)。

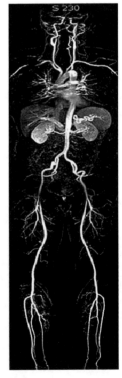

图 14-15 全身血管 MR 图像

4. 根据病变情况提供病变区域血管局部原始图及 MPR 图。

【实验思考】

1. 磁共振血管成像技术有哪些?

2. 对比剂注射速率为什么先快后慢?

实验四　下肢血管 MR 检查技术

【临床概述】

下肢血管病变的影像检查方法有多种,包括彩色多普勒超声、螺旋 CT 及数字减影血管造影等。传统认为,DSA 是评价外周血管疾病的"金标准",但 DSA 由于有创、有辐射、有造影剂过敏风险等缺点,限制了其在临床的应用。下肢血管 MR 检查可为下肢血管病变提供另一种检查方法,服务临床。

【实验目的】

1. 掌握下肢血管 MR 的成像方法。

2. 掌握下肢血管 MR 的成像原理。

【实验要求】

1. 认真阅读检查申请单　了解病情,明确检查目的和要求。对检查目的、要求不清的申请单,应与临床申请医生核准确认。

2. 确认没有禁忌证　嘱受检者认真阅读检查注意事项,按要求准备。婴幼儿、焦躁不安及患有幽闭恐惧症的受检者,根据情况给予适量的镇静剂或麻醉药物。

3. 进入检查室前,除去受检者身上携带的一切铁磁性物质及电子器件。

4. 急危重症受检者进行 MRI 检查　应有临床医师陪同。

【实验器材】

1. 磁共振成像扫描仪。

2. 头颈线圈或脊柱相控阵线圈。

3. 15ml 钆对比剂 2 瓶。

4. 10ml 或 20ml 注射器 1 支及相应消毒物品。

5. 体模或志愿者。

6. 干式激光胶片打印机及激光胶片。

【实验注意事项】

1. 严格遵守 MRI 设备操作流程。

2. 确认进入磁体间人员无磁共振成像检查禁忌证。

3. 做好检查前准备并与其充分沟通取得配合。

4. 增强检查则要进行钆对比剂使用的安全性评估。

【实验方法及步骤】

1. 适应证　各种原因引起的下肢动脉狭窄、血管腔闭塞、血管畸形、血栓性脉管炎及动脉瘤等血管性病变。

2. 检查前准备、登记　同实验一。

3. 线圈选择及体位选择　采用双下肢相控阵矩形线圈(最佳线圈)或体线圈和腹部相控阵线圈组合。足先进,取仰卧位,在受检者小腿端垫软垫,使其稍抬高 5~10cm,与大腿水平高度一致,将下肢血管分腹盆段、大腿段、小腿段,成像中心对准每段中心。

4. 检查方法

（1）下肢非增强 MRA：采用矢状面、冠状面 2D-TOF 序列；冠状面 3D-FSE-T$_2$WI 序列。分别扫腹盆段、大腿段、小腿段 2D 图像，MIP 后拼接成矢状面和冠状面定位图，确定扫描野前后、左右大小范围。3D-FSE-T$_2$WI 序列分别依次行腹盆段、大腿段、小腿段冠状扫描。每段上下重叠 5cm，利用心电触发采集舒张期和收缩期图像，用舒张期减收缩期得到的图像拼接成下肢 MRA 图。

（2）增强扫描：冠状面 3D-GRE-T$_1$WI 序列。对比剂剂量及其注射速率同全身血管 MR 检查。采用 MR 透视技术。打药前先每段都扫一期，打药后透视下见腹主动脉显影，即依次行腹盆段、大腿段、小腿段扫描，腹盆段应在呼气末屏气的情况下扫描。将每段打药前、后图像相减，MIP 重建拼接成下肢 MRA 图像。

（3）下肢血管 MR 成像参数见表 14-14。

表14-14 下肢血管 MR 成像参数表

脉冲序列	TR/ms	TE/ms	FA	FOV/cm	矩阵	层厚/间隔（mm）	NEX
3D-FSE-T$_2$WI	1 000	145	90°	30	256×288	1/−2	1~2
3D-GRE-T$_1$WI	3.8	1.3	30°	30	256×288	1/−0.5	1

5. 结束检查 所有序列完成后，确认 MR 图像符合诊断要求后，结束当前检查。进磁体间，帮助受检者离开检查床并安全撤离磁体室，关上磁体间屏蔽门。

6. 图像打印 扫描结束后，将采集到的图像数据在工作站软件上进行最大密度投影（MIP）、多平面重组（MPR）或曲面重组（CPR），对感兴趣区进行 3D 旋转，可观察到不同角度的立体影像。调节合适的窗宽、窗位，适当放大或缩小图像，使图像位于窗格中间位置，根据图像总数计算窗格（行×列），先将定位像输入打印窗格，然后依次输入平扫图像、增强图像，传送至激光打印机打印。

【实验总结】

1. 下肢血管 MR 适用下肢动脉狭窄、血管腔闭塞、血管畸形、血栓性脉管炎及动脉瘤等血管性病变。

2. 显示范围应包括双侧髂动脉起始部至足背动脉。

3. 提供各段、各期血管 MIP 重组图像（图 14-16）。

【实验思考】

1. 下肢血管 MR 的检查方法有哪些？

2. 简述下肢血管 MR 成像特点。

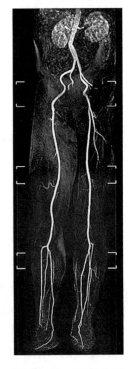

图14-16 下肢血管 MR

（毛德旺 周学军 尚滔）

第十五章 MR 图像质量控制及融合磁共振成像技术

第一节 磁共振图像质量评价指标

实验一 磁共振图像质量评价指标

【临床概述】

MR 图像质量可以用信噪比（SNR）、对比度噪声比（CNR）、空间分辨率、图像均匀度及伪影等图像指标来表达，其中，具有一定信噪比的图像是得到影像信息的前提，足够的对比度噪声比是分析影像信息的基础，符合细节要求的空间分辨率能显示相应尺寸的组织结构，图像伪影是对其信息影响最大的因素。以上这些参数既相互制约，又受设备因素、受检者因素等影响，还受 MR 成像参数控制，并因成像参数调整直接影响扫描时间。

【实验目的】

1. 掌握 MRI 检查的适应证和禁忌证。

2. 掌握信噪比、对比度噪声比、空间分辨率及 MRI 伪影的概念。

3. 熟悉 MRI 检查的注意事项。

4. 熟悉信噪比、对比度噪声比及空间分辨率的影响因素。

5. 具有 MR 图像质量意识。

【实验要求】

1. 熟悉 MRI 设备的工作状态及操作界面。

2. 能做好 MRI 扫描前准备（包括采集临床病史、去除金属物品、准备对比剂、确定注射方式等）。

3. 能根据检查申请单信息和要求，选择相应的成像序列，制订合理的扫描方案。

4. 能运用后处理功能软件对图像进行常规的后处理。

5. 获得符合诊断要求的高质量 MR 图像。

【实验器材】

1. 磁共振成像扫描仪

2. 射频线圈

3. 体模或志愿者

4. 干式激光胶片打印机

5. 激光胶片

【实验注意事项】

1. 严格遵守 MRI 设备操作流程。

2. 确认进入磁体间人员无磁共振成像检查禁忌证。

3. 做好受检者检查前准备,并与其充分沟通,取得配合。

【实验方法及步骤】

1. 检查前准备

(1)启动计算机,开启射频单元及梯度放大器电源。

(2)启动计算机,进入扫描界面。

(3)认真核对 MRI 检查申请单,明确检查目的和要求。

(4)实验人员及受检者进入磁体间前应去除所有铁磁性物品,确认无磁共振成像检查禁忌证。

2. 登记 仔细核对受检者信息与申请单信息是否一致,在操作界面输入受检者信息(包括姓名、性别、检查号、检查部位等)。

3. 线圈选择及体位设计 选择头部多通道相控阵线圈。受检者取仰卧位,头先进,头置于线圈头架中,取标准头颅正位,下颌内收,定位十字线对准眉间,并与线圈中心重合。

4. 检查方法与流程

(1)完成 MRI 检查申请单中要求的项目。

(2)从扫描列表中选择 SE 序列。选择 TR(300~600ms)和 TE(10~25ms)获得 T_1WI,观察图像对比度及扫描时间;选择 TR(1 500~2 500ms)和 TE(80~120ms)获得 T_2WI,观察图像对比度及扫描时间;选择 TR(1 500~2 500ms)和 TE(10~25ms)获得 PDWI,观察图像对比度及扫描时间。在丘脑层面,分别勾画脑白质及脑灰质感兴趣区 2 个,计算其 SNR 及 CNR,并做好数值的记录。

(3)从扫描列表中选择 FSE-T_2WI 序列。分别用 ETL=5、ETL=10 及 ETL=20,对比观察扫描时间的变化,以及图像对比度、模糊度及脂肪信号的变化。在 CP 角区层面,分别勾画脑干及小脑感兴趣区 2 个,计算其 SNR 及 CNR,并做好数值的记录。

(4)固定 FSE-T_2WI 序列 ETL=10,鞍区添加局部匀场作鞍区横断面 T_2WI 序列扫描,观察并对比局部匀场添加前后鞍区图像质量,并做好数值的记录。

(5)调整 FSE 序列中空间分辨参数(FOV、相位编码数与频率编码数、层厚与层间距)大小后扫描,观察对 MR 图像空间分辨率的影响;调整其他参数 ETL、射频带宽、信号采集次数大小后扫描,观察对 MR 图像 SNR 的影响,并做好数值的记录。

5. 结束检查 所有序列完成后,确认 MR 图像符合诊断要求后,结束当前检查。进磁体间,帮助受检者离开检查床并安全撤离磁体室,关上磁体间屏蔽门。

【实验总结】

1. 信号噪声比简称信噪比(SNR),是指感兴趣区内组织信号强度与噪声信号强度的比值。它是衡量图像质量的最主要参数之一。具有一定 SNR 的 MR 图像是形成 MR 影像的基础。努力提高组织信号强度和最大限度地降低噪声信号强度是提高 SNR、改善图像质量的关键。信噪比,除了与 MRI 系统的设备性能和工作环境有关外,主要受被检组织的特性、体素大小、扫描参数(TR、TE、翻转角、平均采集次数等)和射频线圈等影响。

2. 对比度噪声比(CNR),即两种组织信号强度差值与背景噪声的标准差之比。MR 图像的 CNR 受组织间的固有差别(包括两种组织的 T_1 值、T_2 值、质子密度、运动等的差别),成像技术(包括静磁场强度、所用序列、成像参数等),是否应用、怎么应用人工对比剂及背景噪声信号强度等方面的影响。

3. 空间分辨率是指 MR 图像中可辨认肢体最小几何尺寸的能力,反映了 MR 图像对细微结构的可分辨能力。它除了与 MRI 系统的磁场强度、梯度磁场性能等有关外,还与人为因素有关(主要是由所选择的体素大小决定)。

4. 图像均匀度是指图像上均匀物质信号强度的偏差。偏差越大说明均匀度越低。它取决于设备本身的性能及安装启动时进行匀场的过程。

5. MRI 伪影是指在磁共振成像过程中,由于各种原因出现了一些人体本身不存在的图像信息,表现为图像变形、重叠、缺失、模糊等。根据伪影产生的原因,可将 MRI 伪影分为磁场相关伪影,图像处理伪影,运动与流动伪影,射频和梯度相关伪影及其他伪影等。

【实验思考】

1. 影响 MR 图像信噪比的因素有哪些?

2. 影响 MR 图像对比度噪声比的因素有哪些?

3. 影响 MR 图像空间分辨率的因素有哪些?

(富 青 周学军 徐绍忠)

第二节 磁共振硬件对图像质量的影响

实验一 磁共振硬件对图像质量的影响

【临床概述】

MR 成像系统是由主磁场系统、梯度磁场系统、射频系统、辅助设备等组成。在磁共振成像(MRI)中,成像质量首先与 MRI 设备的硬件指标有关,如磁场强度、梯度场强度及切换率、线圈等。同时,对环境及配套设施的要求也十分严格,有较大的金属物品靠近磁体时,将影响主磁场的均匀性,影响 MR 成像质量。为防止外界无线电波干扰磁共振信号,还应做好射频屏蔽和磁屏蔽。

【实验目的】

1. 熟悉 MRI 设备正常工作时各系统运行状态。

2. 熟悉 MRI 检查中硬件系统对图像质量的影响。

【实验要求】

1. 熟悉 MRI 设备技术基本操作。

2. 熟悉 MRI 设备硬件指标及其运行状态。

3. 掌握磁共振扫描的适应证和禁忌证。

4. 做好磁共振检查前准备工作。

5. 检查中密切观察受检者反应,有异常及时处理。

6. 能获得达到诊断目的的高质量 MR 图像。

【实验器材】

1. 磁共振成像扫描仪

2. 各部位扫描线圈

3. 干式激光胶片打印机

4. 激光胶片

【实验注意事项】

1. 严格遵守 MRI 设备操作流程。

2. 确认进入磁体间人员无磁共振成像检查禁忌证。

3. 做好受检者检查前准备,并与其充分沟通取得配合。

4. 扫描前检查设备工作状态是否正常,各硬件指标是否正常。

【实验方法】

1. 正确开启 MRI 设备,各硬件处于开机状态。

2. 熟悉 MRI 设备磁体系统 磁体系统即主磁体,主要提供一个稳定的、均匀的静磁场环境。受静磁场影响而存在的安全问题应引起足够重视,因此,严禁受检者、家属和医务人员携带铁磁性物品进入 MRI 检查室,并在 MRI 检查室门外及候诊区醒目位置介绍安全注意事项。

3. 熟悉 MRI 设备梯度磁场系统 梯度磁场系统是磁共振成像设备的核心部件之一。梯度磁场系统开启时,为磁共振成像系统提供可快速切换的梯度磁场。该系统由梯度线圈、梯度电源、梯度控制器、数-模转换器、梯度功率放大器和梯度冷却系统等组成。在磁共振成像过程中,它可发挥的作用包括:MR 信号空间定位、产生梯度回波、施加扩散敏感梯度场、进行流动补偿、进行流动液体的流速相位编码等。MRI 的噪声主要来自于梯度磁场的切换,这些噪声较大,进行 MRI 检查时,一定要给受检者做好听力保护,戴上耳机或者海绵塞。

4. 熟悉 MRI 设备的射频系统 磁共振成像设备中,实施射频激励并接收和处理磁共振信号的功能单元称为射频系统。该系统分为发射单元和接收单元两部分。前者的作用是产生一定频率范围的射频脉冲,后者的作用是接收 MR 信号。接收线圈有多种类型,除内置的体线圈外,还有头线圈、头颈联合线圈、脊柱线圈、关节线圈及其他表面线圈。

5. 熟悉 MRI 设备的辅助系统及其作用 超导型 MRI 设备的辅助系统包括氦压缩机、水冷机、精密空调系统及磁屏蔽、射频屏蔽。氦压缩机循环性压缩膨胀的氦气,降低主磁体中液氦的消耗。水冷机包括氟利昂压缩制冷系统和水循环冷却系统,可对氦压缩机和梯度线圈进行冷却。精密空调系统具有制冷、加热、加湿、除湿等功能,对机房的温度和湿度进行控制,常年维持温度在 18~22℃,湿度在 40%~60%,保证机房内的空气洁净度,确保机房内的所有电器设备正常运转。磁屏蔽包含有源屏蔽、无源屏蔽、房屋屏蔽。

6. 熟悉高压注射器及保养 高压注射器的主要部件包括注射头系统、支架、电源箱、控制显示屏、手控开关、电缆线等。在增强磁共振检查时,须配合高压注射器使用,常规多为双筒高压注射器。在高压注射器终端屏幕或外接显示触摸屏上,可根据受检者体重、检查部位及目的,合理设置注射参数,如流速、流量、剂量及注射时间等。注射对比剂前,要将受检者留置针塑料卡打开,如塑料卡未打开就开始注射对比剂,高压注射器会因过压保护装置而停止注射。

操作人员必须全面了解高压注射器的使用方法、注意事项,及时处理操作过程中可能出现的各种问题。在使用过程中应每日清洁注射头及控制显示屏,并检查系统有无裂缝、磨损及其他损伤。检查显示窗口的运行情况,针筒套接口是否有造影剂聚积,检查支架是否能在正常范围内转动。注药前检查注射速率与受检者留置针的符合情况,选择合适的注射速率、剂量与压力等参数。发现问题及时解决。

【实验总结】

磁共振的硬件设备对磁共振成像和影像质量有决定性作用,无论是主磁场系统、梯度磁场系统、射频系统(表面线圈),还是磁屏蔽、射频屏蔽、高压注射器等,都有着不可或缺的作用。

因此,应当熟悉每一个磁共振硬件设备在磁共振成像中充当的角色,掌握其自身特性,从而得到符合临床诊断要求的高质量影像。

【实验思考】

1. MRI 检查时应注意哪些硬件问题?

2. 开启 MRI 时,应注意哪些环境参数?

3. 从哪些方面来保证主磁场的均匀性?

(周学军　徐绍忠)

第三节　磁共振成像序列及软件对图像质量的影响

实验一　磁共振成像序列对图像质量的影响

【临床概述】

磁共振成像序列有自旋回波序列、梯度回波序列、降噪脉冲序列、各种加速扫描序列及快速采集技术。磁共振成像后处理技术有多平面重组(MPR)、最大密度投影(MIP)、拼接技术等,其中多平面重组(MPR)是最常用的 3D 后处理技术。

【实验目的】

1. 掌握 MRI 检查的适应证和禁忌证。

2. 熟悉 MRI 检查的注意事项。

3. 熟悉 MRI 设备组成、线圈选择、定位方法、扫描方法及步骤。

4. 掌握 MRI 检查的常规程序,掌握常用 MRI 脉冲序列参数的选择方法,掌握脉冲序列参数对图像质量的影响。

5. 熟悉检查部位的大致解剖。

【实验要求】

1. 熟悉 MRI 的工作状态及操作界面。

2. 做好 MRI 扫描前准备(包括采集临床病史、去除金属物品、准备对比剂、确定注射方式等)。

3. 能根据受检者申请单信息和要求,选择相应的成像序列,制订合理的扫描方案。

4. 能运用后处理技术对图像进行常规的后处理。

5. 获得达到诊断目的的高质量 MR 图像。

【实验器材】

1. 磁共振成像扫描仪

2. 射频线圈

3. 体模或志愿者

4. 干式激光胶片打印机

5. 激光胶片

【实验注意事项】

1. 严格遵守 MRI 设备操作流程。

2. 确认进入磁体间人员无磁共振成像检查禁忌证。

3. 受检者做好检查前准备,并与其充分沟通,取得配合。

【实验方法及步骤】

1. 根据检查部位选择合适的检查线圈。

2. 根据检查单的申请要求和检查部位,确定线圈和磁体中心位置。

3. 根据检查部位或检查器官的特点,选择相应的成像序列。

4. 选定合适的射频脉冲序列和成像参数。

5. 分析获得的合格图像。

【实验总结】

1. 与图像质量有关的成像序列

(1)自旋回波(SE)序列:重复时间(TR)和回波时间(TE)参数直接决定了图像的对比度,短 TR,短 TE,得到 T_1WI;长 TR,长 TE,得到 T_2WI;长 TR,短 TE,得到 PDWI。

(2)快速自旋回波(FSE)序列:FSE 是在 90° 脉冲后使用多个 180° 聚相脉冲,产生多个回波信号,多个回波形成一个回波链。在 FSE 序列中,第一个回波的信号最强,随后依次减弱,这种具有强度差别的信号填充在 k 空间中,在傅里叶变换时会发生相位错误,导致图像空间分辨率下降。与 SE 序列相比,FSE 序列的组织对比度会有不同程度的降低;FSE 序列的 TR 与 TE 影响图像细节和图像的对比度。回波链长度(ETL)长,扫描时间缩短,图像越模糊,信噪比降低;回波间隔(ES)越小,图像模糊效应减轻,软组织对比度升高,采集回波时间越短,减少了运动伪影;减小聚相脉冲角度可减少射频能量,降低射频能量吸收率(SAR)值。

(3)反转恢复(IR)序列:IR 序列可以有选择性地抑制特定组织的 T_1 信号。

(4)扰相梯度回波序列:扰相梯度的 T_1 弛豫成分主要由射频脉冲激发角度和 TR 决定,T_2^* 成分主要由 TE 决定。扰相 GRE 序列主要用于 T_1WI。

(5)三维容积内插快速扰相 GRE-T_1WI 序列:三维容积内插快速扰相 GRE-T_1WI 序列采用小角度激发及超短 TR、TE,有效提高了扫描速度,薄层扫描的同时采用多种快速采集技术及容积内插重建技术,可用于三维后处理。包括 VIBE、LAVA 或 THRIVE 序列等。

(6)降噪脉冲序列:包括 Quiet Suite 技术、Slient Scan 技术、SofTone 技术。

(7)各种加速扫描序列及快速采集技术:平面回波成像序列、基于螺旋桨技术的 FSE 序列。

(8)3D 后处理技术:常用的有 MPR、MIP、拼接技术等。

2. 成像序列的选择

(1)SE 序列主要用于头颈部、骨关节、软组织、脊柱、脊髓等部位。

(2)FSE 序列主要用于磁共振胰胆管成像(MRCP)、磁共振尿路成像(MRU)、磁共振脊髓成像(MRM)等磁共振水成像;颅脑、脊柱、心脏、腹部等部位的 T_2WI 快速成像。

(3)短时间反转恢复序列用于特定组织抑制。用于四肢关节及形态不规则的部位,如颈部软组织脂肪抑制。在颅脑,最常用于对脑脊液水成分的抑制(T_2-FLAIR 序列),显示被脑脊液信号掩盖的病灶;用于显示白质或灰质(T_1-FLAIR 序列)。用于心脏及大血管黑血成像(双反转序列)、心脏及大血管黑血成像 + 脂肪抑制(三反转序列)。

(4)扰相 GRE 序列主要用于 T_1WI,腹部二维或三维同反相位扰相 GRE-T_1WI、3D-TOF-MRA 及 3D-PC-MRA,还可应用于关节软骨成像。

(5)三维容积内插快速扰相 GRE-T_1WI 序列:用于软组织动态增强扫描,如乳腺,四肢,肝,胆,胰,脾,肾脏,前列腺,胸、腹部屏气等多期动态增强扫描。

(6)降噪脉冲序列:磁共振降噪序列大大减少了图像噪声。

（7）快速成像系列：多用于受检者不自主运动以及其他运动不规则部位的检查。

（8）MPR 是最常用的后处理技术，可以从任意方向观察被检组织、器官或者病变，适用于所有部位、所有 3D 模式获得的各向同性图像。MIP 将具有最大信号的体素投影到背景平面，显示具有强化信号的血管或器官，常用于 CE-MRA 的后处理。拼接技术利用一体化的线圈技术进行分段扫描，再进行拼接，常用于脊柱和血管的拼接等。

3. 为了保证良好的图像质量，在选择成像序列时应当注意以下几点。

（1）应根据检查目的和检查部位选择合适的脉冲序列和扫描平面。

（2）为了避免运动伪影产生，增强扫描尽量采用时间短的序列，可选择加速扫描序列及快速采集技术。

（3）如图像需要后处理，应当使用不同的后处理技术。

【实验思考】

1. 简述磁共振后处理技术。

2. 简述磁共振加速扫描序列。

（周学军　徐绍忠）

第四节　磁共振成像参数对图像质量的影响

实验一　MR 成像参数间相互影响

【临床概述】

描述磁共振成像图像质量的因素有：信噪比（SNR）、空间分辨率、对比度、对比度噪声比（CNR）及伪影等。掌握成像参数与 MR 图像质量的关系，在 MRI 检查中合理设置各种成像参数，才能获得可靠的、高质量的 MR 图像。

【实验目的】

1. 掌握 MRI 检查的适应证和禁忌证。

2. 熟悉 MRI 检查的注意事项。

3. 熟悉 MRI 设备组成、线圈选择、定位方法、扫描方法及步骤。

4. 掌握 MRI 检查的常规程序，掌握常用 MRI 脉冲序列参数的选择方法，掌握脉冲序列参数对图像质量的影响。

5. 熟悉检查部位的大致解剖。

【实验要求】

1. 熟悉 MRI 的工作状态及操作界面。

2. 做好 MRI 扫描前准备（包括采集临床病史、去除金属物品、准备对比剂、确定注射方式等）。

3. 根据受检者申请单信息和要求，选择合理的扫描方案。

4. 获得达到诊断目的的高质量 MR 图像。

【实验器材】

1. 磁共振成像扫描仪

2. 射频线圈

3. 体模或志愿者

4. 干式激光胶片打印机

5. 激光胶片

【实验注意事项】

1. 严格遵守 MRI 设备操作流程。

2. 确认进入磁体间人员无磁共振成像检查禁忌证。

3. 做好受检者检查前准备,并与其充分沟通取得配合。

【实验方法及步骤】

1. 根据检查部位选择合适的检查线圈。

2. 根据检查单的申请要求和检查部位,确定线圈和磁体中心位置。

3. 层厚应视检查部位或检查器官结构而定。例如垂体和肾上腺的检查,宜取薄层（3~5mm）;肝脏等较大脏器,可取 10~15mm 的较厚切层;一般脏器检查,层厚通常为 5~10mm。

4. 层间距根据选择的射频脉冲序列而定,短 TE 的 SE 序列,层间距为层厚的 100%;长 TE 序列,层间距不受限制,但不宜超过层厚的 50%,以避免遗漏病变。

5. 扫描平面包括横断面、冠状面和矢状面。一般情况下,多以横断面为主要成像面,然后结合该受检部位的解剖特点和临床需要,酌情补加冠状面或矢状面为辅助成像面。但有一些部位,如脊髓,多先行矢状面扫描,再辅以横断面扫描;又如膝关节和垂体,则多以冠状面和矢状面为主要成像面。

6. 选定合适的射频脉冲序列和成像参数。基本原则是:要有比较好的信噪比的解剖图像,有多个成像参数的成像,特别是 T_1WI 和 T_2WI,以能更好对照、比较和分析。此外,还应适当使用快速成像系统,尽量节约扫描时间。

7. 分析获得的合格图像。

【实验总结】

1. 与图像质量有关的成像参数

（1）信噪比（SNR）:包括成像区的质子密度、体素的大小,TR、TE 和翻转角度、激励次数（NEX）、接收带宽、线圈类型。

（2）对比度噪声比（CNR）:CNR 是指图像中相邻组织、结构间 SNR 的差异性。对 SNR 有影响的因素,与对 CNR 的影响相同。体素的大小取决于成像层面厚度、扫描野（FOV）和像素矩阵的大小。

（3）空间分辨率:层厚越厚,SNR 升高,体素大,空间分辨率下降,图像越模糊。视野越大,像素大,SNR 升高,空间分辨率下降;矩阵增大,像素值增加、像素越小,空间分辨率越高,SNR 下降,扫描时间延长。

（4）扫描时间:扫描时间是指完成数据采集的时间,扫描时间越长则发生运动伪影的机会越多。

2. 成像参数的选择　理想的图像质量应当具有尽可能高的 SNR 和 CNR,尽可能高的空间分辨率,尽可能短的扫描时间。因此需要根据具体检查部位、检查目的权衡选择成像参数,不同型号 MRI 设备性能相差也很大,成像参数的选择没有统一的标准。

3. 为了保证良好的图像质量,在选择成像参数时应当注意以下几点。

（1）应根据检查目的和检查部位选择合适的脉冲序列、图像信号的加权参数和扫描平面。

（2）在设置成像参数时应特别注意 SNR,SNR 是影响图像质量的最重要因素。不应为追求过高的空间分辨率而牺牲 SNR。

（3）尽量采用短的扫描时间。不应为追求更高的 SNR 或空间分辨率而使扫描时间延长。

（4）应当注意个体的不同部位信号强弱的差异。

【实验思考】

1. MRI 检查的常见成像序列有哪些？

2. 影响图像质量的脉冲序列成像参数有哪些？

（周学军 徐绍忠）

第五节 磁共振图像伪影与处理

实验一 磁共振图像伪影与处理

【临床概述】

由于 MRI 的成像过程十分复杂，其中涉及的成像参数及操作的知识和技术，任何一个环节和参数，都会影响 MRI 影像质量。因此，为了获得高质量的、有诊断价值的图像，熟练应用最有效的成像技术，可以从多个方面实现对 MR 成像质量的控制。

【实验目的】

1. 掌握 MRI 质量控制的措施。

2. 掌握影响 MR 图像质量的参数。

3. 认识常见的 MRI 伪影。

4. 掌握常见伪影的处理方法。

【实验要求】

1. 熟悉 MRI 的工作状态及操作界面。

2. 做好 MRI 扫描前准备（包括采集临床病史、去除金属物品、准备对比剂、确定注射方式等）。

3. 根据受检者申请单信息和要求，选择合理的扫描方案。

4. 掌握成像参数的设置。

5. 获得达到诊断目的的高质量 MR 图像。

【实验器材】

1. 常见的质量控制前的 MR 图像。

2. 质量控制后的 MR 图像。

【实验注意事项】

1. 严格遵守 MRI 设备操作流程。

2. 确认进入磁体间人员无磁共振成像检查禁忌证。

3. 做好受检者检查前准备，并与其充分沟通取得配合。

【实验方法及步骤】

1. 认识正常的优质的 MR 图像。

2. 识别存在质量问题的 MR 图像。

3. 掌握 MRI 图像质量控制措施。

4. 示教和讨论。

【实验总结】

1. MRI 常见的伪影有金属伪影、磁化率伪影、化学位移伪影、卷褶伪影、截断伪影、运动与流动伪影、射频场相关伪影、梯度场相关伪影、鬼影、部分容积伪影及并行采集伪影等（图 15-1）。

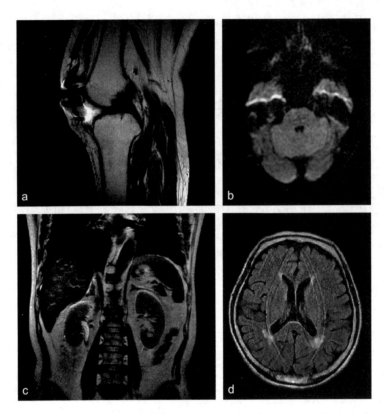

图 15-1 MRI 伪影

a. 金属伪影；b. 磁化率伪影；c. 化学位移伪影；d. 运动伪影。

2. 常见伪影补偿方法

（1）金属伪影解决办法：①去掉受检者随身携带的或磁体洞内的金属物品；②尽量使用 FSE 序列；③若无法去除，尽量在低场 MRI 设备中检查；④采用可减小金属伪影的技术。

（2）磁化率伪影解决办法：①尽量避开磁化率差异大的部位；②增加射频带宽；③用 FSE 序列取代 GRE 序列或 EPI 序列；④对于 FIESTA 序列的 binding 伪影，可添加局部匀场。

（3）化学位移伪影解决办法：①增加接收带宽；②使用脂肪抑制技术；③水脂分离成像技术；④增加图像分辨率，减小像素值；⑤交换相位编码和频率编码方向。

（4）卷褶伪影解决办法：①使用一个仅包绕 FOV 范围的线圈，得到 FOV 内信号；②增大 FOV，使之大于受检部位，不增加采集时间；③使用过采样或非相位卷积技术；④切换频率编码与相位编码的方向，把径线较短的方向设置为相位编码方向；⑤施加空间预饱和带，在 FOV 外相位编码方向上的组织区域放置一个空间预饱和带，以抑制该区域组织信号；⑥3D 成像中，放弃层面选择方向上首尾几层。

（5）截断伪影解决办法：①增加采样时间（减小带宽）以减小波纹；②减小像素尺寸（增加

相位编码数或减小 FOV）。

（6）运动与流动伪影解决办法：除了检查前充分沟通，取得受检者配合，施加空间预饱和技术，适当增加激励次数（NEX），采用可纠正有规律运动的应用技术［如螺旋桨（Propeller）技术和刀锋（Blade）技术］外，还应根据不同的原因，采取相应的措施。

（7）射频场相关伪影解决办法：①定位时注意层面交叉，让开要观察的部位；②FOV 内设置饱和带，让开要观察的部位；③改进射频屏蔽，减少外界电频率的干扰；④采用 3D 采集技术；⑤与维修工程师联系。

（8）梯度场相关伪影解决办法：联系工程师检修。

（9）鬼影解决办法：病人制动，请工程师帮助检修。

（10）部分容积伪影解决办法：减小层厚。

（11）并行采集伪影解决办法：①ASSET 是一种并行空间采集技术，只适用于空间对称排列的相控阵线圈；②正式扫描前必须进行规范校准扫描；③增大 FOV。

【实验思考】

1. 影响 MR 图像质量的因素。

2. MRI 常见的伪影有哪些？

3. 图像处理伪影有哪些？如何处理？

（周学军　徐绍忠　傅　菲）

第十六章　核医学影像检查技术

第一节　SPECT（SPECT/CT）影像检查技术

实验一　脑血流灌注显像

【临床概述】

大脑皮质放射性分布于高于白质以及脑室的部位,即放射性浓集。丘脑、基底核以及脑干等灰质核团的放射性分布与皮质相接近,呈现出"岛状"的团块浓影。小脑皮质的放射性分布同样高于髓质。左右两侧基本对称。影像上见到的放射性分布的高低,可以反映出不同区域脑组织的血流灌注、脑神经细胞功能以及代谢的活跃程度情况（见文末彩图 16-1）。

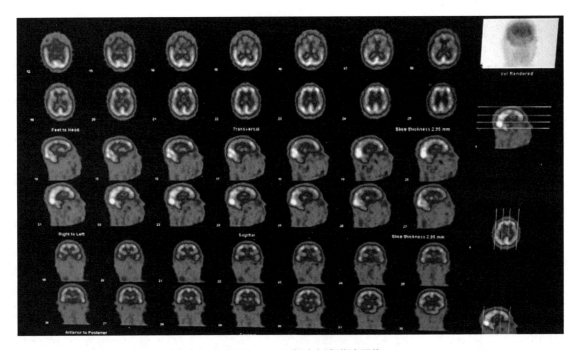

图 16-1　正常脑血流灌注显像

【实验目的】

1. 掌握脑血流灌注显像的适应证及禁忌证。
2. 掌握脑血流灌注显像的检查方法及步骤。

3. 熟悉脑血流灌注显像的正常影像表现。

4. 了解脑血流灌注显像的检查前的准备。

【实验要求】

1. 熟悉脑血流灌注显像的工作状态及操作。

2. 能够保证显像图像达到影像诊断的目的。

3. 了解检查前相关准备,包括临床病史采集、显影剂的选择以及注射方式等。

【实验器材】

1. SPECT。

2. 显像剂锝标记双半胱乙酯(^{99m}Tc-ECD)。

【实验注意事项】

1. 注射过氯酸钾前 5min 内受检者应在安静环境中,戴上眼罩,塞上耳塞进行封闭试听。

2. 数据采集时应利用胶带固定头部,防止采集的时候头部位置发生移动,从而对图像质量产生影响。

3. 检查前一定要取得受检者的同意。

4. 对于不能配合的受检者或者年龄比较小的受检者,应预先给予镇静药物。

【实验方法及步骤】

1. 适应证和禁忌证的确定

(1)适应证

1)用于早期脑血管疾病的诊断、评价脑血流灌注以及功能受损的范围。

2)癫痫的诊断以及病灶的定位。

3)阿尔茨海默病的诊断以及鉴别诊断。

4)锥体外系疾病的诊断以及鉴别诊断。

5)颅脑损伤的辅助诊断以及术后功能恢复情况评价。

6)评价脑肿瘤的灌注情况、血供以及治疗预期效果。

7)恐惧症、焦虑症以及强迫症等情绪障碍性疾病的功能损伤的定位以及辅助诊断。

(2)禁忌证:目前无明确检查禁忌证。

2. 显像剂 锝标记双半胱乙酯(^{99m}Tc-ECD),剂量 740~1 110MBq(20~30mCi)/1~2ml,静脉注射。

3. 检查前的准备

(1)依据检查申请单明确检查目的和要求,并了解受检者的病情。

(2)采集受检者的详细资料,包括年龄、性别、身高、体重等。

(3)检查前 0.5~1h 口服 400mg 过氯酸钾,以阻止显像剂被甲状腺摄取,辐射吸收剂量也会大大减少。

(4)向受检者说明检查的临床意义,取得受检者的合作。

(5)对年龄较小或不能配合的患儿,可适当地使用镇静药物。

(6)注射过氯酸钾前 5min 内受检者应在安静环境中,戴上眼罩,塞上耳塞进行封闭试听。

4. 影像采集和数据处理 SPECT 探头配置低能通用型准直器,探头旋转半径 12~14cm,旋转 360°采集 64~128 帧投影影像,然后重建横断面、冠状面、矢状面影像。

【实验总结】

1. 脑血流灌注显像在鉴别缺血性和出血性脑血管疾病、阿尔茨海默病、偏头痛、锥体外系疾病、颅脑外伤、动静脉畸形（AVM）、注意缺陷多动障碍（ADHD）、缺氧缺血性脑病（HIE）、抽动障碍（tic disorder）、儿童孤独症等方面均有较高的临床价值。

2. 脑血流灌注显像可以很好地了解局部脑组织的血流灌注情况。

【实验思考】

1. 脑血流灌注显像在临床上的应用价值有哪些？

2. 检查前为什么要口服过氯酸钾？

实验二　甲状腺及甲状旁腺显像

实验（一）　甲状腺静态显像

【临床概述】

正常甲状腺呈蝴蝶状，分为左、右两叶，分布于气管的两侧，两叶的下 1/3 通过峡部连接，有时峡部会出现缺如。每叶长约 4.5cm，宽约 2.5cm，前位面积约为 20cm^2。双叶内放射性分布均匀，边缘基本整齐光滑（图 16-2）。双叶发育可不一致，可以形成多种形态的变异，少数受检者可见锥状叶变异。

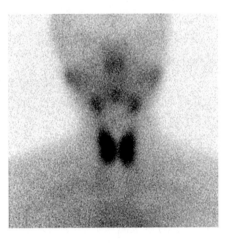

图 16-2　正常甲状腺静态显像

【实验目的】

1. 掌握甲状腺静态显像的检查前准备工作。

2. 掌握甲状腺静态显像的显影方法。

3. 熟悉甲状腺的相关解剖及功能。

4. 了解甲状腺静态显像的适应证及禁忌证。

【实验要求】

1. 熟悉甲状腺静态显像仪器的工作状态及操作。

2. 能够保证显像图像质量达到影像诊断的目的。

3. 了解相关的检查前准备，包括临床病史采集、显影剂的选择以及注射方式等。

【实验器材】

1. SPECT。

2. 显像剂 $^{99m}TcO_4^-$、^{131}I。

【实验注意事项】

1. ^{131}I 显像检查前须停用含碘食物。

2. ^{131}I 显像检查前须停用影响甲状腺功能的药物 1 周以上。

【实验方法及步骤】

1. 适应证和禁忌证的确定

（1）适应证

1）观察甲状腺的位置、大小、形态以及功能。

2）异位甲状腺的诊断。

3）甲状腺结节类型（热结节、温结节或冷结节）的判断。

4）甲状腺炎性病变的辅助诊断以及鉴别诊断。

5）甲状腺恶性、转移性病变的诊断以及鉴别诊断。

6）评估甲状腺术后残余甲状腺组织的功能。

7）判断颈部肿块与甲状腺的关系。

8）甲状腺功能亢进症受检者在进行 ^{131}I 治疗前,估算甲状腺的重量。

（2）禁忌证:孕妇及哺乳期妇女禁用 ^{131}I 显像检查。

2. 显像剂　^{99m}TcO$_4^-$,常规静脉注射剂量74~185MBq(2~5mCi);^{131}I溶液,常规口服剂量 1.85~3.7MBq(50~100μCi)。

3. 检查前的准备

（1）依据检查申请单明确检查目的和要求,并了解受检者的病情。

（2）采集受检者的详细资料,包括年龄、性别、身高、体重等。

（3）检查前应空腹。

（4）用 ^{131}I 检查前应停用含碘药品和影响甲状腺功能的食物。

4. 显像方法

（1）甲状腺 ^{99m}TcO$_4^-$ 显像:静脉注射显像剂后 20~30min。取仰卧位,颈部伸展,充分暴露甲状腺。常规采用前位平面采集,必要时增加斜位。首选针孔准直器,亦可采用低能通用型或高分辨率平行孔准直器。

（2）^{131}I 显像:空腹口服 ^{131}I,24h 后行颈部显像,采用高能通用型准直器;如果行甲状腺癌转移灶显像,需在空腹口服 ^{131}I 24~72h 后进行前位和后位全身显像,采用高能通用型准直器。

【实验总结】

甲状腺静态显像是临床核医学的重要部分。它能够显示甲状腺的位置、大小、形态和功能。特别适用于确定甲状腺结节的功能状态。^{131}I 全身显像对评估甲状腺癌术后功能、甲状腺组织的残留和分化型甲状腺癌的转移情况也具有特殊价值。

【实验思考】

1. 试述正常人、甲亢、甲减受检者的吸碘率的特点和随时间变化的规律是什么?

2. 甲状腺结节在甲状腺静态显像上的类型有哪些?

实验（二）　甲状旁腺显像

【实验目的】

1. 掌握甲状旁腺显像的检查前的准备工作。

2. 掌握甲状旁腺显像的显影方法。

3. 熟悉甲状旁腺的相关解剖及功能。

4. 了解甲状旁腺显像的适应证及禁忌证。

【实验要求】

1. 熟悉甲状旁腺显像仪器工作状态及操作。

2. 能够保证显像图像质量达到影像诊断的目的。

3. 了解相关的检查前准备,包括临床病史采集、显影剂的选择以及注射方式等。

【实验器材】

1. γ 相机或 SPECT。

2. 显像剂 ^{99m}Tc-MIBI。

【实验注意事项】

约 10% 的人群有甲状旁腺异位,大多位于纵隔,对疑有甲状旁腺异位的受检者,应加做胸部的前后位及后位显像。

【实验方法及步骤】

1. 适应证和禁忌证的确定

（1）适应证

1）异位甲状旁腺的诊断。

2）甲状旁腺功能亢进症的诊断。

3）甲状旁腺病灶的术前定位。

（2）禁忌证：无明确的禁忌证。

2. 显像剂　^{99m}Tc-MIBI，常规静脉注射剂量185~370MBq（5~10mCi）。

3. 检查前的准备

（1）依据检查申请单明确检查目的和要求，并了解受检者的病情。

（2）采集受检者的详细资料，包括年龄、性别、身高、体重等。

（3）去除受检者检查部位的金属物遮挡。

4. 显像方法

（1）^{99m}Tc-MIBI双时相法采用γ相机或SPECT，配备低能高分辨型或低能通用型平行孔准直器，能峰140keV，窗宽20%，矩阵256×256或128×128，放大2~3倍。受检者仰卧，固定头部，伸展颈部，尽量暴露受检部位。视野包括颈部及上胸部。静脉注射^{99m}Tc-MIBI后，分别于15min和2~3h进行前位早期相和延迟相采集，采集时间为300s。必要时进行颈部侧位采集或断层采集。

（2）断层采集受检者体位、准直器、能峰及窗宽同平面显像，矩阵128×128或64×64，放大1.5倍。每6°采集一帧，每帧采集40s，旋转180°，共采集30帧。

【实验总结】

甲状旁腺显像是临床核医学的重要部分。由于正常甲状旁腺体积较小，摄取的显像剂有限，所以一般不能显影。但当甲状旁腺功能亢进时则可以显影。

【实验思考】

1. 异位甲状旁腺受检者应做胸部什么位图像？

2. 原发性甲状旁腺功能亢进症的影像学表现是什么？

实验三　唾液腺显像

【临床概述】

前后位像，腮腺影像呈卵圆形，上稍宽，两侧对称，轮廓完整，显像剂分布均匀，腮腺导管影像常与口腔的影像相连。维生素C刺激后引起唾液分泌量明显增加，导管通畅时，腺体分泌的唾液很快被引流出来，腮腺及颌下腺显影明显减淡，口腔内的显像剂分布明显增加。

【实验目的】

1. 掌握唾液腺显像的适应证及禁忌证。

2. 掌握唾液腺显像的检查方法及步骤。

3. 熟悉唾液腺显像的正常影像表现。

4. 了解唾液腺显像的检查前的准备。

【实验要求】

1. 熟悉唾液腺显像仪器的工作状态及操作。

2. 能够保证显像图像质量达到影像诊断的目的。

3. 了解相关的检查前准备,包括临床病史采集、显影剂的选择以及注射方式等。

【实验器材】

1. γ 相机或 SPECT。

2. 显像剂 $^{99m}TcO_4$。

【实验注意事项】

1. 显像前不应用过氯酸钾和阿托品等影响唾液腺摄取和排泄 $^{99m}TcO_4^-$ 的药物。

2. 数据采集时应利用胶带固定头部,防止采集的时候头部位置发生移动,从而对图像质量产生影响。

3. 检查前一定要取得受检者的同意。

4. 对于不能配合的或者年龄比较小的受检者,应预先给予镇静药物。

【实验方法及步骤】

1. 适应证和禁忌证的确定

(1)适应证

1)唾液腺功能的判断,如干燥综合征的诊断、唾液腺手术后残留腺体或移植唾液腺功能的判断。

2)占位性病变的诊断,如淋巴乳头状囊腺瘤的诊断等。

3)异位唾液腺的诊断等。

(2)禁忌证:目前无明确检查禁忌证。

2. 显像剂　$^{99m}TcO_4^-$ 洗脱液,静脉注射给药,剂量 186~370MBq(5~10mCi)。

3. 检查前的准备

(1)依据检查申请单明确检查目的和要求,并了解受检者的病情。

(2)采集受检者的详细资料,包括年龄、性别、身高、体重等。

(3)显像前不应用过氯酸钾和阿托品等影响唾液腺摄取和排泄 $^{99m}TcO_4^-$ 的药物。

(4)向受检者说明检查的临床意义,取得受检者的合作。

(5)对年龄较小或不能配合的患儿,可适当地使用镇静药物。

(6)去除受检者检查部位的金属物遮挡。

4. 影像采集和数据处理

(1)静态显像:静脉注射 $^{99m}TcO_4^-$ 后 20~30min 显像,漱口后取前后位和双侧位图像,每帧采集计数 500K。可在注射 $^{99m}TcO_4^-$ 前 30min 皮下注射硫酸阿托品 0.5mg,以抑制唾液腺分泌,便于观察唾液腺形态及位置。矩阵 256×256 或 128×128。

(2)动态显像:静脉注射 $^{99m}TcO_4^-$,同时进行采集,1min/帧或 2min/帧。于 20min 时含服维生素 C 300~500mg,促进唾液腺分泌。然后继续采集 10min。矩阵 128×128 或 64×64,放大倍数 2~3。

【实验总结】

1. 唾液腺显像可显示唾液腺占位性病变。根据摄取 $^{99m}TcO_4^-$ 的能力不同,唾液腺占位性病变在显像图上可分为"冷结节""温结节"和"热结节"。

2. 唾液腺摄取功能减退表现为两侧或一侧唾液腺显影呈弥漫性稀疏或不显影;而唾液腺摄取功能亢进表现为两侧或一侧唾液腺显影呈弥漫性浓聚。

【实验思考】

1. 简述唾液腺显像的"冷结节""温结节"和"热结节"的表现分布。

2. 唾液腺动态显像时含服维生素 C 的作用是什么?

实验四　心肌灌注显像

【临床概述】

静息状态下,一般仅左心室显影,右心室及心房心肌较薄,血流量相对较少,故显影不清,负荷试验后可轻度显影。心尖部有时略稀疏,室间隔膜部为放射性分布稀疏、缺损区,其余各心肌壁放射性分布均匀(见文末彩图 16-3)。

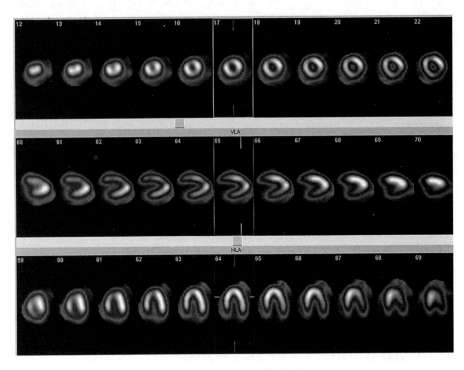

图 16-3　正常心肌灌注显像

【实验目的】

1. 掌握心肌灌注显像的显影方案及图像处理。

2. 掌握心肌灌注显像的检查前准备工作。

3. 熟悉心肌灌注显像的正常影像表现。

4. 了解心肌灌注显像的适应证及禁忌证。

【实验要求】

1. 熟悉心肌灌注显像仪器的工作状态及操作。

2. 能够保证显像图像质量达到影像诊断的目的。

3. 了解相关的检查前准备,包括临床病史采集、显影剂的选择以及注射方式等。

【实验器材】

平面显像采用 γ 照相机显像或 SPECT,断层显像应用单探头或多探头 SPECT。

【实验注意事项】

1. 日常应该严格进行仪器的质控检查。

2. 检查前受检者必须停服抗心律失常药物、使心率减慢的药物以及硝酸酯类药物等,积极配合检查。

3. 使用 ^{201}Tl 检查时受检者必须空腹,为了减少腹腔内脏以及肺组织 ^{201}Tl 浓聚增加对心肌影像的干扰,注射 ^{201}Tl 之后可以让受检者取坐位。

4. 使用 ^{99m}Tc-MIBI 检查时,注射后 30min 禁食脂肪餐,以排除胆囊内的放射性干扰。如肝区放射性清除慢,可鼓励受检者适当活动。

5. 为了减少膈肌运动对心肌显像的影响,告知受检者在检查时保持体位不动,保持平稳呼吸。不能合作的受检者应加以固定。

6. 心率变化太大或心律不齐发作频繁者不宜做门控心肌灌注显像。

【实验方法及步骤】

1. 适应证和禁忌证的确定

(1)适应证

1)用于早期心肌缺血的诊断,评估其部位、范围以及程度。

2)判断心脏疾病手术的疗效及预后观察。

3)心肌梗死的定位诊断,判断梗死的范围及程度。

4)室壁瘤的诊断。

(2)禁忌证:只要受检者能够耐受检查,心肌灌注显像无绝对禁忌证(运动与药物负荷试验除外)。

2. 显像剂

(1) ^{201}TlCl。

(2) ^{99m}Tc-甲氧基异丁基异腈(^{99m}Tc-MIBI)。

(3) ^{99m}Tc 标记的其他化合物,如 ^{99m}Tc-tetrofosmin(P53)等。

3. 检查前的准备

(1)依据检查申请单明确检查目的和要求,并了解受检者的病情。

(2)采集受检者的详细资料,包括年龄、性别、身高、体重等。

(3)向受检者解释检查目的、检查方法以及注意事项,以充分取得受检者合作。

(4)做负荷心肌显像时,先停用 β 受体拮抗剂和减慢心率的药物 48h,停用硝酸酯类药物 12~24h。

(5) ^{201}Tl 心肌显像检查时需要空腹。

4. 显像方案

(1) ^{201}Tl 运动再分布显像法:运动高峰时静脉注射 ^{201}Tl 92.5~111MBq(2.5~3mCi),5min 后行早期显像,3~4h 后行再分布显像。如需判断心肌细胞活力,可于再分布显像后再次注射 74MBq,5~10min 后行静息显像。

(2) ^{99m}Tc-MIBI 运动静息隔日显像法:运动高峰注射 740~925MBq(20~25mCi),1.0~1.5h 后显像,隔日再注射 740~925MBq(20~25mCi),1~1.5h 后行静息显像。

(3) ^{99m}Tc-MIBI 运动静息显像一日法:休息时注射 296~333MBq(8~9mCi),1~1.5h 后行静息显像,1~4h 后行运动试验,再注射 814~925MBq(22~25mCi),1.0~1.5h 后显像。

(4)双核素显像:静息状态下静脉注射 ^{201}Tl 74~111MBq(2~3mCi),15min 后显像,第 60min 行运动试验,再次注射 ^{99m}Tc-MIBI 925MBq(25mCi),1h 后显像。该方案运动及静息显像可以在 2h 内完成,克服了 ^{99m}Tc-MIBI 两次注射法费时较长的缺点。

5. 采集条件

（1）平面显像：常规取前后位、左前斜 30°~45° 和左前斜 70° 体位。探头采用低能通用型或高分辨率准直器，^{201}Tl 能峰为 80keV。如有多道装置可加用 167keV 和 135keV 两组能峰，窗宽 25%。^{99m}Tc 能峰为 140keV，窗宽 20%。矩阵 128×128 或 256×256，每个体位采集 10min 或预置计数 $5×10^5$~$6×10^5$。为了提高分辨率和灵敏度，采集时探头应尽量贴近胸壁。

（2）断层显像：受检者取仰卧位，双上臂抱头并固定，探头贴近胸壁。探头从右前斜 45° 至左后斜 45° 旋转 180° 或行 360° 采集，每旋转 3°~6° 采集 1 帧，30~40s/帧，共采集 30~60 帧。^{201}Tl 和 ^{99m}Tc 能峰、窗宽设置同平面显像，矩阵 64×64。探头配置低能通用型或高分辨率准直器。

（3）门控心肌显像：^{99m}Tc-MIBI 图像较 ^{201}Tl 好。平面和断层显像采集方法同上。用 ECG 作为门控信号，平面像每个心动周期采集 8~16 帧，矩阵 128×128，RR 窗宽为 15%，断层像每个心动周期采集 8~12 帧，矩阵为 64×64，RR 窗宽为 20%。

6. 影像处理

（1）影像重建：在断层影像重建时，目前大多采用滤波反投影法，滤波函数类型和截止频率的选择根据计数等因素来决定，各种机型的滤波器可不同，重建水平、垂直长轴以及短轴断层影像，每个断面厚度一般是 6~9mm。

（2）圆周剖面定量分析法：分别在早期、延迟显像上进行。在本底扣除后，对影像进行多点加权平滑。以左心室腔的中心为中点，生成 60 个扇形区（每个扇形区 6°），以这些扇形区的最大计数值中的最高值为 100%，求得各个扇形区最大计数值的相对百分数。以此为纵坐标，横坐标取心脏 360° 圆径，最后绘制成圆周平面曲线。对比早期显像和延迟显像的周边平面曲线偶联，计算延迟显像 ^{201}Tl 的洗脱率。

（3）极坐标靶心图：在重建心肌短轴断层图像后，形成各个短轴心肌断面的剖面曲线，以同心圆的方式排列心尖至基底部各断面的周边剖面曲线，心尖部设置为圆心，圆最外层为基底部，即原始靶心图。逐个比较原始靶心图上每个扇形区计数的百分值与该区的正常百分值，凡偏离正常均值 2.5 或 3.0 个标准差的部位用黑色显示，即变黑靶心图，表明该区域的心肌灌注不正常。

7.

门控断层显像重建水平、垂直长轴以及短轴 3 个断层影像，每个轴向断面在每个心动周期可获得 8~12 帧影像。影像重建时一般可将各轴向的舒张末期（ED）和收缩末期（ES）1~2 帧影像分别叠加成 ED 和 EV 影像，以便于读取。

8.

门控影像定量分析可分为整体左室功能测定与局部室壁运动评估，整体左室功能测定可计算出左心室舒张末期容积（EDV）、收缩末期容积（ESV）及左室射血分数（LVEF）等。局部室壁运动评估可测定局部心肌增厚率，并且直接观察室壁运动情况。

【实验总结】

心肌灌注显像，对心血管疾病特别是冠心病的诊断与鉴别诊断，心肌存活的判断，药物或手术治疗后的疗效随访及预后评估，以及非心脏病手术前风险性评估等具有重要的临床意义。随着新的放射性显像剂的开发和显像技术的应用，核医学检查在临床心血管疾病的无创伤性检查中也起着越来越重要的作用。

【实验思考】

1. 心肌灌注显像整体左室功能测定包括哪些内容？

2. 心肌灌注显像在冠心病中有哪些临床应用？

实验五　心肌淀粉样变性显像

【临床概述】

心脏淀粉样变性（cardiac amyloidosis，CA）是由于不同前体蛋白异常折叠而沉积于心肌细胞间质中所导致的疾病，临床中常见病理类型为轻链型 CA（light chain CA，AL-CA）和转甲状腺素蛋白 CA（transthyretin CA，ATTR-CA）。ATTR-CA 受检者左室壁心肌摄取 ^{99m}Tc-PYP 一般以弥漫性摄取为主，除室间隔外，很少出现局灶性摄取增高。SPECT 显像对观察心肌内放射性分布形式较平面显像灵敏且定位准确。

【实验目的】

1. 掌握心肌淀粉样变性显像的检查前准备工作。

2. 掌握心肌淀粉样变性显像的显影方法。

3. 熟悉心肌淀粉样变性显像的特征。

4. 了解心肌淀粉样变性显像的适应证及禁忌证。

【实验要求】

1. 熟悉心肌淀粉样变显像仪器的工作状态及操作。

2. 能够保证显像图像质量达到影像诊断的目的。

3. 了解相关的检查前准备，包括临床病史采集、显影剂的选择以及注射方式等。

【实验器材】

1. SPECT

2. 显像剂 ^{99m}Tc-PYP

【实验注意事项】

1. 受检者无须禁食禁饮。

2. 使用新一代"心脏专用"SPECT 设备进行显像时，由于其视野相对较小，对骨骼和肺部的 ^{99m}Tc-PYP 摄取显示不如大视野显像仪，采集及重建方法需要根据具体设备情况进行设置和调试。

【实验方法及步骤】

1. 适应证和禁忌证的确定

（1）适应证

1）受检者有心肌淀粉样变性的临床"警示征"。

2）接受 ^{99m}Tc-PYP 显像的心肌淀粉样变性受检者应进行血清、尿液免疫固定电泳和血清轻链测定法检查，以排除单克隆免疫球蛋白异常。

3）除单克隆免疫球蛋白检测外，还应完善心电图、超声心动图及心脏 MR 检查。

（2）禁忌证：尚无明确禁忌证。

2. 显像剂 ^{99m}Tc-PYP 注射液，静脉注射给药，剂量为 370~740MBq（10~20Ci）。

3. 检查前的准备

（1）医师仔细询问病史，阅读并记录检查前的主要临床症状及实验室检查结果，告知受检者检查流程。

（2）采集受检者的详细资料，包括年龄、性别、身高、体重等。

（3）检查前受检者无须禁食，无须停用降血压药、抗心力衰竭药、降血糖药、降血脂药。

4. 显像方法 受检者注射 370~740MBq（10~20Ci）的 ^{99m}Tc-PYP 注射液后，于 1h 和 3h 行心脏局部平面显像，3h 局部平面显像完成后行 1 次心脏断层显像。

（1）心脏平面显像受检者仰卧固定于检查床，保持身体静止。心脏应位于探头视野中央，探头尽量贴近胸壁，分别采集前位及左侧位图像。每帧计数 750×10^3。推荐使用 256×256 矩阵，也可使用 64×64 及 128×128 矩阵。3.5~6.5mm/像素，放大倍数 1.46。

（2）心脏断层显像对评价心脏内放射性分布位置至关重要，主要用于鉴别血池内分布和心肌摄取，是必须采集的图像。受检者仰卧固定于检查床上，双臂上举过头顶，保持身体静止，必要时绑带固定，避免受检者体位移动。心脏应位于视野中央，探头尽量贴近胸壁，从右前斜45°开始到左后斜45°顺时针旋转180°，采集40帧，20s/帧，放大倍数为1，无须使用心电门控。应用心脏专门断层处理软件及合适的滤波进行断层重建，获得左心室心肌短轴、水平长轴和垂直长轴断层图像。

（3）全身显像主要用于 ATTR-CA 受检者其他脏器受累的评估。图像采集及处理方法同全身骨显像。具体方法包括：受检者仰卧固定于检查床上，双臂自然放于身体两侧，探头尽量贴近身体表面。$256 \times 1\,024$ 采集矩阵，以 10~20cm/min 的扫描速度采集从头到足的前后位图像。

【实验总结】

心肌淀粉样变性是一类进展极为迅速的心脏疾病。心肌淀粉样变性显像具有高灵敏度及准确度，诊断效能甚至可以与心肌活组织检查结果媲美，在 ATTR-CA 诊断与分型中发挥着关键作用。

【实验思考】

1. 为什么 ATTR-CA 受检者还要行全身显像？

2. 由于 ATTR-CA 可能累及全身多个脏器，因此在全身显像时，如发现心脏外其他脏器存在异常 ^{99m}Tc-PYP 浓聚或分布，应如何处理？

实验六　心脏交感神经显像

【临床概述】

心脏受到交感神经和副交感神经支配，通过神经末梢释放神经递质，作用于心肌细胞膜的相应受体来调节心脏功能。交感神经末梢释放去甲肾上腺素，与心肌细胞膜上的 β_1-肾上腺素能受体相作用。将放射性核素标记的某种配体与心肌膜上的相应受体作用从而使神经受体显像。

【实验目的】

1. 掌握心脏交感神经显像的适应证及禁忌证。

2. 掌握心脏交感神经显像的检查方法及步骤。

3. 熟悉心脏交感神经显像的正常影像表现。

4. 了解心脏交感神经显像的检查前准备。

【实验要求】

1. 熟悉心脏交感神经显像仪器的工作状态及操作。

2. 能够保证显像图像质量达到影像诊断的目的。

3. 了解相关的检查前准备，包括临床病史采集、显影剂的选择以及注射方式等。

【实验器材】

1. SPECT。

2. 显像剂 ^{131}I-间碘苄胍（^{131}I-MIBG），静脉注射，剂量为 111MBq（3mCi）。

【实验注意事项】

1. 检查前取得受检者的同意。

2. 对于不能配合的或者年龄较小的受检者,应预先给予镇静药物。

3. 静脉注射 ^{131}I-MIBG 后 10~20min 及 4h 的两次采集条件要一致。

【实验方法及步骤】

1. 适应证和禁忌证的确定

（1）适应证

1）心脏移植后,评价交感神经的神经支配状况。

2）评价帕金森病受检者的心肌受损情况。

3）心肌梗死梗死部位心肌交感神经支配范围的预测。

4）糖尿病受检者心脏交感神经损害程度的评价。

5）扩张型心肌病的预后评价。

（2）禁忌证:目前无明确检查禁忌证。

2. 显像剂 ^{131}I-间碘苄胍（^{131}I-MIBG）,静脉注射,剂量为 111MBq（3mCi）。

3. 检查前的准备

（1）依据检查申请单明确检查目的和要求,并了解受检者的病情。

（2）采集受检者的详细资料,包括年龄、性别、身高、体重等。

（3）向受检者说明检查的临床意义,取得受检者的合作。

（4）对年龄较小或不能配合的患儿,可适当使用镇静药物。

（5）去除受检者检查部位的金属物遮挡。

4. 影像采集和数据处理 静脉注射 ^{131}I-MIBG 后 15min 和 4h,使用 SPECT 分别行早期及延迟平面和断层心肌显像,两次的采集条件要保持一致。采集能峰为 159keV,窗宽 20%,采集视野含有心脏。胸部前位和左前斜 45°平面图像采集矩阵为 128×128。

按照心肌断层图像进行图像重建和处理,分别获得短轴、水平长轴和垂直长轴图像。定量心脏和纵隔的平均计数,计算心脏与纵隔比值（H/M）。并通过计算早期和延迟图像的不同放射性计数来计算洗脱率（washout rate）。

【实验总结】

正常的 ^{131}I-MIBG 影像与 ^{201}Tl 及 ^{99m}Tc-MIBI 影像相似,左室心肌显像剂分布均匀。心脏与纵隔比值反映早期摄取能力,显示心脏肾上腺素能神经张力,即紧张度。在一些心脏疾病中,心肌的交感神经功能出现障碍的时候,表现出摄取 ^{131}I-MIBG 减少或缺损。

【实验思考】

1. 静脉注射 ^{131}I-MIBG 后 15min 和 4h,两次采集条件为什么要保持一致?

2. 心脏交感神经显像为什么可用于帕金森病受检者的心肌受损评估?

实验七 肺灌注及肺通气显像

实验（一） 肺灌注显像

【临床概述】

肺灌注显像自 20 世纪 60 年代中期建立以来,目前已成为非常成熟的无创性肺栓塞检查方法。主要是利用放射性颗粒在肺毛细血管内的暂时嵌顿,获得肺血流灌注平面影像或断层影像。正常双肺轮廓完整,放射性分布比较均匀,肺外带及肺尖放射性分布略稀疏。左、右两肺影之间为纵隔和心脏形成的放射性分布空白区（见文末彩图 16-4）。结合临床症状、体征和其他临床检查结果，以及分析核医学检查图像的肺血流灌注分布状态，可以对肺栓塞等多种肺部疾病协助诊断。

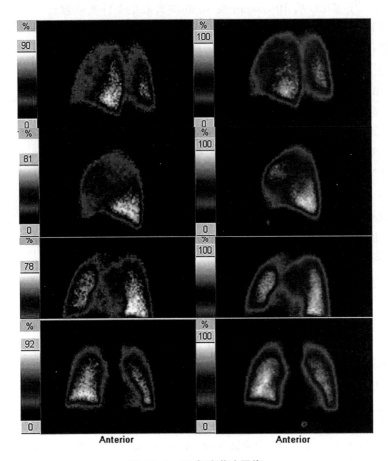

图 16-4　正常肺灌注显像

【实验目的】

1. 掌握肺灌注显像的检查前准备工作。
2. 掌握肺灌注显像的显影方案及图像处理。
3. 熟悉肺灌注显像的原理。
4. 熟悉肺灌注显像的正常影像表现。
5. 了解肺灌注显像的适应证及禁忌证。

【实验要求】

1. 熟悉肺灌注显像仪器的工作状态及操作。
2. 能够保证显像图像质量达到影像诊断的目的。
3. 了解相关的检查前准备，包括临床病史采集、显影剂的选择以及注射方式等。

【实验器材】

1. SPECT。
2. 显像剂 ^{99m}Tc 标记的大颗粒聚合人血清白蛋白（^{99m}Tc-macroaggregated albumin，^{99m}Tc-MAA）。

【实验注意事项】

1. 受检者检查前须吸氧 10min,以避免局部肺放射性分布减低。

2. ^{99m}Tc-MAA 为悬浮液,抽取药时和汪射前须振荡摇匀。针对肺血管床破坏严重的受检者,应缓慢注射。针对肺心病受检者,慎用"弹丸"注射。

3. ^{99m}Tc-MAA 入血后受重力的影响,易向肺的低下部位沉降,故应采用平卧位注射。在检查肺动脉高压是否存在时,应该采用坐位注射。

4. 儿童进行肺灌注显像时显像剂剂量要按 2~3MBq(0.05~0.08mCi)/kg 体重计算。

5. 检查中应备有氧气和急救药品。

6. 检查时需要注意一次注射的蛋白颗粒数不应过大,尤其是针对肺叶切除、一侧肺缺如、肺血管床受损者,注射颗粒数应适当减少。

7. 标记后的 ^{99m}Tc-MAA 使用时间应小于 4h,使用时间过长则容易降解失效。

8. 准备必要的氧气和急救药品。

【实验方法及步骤】

1. 适应证和禁忌证的确定

(1)适应证

1)肺栓塞的诊断,辅助判断治疗后的疗效。

2)选择合适的肺叶切除手术,预测术后肺功能的恢复。

3)选择合适的肺部疾病(包括 COPD 等)手术,预测残留肺功能。

4)观察支气管扩张、肺结核、肺肿瘤等受检者的病变对肺血流影响的程度与范围,选择合适的治疗手段并判断疗效。

5)全身性疾病(大动脉炎等)可疑累及肺血管者。

(2)禁忌证:目前尚无明确禁忌证。

2. 显像剂　^{99m}Tc 标记的大颗粒聚合人血清白蛋白(^{99m}Tc-macroaggregated albumin, ^{99m}Tc-MAA),常用剂量 74~185MBq(2~5mCi),静脉注射。

3. 检查前的准备

(1)依据检查申请单明确检查目的和要求,并了解受检者的病情。

(2)采集受检者的详细资料,包括年龄、性别、身高、体重等。

(3)向受检者解释检查目的、检查方法以及注意事项,以充分取得其合作。

(4)受检者安静平卧,检查前须吸氧 10min,以避免局部肺放射性分布减低。

4. 显像方法

(1)平面显像

1)注射显像剂:嘱受检者平卧,振荡并摇匀 ^{99m}Tc-MAA 悬浮液,通过静脉通道缓慢注射。成人使用的放射性活度为 111~185MBq,含蛋白颗粒 $2 \times 10^5 \sim 7 \times 10^5$ 个,注射 5min 后即可显像。在检查肺动脉高压是否存在时,应该采用坐位注射。

2)检查体位:取 8 个体位,即前后位、后位、左侧位、右侧位、左后斜位 30°、右后斜位 30°、左前斜位 30°、右前斜位 30°。

3)仪器条件:在探头视野内需要同时包括双肺,选用低能通用型准直器,建议每个体位采集计数为 500K,采集矩阵为 128×128 或 256×256。如采用 256×256 矩阵,应增加采集计数。能峰为 140keV,窗宽为 20%。

（2）断层显像

1）取仰卧位，双臂抱头，探头尽量贴近胸部。

2）探头选用低能高分辨率或低能通用型准直器。旋转 360°，每 6° 或 5.6° 采集 1 帧，每帧采集 20~30s，共采集 60 帧或 64 帧，能峰 140keV，窗宽 20%，采集矩阵 64×64 或 128×128。

3）采集时嘱受检者平稳呼吸，尽量避免呼吸运动对肺显像造成不必要的干扰。原始数据经滤波后行反向投影等断层图像处理，得到肺水平切面、冠状切面及矢状切面的断层图像，层厚 3~6mm。

【实验总结】

成人肺灌注显像在静脉注射 ^{99m}Tc-MAA 后进行，通过有限的肺毛细血管阻断证实肺血流灌注情况。结合临床症状、体征和其他临床检查结果，并分析图像的肺血流灌注分布状态，可以对肺栓塞等多种肺部疾病协助诊断。

【实验思考】

1. 为什么要求受检者在检查前安静平卧，并且给予吸氧 10min？

2. 肺灌注显像在诊断肺栓塞中的价值有哪些？

实验（二） 肺通气显像

【临床概述】

受检者吸入放射性惰性气体或气溶胶后，该气体或气溶胶可随通气过程进入肺泡。其在肺内的分布与局部肺通气量成正比，通过体外显像即可评估肺各部分的通气功能，称为肺通气显像。通过计算局部肺通气功能参数，可了解肺通气功能、气道通畅情况及肺泡气体交换等情况。在正常的肺通气显像中，双肺显像剂分布较均匀，肺底部放射性要高于肺尖，大气道内显像剂分布略多。

【实验目的】

1. 掌握肺通气显像的检查前准备工作。

2. 掌握肺通气显像的显影方案及图像处理。

3. 熟悉肺通气显像的原理。

4. 熟悉肺通气显像的正常影像表现。

5. 了解肺通气显像的适应证及禁忌证。

【实验要求】

1. 熟悉肺通气显像仪器的工作状态及操作。

2. 能够保证显像图像质量达到影像诊断的目的。

3. 了解相关的检查前准备，包括临床病史采集、显影剂的选择以及注射方式等。

【实验器材】

1. γ 相机或 SPECT。

2. 显像剂 ^{99m}Tc-DTPA 溶液。

【实验注意事项】

1. 应向受检者详细解释检查流程，获得其配合。

2. 检查前应指导受检者正确的呼吸方式，深吸气—屏气 3~5s—深呼气—深吸气，如此循环往复。

3. 检查时，让受检者用嘴含住衔接好的一次性通气管口管，鼻夹夹住鼻孔后尝试呼吸，适应为止。

4. 通气结束后,应迅速进行显像。

【实验方法及步骤】

1. 适应证和禁忌证的确定

(1)适应证

1)怀疑有气道阻塞性疾病者,了解呼吸道通畅情况及通气功能情况。

2)评估药物或手术治疗前后的局部肺通气功能,观察疗效和指导后续治疗。

3)肺栓塞和肺阻塞性疾病的鉴别诊断(应结合肺灌注显像)。

4)COPD 患者作为决定是否行肺减容术,以及手术部位和范围的确定,术后观察残留肺功能。

(2)禁忌证:目前尚无明确禁忌证。

2. 显像剂 ^{99m}Tc-DTPA 溶液 1 110~1 480MBq(30~40mCi),体积 2~4ml。

3. 检查前的准备

(1)依据检查申请单明确检查目的和要求,并了解受检者的病情。

(2)采集受检者的详细资料,包括年龄、性别、身高、体重等。

(3)向受检者解释检查目的、检查方法以及注意事项,以充分取得其合作。

(4)受检者安静平卧,检查前应指导受检者正确的呼吸方式:深吸气—屏气 3~5s—深呼气—深吸气,如此循环往复。

(5)告知受检者检查前应减少吞咽动作,以免气溶胶进入消化道。

4. 显像方法 受检者仰卧,将 ^{99m}Tc-DTPA 溶液注入雾化器,套上呼吸罩,夹住鼻孔,经口呼吸。呼吸 6~8min。

多体位采集,包括整个肺部。探头配置低能高灵敏度或通用型平行孔准直器,能峰 140keV,矩阵 256×256,窗宽 20%,放大倍数 1~1.5 倍。常规采集前位、后位、左侧位、右侧位和左后斜位、右后斜位 6 个体位图像,必要时可加做左前斜位和右前斜位。每帧采集计数 100~500K。

【实验总结】

当呼吸道某部位出现狭窄或阻塞时,放射性气体或气溶胶微粒不能通过阻塞部位,阻塞部位以下的呼吸道至肺泡组织可出现放射性分布缺损区。通过影像分析,可判断呼吸道通畅情况、阻塞部位和肺组织通气功能受损范围。

【实验思考】

1. 气道狭窄不畅时与气道完全阻塞时,肺通气显像的图像有什么不同?

2. 正常肺通气显像与肺灌注显像的图像所见是否基本一致?

实验八 消化道出血显像

【临床概述】

消化道出血是消化系统较常见的疾病。主要临床表现包括呕血与黑便、发热、失血性周围循环衰竭(短时间内出血量超过 1 000ml)以及贫血等。可由消化性溃疡、糜烂性胃炎、食管癌、胃癌等疾病引起。正常时胃肠道壁含血量少,显像时基本不显影。

【实验目的】

1. 掌握消化道出血显像的显影方案及图像处理。

2. 掌握消化道出血显像的检查前准备工作。

3. 熟悉消化道出血显像的正常影像表现。

4. 了解消化道出血显像的适应证及禁忌证。

【实验要求】

1. 熟悉消化道出血显像仪器的工作状态及操作。

2. 能够保证显像图像质量达到影像诊断的目的。

3. 了解相关检查前准备,包括临床病史采集、显影剂的选择以及注射方式等。

【实验器材】

1. SPECT。

2. 显像剂 ^{99m}Tc 标记红细胞(^{99m}Tc-RBC)、^{99m}Tc-胶体(^{99m}Tc-硫胶体或植酸钠)。

【实验注意事项】

1. 怀疑出血部位与大血管或脏器出现重叠,可以增加侧位显像。

2. ^{99m}Tc 标记红细胞由于在血液循环中存留时间长,适用于间歇性出血;^{99m}Tc-胶体由于在血液循环中存留时间短,适用于急性活动性出血。

【实验方法及步骤】

1. 适应证和禁忌证的确定

(1)适应证:寻找消化道出血的出血灶,用于定位诊断。

(2)禁忌证:目前尚无明确禁忌证。

2. 显像剂 ^{99m}Tc-RBC,用量 555~740MBq(15~20mCi),静脉注射;^{99m}Tc-硫胶体或植酸钠,用量 185~370MBq(5~10mCi),静脉注射。

3. 检查前的准备

(1)依据检查申请单明确检查目的和要求,并了解受检者的病情。

(2)采集受检者的详细资料,包括年龄、性别、身高、体重等。

(3)向受检者解释检查目的、检查方法以及注意事项,以充分取得其合作。

(4)检查前受检者暂停使用止血药物,特别是少量出血的受检者。

(5)显像前 1h 口服过氯酸钾封闭胃黏膜。

4. 显像方法

(1)^{99m}Tc-RBC 显像

1)注射显像剂前 1h 口服过氯酸钾 200mg 封闭胃黏膜。

2)受检者取仰卧位,将 SPECT 的探头自前位对准腹部,范围包括剑突至耻骨联合,矩阵 128×128。静脉注射 ^{99m}Tc-RBC 555~740MBq(15~20mCi),间隔 5~10min 采集 1 帧,采集时长 60min。如果 60min 仍未显示出血病灶,需要进行延迟显像。

(2)^{99m}Tc-胶体显像:^{99m}Tc 标记硫胶体或植酸钠 185~370MBq(5~10mCi),采取静脉注射的方式,注射完毕后立即开始 2min/帧动态采集,常分为 2 个时相。第 1 时相 2s/帧,连续采集 60s。第 2 时相 1min/帧,共采集 16 帧。将显像观察时间延迟至 60min。

【实验总结】

1. 消化道出血显像对胃肠道出血的诊断,特别是对局限性急慢性、间歇性胃肠道出血的定位,以及内镜等检查难以发现的小肠出血等有重要意义。由于方法简便且无创,因此在核医学工作中得到广泛应用。

2. 检查前的准备至关重要。

3. 注意做好放射防护工作。

【实验思考】

1. 消化道出血显像所用的两种显像剂各有何优缺点？

2. 为什么消化道出血显像检查前，受检者需要暂停使用止血药物？

实验九　肝血流灌注和肝血池显像

【临床概述】

肝脏含血量丰富，仅低于心腔、大血管和脾脏，故保留在血液循环内的放射性药物能够较多地分布在肝血池内而使其显影。肝脏的血供约75%来自门静脉，约25%来自肝动脉。因此，当"弹丸"式注射显像剂后，肝脏在动脉期不显影，到静脉期才显影。肝脏恶性肿瘤常由动脉直接供血，故在动脉期病灶可见到放射性充填。

【实验目的】

1. 掌握肝血流灌注和肝血池显像的显影方案及图像处理。

2. 掌握肝血流灌注和肝血池显像的检查前准备工作。

3. 熟悉肝血流灌注和肝血池显像的正常影像表现。

4. 了解肝血流灌注和肝血池显像的适应证及禁忌证。

【实验要求】

1. 熟悉肝血流灌注和肝血池显像仪器的工作状态及操作。

2. 能够保证显像图像质量达到影像诊断的目的。

3. 了解相关的检查前准备，包括临床病史采集、显影剂的选择以及注射方式等。

【实验器材】

1. γ相机或 SPECT。

2. 显像剂常用 ^{99m}Tc 标记红细胞（ ^{99m}Tc-RBC）。

【实验注意事项】

1. 标记红细胞时，其标记率必须达到质控要求。

2. 需要进行肝胶体显像、肝血流灌注与肝血池显像时，检查时间间隔不宜少于 24h。

【实验方法及步骤】

1. 适应证和禁忌证的确定

（1）适应证

1）肝血管瘤的诊断。

2）评估肝内占位性病变的血流灌注状态。

3）肝脏的血流灌注评价，如肝血流量测定，肝动脉、门静脉血流比的测定等。

（2）禁忌证：无明确禁忌证。

2. 检查前的准备

（1）依据检查申请单明确检查目的和要求，并了解受检者的病情。

（2）采集受检者的详细资料，包括年龄、性别、身高、体重等。

（3）向受检者解释检查目的、检查方法以及注意事项，以充分取得其合作。

（4）静脉注射显像剂前 1h 口服过氯酸钾 400mg。

3. 显像剂　常用 ^{99m}Tc 标记红细胞（ ^{99m}Tc-RBC），静脉注射，剂量 740~1 110MBq（20~30mCi）。

4. 显像方法

（1）体位：受检者取仰卧位，根据病变位置选择前位、右侧位和后位显像，探头视野包括全肝。

（2）图像采集

1）肝血流灌注相：静脉"弹丸"式注射显像剂的同时，启动显像仪进行连续动态显像。每2s 一帧，共计 30 帧。

2）肝血池相：15~30min 后进行多体位静态显像，包括前位、后位、右侧位，每个体位采集750~1 000K。必要时行 1~5h 延迟显像。

3）断层显像：受检者取仰卧位，SPECT 准直器、能峰及窗宽同平面显像，矩阵 64×64 或128×128，放大倍数 1~1.5 倍。探头旋转 360°，采集 64 帧，每帧采集时间 20~30s。

【实验总结】

1. 肝血池显像可作为诊断肝血管瘤的首选方法，肝血管瘤在肝血池影像上表现为局部确定的放射性过度填充。

2. 肝血流灌注显像有助于诊断肝脏恶性肿瘤、肝囊肿等。

3. 注意做好放射防护工作。

【实验思考】

1. 肝囊肿在肝血流灌注显像上表现形式是什么？

2. 为什么肝血管瘤在肝血池显像上表现为放射性过度填充？

实验十　异位胃黏膜显像

【临床概述】

静脉注射的 $^{99m}TcO_4^-$ 可以快速地被异位的胃黏膜摄取，并在异位的胃黏膜处形成可以被探测的放射性浓聚灶。异位胃黏膜发生在胃以外的消化道节段，包括 Barrett 食管、部分 Meckel憩室以及小肠重复畸形。前者是食管下段的正常的鳞状上皮细胞被化生上皮所取代的食管病变；后两种为好发于空肠、回肠段的先天畸形。异位胃黏膜还可以分泌胃酸和胃蛋白酶，可以引起炎症性溃疡和出血。

【实验目的】

1. 掌握异位胃黏膜显像的显影方案及图像处理。

2. 掌握异位胃黏膜显像的检查前准备工作。

3. 熟悉异位胃黏膜显像的原理。

4. 了解异位胃黏膜显像的适应证及禁忌证。

【实验要求】

1. 熟悉异位胃黏膜显像仪器的工作状态及操作。

2. 能够保证显像图像质量达到影像诊断的目的。

3. 了解相关的检查前准备，包括临床病史采集、显影剂的选择以及注射方式等。

【实验器材】

$^{99m}TcO_4^-$

【实验注意事项】

1. 腹部病灶性质难定时，可用侧位显像。

2. 检查前禁止使用过氯酸钾、水合氯醛、阿托品等药物，以及可能刺激胃液分泌、促进胃肠蠕动的药物。

【实验方法及步骤】

1. 适应证和禁忌证的确定

（1）适应证：下消化道出血，怀疑有 Meckel 憩室和小肠重复畸形。

（2）禁忌证：目前尚无明确禁忌证。

2. 显像剂　$^{99m}TcO_4^-$，剂量 370~555MBq（10~15mCi），静脉注射；小儿 7.4~11.1MBq（200~300μCi）/kg 体重，不少于 10mCi，静脉注射。

3. 检查前的准备

（1）依据检查申请单明确检查目的和要求，并了解受检者的病情。

（2）采集受检者的详细资料，包括年龄、性别、身高、体重等。

（3）向受检者解释检查目的、检查方法以及注意事项，充分取得其合作。

（4）检查前受检者应禁食 4h 以上。

（5）检查前不得使用过氯酸钾、水合氯醛、阿托品等药物。

4. 显像方法

（1）体位：一般采集前位，可适当地加做左侧位或右侧位。

（2）探头视野范围：食管显像以剑突为中心；检查肠道病变时视野范围为剑突到耻骨联合。

（3）采集条件：矩阵 128×128 或 256×256，一般可用动态或间隔显像方式检查。例如动态相 5min/帧，持续 30min、60min 时再采集 1 帧。也可分别于 0、5min、10min、30min、60min 采集，总观察时间可为 60~120min。每帧计数 500~1 000K。

（4）食管显像可于病灶显示后，饮水 200~300ml，重复显像。

【实验总结】

1. 异位胃黏膜发生在胃以外消化道节段，包括 Barrett 食管、部分 Meckel 憩室以及小肠重复畸形。

2. 异位胃黏膜检查具有疾病定位和病因诊断的临床意义。

3. 检查前的准备至关重要。

4. 注意做好放射防护工作。

【实验思考】

异位胃黏膜显像检查前不得使用哪些药物？为什么？

实验十一　肾动态显像

【临床概述】

肾脏是泌尿系统中最重要的脏器，其主要功能包括将体内的代谢产物和进入体内的异物排出体外，调节体内水与电解质的平衡，调节体内的酸碱平衡，产生促红细胞生成素（EPO）、肾素、前列腺素、1,25-双羟维生素 D_3 等多种生物活性物质。肾脏是实质性脏器，位于腹后壁，左、右各一，形似蚕豆，其表面光滑，质柔软，新鲜时呈红褐色。肾分内、外侧两缘，上、下两端，前、后两面。

肾门为肾内侧缘中部的凹陷，是肾的血管、神经、淋巴管及肾盂出入的门户。由肾门伸入肾实质的腔隙为肾窦，由肾血管、肾小盏、肾大盏、肾盂和脂肪所占据。肾门是肾窦的开口，肾窦是肾门的延续。肾的前面凸向前外侧，后面紧贴腹后壁，上端宽而薄，下端窄而厚。

肾动态显像包括肾血流灌注显像和肾实质动态功能显像两部分。其原理是静脉注射经肾小球滤过或肾小管上皮细胞摄取、分泌而不被再吸收的显像剂后,进行连续动态采集,可获得显像剂经腹主动脉、肾动脉灌注,迅速浓聚于肾实质,随尿液逐渐流经肾盏、肾盂、输尿管并进入膀胱的全过程系列影像。应用感兴趣区技术对双肾系列影像进行处理,得到显像剂通过肾的时间-放射性曲线(time-activity curve,TAC),即肾图。通过分析可得到双肾血供、功能和尿路通畅等方面的信息。

【实验目的】

1. 掌握肾动态显像检查前的准备工作。

2. 掌握肾动态显像的显影方法及步骤。

3. 熟悉肾动态显像的原理。

4. 了解肾动态显像的适应证及禁忌证。

【实验要求】

1. 熟悉肾动态显像仪器的工作状态及操作。

2. 能够保证显像图像质量达到影像诊断的目的。

3. 了解相关的检查前准备,包括临床病史采集、显影剂剂量的选择以及注射方式等。

【实验器材】

SPECT 低能通用型准直器(^{99m}Tc 标记物为显像剂)或 SPECT 高能准直器(^{131}I 为显像剂)。

【实验注意事项】

1. 应保证探头对准肾脏中央部位。

2. 描记曲线期间,应保持体位不变。

3. 再次检查时,宜待肾区放射性接近本底后进行。

【实验方法及步骤】

1. 适应证和禁忌证的确定

(1)适应证

1)用于了解肾脏的位置、大小与形态。

2)对肾血流、功能进行评判。

3)尿路梗阻的诊断与鉴别诊断。

4)鉴别肾良、恶性肿瘤。

5)肾移植术后的检测。

6)确定腹腔肿块与肾脏的关系,确定腹腔肿块在肾内还是肾外。

7)观察有无尿液渗漏。

(2)禁忌证:妊娠、哺乳期妇女禁用 ^{131}I-OIH,但使用 ^{99m}Tc 标记显像剂无明确禁忌证。

2. 显像剂 临床常用的肾动态显像剂及剂量见表 16-1。

3. 检查前的准备

(1)依据检查申请单明确检查目的和要求,并了解受检者的病情。

(2)采集受检者的详细资料,包括年龄、性别、身高、体重等。

(3)向受检者解释检查目的、检查方法以及注意事项,以充分取得其合作。

(4)受检者检查前 30~60min 饮水 300~500ml,显像前先排空膀胱。

4. 显像方法

(1)体位:取坐位或仰卧位,后位采集。移植肾的监测:取仰卧位,前位采集。

(2)采集范围从肾上极至膀胱。

表 16-1　常用肾动态显像剂及剂量

显像剂类型	肾动态显像剂		剂量（MBq）	
	英文缩写	中、英文全称	成人	儿童
肾小球滤过型	^{99m}Tc-DTPA	^{99m}Tc-二乙三胺五乙酸 ^{99m}Tc-diethylenetriaminepentaacetic acid	185~740	74~370 或 7.4/kg 体重
肾小管分泌型	^{99m}Tc-MAG$_3$	^{99m}Tc-巯基乙酰基三甘氨酸 ^{99m}Tc-mercaptoacetyltriglycine	296~370	37~185 或 3.7/kg 体重
	^{99m}Tc-EC	^{99m}Tc-双半胱氨酸 ^{99m}Tc-ethulenedicysteine	296~370	37~185 或 3.7/kg 体重
	^{131}I-OIH	^{131}I-邻碘马尿酸钠 ^{131}I-orthoiodohippurate	11.1	
	^{123}I-OIH	^{123}I-邻碘马尿酸钠 ^{123}I-orthoiodohippurate	37	

（3）肘静脉"弹丸"式注射显像剂，立即以 1~2s/帧速度显像，共 20 帧；然后以 30~60s/帧的速度采集 20~30min。

【实验总结】

1. 肾动态显像适用于肾脏血流灌注的评价、肾脏排尿功能测定、尿路梗阻诊断、肾移植的监护。此外对于区分肾脏占位性病变的良、恶性，确定腹腔肿块是否为异位的肾脏也有很好的适用性。

2. 注意做好放射防护工作。

【实验思考】

1. 肾动态显像的临床应用有哪些？

2. 如何应用肾动态显像综合判断肾内可疑占位性病变？

实验十二　肾上腺髓质显像

【临床概述】

肾上腺髓质是形成肾上腺中心部的组织。在交感神经的支配下，能分泌肾上腺素。因此，肾上腺髓质是将神经信息转换为激素信息的内分泌转换器。肾上腺髓质主要分泌儿茶酚胺类激素，如去甲肾上腺素和肾上腺素等。这些激素作用于中枢神经系统，使中枢神经系统兴奋，参与应急反应。

肾上腺髓质显像的原理为：静脉注射放射性标记的碘代苄胍类化合物后，可选择性作用于肾上腺髓质的肾上腺素能受体，通过 γ 相机或 SPECT 显示肾上腺的位置、形态、大小及其功能状态，有助于诊断某些肾上腺疾病。正常人肾上腺髓质不显影，少数在注射 ^{131}I-MIBG 48~72h 后双侧肾上腺髓质可隐约显影，两侧大致对称。

【实验目的】

1. 掌握肾上腺髓质显像的检查前准备工作。

2. 掌握肾上腺髓质显像的显影方法及步骤。

3. 熟悉肾上腺髓质显像的原理。

4. 了解肾上腺髓质显像的适应证及禁忌证。

【实验要求】

1. 熟悉肾上腺髓质显像仪器的工作状态及操作。

2. 能够保证显像图像质量达到影像诊断的目的。

3. 了解相关的检查前准备,包括临床病史采集、显影剂剂量的选择以及注射方式等。

【实验器材】

γ 相机或 SPECT。

【实验注意事项】

1. 在注射 ^{131}I-MIBG 或 ^{123}I-MIBG 时必须密切观察受检者情况,速度不能过快。若有不适反应,应暂缓或停止注射。

2. 显像前一天晚上应服用缓泻剂,显像前应排空膀胱。

【实验方法及步骤】

1. 适应证和禁忌证的确定

(1)适应证

1)用于嗜铬细胞瘤的诊断及定位。

2)确定恶性嗜铬细胞瘤转移灶的部位及范围。

3)用于恶性嗜铬细胞瘤 ^{131}I-MIBG 治疗后的随访观察,以及术后残余病灶或复发病灶的探测。

4)神经母细胞瘤、副神经节细胞瘤及其转移灶的辅助诊断。

(2)禁忌证:妊娠、哺乳期妇女。

2. 显像剂

(1)^{131}I-MIBG:剂量 37~74MBq(1~2mCi),儿童酌情减量。

(2)^{123}I-MIBG:剂量 185~370MBq(5~10mCi)。^{123}I 由加速器生产,价格较贵,半衰期短(13h),不便储存,临床上应用受限。

3. 检查前的准备

(1)依据检查申请单明确检查目的和要求,并了解受检者的病情。

(2)采集受检者的详细资料,包括年龄、性别、身高、体重等。

(3)向受检者解释检查目的、检查方法以及注意事项,以充分取得其合作。

(4)检查前应封闭甲状腺;检查前 3 天开始口服复方碘溶液,每天 3 次,每次 5~10 滴,直至检查结束。

(5)检查前 1 周停用酚苄明、利血平、苯丙胺、可卡因、去甲伪麻黄碱、生物碱、6-羟基多巴胺、胰岛素及三环类抗抑郁药等。

(6)显像前一天晚上,服用缓泻剂清洁肠道。显像前还应排空膀胱。

4. 显像方法

(1)体位:受检者取仰卧位。

(2)采集范围包括胸部、腹部及膀胱区。必要时加斜位、侧位、前后位全身显像。

(3)给药方法:慢速静脉注射,控制在 20~30s 注完药物,密切观察受检者反应。

(4)采集条件

1)^{131}I-MIBG 显像:仪器为 γ 相机或 SPECT,配置高能平行孔准直器,能峰 364keV,窗宽 20%,矩阵 64×64 或 128×128,放大 1.0 倍。受检者取仰卧位。缓慢静脉注射(注射时间应大于 30s）^{131}I-MIBG 1~2mCi 后分别于 24h、48h、72h 行后位和前位显像,显像前嘱受检者排空膀胱,每帧图像采集计数 50~100K。

2）^{123}I-MIBG 显像.仪器为 γ 相机或 SPECT,配置低能通用型平行孔准直器,能峰 159keV,窗宽 20%,矩阵 64×64 或 128×128,放大 1.0 倍。受检者取仰卧位,缓慢注射 ^{123}I-MIBG 185~370MBq（5~10mCi）后分别于 24h 和 48h 行前位和后位肾上腺平面显像,每个投影采集时间为 24h 采集 10min,48h 采集 15min,显像前嘱受检者排空膀胱。

【实验总结】

1. 肾上腺髓质显像能够有助于嗜铬细胞瘤的诊断、定位,恶性嗜铬细胞瘤转移的部位及方位的检测,以及术后残余病灶或复发病灶的探测。对于不明原因的高血压的辅助鉴别诊断也有一定的临床意义。

2. 注意做好放射防护工作。

【实验思考】

1. 肾上腺髓质显像的临床应用有哪些?

2. 为什么肾上腺髓质显像前要封闭甲状腺?

实验十三　全身骨显像

【临床概述】

成人骨共 206 块。按其在体内的位置,分为颅骨、躯干骨和四肢骨。按其基本形态可分为长骨、短骨、扁骨和不规则骨。全身骨借助骨连结构成骨骼,关节是骨连结的高级形式。其基本构造包括关节面、关节囊、关节腔。骨骼系统构成人体的支架,具有支持、运动、保护内脏、血细胞生成和矿物质存储的功能。

放射学全身骨显像是临床影像核医学的主要内容之一,其诊断价值已经被临床公认,因其早期检出病变的敏感度较高,已成为骨肿瘤的常规检查方法,其广泛应用改变了无数患者内、外科治疗手段的选择。

【实验目的】

1. 掌握全身骨显像的检查前准备工作。

2. 掌握全身骨显像的显影方法及步骤。

3. 熟悉全身骨显像的原理。

4. 了解全身骨显像的适应证及禁忌证。

【实验要求】

1. 熟悉全身骨显像仪器的工作状态及操作。

2. 能够保证显像图像质量达到影像诊断的目的。

3. 了解相关检查前准备,包括临床病史采集、显影剂剂量的选择以及注射方式等。

【实验器材】

SPECT 或 PET。

【实验注意事项】

1. 显像前嘱受检者排空小便,以减少膀胱内放射性对骨盆影像的影响。

2. 去除身体上的金属物品;近期使用钡剂者,应将钡剂排出后再检查。

3. 注射显像剂后 2h 内受检者须饮用足够的水。

4. 检查时探头表面尽量靠近受检者体表。

5. 对于各种因素所致全身骨显像不能清晰显示病变者,可采用局部显像或断层显像方式进一步检查。

【实验方法及步骤】

1. 适应证和禁忌证的确定

（1）适应证

1）明确恶性肿瘤有无骨转移。

2）诊断各类代谢性骨病及骨关节疾病。

3）判断原发性骨肿瘤的性质、受累范围。

4）诊断 X 线难以发现的骨损伤,如小骨及附属结构的骨折、隐匿性骨折和应力性骨折。

5）诊断疑为急性骨髓炎而 X 线检查正常者。

6）诊断缺血性骨坏死。

7）骨肿瘤临床疗效评价与随访。

8）检测移植骨血供和骨骼生长状况。

（2）禁忌证:无明确禁忌证。

2. 显像剂

SPECT 常用的显像剂为 ^{99m}Tc 标记的亚甲基二膦酸盐（^{99m}Tc-MDP）。PET 骨显像剂目前常用 ^{18}F-氟化钠（Na^{18}F）。

3. 检查前的准备

（1）依据检查申请单明确检查目的和要求,并了解受检者的病情。

（2）采集受检者的详细资料,包括年龄、性别、身高、体重等。

（3）向受检者解释检查目的、检查方法以及注意事项,以充分取得其合作。

（4）检查前嘱受检者摘除身上可取走的金属物品。

（5）检查前应尽量排空膀胱,防止尿液污染衣裤及皮肤。

4. 显像方法

（1）体位:取仰卧位。

（2）采集方式

1）骨动态显像(三时相显像):静脉"弹丸"式注射 ^{99m}Tc-MDP,成人剂量 555~740MBq（15~20mCi）,注射后立即开始图像采集。探头配以低能通用型准直器,能峰 140keV,窗宽 20%,矩阵 128×128。首先 1~2s/帧,连续采集 20 帧获得血流灌注像,即"血流相";"血池相"在注射后 1~5min 采集,1~2min/帧,共采集 1~2 帧;2~4h 后采集静态影像作为"延迟相"。

2）骨静态显像

全身骨显像:静脉注射 ^{99m}Tc-MDP,成人剂量 740~1 110MBq（20~30mCi）,3~6h 后进行显像。探头配以低能高分辨率准直器,能峰 140keV,窗宽 20%,矩阵 256×1 024,扫描速度为 10~20cm/min,采集获得全身骨骼前位像和后位像。

局部骨显像:显像方法与全身骨显像相同,但矩阵一般为 128×128,每帧采集 500~1 000K,根据病变部位不同选用不同体位。

3）骨断层显像和融合显像:探头配以低能高分辨率或低能通用型准直器,旋转 360°,每 6°采集 1 帧,每帧采集 20~25s,共采集 60 帧,能峰 140keV,窗宽 20%,采集矩阵 128×128。采集后通过 SPECT/CT 或 PET/CT 的同机 CT 定位图像对局部病变进行融合显像。

【实验总结】

全身各部位的骨骼由于松质骨含量不同,血供和代谢旺盛程度不同,使得骨吸收显像剂的程度存在差异。"血流相"可见大血管走向,软组织轮廓逐渐显示;"血池相"软组织显影更加清晰,放射性分布基本均匀对称;"延迟相"骨骼影显像基本清晰,软组织影消退。

【实验思考】

1. 为何受检者在骨显像前 24h 不做 X 线消化道造影?

2. 对怀疑衣裤或皮肤尿液污染造成的假阳性应如何处理?

实验十四　图像质量控制

实验(一)　放射性药物质量管理和控制

【临床概述】

放射性药物是能直接用于人体进行临床诊断、治疗和科学研究的放射性核素及其标记化合物。通常的组成成分为放射性核素和普通药物两类。由于其应用于受检者机体,所以必须要有严格的质量管理和控制。使用放射性药物必须按照国家的有关规定,特别是按照三级放射性药品使用许可证制度的管理办法进行。参加放射性药物使用、制备的人员,必须是核医学专业技术人员,同时要了解放射性药物的特性,熟练掌握放射性药物的制备、质控标准以及相关的使用方法。

放射性药物的质量控制包括三个方面,分别是物理检验、化学检验以及生物学检验。其中物理检验包含鉴别放射性核素、放射性活度、放射性核纯度;化学检验包含测定溶液的 pH、注射液的 pH、化学纯度以及放射化学纯度等;生物学检验包括无热原、无菌、生物活性、生物分布以及药代动力学等。

【实验目的】

1. 掌握放射性药物的质量管理和控制的方法和步骤。

2. 掌握使用放射性药物的注意事项。

3. 熟悉放射性药物的定义。

4. 熟悉放射性药物的质量检验内容。

5. 了解放射性药物的质量管理和控制的相关器材。

【实验要求】

1. 能够熟悉放射性药物的质量检验的工作状态及操作过程。

2. 能够避免不必要的辐射。

3. 能够掌握使用放射性药物的注意事项。

【实验器材】

滤纸或醋酸纤维薄膜、点样玻棒或移液器、井型 γ 计数器

【实验注意事项】

1. 权衡预期需要、治疗的好处、辐射的危害,从而得知这项检查或治疗是否值得,进而做出正确的判断。

2. 医用内照射剂量必须低于国家有关法规的规定。

3. 若可供诊断检查用的同类放射性药物有多种,则应使用所致辐射吸收剂量最小的药品;对于治疗用途的放射性药物,则要使用病灶辐射吸收剂量最大而全身及紧要器官辐射吸收剂量较小的药品。

4. 为了获得更多的信息,需要采用先进的测量设备和显像设备,尽可能减少使用的放射性活度的大小,从而提高诊断水平。

5. 采取必要的保护和促排措施,尽量减少不必要的照射。

6. 适当地对恶性疾病受检者放宽限制。

7. 小儿、孕妇、哺乳妇女应谨慎使用放射性药物。

【实验方法及步骤】

1. 先熟悉制备特定的放射性药物的条件,包括对 pH、温度、放射性活度、放射性浓度及反应时间等的相关要求。

2. 在使用制备完成的放射性药物前,应参照药典或相关标准,检测放射性药物的外观、无菌及无热原等,并检测其放射化学纯度或标记率。

3. 临床常用的标记率检测方法为上行纸层析法或薄层层析法。具体操作如下。

(1)选用洁净的滤纸或醋酸纤维薄膜,裁成 1cm×10cm,并以铅笔在每个 1cm 处做好标志。

(2)根据特定放射性药物的具体要求,在反应器(薄膜)或有盖试管(滤纸)内加入展开剂,加入量以能浸没滤纸或薄膜下端为准。

(3)按无菌操作取少量制备好的放射性药物,用点样玻棒或移液器将其点在距滤纸或薄膜一端 2cm 左右的中央处(原点);干燥后将其放入反应器或试管,使滤纸或薄膜下端浸入展开剂(原点不得浸入),静置 10~20min;待展开剂上行达滤纸或薄膜长度的 2/3 以上时取出,风干;并按事先做好的标志,将其截成 1cm 长的小条,并标好序号。

(4)用井型 γ 计数器分别测量裁好的小条,每条计数 2 次以上,记录均值。

(5)按特定放射性药物的质量控制说明,以一定序号小条(参照点,Rf)的放射性计数与滤纸或薄膜放射性总计数的比值,代表标记率;以其余序号小条放射性计数代表未标记的核素。

(6)一般放射性药物的标记率大于 80%~90% 时,方可使用。

(7)生物分子(抗体、受体等)的标记率测定,参照专门方法进行,并应另加标记后生物活性的检测。具体技术参见有关核医学专著。

4. 标记好的放射性药物应该严格封装存放,并在封装容器外加标签,注明药品名、放射性活度、放射性浓度、体积、标记时间。

5. 将每次放射性药物制备、质控情况作记录,并归档存查。

【实验总结】

1. 在临床应用中为了保证放射性药物的安全性、有效性和稳定性,必须依照国家制定的标准,对放射性药物进行质量控制。按照放射性药物的管理要求,在使用前负责对已制备的药品进行质量检验。

2. 注意做好放射防护工作。

【实验思考】

1. 什么是放射性药物?

2. 临床常用的标记率检测方法有哪些?

实验(二) 核医学显像设备质量控制

【临床概述】

核医学显像设备是核医学工作中不可或缺的重要组成部分,随着医学的迅猛发展,核医学显像设备也从最初的扫描仪发展到 γ 照相机、SPECT、SPECT/CT、PET/CT、PET/MRI 等,近年来也得到了广泛的临床应用,特别是在肿瘤方面(包括肿瘤的早期诊断、恶变程度判断、恶性肿瘤分期、寻找转移癌原发灶、肿瘤治疗计划制订及治疗效果判断等),以及在神经系统疾病(包括脑肿瘤、脑血管病、脑退行性病变、癫痫、阿尔茨海默病等)和冠心病等疾病的诊断方面有较好的应用。对核医学显像设备进行质量控制就显得尤为重要。熟悉显像仪器的性能,识别和消除各种影响显像效果的不良因素,是提高核医学图像质量的必要保证。放射性核素显像仪器的质量控制是核医学工作的一部分,由专门的工作人员实施,部分工作需要和仪器维修人员共同完成。

【实验目的】

1. 掌握如何识别和消除各种影响显像效果的不良因素。

2. 掌握核医学显像设备质量控制的操作过程。

3. 熟悉显像仪器的性能。

4. 了解质量控制依据有关标准和规范操作。

【实验要求】

1. 能够熟悉核医学显像设备质量控制的工作状态及操作过程。

2. 能够避免不必要的辐射。

3. 能够掌握核医学显像设备质量控制的注意事项。

【实验器材】

γ照相机、SPECT。

【实验注意事项】

1. 保证测定探头的固有均匀性、固有空间分辨率、灵敏度、计数效率、直线性、旋转中心校正的时间以及次数。

2. 进行质量控制时注意保持核医学显像仪器周边的清洁,尽量每日清扫。

3. 质量控制依据有关标准和规范进行操作。

【实验方法及步骤】

1. 测定探头的固有均匀性,1次/d。具体方法为:

(1)先接通电源,至少稳定30min。

(2)取下准直器。

(3)取 57Co 标准点源,或以 ^{99m}Tc 溶液自制点源,放射性活度 3.7~7.4MBq(100~200μCi)为宜,放置在距探头晶体表面 1.5~2.0m 处,对准探头视野中心。

(4)启动静态采集程序,采集计数 $1 \times 10^6 \sim 2 \times 10^6$。可根据不同厂家推荐的条件进行计数采集,采集数据存入计算机。

(5)利用计算机给定程序,或利用全视野轮廓线(profile)法求出最高($C_{最高}$)、最低($C_{最低}$)计数点,依下式求出积分(intergral)、微分(differential)均匀性:

$$积分(intergral)=(C_{最高}-C_{最低})/C_{平均}(全视野)$$

$$微分(differential)=(C_{最高}-C_{最低})/C_{平均}(每 5\sim7 个像素区)$$

积分均匀性应在 5% 以下,微分均匀性应在 2.5% 以下。超过这一指标提示应重新进行校正。

2. 固有空间分辨率测定,至少每周测定 1 次。具体方法为:

(1)仪器通电,准直器、放射源的准备同固有均匀性测定。

(2)将专用铅栅模型(铅条间隙 1mm)固定在探头晶体表面。

(3)启动静态采集程序,采集条件同固有均匀性测定。

(4)利用计算机给定程序,以全视野轮廓线法求出相当于铅条间隙处的放射性计数曲线峰,并测算半峰高全宽度(FWHM)及 1/10 峰高全宽度(FWTM)。

$$FWHM(mm) = 实测 1/2 曲线峰高处的曲线宽度 \times 采集像素空间距离换算值$$
$$FWTM(mm) = 实测 1/10 曲线峰高处的曲线宽度 \times 采集像素空间距离换算值$$

（5）与仪器安装后验收报告的相应数值对比，不应有明显变化。

（6）不具备上述操作条件者，可用肉眼直观比较实测铅栅摄片与验收时所摄铅栅片的变化。

（7）分辨率明显改变者，应及时分析原因并调整设备至最佳状态。

3. 灵敏度及计数效率测定，至少每 3 个月 1 次。

4. 直线性测定，至少每月 1 次。

5. 高计数率条件下性能测定，至少每 3 个月一次。

6. SPECT 旋转中心校正，至少每 2 周 1 次。具体方法为：

（1）先接通电源进行预热，待稳定后调整探头、机架至 ECT 采集初始状态。

（2）调整断层床，使床面水平与 ECT 机械旋转中心平齐。

（3）取 57Co 标准点源，或以 ^{99m}Tc 溶液自制点源，放射性活度 3.7~7.4MBq（100~200μCi）为宜，放置在床面上探头视野中部，距中线旁开 3~5cm。

（4）调整探头高度，达最小旋转半径。

（5）启动 ECT 采集程序，根据设备不同，一般采集 360°，5.6~6.1 帧，每帧采集不少于 30s，总计数不少于 1.5×10^6。

（6）利用计算机正弦曲线（sinogram）程序，将采集的点源放射性以正弦曲线方式表达出来，并根据其与标准曲线之差，更新旋转中心校正参数。

（7）利用电影成像显示程序，肉眼观察采集点源在显示时上下（z 轴）方向的位置移动情况，以判断该方向上旋转中心稳定度。

（8）仪器安装后验收报告旋转中心漂移值应小于 0.5 像素。

7. 组织衰减校正，根据显像部位及检查目的选择，主要用于对体层成像图像重建的校正。一般仪器均提供有衰减校正程序，不必自行测定衰减的影响。

【实验总结】

熟练掌握显像仪器的性能，识别和消除各种影响显像效果的不良因素，是提高核医学图像质量的必要保证。放射性核素显像仪器的质量控制是核医学工作的一部分，由工作人员实施，部分工作需要和仪器维修人员共同完成。质量控制依据有关标准和规范进行操作。

【实验思考】

1. 为什么尽量每日都要清扫显像仪器？

2. 如何识别和消除各种影响显像效果的不良因素？

（邢海群　唐鹤菡）

第二节　PET/CT 影像检查技术

实验一　PET/CT 影像检查技术

【临床概述】

正电子发射断层显像（positron emission tomography，PET）技术是通过探测引入体内的正电子核素（如 ^{18}F 等）衰变过程中发射的正电子,经湮没辐射所发出的两个方向相反的 511keV 的光子,来反映示踪剂在体内的分布。^{18}F-FDG 是一种葡萄糖类似物,可通过葡萄糖转运蛋白进入细胞并被己糖激酶磷酸化,生成 ^{18}F-FDG-6-PO$_4$,由于分子构型的改变,不再参与进一步的糖代谢,且不能通过细胞膜,从而滞留在细胞内。绝大多数恶性肿瘤细胞具有高代谢的特点,因此肿瘤细胞内可聚积大量的 ^{18}F-FDG-6-PO$_4$。PET/CT 是 PET 与 CT 系统相融合的显像设备,一次检查能同时提供靶器官的解剖形态学和代谢信息,已广泛应用于临床。^{18}F-FDG PET/CT 在恶性肿瘤的诊断、临床分期及疗效的监测中有重要价值。

【实验目的】

1. 掌握 PET/CT 检查技术的检查前准备。

2. 掌握 PET/CT 检查技术的具体操作方法及步骤。

3. 熟悉 PET 成像原理。

4. 了解 PET/CT 检查技术的适应证、禁忌证。

【实验要求】

1. 熟悉 PET/CT 的工作状态及操作界面。

2. 掌握检查前准备,包括临床病史采集、显影剂注射方式等。

3. 能够根据受检者申请单上的信息和病情要求,采集出满足影像诊断要求的图像。

【实验器材】

1. PET/CT。

2. 显影剂 ^{18}F-2-氟-2-脱氧-D-葡萄糖（2-Fluorine-18-Fluoro-2-deoxy-D-glucose,^{18}F-FDG）。

【实验注意事项】

1. 检查前 4~6h 禁食禁饮含糖饮料,禁止静脉滴注葡萄糖液体,胃肠外营养以及静脉营养也需要先暂停 4~6h,控制血糖。

2. 检查前 24h 内禁止剧烈运动。

3. 受检者检查过程中应保持体位不动,平静均匀呼吸。

4. 哺乳期女性原则上应避免该项检查,确须检查者,检查后应该与婴儿隔离,注射药物 24h 后方可继续哺乳。

【实验方法及步骤】

1. 适应证和禁忌证的确定

（1）适应证

1）肿瘤良、恶性的鉴别诊断。

2）早发现和确定恶性肿瘤的原发灶及转移灶,评估肿瘤的分期和预后。

3）协助肿瘤治疗计划的制订,监测和评估治疗效果。

4）癫痫、帕金森病、阿尔茨海默病的诊断等。

5）心肌代谢的研究。

（2）禁忌证

1）有碘对比剂过敏病史的受检者不宜做增强检查。

2）对于肾脏功能不全者（血肌酐水平 $\geqslant 133\mu mol/L$）不宜做增强检查。

3）孕期妇女。

2. 显影剂 ^{18}F-FDG,一般选择非手术侧或非病灶所在侧的上肢静脉注射,注射剂量成人一般为 0.14~0.22mCi/kg 体重,儿童酌情减量。

3. 检查前的准备

（1）依据检查申请单明确检查目的和要求，了解受检查者的病情。

（2）采集受检者的详细资料，包括年龄、性别、身高、体重、有无糖尿病、妊娠或哺乳情况等。

（3）静脉注射 ^{18}F-FDG 前应测量血糖，原则上血糖 >11.1mmol/L 者应在调整血糖水平后再安排检查。记录血糖值、药物注射时间及剂量。

（4）注射 ^{18}F-FDG 后，受检者应在安静、温暖、光线昏暗的环境中休息，避免随意走动或交谈。脑显像受检者应封闭视听。

（5）一般在注射 ^{18}F-FDG 45~60min 后进行显像。躯干显像受检者上机检查前应排空膀胱，检查前 5min 饮纯牛奶或水约 250ml，以充盈胃部。

4. 受检者体位
受检者取仰卧位，脑显像时双上肢自然下垂于身体两侧，躯干显像时双上肢上举抱头，图像采集过程中受检者保持体位不动，平静均匀地呼吸。

5. CT 数据采集
通过采集定位像确定扫描范围（对于大多数肿瘤类型而言，推荐的躯干显像扫描范围为颅底至股骨中部），然后进行 CT 扫描。颅脑显像一般扫描条件：120kV，380mAs，层厚 3mm，螺距 0.8；躯干显像一般扫描条件：120kV，50~80mAs，层厚 5mm，螺距 0.8。

6. PET 数据采集
PET 采集部位应与 CT 扫描部位相同。为避免膀胱内放射性尿液对图像的影响，选择从腿部到头部的方向采集躯干图像，根据设备性能及所设置的床位重叠范围，一般采集 5~7 个床位，2~3min/床位，必要时可行延迟显像；脑显像为单床位采集，时间 5~10min。

7. 数据处理及图像重建
根据设备性能及图像条件选择合适的参数（重建算法、滤波函数、矩阵等）进行 PET 图像重建。

【实验总结】

1. PET/CT 有助于了解肿瘤的代谢情况，对于肿瘤的分期、恶性程度的分级、确定治疗方案以及观察疗效等具有很好的价值；对于许多精神、情感等功能性疾病有重大的意义；此外，也适用于心肌代谢的研究。

2. PET/CT 扫描前的准备工作至关重要。

3. 对放射防护要给予充分的重视。

【实验思考】

影响 ^{18}F-FDG PET/CT 图像质量的因素有哪些？

（邢海群　唐鹤菡）

第三节　PET/MR 影像检查技术

实验一　PET/MR 影像检查技术

【临床概述】

一体化 PET/MR 是以 MR 设备为基础，将同时具有磁兼容性和 TOF 技术的 PET 探测器环与 MR 设备中的体线圈有机整合而成的最先进的分子影像设备。能够获得同空间、同中心和同时间的 PET 及 MR 影像，实现真正意义上的 PET 和 MR 同步扫描。

MRI 有着良好的软组织对比度和空间分辨率,不仅可以提供高分辨率的解剖学信息,还可以通过灌注、弥散及波谱等技术提供功能学信息。目前 PET/MR 已广泛应用于神经系统、心脏和肿瘤等疾病的研究。

【实验目的】

1. 掌握 PET/MR 检查技术的检查前准备。

2. 掌握 PET/MR 检查技术的具体操作方法及步骤。

3. 了解 PET/MR 检查技术的适应证、禁忌证。

【实验要求】

1. 熟悉 PET/MR 的工作状态及操作界面。

2. 掌握检查前准备,包括临床病史采集、显影剂注射方式等。

3. 能够根据受检者申请单上的信息和病情要求,采集出满足影像诊断要求的图像。

【实验器材】

1. PET/MR。

2. 显影剂 ^{18}F-2-氟-2-脱氧-D-葡萄糖(^{18}F-FDG)。

【实验注意事项】

1. PET 部分的注意事项同第二节"PET/CT 影像检查技术"。

2. MR 检查的安全,包括静磁场、梯度磁场及射频磁场的安全等,详情可参照本书 MR 检查技术部分的内容。

【实验方法及步骤】

1. 适应证和禁忌证的确定

（1）适应证

1）神经系统疾病,如脑血管疾病、癫痫、脑退行性病变等。

2）心脏疾病,如冠状动脉疾病、炎性心肌病等。

3）肿瘤,如脑肿瘤、乳腺癌、腹部肿瘤,盆腔肿瘤等。

（2）禁忌证

1）孕期妇女。

2）MR 检查禁忌证:装有心脏起搏器、神经刺激器、人工耳蜗等的受检者,体内有金属异物者等绝对禁止行 PET/MR 检查;高热受检者,患有幽闭恐惧症者,婴幼儿等不宜行此类检查;骨科内固定术后受检者等,须经手术医生确认植入物为非磁性物体后方可进行检查。

2. 显影剂　^{18}F-FDG,选择非手术侧或健侧上肢静脉注射,注射剂量成人一般为 0.08~0.12mCi/kg 体重,儿童酌情减量。

3. 检查前的准备

（1）依据检查申请单明确检查目的和要求,了解受检查者的病情。

（2）采集受检者的详细资料,包括年龄、性别、身高、体重、有无糖尿病、手术史等,确认有无 MR 检查的禁忌证。

（3）放射性药物注射及受检者注射后候诊过程的准备同第二节"PET/CT 影像检查技术"。

（4）受检者进入检查室前去除身上所有金属物品,轮椅、担架、氧气瓶等禁止进入检查室。

4. 受检者体位　受检者戴耳塞、眼罩,取仰卧位,双臂放置于身体两侧,根据检查部位及目的选择合适的线圈,连接心电门控,或在受检者腹部呼吸最明显处外加呼吸门控。图像采集过程中受检者保持体位不动,根据系统提示做好呼吸配合。指导受检者出现不适时如何使用报警装置。

使用激光定位灯确定扫描中心位置(全身扫描时,定位中心对下颌)后,移动检查床至扫描位。

5. PET/MR 数据采集 PET 和 MR 同步扫描。通过采集定位像确定扫描范围,躯干显像扫描范围为颅底至股骨中部。根据受检者身高,PET 通常采集 4~5 个床位,同步的 MR 扫描中心与 PET 床位中心一致(图 16-5a、b)。

根据每个床位 MR 序列的总时长,确认 PET 采集时间。通常躯干显像,每个床位 PET 扫描时间为 6min,MR 扫描方案为 T_1 水脂分离(WFI)序列(同时可用于 PET 衰减校正)、横断位 T_2_FSE 压脂序列和横断位弥散加权成像(DWI)序列。在胸部和上腹部两个床位,T_2_FSE 压脂序列采用呼吸门控或膈肌导航技术,T_1_WFI 序列使用呼气末屏气扫描,DWI 序列各床位均自由呼吸扫描。同一床位的 PET 扫描和 MR 序列扫描同步进行,只有当前床位的 PET 扫描和 MR 序列扫描全部完成后,才会自动移至下一床位并开始扫描。可视情况加扫多段冠状位 T_2_FSE 序列、矢状位 T_2 加权或 T_1 加权图像(图 16-5c 所示)。

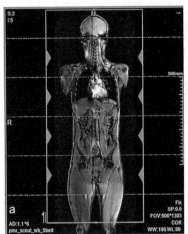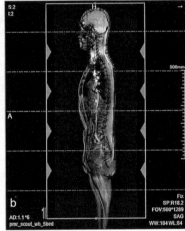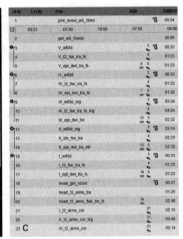

图 16-5 MR 快速全身定位像

a. 冠状位;b. 矢状位;5 床位采集,图中虚线所示为 PET 床位中心,实心三角代表上下床位重叠范围;c. 临床常规 PET/MR 全身扫描序列示意图。

在全身 PET/MR 扫描完成后,若发现局部病变,可根据病情需要,对局部增加 MR 扫描序列,可无须进行 PET 同步扫描。

6. 数据处理及图像重建 根据设备性能及图像条件选择合适的参数(重建算法、滤波函数、矩阵等),进行 PET 图像重建。

T_1_WFI 序列扫描得到四组图像,带有 "_in" 后缀者为同相位图像,"_out" 后缀为反相位,"W" 为水相,"F" 为脂相。DWI 序列通常为双 b 值成像,b 值一般为 50、800,可生成 ADC 图。

【实验总结】

1. PET/MR 全身扫描是一体化 PET/MR 与单模式 MR 设备临床扫描流程中最大的不同,可对肿瘤、代谢性疾病、免疫系统和退行性病变等全身性疾病进行早期诊断。

2. PET/MR 扫描前的准备工作至关重要。

【实验思考】

与 PET/CT 相比,PET/MR 在临床应用中的优势有哪些?

(唐鹤菡　邢海群)

第四节　骨密度检查技术

实验一　骨密度检查技术

【临床概述】

骨是全身最坚硬的器官,它构成身体的支架,具有支持、运动和保护内脏的功能。骨也是体内钙、磷的储存库,并参与机体的钙、磷代谢。每块骨都由骨质、骨髓和骨膜以及血管、神经构成。

【实验目的】

1. 掌握骨密度检查的适应证及禁忌证。

2. 掌握骨密度检查的检查方法及步骤。

3. 熟悉骨密度检查的注意事项。

4. 了解骨密度检查的检查前准备。

【实验要求】

1. 熟悉骨密度检查仪器的工作状态及操作。

2. 能够保证显像图像质量达到影像诊断的目的。

3. 了解相关的检查前准备。

【实验器材】

双能 X 线吸收仪(DEXA)。

【实验注意事项】

1. 检查前,首先将仪器通电约半小时。

2. 将随仪器的模型(脊柱模型)置于检查床,定位准确后做校验,并与每日校验结果作比较。只有校验结果在允许范围内,才可开始对受检者进行检查。

【实验方法及步骤】

1. 适应证和禁忌证的确定

(1)适应证

1)与任何可引起骨质疏松的疾病、药物、生理或病理因素等有关者。

2)女性年龄≥65 岁或绝经期妇女。

3)男性年龄≥70 岁。

4)已发生脆性骨折者。

5)拟行骨质疏松治疗者,且骨密度检查有助于临床决策。

6)骨质疏松疗效检测与评价。

7)长期使用糖皮质激素或甲状腺激素治疗者。

(2)禁忌证:妊娠期妇女,如无必要不可行该检查。

2. 检查前的准备

(1)依据检查申请单明确检查目的和要求,并了解受检者的病情。

（2）采集受检者的详细资料，包括年龄、性别、身高、体重等。

（3）受检者脱去不必要的衣物，禁止携带金属物品和其他大密度物质，例如硬币、钥匙串、手机等。

（4）向受检者说明检查的临床意义，取得受检者的合作。

3. 影像采集和数据处理

（1）DEXA 测定骨密度（BMD）时，应选择正常的，无肌肉、神经损伤的非优势肢体；检测部位包括 L_{2-4}、股骨近端及全身，周围骨亦可测量，尤其是 BMD 相对恒定的小梁骨和皮质骨，如股骨颈、Ward 三角、桡骨远端 1/3 处等。

（2）检查脊柱前后位时（L_{2-4}），嘱受检者双膝呈 90° 抬起（有专用垫），以使脊柱与检查床密切接触；检查股骨近端时，嘱受检者双足内展（有专用支架），以使股骨颈充分显露，且股骨大粗隆位于股骨后方。做全身检查时，无须使用垫子和支架。

（3）启动计算机检查程序，按操作要求（仪器的说明书）进行数据采集、数据分析、图像显示，打印报告。

【实验总结】

1. DEXA 测定 BMD 以高、低两种能量的 X 线对骨骼及软组织进行检查和计算。该方法的优点是：图像分辨率高，图像清晰度相当于 X 线椎体摄影，精确度高，检查时间短。

2. DEXA 可用于围绝经期及绝经后、卵巢切除术后、长期服用糖皮质激素，以及肾功能不全的受检者的骨密度测定。

【实验思考】

1. DEXA 在临床上的应用价值有哪些？

2. 为什么近期进行过钡剂检查或放射性核素的受检者做 DEXA 会影响检查结果？

（唐鹤菡　邢海群）

12检

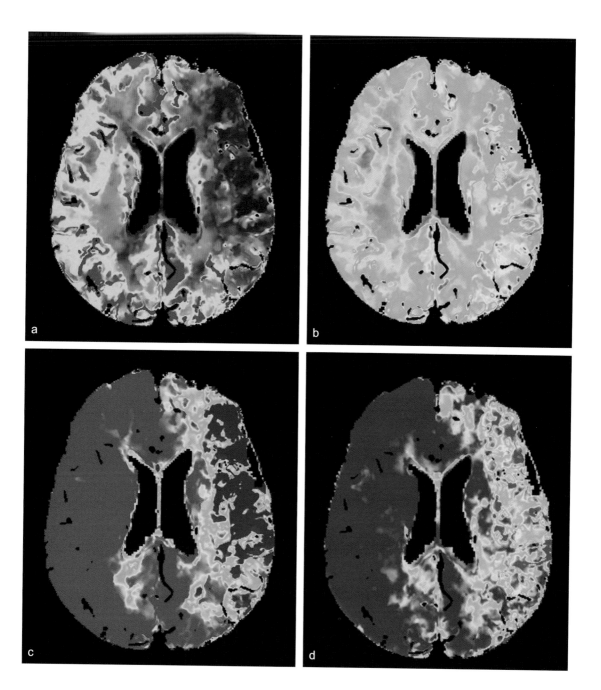

彩图 3-3　CT 脑灌注成像参数图
a. CBF 图；b. CBV 图；c. TTP 图；d. MTT 图。

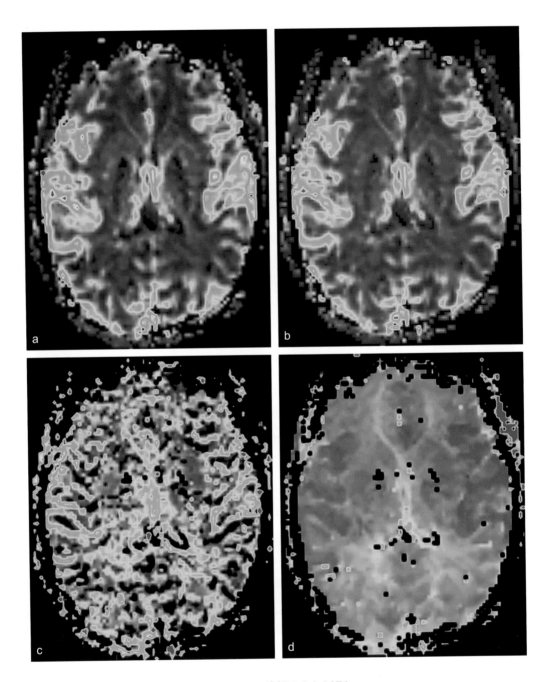

彩图 11-7　头颅 DSC-MRI
a. rCBF；b. rCBV；c. MTT；d. TTP。

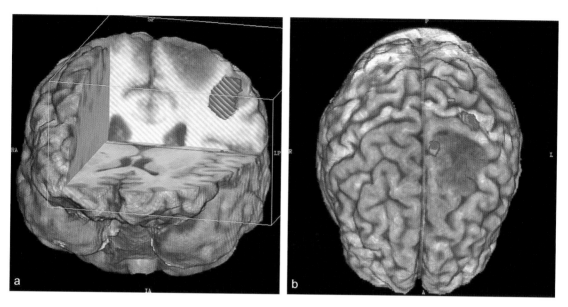

彩图 11-8　脑运动皮质脑功能图

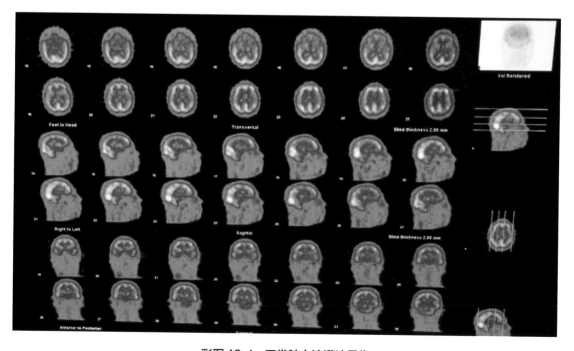

彩图 16-1　正常脑血流灌注显像

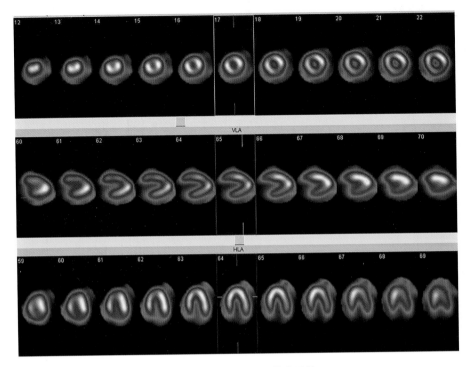

彩图 16-3　正常心肌灌注显像

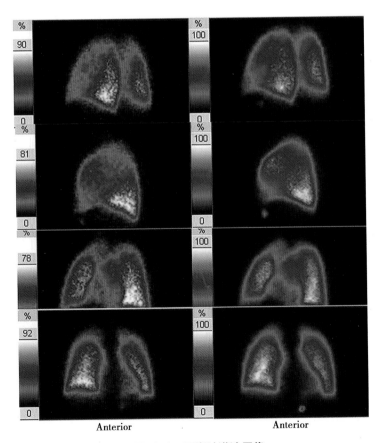

彩图 16-4　正常肺灌注显像